浙江文化艺术发展基金资助项目

国家出版基金项目
NATIONAL PUBLICATION FOUNDATION

"十三五"国家重点出版物出版规划项目

中国手外科全书

丛书主编　劳　杰　徐建光　田光磊
　　　　　徐文东　田　文　高伟阳

手外科全书

先天性畸形卷

主编　高伟阳　田　文

浙江科学技术出版社

图书在版编目（CIP）数据

手外科全书.先天性畸形卷 / 高伟阳,田文主编.— 杭
州:浙江科学技术出版社,2021.11
（中国手外科全书 / 劳杰等主编）
ISBN 978-7-5341-9939-4

Ⅰ.①手… Ⅱ.①高… ②田… Ⅲ.①手–外科学
②手–先天性畸形–整形外科手术 Ⅳ.①R658.2

中国版本图书馆CIP数据核字（2021）第256082号

丛 书 名　中国手外科全书
书　　 名　手外科全书:先天性畸形卷
丛书主编　劳　杰　徐建光　田光磊　徐文东　田　文　高伟阳
主　　 编　高伟阳　田　文

出版发行　**浙江科学技术出版社**
　　　　　杭州市体育场路347号　邮政编码:310006
　　　　　办公室电话:0571-85176593
　　　　　销售部电话:0571-85062597
　　　　　网　 址:www.zkpress.com
　　　　　E-mail:zkpress@zkpress.com

排　　 版　杭州兴邦电子印务有限公司
印　　 刷　浙江新华印刷技术有限公司

开　　 本　889×1194　1/16　　　印　 张　32.75
字　　 数　810 000
版　　 次　2021年11月第1版　　　印　 次　2021年11月第1次印刷
书　　 号　ISBN 978-7-5341-9939-4　　定　 价　495.00元

责任编辑　王巧玲　刘　雪　陈淑阳　　　　**责任美编**　金　晖
责任校对　张　宁　　　　　　　　　　　　**责任印务**　田　文

丛书顾问

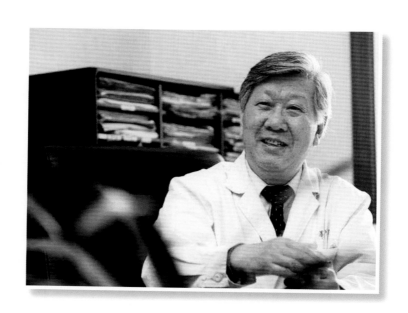

✤ 顾玉东

　　中国工程院院士，我国著名手外科专家、显微外科专家，复旦大学教授、博士生导师。国务院学位委员会委员，中华医学会副会长，国家卫健委手功能重建重点实验室主任，中华医学会手外科学分会第二、三届委员会主任委员，复旦大学附属华山医院手外科主任。《中华手外科杂志》总编辑。长期从事手外科、显微外科临床研究和理论工作。曾参加世界第一例足趾移植再造拇指，首创膈神经移位，首创用多组神经移位治疗臂丛神经根性撕脱伤，首创对无法利用多组神经移位的病例进行健侧颈七神经移位，首创静脉蒂动脉化游离腓肠神经移植，设计的"二套血供手术方法"使我国首创的足趾移植术保持国际领先地位。主编《手外科学》《手外科手术学》《手的修复与再造》《手外科手术图谱》《显微外科手术图解》等10余部著作。

丛书主编

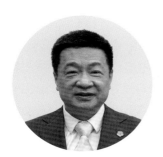

❀
劳杰

主任医师，教授，博士生导师。中国医师协会手外科医师分会会长，中华医学会手外科学分会第七届委员会主任委员，上海市医师协会手外科医师分会会长，上海市手外科学会第六届委员会主任委员，国际内固定研究学会上海培训中心主任，复旦大学附属华山医院手外科副主任。《中华手外科杂志》编辑部主任、副总编辑。长期从事周围神经和上肢疾病的诊疗及科研工作，擅长臂丛神经损伤和小儿产瘫、上肢皮肤及骨缺损、先天性畸形的诊治，以及应用内镜治疗上肢关节疼痛和腕管综合征。在国内率先提出开展手部骨折内固定技术，并在手内肌萎缩、神经病理性疼痛、神经损伤的人工智能替代治疗等方面开创了新的思路。建立了全国手外科各大区分会，促进了区域性手外科传统技术的推广以及新技术和新理念的传播，从而推动了整个学科的发展。

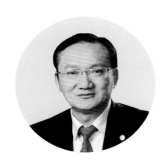

❀
徐建光

主任医师，教授，博士生导师。中华医学会副会长，中华医学会手外科学分会第四、五届委员会主任委员，中华医学会显微外科学分会副主任委员，上海市医学会会长，上海市医师协会会长，上海市手外科研究所副所长，复旦大学附属华山医院手外科副主任。《中华手外科杂志》《中华显微外科杂志》副总编辑，《中国修复重建外科杂志》《中华创伤骨科杂志》编委和审稿人。擅长臂丛神经损伤的诊治、手外伤后的功能重建、游离组织移植及提高其成活率的基础与临床研究。

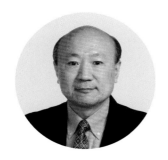

❀
田光磊

主任医师，教授，博士生导师。中华医学会手外科学分会第六届委员会主任委员，中华医学会手外科学分会华北地区第十二届学术委员会、北京医学会手外科学分会名誉主任委员。曾任北京积水潭医院手外科主任。《中华手外科杂志》《中华创伤骨科杂志》常务编委。擅长手部损伤的修复及功能重建、骨关节疾病的诊治。在国内率先开展尺骨短缩术、三角纤维软骨部分切除术、局限性腕关节融合术、桡尺远侧关节韧带重建术，并采用腕关节三腔造影术诊断腕部疾病。

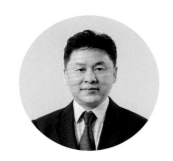

✿ 徐文东

主任医师，二级教授，博士生导师。中华医学会手外科学分会第八届委员会主任委员，中国医师协会手外科医师分会副会长及总干事长，国际腕关节镜协会（IWAS）主席，亚太腕关节协会（APWA）候任主席，复旦大学附属华山医院副院长，上海市肢体功能重建重中之重临床医学中心主任。擅长以微创技术治疗疑难性腕肘关节痛、臂丛神经损伤等。在国际上首创胸腔镜下全长膈神经移位术及内镜下全长尺神经移位术；在国内领先推广胸腔镜下交感神经干切断治疗手汗症和顽固性神经痛、腕关节镜下治疗慢性腕关节疼痛；在国际上首次提出通过对侧神经交叉改变外周神经通路的创新方法以恢复中枢神经损伤后的肢体功能，并在临床推广，获国际神经科学权威的高度评价。

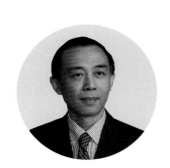

✿ 田　文

主任医师，教授，博士生导师。中华医学会手外科学分会第九届委员会（现任）主任委员兼手部先天畸形学组组长，中国医师协会手外科医师分会候任会长，北京医学会手外科学分会主任委员，中国医师协会手外科医师分会骨关节专业委员会主任委员，北京医学会理事，中国康复医学会修复重建外科专业委员会副主任委员，中华医学会手外科学分会华北地区学术委员会副主任委员，北京积水潭医院手外科副主任。《中华手外科杂志》《实用手外科杂志》《中华骨与关节外科杂志》《中国骨与关节杂志》《中国修复重建外科杂志》《中华医学杂志》（英文版）编委。擅长先天性手部畸形、腕关节损伤与疾病、手部肿瘤的诊断与治疗。在国内改良和制定了一系列与手部畸形有关的先天性疾病的形态学诊断标准；应用基因测序及细胞学分析等先进技术，发现了众多在国内甚至国际上认知度仍不高的先天性疾病，对部分罕见病的病因学研究目前处于国内及国际领先水平。

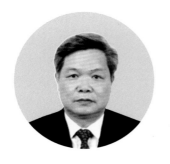

✿ 高伟阳

主任医师，教授，博士生导师。中华医学会手外科学分会第七、八届委员会副主任委员，中国医师协会手外科医师分会副会长，中国康复医学会修复重建外科专业委员会副主任委员兼四肢先天畸形学组组长，中国医师协会美容与整形医师分会手部整形亚专业委员会副主任委员，温州医科大学附属第二医院骨科学系主任。对跨越掌指关节的手背部创面提出采用分叶皮瓣进行一期分指修复以及皮瓣任意分叶的基本原则；对一些复杂的断肢（指）提出寄生再植的概念；率先在国际上提出前臂桡背侧皮瓣供区，在临床上应用并获得成功。

《手外科全书：先天性畸形卷》编委会

主 编

高伟阳　田　文

副主编

方有生　陈振兵　路来金　丁　健

编写人员（按姓氏笔画排序）

丁　健　温州医科大学附属第二医院

马　钢　上海交通大学生命科学技术学院

王　欣　宁波市第六医院

王　斌　上海交通大学医学院附属第九人民医院

王安远　温州医科大学附属第二医院

方有生　复旦大学附属华山医院

田　文　北京积水潭医院

田光磊　北京积水潭医院

田晓菲　重庆医科大学附属儿童医院

丛　锐　中国人民解放军空军军医大学西京医院

闫合德　温州医科大学附属第二医院

许玉本　西安交通大学医学院附属红会医院

芮永军　无锡市第九人民医院

李　旭　汕头大学广州华新骨科医院

李志杰　温州医科大学附属第二医院

杨　勇　北京积水潭医院

杨晓东　浙江省人民医院

汪　洋　山东大学第二医院

沈小芳　无锡市第九人民医院

张　航　中国人民解放军空军军医大学西京医院

陈星隆　温州医科大学附属第二医院

陈振兵　华中科技大学同济医学院附属协和医院

陈燕花　华中科技大学同济医学院附属协和医院

胡　勇　山东大学第二医院

高伟阳　温州医科大学附属第二医院

郭　阳　北京积水潭医院

崔树森　吉林大学中日联谊医院

康庆林　上海交通大学附属第六人民医院

蒋良福　温州医科大学附属第二医院

路来金　吉林大学白求恩第一医院

谭　为　南方医科大学第三附属医院

致谢人员（按姓氏笔画排序）

王　珑　王　涛　史　吏　朱旭伟

李　士　杨　茜　吴志鹏　张里练

张晨曦　陈　邵　陈一衡　陈庭祥

林　康　罗祖程　周宗伟　周锡杰

姜人豪　徐　佳　黄子淮　窦义臣

薛继鑫　戴　力

主编简介

高伟阳 主任医师，教授，博士生导师，温州医科大学附属第二医院骨科学系主任。

★ 他的名片

中华医学会手外科学分会第七、八届委员会副主任委员
中国医师协会手外科医师分会副会长
中国康复医学会修复重建外科专业委员会副主任委员
中国康复医学会修复重建外科专业委员会四肢先天畸形
　学组组长
中国医师协会美容与整形医师分会手部整形亚专业委员会
　副主任委员
中华医学会手外科学分会华东地区学术委员会主任委员
浙江省医学会手外科学分会主任委员
浙江省医学会显微外科学分会常务委员
浙江省骨外科学重点实验室主任
《中华手外科杂志》编委
《中华显微外科杂志》编委
《中国骨伤》编委
《中国临床解剖学杂志》编委
《实用手外科杂志》编委

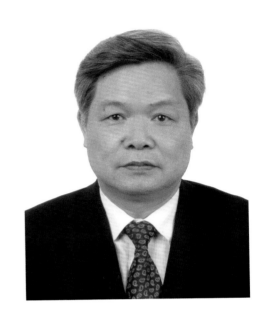

从事手外科、显微外科工作30多年。1993年赴上海医科大学附属华山医院进修，2000年赴中国香港威尔斯亲王医院接受腕关节镜培训，2006年赴奥地利格拉茨医科大学整形外科学习。1995年对跨越掌指关节的手背部创面提出采用分叶皮瓣进行一期分指修复以及皮瓣任意分叶的基本原则，至今该术式仍然是临床修复这类病例的主要方式。1996年对一些复杂的断肢（指）提出寄生再植的概念；1998年起在骨间背侧动脉桡侧支显微解剖研究的基础上，首次在国际上提出前臂桡背侧皮瓣供区，并在临床应用中获得成功，相关论文在国内外被广泛引用。进入21世纪后，致力于内镜在手外科的应用和手部先天性畸形的矫正，是国内早期全面开展腕关节镜应用和周围神经内镜应用的临床医生之一。2010年，开始在国内外专业期刊介绍指背五边形皮瓣修复重建并指指蹼的技术要点和随访结果。2013年，通过10年间对蟹脚样复拇畸形的病理改变的观察和临床随访结果提出了对这类复拇畸形的处理原则。

发表专业论文100余篇，其中SCI收录30余篇，参编专著3部。获得国家科学技术进步奖二等奖、浙江省科学技术进步奖二等奖、浙江省医学科技进步奖一等奖等奖项。

田文 骨外科学硕士，主任医师，教授，博士生导师，北京积水潭医院手外科副主任，北京大学医学部教授。

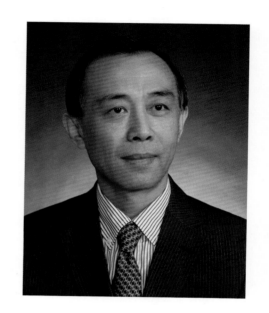

他的名片

* 中华医学会手外科学分会第九届委员会（现任）主任委员
中国医师协会手外科医师分会候任会长
中国医师协会手外科医师分会骨关节专业委员会主任委员
中华医学会手外科学分会手部先天畸形学组组长
中国康复医学会修复重建外科专业委员会副主任委员
中华医学会手外科学分会华北地区学术委员会副主任委员
北京医学会理事
北京医学会手外科学分会主任委员
《中华手外科杂志》编委
《实用手外科杂志》编委
《中华骨与关节外科杂志》编委
《中国骨与关节杂志》编委
《中国修复重建外科杂志》编委
《中华医学杂志》（英文版）编委

1986年毕业于北京医科大学医学系。1995—1999年，先后在美国路易斯安那州杜兰大学（Tulane University）医学院外科系显微外科实验室任访问学者，在美国俄克拉荷马州骨科与重建外科中心任临床及研究访问学者兼实验室主任，为美国路易斯安那州奥克斯纳医学中心（Ochsner Medical Center）血管外科博士后研究员（postdoctor fellow）。

长期从事先天性手部畸形、腕关节疾病和手部肿瘤的诊断与治疗。在先天性手部畸形的形态学及病因学方面做了大量研究工作，在国内改良和制定了一系列与手部畸形有关的先天性疾病的形态学诊断标准；应用基因测序及细胞学分析等先进技术，对先天性手部畸形，特别是罕见病的病因进行了严谨、科学的探索，发现了众多在国内甚至国际上认知度仍不高的先天性疾病，为未来先天性手部畸形及相关疾病的病因学治疗创造了条件，对部分罕见病的病因学研究目前处于国内及国际领先水平。

为国家重点研发计划项目"罕见病临床队列研究"子课题"先天性手与肢体畸形罕见病队列研究"项目负责人、北京市"十百千"卫生人才"十"层次人才获得者。参与撰写各种学术专著及教材40余部，其中主编、副主编、主译10部。在国内外发表论文80余篇，获各种学术和社会奖励20余项。

序

"玉不琢，不成器；人不学，不知道。"手，是人体最具特色的器官之一，也是人们使用最为频繁的器官之一。其复杂的解剖结构、丰富的血管神经，使得手外科手术成为骨科手术中精细度最高的手术。

"问渠那得清如许？为有源头活水来。"1958年，王澍寰在北京积水潭医院创建了我国第一个手外科，培养了一大批手外科人才。之后，天津、上海相继建立手外科。此后，陈中伟等实施了世界上首例前臂离断再植，杨东岳等首创第2足趾游离移植再造拇指，顾玉东首创膈神经移位治疗臂丛神经根性撕脱伤。这些成就，初步奠定了我国在国际手外科领域的领先地位。

"请君莫奏前朝曲，听唱新翻杨柳枝。"20世纪80年代，我国在手外科技术方面取得了快速发展。以桡动静脉为血管蒂的前臂桡侧皮瓣及其逆行岛状皮瓣被国外学者称为"中国皮瓣"，踇甲皮瓣游离移植再造拇指、双手足趾组合再造"中国手"、小儿断指再植、指尖再植等技术相继成功，断肢（指）再植成活率不断提高。肌腱和软骨等组织工程的研究与应用、腕关节镜的应用与研究、肌腱分区及愈合机制的研究等方面也都达到了国际先进水平。

"碧海无波，瑶台有路。"进入21世纪后，我国手外科技术不断提高，断指再植的目标已经转向外观美化和功能改善。针对每个患者进行个性化的皮瓣筛选和改进，成为手外科医生不懈的追求。新技术、新设备不断地被引入临床，治疗理念不断改进，闭合固定、关节镜、内镜、计算机辅助技术、康复综合治疗等新技术和新手段如雨后春笋，层出不穷。手外科事业进入了"数字人"、胎儿外科、克隆技术、组织工程等高科技成果研发应用的时代，继续保持着世界领先地位。

"新竹高于旧竹枝，全凭老干为扶持。"欣闻以劳杰教授等为首的中青年手外科行业翘楚，在老一辈手外科专家的指导下，肩负着承前启后的学科重任，建立起一套科学严谨、分工明确的临床指导体系，制定了一系列标准化的诊断治疗模式；并且为了培养和提高临床医生的专业水平、造就训练有素的手外科专业队伍，精心组织国内手外科领域各分支学科造诣深厚的一流专家学者，编写了国内第一套以手外科学组分类为构架的手外科学术专著"中国手外科全书"（以下简称"全书"）。

"长风破浪会有时，直挂云帆济沧海。""全书"汇集了全国手外科领域顶尖专家学者的宝贵经验和研究成果，以规范手外科各分支学科临床工作的原则与实践为目标，涵盖了中国手外科领域最新进展和当今世界手外科学界发展现状，融入了各专科的成熟理念和各著者丰富的临床经验，代表了我国手外科的规范化诊治水平。"全书"的出版，为国内手外科医生提供了一部完整的手外科学综合性著作，反映了我国手外科在世界手外科领域的领先地位，有助于提升我国手外科从业人员的理论水平和技术水平，是具有远见和着眼于培育人才的伟大实践，故欣然为之作序。

中国工程院资深院士
南方医科大学教授　钟世镇

2020 年 12 月

前言

根据2012年中华人民共和国卫生部（现为国家卫生健康委员会）《中国出生缺陷防治报告》，在纳入监测的23类出生缺陷中，多指（趾）、并指（趾）、肢体短缩三大类先天性畸形的围生期发生率分别为16.73/10000、4.88/10000、4.09/10000，以全国年出生数1600万计算，每年新增病例超过4万；而且围生期四肢先天性畸形的发生率呈持续上升趋势，其中多指（趾）畸形的围生期发生率在23类纳入监测的出生缺陷中连续10年排在第二位。出生缺陷已成为影响人口素质和群体健康水平的公共卫生问题，手部先天性畸形越来越明显地改变着手外科、整形外科、小儿骨科的疾病谱，值得相关专业临床医生关注并进行深入的研究。

在我国，对于手部先天性畸形的系统关注起步较晚。2004年，洪光祥与王炜主编了我国第一部关于手部先天性畸形的专著《手部先天性畸形》。2013年，中华医学会手外科学分会成立了我国第一个关注手部先天性畸形的学术组织——手部先天性畸形学组。这些历史性事件，使越来越多的临床医生和基础研究工作者开始系统地关注手部先天性畸形的临床和基础研究工作，极大地促进了我国手部先天性畸形临床与基础研究的进程。

中华医学会手外科学分会顺应历史的潮流，发起编著这部关于手部先天性畸形的临床专著，主要目的在于为临床医生提供一部较为系统、完整的手部先天性畸形临床治疗参考书。同时，本书也对一些最新的基础研究与临床进展进行阐述，希望能对有志于从事手部先天性畸形的研究者有所帮助。

编　者

2021年6月

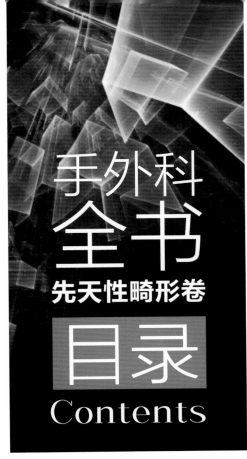

手外科全书
先天性畸形卷

目录
Contents

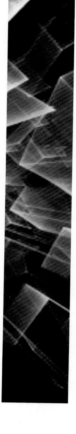

第七篇　先天性环状缩窄综合征

第八篇　广泛的骨骼畸形及其他

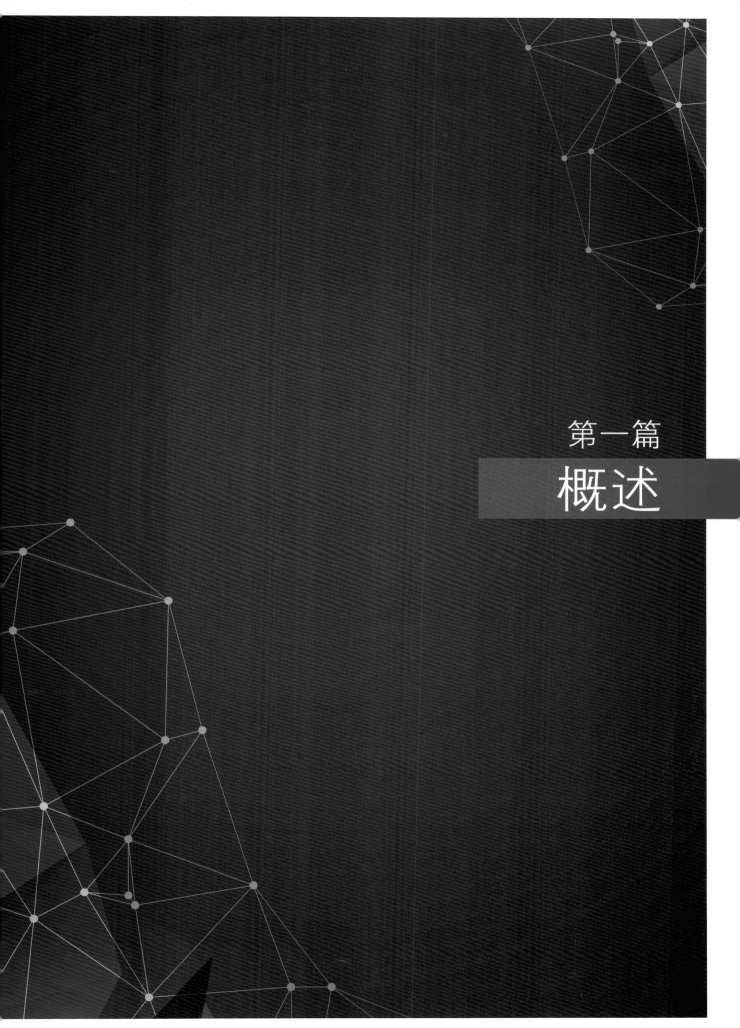

第一篇

概述

第 一 章

上肢的胚胎发育

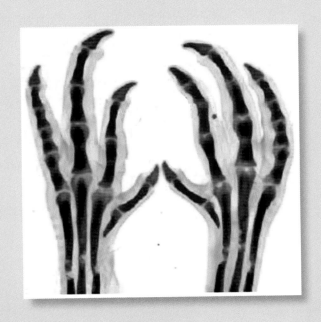

第一节

上肢的胚胎形成

一、四肢骨的模式形成

高等脊椎动物的骨骼系统由多个骨骼单元组成。决定这些骨骼单元大小、形状和位置的过程，一般称为模式形成（pattern formation），骨骼单元的细胞分化过程则称为形态建成（morphogenesis）。脊椎动物的骨发育主要有两种机制：一种是膜内骨化（intramembranous ossification），即间质干细胞不经过软骨分化直接形成骨细胞，颅面骨和锁骨就是通过这种机制形成的；另一种是软骨内骨化（endochondral ossification），即间质干细胞先发育成软骨，然后软骨细胞经历成熟和凋亡，并随着血管的入侵形成骨，四肢骨和脊椎骨均是通过软骨内骨化发育形成的。

高等动物的四肢由肢芽原基（limb bud）发育而来。在发育早期，侧肢像从身体两侧突出的小芽，故被称为肢芽。这个时期的肢芽由均一且未分化的间充质细胞（undifferentiated mesenchymal cells）组成，并被外胚层所覆盖（图1-1-1）。

随着发育的进行，肢芽生长并沿着近端向远端（从肩膀到手指）的轴线，即近-远轴线（proximal-distal axis，Pr-D axis）延伸。在此过程中，侧肢的骨骼系统同样从近端向远端依次形成。骨骼形成过程从间充质细胞聚集开始，聚集的间充质细胞逐渐分化为软骨，软骨再通过软骨内骨化过程转化为骨。值得注意的是，在此过程中，近端（proximal）的聚集间充质细胞（condensed mesenchymal cells）形成近端结构（stylopod），中间结构（zeugopod）由中间的聚集间充质细胞构成，而末端结构（autopod）则由远端的聚集间充质细胞构成（图1-1-2）。由此推断，侧肢的模式形成在软骨分

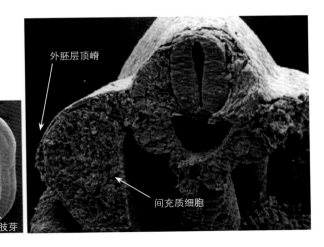

图 1-1-1　胚胎期第9天小鼠侧肢肢芽：未分化的间充质细胞（红色虚线）及覆盖的一层外胚层细胞。绿色虚线显示外胚层顶嵴的位置

化之前已经完成。

　　侧肢的模式结构（limb patterning）除了在近-远轴线建立之外，也在另外两条轴线——前-后轴线（anterior-posterior axis，A-P axis，从拇指到小指）和背-腹轴线（dorsal-ventral axis，D-V axis，从手背到手心）上建立（图1-1-2）。这些极性的建立，发生在肉眼可见的组织分化和形态变化之前。3个方向的极性发育构成了一个立体的信号网络，指导肢节中每个位置细胞的细胞学行为，如生长、分裂和分化等。这些信号网络相互作用，交叉整合在一起，指导整个肢芽的模式形成。

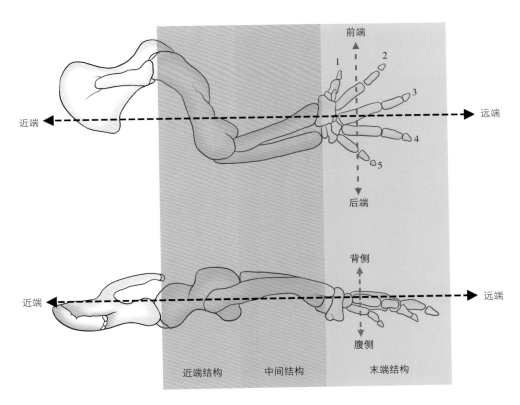

图 1-1-2　四肢骨3个轴向的极性和模式形成示意图

（一）近-远轴线

此轴线上的模式建立过程，与被称为外胚层顶嵴（apical ectodermal ridge，AER）的结构密切相关。在发育过程中，AER在侧肢肢芽的尖端、背侧外胚层与腹侧外胚层的交界处形成。形态上，AER是一条由特化上皮细胞组成的可辨别的嵴状结构（图1-1-3）。

AER的形成包括三个主要步骤：第一步，AER前体（AER precursor）的诱导。研究表明，侧肢肢芽的间充质细胞分泌成纤维细胞生长因子10（fibroblast growth factor 10，FGF10），此信号分子作用于侧肢肢芽的外胚层细胞，并在WNT3a和BMP信号的协同作用下，刺激外胚层中的AER前体细胞分泌成纤维细胞生长因子8（FGF8）。第二步，AER前体细胞迁移至肢芽尖端。在形成之初，AER前体细胞分布于外胚层上较为广阔的区域。在鸡胚中进行的标记实验表明，AER前体细胞在背侧和腹侧外胚层同时被诱导。在小鼠中，目前的研究显示AER前体细胞位于腹侧外胚层。随着发育的进行，表达FGF8的AER前体细胞逐渐聚集在肢芽尖端。对此现象的一种解释是此类细胞会向肢芽尖端迁移，另外一种解释则是远离肢芽尖端的细胞可能逐渐失去了表达FGF8的能力。第三步，嵴结构的成形。在此过程中，表达FGF8的细胞群逐渐压缩并形成一个柱状上皮结构。目前对于Engrailed1基因缺失和过表达的研究暗示，这个过程需要在远端外胚层形成背侧、腹侧和中间的三个边界。除了作为信号发生中心（signaling center）之外，成形的AER也提供某些力学作用，指导肢芽生长的方向并使肢芽保持扁平的结构。

AER的存在，对于侧肢从近端向远端的生长是必需的。在鸡胚发育早期，若用手术去除AER结构，将导致侧肢的截断性缺失。而在稍晚的一系列时间点去除AER，截断性缺失的发生点则逐渐向远端移动（图1-1-4）。

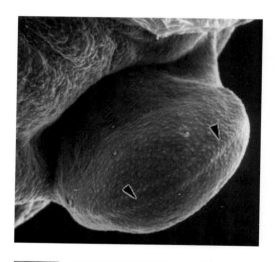

图1-1-3 小鼠胚胎期第11天的AER（黑色箭头）

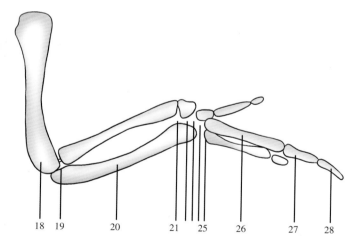

图1-1-4 在不同时间点去除AER导致截断性缺失发生的位置示意图

数字表示去除外胚层顶嵴的时间点（天），而对应的直线显示截断性缺失发生的位置

最开始，人们用进展区模型（progress zone model）假说来解释这种现象（图1-1-5A）。假说认为，在发育早期，AER下方的细胞被编码为未来肢体的近端结构。随着发育的进行，肢芽向外伸展，细胞数目增加，最初的AER下方细胞渐渐脱离了AER信号区域，形成了近端结构。此时，仍

直接处于AER下方的细胞，将发育成中间结构。同理，当这些细胞脱离AER的控制、发育成了中间结构之后，最后处于AER影响范围内的细胞，就会变成末端结构。有趣的是，人们发现，将处于不同发育阶段的两个鸡胚的侧肢AER用手术方法互相调换，并不影响它们各自侧肢的生长。互换后，早期侧肢＋晚期AER或者晚期侧肢＋早期AER的侧肢都能够完全正常发育。这个结果说明，来自AER的分子信号并不包含位置信息（positional information，一类决定在特定时间或位置形成特定结构的分子信号）。来自AER分子信号的功能，更有可能是允许侧肢生长及模式形成可以持续进行。

决定近-远模式形成的信号可能存在于侧肢内部的间充质细胞中。因此，Dudley和Sun等人提出了一个叫作预定模型（pre-specification model）的新假说（图1-1-5B），并且给出了有力的证据。在这个模型里面，近端到远端结构的细胞命运，在发育早期就已经被确定了。也就是说，每个结构的所有细胞，完全来自早期自己祖先细胞的不断繁殖扩张，而并非随着肢芽的生长逐渐被AER的信号所决定。AER的主要功能是抑制细胞凋亡和促进细胞增殖，从而帮助产生足够数量的间充质细胞，以形成合适尺寸的间充质细胞聚集体。

最近又有人提出了双信号动态模型（two-signal dynamic model）（图1-1-5C）。该模型认为肢芽远端的FGF信号一方面维持肢芽间充质细胞的生存，另一方面可以抑制近端模式的形成。近端和远端都提供信号给间充质细胞，分别形成上臂骨和掌骨，在两种信号交会的地方形成前臂骨。

但是，这些模型各有其合理的地方，同时也都存在着无法解释的现象，还需要进一步的研究来阐释近-远端极性的模式进程。

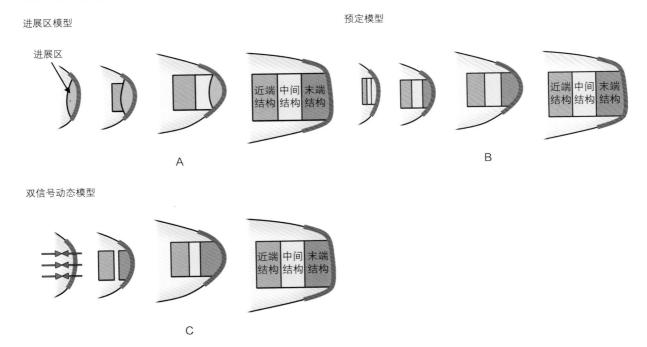

图1-1-5　肢节近-远轴线极性形成的3个模型示意图
A. 进展区模型，肢节的3段结构逐步从进展区未分化细胞分化而来　B. 预定模型，肢节的3段结构细胞在肢芽发育早期就已经决定分化了　C. 双信号动态模型，肢芽近端间充质细胞和远端AER分泌的信号相互作用，调控肢芽结构的特化和形态建成

一直以来，FGFs都被认为是实现AER功能的信号分子。在AER中，有4种编码不同的FGF的基因表达，分别是*FGF4*、*FGF8*、*FGF9*和*FGF17*（在本书中，我们用蛋白质符号的斜体形式表示编码此蛋白的基因）。研究证明，FGF4或者FGF8蛋白可以代替AER的功能，并恢复受损的近-远轴线的发育。在小鼠侧肢发育早期，同时敲除*FGF4*和*FGF8*可以造成侧肢的完全缺失；而在晚期敲除，则可造成部分远端骨骼元件的缺失。因此，虽然AER也表达其他一些信号分子，如MSX1、MSX2、DLX5、DLX6、BMP2、BMP4和BMP7，但FGF家族成员才是实现AER功能并帮助近-远模式形成的关键信号分子。

在侧肢发育结束之后，AER完成了它的功能并开始退化（regression）。此过程伴随着FGF表达的逐渐消失和细胞增殖的减缓。来自鸡胚的分子实验表明，此过程需要BMP信号的参与。当BMP信号被抑制剂阻滞的时候，AER将不发生退化。

（二）前-后轴线

1968年，Saunders发现部分后端区域的侧肢间充质细胞具有某种极化活性（polarizing activity）。这些具备极化活性的细胞所在的区域，称为极化活性区（zone of polarizing activity，ZPA）。当这些具有极化活性的细胞被移植到另一发育中的侧肢的前端部分（anterior side）时，此区域的细胞将造成受体侧肢的前-后轴线模式的改变。具体地说，就是在受体侧肢的前端区域（anterior region）产生额外的指（趾），而这些新产生的指（趾）表现为原先正常指（趾）的镜像重复。例如，在受体鸡胚侧肢前端区域移植30个具有极化活性的细胞，鸡胚前肢模式由正常的d2-d3-d4（第2指-第3指-第4指，从前端到后端）转变为d2-d2-d3-d4；而移植130个具有极化活性的细胞则足以产生完整的镜像重复（d4-d3-d2-d2-d3-d4）（图1-1-6）。值得注意的是，构成这些额外产生的指（趾）的细胞，并不来源于供体细胞。恰恰相反，镜像指的细胞全部来自受体侧肢。这个现象表明，这些具备极化活性的细胞可能通过分泌某种形态发生素（morphogen）以指导额外指（趾）的产生。

维生素A的其中一种衍生物——视黄酸（retinoic acid，RA）曾经被认为是实现极化活性区功能的形态发生素。最近的研究认为，视黄酸可能作用于侧肢发育的早期阶段，帮助产生极化活性区，但并非实现极化活性区功能的信号分子。在20世纪90年代，极化活性的分子基础终于被揭示。一种由音猬因子（sonic hedgehog）基因*SHH*编码的分泌蛋白SHH，被确定为传递极化活性的信号分子。在侧肢发育过程中，SHH在极化活性区所处的后端区域特异表达。在侧肢前端放置表达SHH的细胞或者重组SHH蛋白，可以模拟极化活性细胞移植实验的效果，诱导侧肢前端产生指的镜像重复；反之，利用遗传学方法在侧肢特异性敲除*SHH*基因则导致侧肢的前-后轴线模式严重受损：突变体侧肢的近端结构基本不受影响，但只具备单一的中间结构骨骼元件（正常两个，尺骨和桡骨），以及单一的末端结构骨骼元件——一个发育不完全的第1指。另外，极化活性细胞移植实验表明，来自*Shh^{-/-}*（在本书中，我们用首字母大写的斜体形式表示小鼠、鸡的基因，用相同符号斜体大写形式表示人类基因）小鼠侧肢的极化活性区细胞不具备任何极化活性。上述研究结果证明，SHH是极化活性区分泌并实现其功能的关键信号分子。

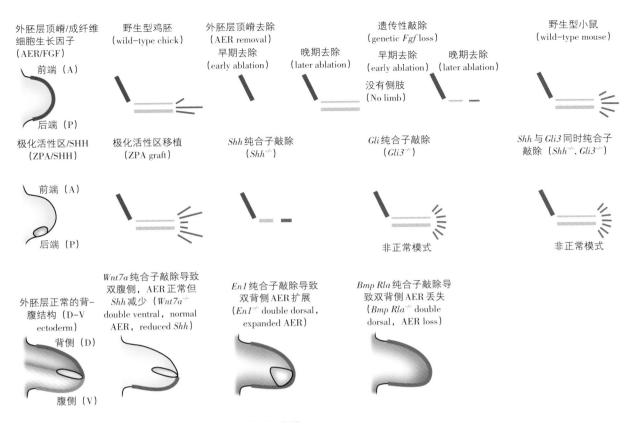

图1-1-6 在鸡胚和小鼠侧肢实验中得到的各种表型示意图

图中显示对鸡胚（手术手段）或小鼠胚胎（遗传学手段）进行操作而得到的各种表型。近端结构用蓝色线条标示，中间结构用橙色线条标示，末端结构用绿色线条标示；深绿色代表来自背侧外胚层的WNT7a信号/背侧细胞命运，粉红色代表来自腹侧外胚层的BMP/En1信号/腹侧细胞命运；蓝色曲线则代表覆盖的外胚层顶嵴

（三）背-腹轴线

不同于以上两条轴线模式，背-腹轴线模式形成在侧肢肢芽发生之前就已经开始，相关的位置信息（positional information）已经包含在即将形成肢芽的间充质细胞当中。在侧肢肢芽发育的早期阶段，间充质细胞将这些位置信息传递给覆盖的外胚层。但目前此类早期的背-腹轴线的位置信息的分子基础仍不清楚。肢芽产生之后，背-腹轴线的模式形成，转由已经获得位置信息的外胚层进行调控。实验表明，当用人工方法将背-腹侧的外胚层做180°翻转，侧肢肢芽内部的间充质细胞结构（未来的骨骼、肌肉和肌腱）也会做相应的180°翻转，以适应外胚层发生的轴线模式改变。虽然调控背-腹轴线模式形成的分子网络仍不清楚，但是参与其过程的一些重要的信号分子已经被发现。转录因子Lmx1b特异地表达在背侧外胚层，并指导细胞发育成背侧结构。在肢芽形成之后，Lmx1b的表达是被另外一个同样在背侧外胚层表达的信号分子——WNT7a诱导的。WNT7a的缺失将导致侧肢的末端结构失去背侧的结构，呈现出双向的腹侧特征（图1-1-6）。

WNT7a在背侧外胚层的特异表达，是因为它在腹侧外胚层的表达被转录因子Engrailed1（En1）抑制。在$En1^{-/-}$小鼠的侧肢中，WNT7a被发现在腹侧异常表达，而此类突变体侧肢的末端结构则呈现出双向背侧的特征。Engrailed1在腹侧的表达则是由BMP信号通路控制的，BMP信号的缺失同样可以导致类似的WNT7a腹侧异常表达及双向背侧特征的末端结构（图1-1-6）。

二、指（趾）的发育

指（趾）在侧肢发育的较晚时期产生。与近端的侧肢骨骼元件相比较，指（趾）具有更为精细的解剖结构。为了准确建立如此精细的结构，指（趾）的发育过程必然涉及复杂的调控过程。但是，目前我们对于指（趾）发育调控的确切运作方式仍不完全清楚，比如不同手指的特征是如何被决定的，指节间的关节形成位置是如何决定的，以及当手指模式形成之后，什么机制指示手指停止生长等。在这一小节，让我们简单浏览指（趾）发育的研究现状。

（一）指（趾）数目和特征的决定

实际上，指（趾）的数目和特征属于侧肢的前-后轴线模式的一部分内容。这也意味着决定前者的分子基础与决定后者的一样，与极化活性区密切相关。从前文我们已经知道，当极化活性区被移植到另一发育中的侧肢的前端部分时，将造成受体侧肢的前端区域产生镜像重复的指（趾）。研究表明，未分化的间充质细胞与极化活性区的距离，将决定它们未来形成第几指。换言之，距离极化活性区最近的细胞形成最后端（most posterior）的指（趾）（小指），而距离极化活性区最远的细胞形成最前端（most anterior）的指（趾）（拇指）。另外，降低极化活性（比如在移植前用射线杀死部分极化活性细胞），或者缩短极化活性分子的作用时间（在极化活性区移植后不久便将其移除），对新产生的镜像指的特征会发生类似的影响。具体地说，就是在上述情况下，移植的极化活性细胞只能诱导具备前端特征的额外镜像指的产生。对此现象的一种解释是，指（趾）的特征取决于极化活性分子SHH的累积作用强度。

指（趾）的数目也和侧肢肢芽的宽度有关，而侧肢肢芽的宽度似乎取决于AER的长度。在极化活性细胞移植到前端区域之后，受体肢芽逐渐变宽，前端区域的AER结构被异常维持。而在正常的鸡胚发育过程中，随着肢芽的生长，前端区域的AER会逐渐分化为非AER的外胚层结构。

根据经典的极化活性区决定指（趾）特征的模型，处于特定位置的前体细胞，根据其接收的极化活性分子的累积作用，将具备特定的前-后轴线位置信息，而位置信息将决定这些前体细胞发育成为特定的指列线（digit ray），并决定其包含指节的数目、长短和形状。但最近的研究表明，在指列线形成之后，其发育过程仍然是灵活可控的。根据Dahn和Fallon在2000年发表的结果，在最初的指列线形成之后，指（趾）的发育仍然受到来自指间间叶组织（interdigital mesenchyme）的BMP信号的调控，而且改变这种调控可以使指（趾）的特征（identity）向前端或者后端转化。

指（趾）的特征也受到Hedgehog信号的影响。根据来自两个不同实验室的独立报告，在指间区域使用SHH蛋白可以诱导毗邻的指（趾）产生额外的指节（图1-1-7）。但是，在这些实验所进行的时间点，SHH在侧肢的表达已经停止，所以这类实验所涉及的Hedgehog的功能可能并非来自SHH，而是在此阶段侧肢远端所表达的IHH。

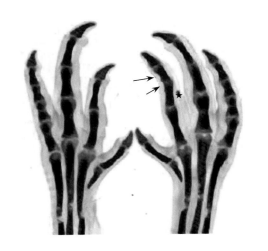

图1-1-7 在指间组织放置的外源性SHH诱导额外的指节和关节形成

在特定的发育阶段（鸡胚侧肢指骨前体已出现，但仍被指间软组织粘连在一起），将浸有SHH蛋白的小珠放置在指间位置（星号），处理过的第2指中产生了额外的指节与关节（箭头）

来自上海交通大学贺林团队的研究表明，*IHH* 基因上的一个点突变E95K会导致A1型短指（趾）畸形（brachydactyly type A1，BDA1）的发生（图1-1-8）。BDA1是人类遗传史上有记录的第一例孟德尔常染色体显性遗传病，主要表现为患者中间指（趾）节（P2）显著缩短甚至消失。贺林团队的研究发现，发生E95K点突变的IHH蛋白信号能力下降，但信号作用距离显著增加，从而刺激了甲状旁腺激素相关肽（parathyroid hormone-related peptide，PTHrP）的过量表达，进一步导致指列线远端间充质细胞吸纳减缓，从而阻碍了指骨前体向远端的生长。这种生长减缓导致指骨前体尺寸变小，从而使得突变小鼠第2指节和第3指节分节异常（图1-1-9）。这个模型提供了一种对A1型短指症中指骨排列缺陷发生原因的解释，并揭示了IHH在调控指骨前体生长和远端指节发育方面扮演的重要角色，开拓了 *IHH* 基因在骨骼生长发育中新的角色，为现代遗传发育生物学增添了新的内容，对肢体和骨骼发育生物学有着重要的意义。

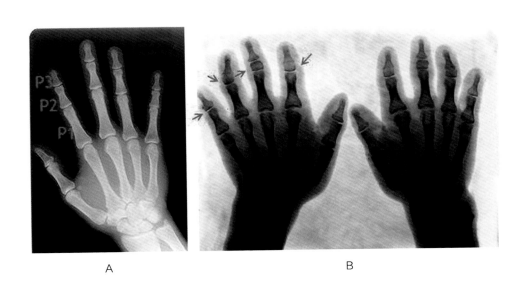

A B

图1-1-8 典型A1型短指（趾）畸形患者的表现

A. 正常人的手 B. BDA1患者的手，患者中间指（趾）节缩短、缺失或融合到远端

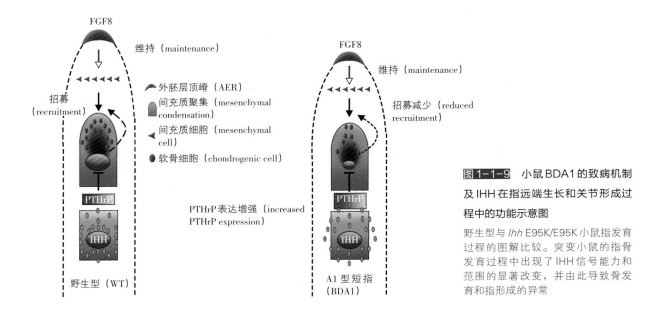

图 1-1-9 小鼠 BDA1 的致病机制及 IHH 在指远端生长和关节形成过程中的功能示意图

野生型与 *Ihh* E95K/E95K 小鼠指发育过程的图解比较。突变小鼠的指骨发育过程中出现了 IHH 信号能力和范围的显著改变，并由此导致骨发育和指形成的异常

（二）指（趾）的发生

在指（趾）的形成过程中，重要步骤之一是从均一的间充质细胞中分化出一部分细胞形成指列线，而另一部分形成指间组织。这种最初的分化，决定了两种截然不同的细胞命运，并激活了不同的细胞分化程序——软骨化或者程序性细胞凋亡（apoptosis）。但是，目前我们仍不清楚这样的分化控制是如何实现的。人们普遍认为转化生长因子（transforming growth factor，TGF）β（TGF β）超家族的成员是参与这些不同分化程序的重要信号分子。其中，TGF β 被认为是诱导细胞发生软骨化的信号，而 BMP 被认为是诱导细胞凋亡的信号。有趣的是，指间组织保留了软骨化的潜能。去除背侧外胚层或者指间的外胚层顶嵴，可以导致指间组织发生软骨化，在少数情况下甚至可以形成额外的指。有些信号分子也可以对指间组织产生类似的效果，包括 TGF β 和 SHH（图 1-1-10）。根据这些现象，人们认为存在某种机制持续抑制指间细胞的软骨化潜能，以形成规律性的指列线-指间组织-指列线的结构。同时，有报告指出，指间细胞可以通过细胞迁移进入指的间充质细胞聚集体中，而指间组织

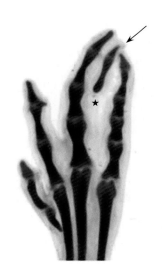

图 1-1-10 在指间组织放置外源性 SHH 诱导鸡胚指间组织形成额外的指

星号标出 SHH 小珠的放置位置，注意新产生的指（箭头）含有相对完整的第 2 指和第 3 指

的软骨化潜能可能与此相关。在软骨化/指间组织的命运决定以后，指间组织将逐渐通过细胞凋亡去除，以形成可以自由活动的指。指间的细胞凋亡主要是 caspase 依赖性的细胞凋亡，并可以被 TUNEL 实验检测到。在一些与细胞凋亡相关的分子被敲除的情况下，因为指间组织不能被有效去除，小鼠的侧肢会发生软组织性的并指（syndactyly）。

（三）指的分节和关节的产生

在侧肢发育过程中，不同的骨骼元件是通过对最初单一、连续的软骨聚集体进行多次分节而产生的。指节的形成也是如此，即通过对指列线的多次分节而产生（图 1-1-11），而分节是通过形成

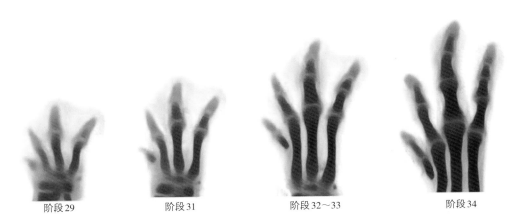

阶段29　　　　　阶段31　　　　　阶段32～33　　　　阶段34

图 1-1-11　在连续的鸡胚侧肢发育时期进行的阿尔新蓝（alcian blue）染色结果

从近端到远端，指关节和指节随着发育过程陆续出现，原本连续的远端软骨化间充质细胞聚集体逐渐分节，而指间组织逐渐凋亡消失

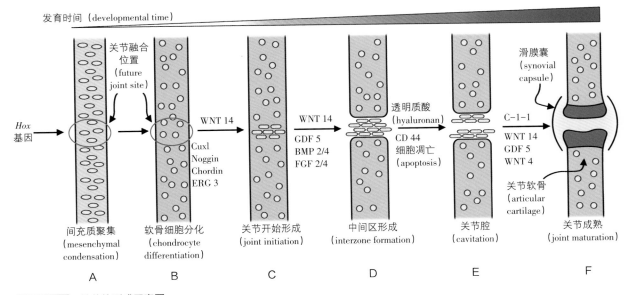

图 1-1-12　关节的形成示意图

关节形成过程被分为 A～F 6 个阶段，A 中的椭圆代表间充质细胞，B～F 中的圆形代表软骨细胞，C～E 中的矩形代表发生了去分化的软骨细胞

中间区（interzone）和随后的关节（joint）而实现的（图1-1-12）。

首先，某种机制决定在指列线的某个位置形成中间区。此种机制的分子基础尚不明了，但目前认为涉及多种信号分子的交互作用，包括Hox家族的成员。在预发生位置决定之后，中间区开始形成。从形态上看，在中间区的形成位置，细胞具有较高的密度，并开始失去软骨细胞的特征。随后，中间区将会形成一种三层结构，此结构包括2个外层和1个中间层。其中，外层的细胞会再次软骨化，并加入毗邻的指节中，中间层的细胞则部分形成关节软骨的细胞，其他的发生凋亡，最后在中间层发生空穴化（cavitation）而形成关节腔。在分节和关节形成的过程中，有许多信号分子特异地在中间区表达。其中，GDF5和WNT9a被认为与关节发育直接相关。GDF5属于TGFβ超家族成员，在人类或小鼠中，GDF5的缺失或突变可以造成部分关节的缺失和异常。但令人惊讶的是，GDF5蛋白的作用似乎并不是指导关节形成，而是诱导细胞发生软骨化。因此，GDF5的作用可能发生在中间区被诱导之后。目前，唯一被报告过的具备诱导关节形成的分子是WNT9a。在被异位表达后，WNT9a可以抑制细胞的软骨化分化，并诱导中间区的特征基因*Gdf5*的表达。WNT9a对关节形成的作用被认为是通过经典的β-catenin信号通路实现的。但出乎意料的是，*Wnt9a*基因敲除小鼠只表现出轻微的关节缺陷。对于这个结果的一种解释是，其他WNT家族成员的存在补偿了WNT9a功能的缺失。另外的证据则表明，关节的诱导和产生涉及更广泛的信号通路，包括TGFβ通路。

（四）指尖

指骨的模式发生完成之后，侧肢肢芽停止向外生长，并形成成熟的指尖。控制侧肢向外生长的分子机制尚不清楚。1972年，Rubin和Saunders进行的间充质细胞和外胚层壳的移植实验暗示，控制侧肢向外生长的主要信号来自间充质细胞。目前对于这些实验结果的解释是，来自外胚层顶嵴的FGF信号保持侧肢顶端的间充质细胞的生存以及快速增殖，而来自间充质细胞的信号控制FGF信号的持续时间，从而间接控制侧肢的向外生长。

指尖具备特别的再生能力。但是，部分高等脊椎动物失去了某些低等动物（比如有尾目的某些动物）特有的再生能力，而在指尖保留了有限的再生能力，且具有这种再生潜能的区域，似乎与*MSX1*的表达区域一致。

（马钢）

第二节
上肢的功能发育

妊娠第4周末时，在人类胚胎左右体壁上先后出现两对膨大，这两对膨大将分别发育为上肢芽和下肢芽。上、下肢芽由中胚层和外胚层组成。随着发育的进行，肢芽逐渐生长，先后出现两个收缩环，分别位于肢芽的近端和远端，将上肢芽分为上臂、前臂和手，下肢芽则被分为大腿、小腿和足。胚胎中轴的间充质组织发育成软骨，再以软骨内成骨的方式形成骨骼。胚胎周围的间充质组织发育成肌肉，继而脊神经长入肢体，至第7周时，蹼膜消失，手指形成。至第8周时，四肢肌肉基本形成。

（一）骨骼肌的形成

脊椎动物胚胎骨骼肌的发育有着共同的形态变化过程，即位于脊索两侧的轴侧中胚层分节、成团，形成体节，然后由体节再分成3种组织：生骨节、生肌节和生皮节。分节是形成生肌节所需的第一个步骤。关于分节的分子机制目前知道得很少，但有一点是可以肯定的，即预定的体节中胚层在出现形态上可见的体节之前就已具备了分节的能力，因为预定的体节中胚层外植后，在体外单独培养时仍可正常分节。

骨骼肌组织的发育发生过程一共包含4个时期，即前成肌细胞、成肌细胞、肌管、肌纤维。前成肌细胞是一种稍长的不规则形状的细胞，仅含有少量细胞质，分化为成肌细胞后，细胞逐渐增大为梭形，细胞质增加，并在细胞质中含有较为丰富的核糖体和散在的肌丝。离体培养的成肌细胞贴壁生长，绝大多数为梭形，少数有突起，为不规则状，细胞间连接紧密，用较强的消化酶消化后，细胞呈球形。营养条件良好，如培养基中加入15%～20%的动物血清（即生长培养基）时，细胞以分裂增殖为主。一旦细胞长满整个培养瓶，相互接触时，增殖将明显受到抑制，相邻细胞自发融合成肌小管。用分化培养基或加入外源性胰岛素样生长因子Ⅰ、纤维凝胶等也能促进肌小管的形成。初始形成的肌小管的多个细胞核沿细胞中心轴线排列，形成中心核链，而合成的少量肌原纤维则位于周边。随着分化的继续，肌原纤维大量生成，逐渐占据细胞中心部位，迫使中心核链移向周边，即形成幼稚肌纤维。此时，经特殊染色可见到横纹。在肌形成过程中，多种收缩蛋白、烟碱型乙酰胆碱受体等逐渐合成，并调控着线粒体的增殖。随着成肌细胞的分裂增殖，肌丝的数量不断增加，最终形成肌原纤维。数个成肌细胞相互抱团融合后一起形成肌管。此时，细胞即失去分裂增殖的能力。而后细胞质中的肌原纤维逐渐积累，出现明暗相间的横纹，即肌横纹。最终每一个肌管分化成为一条长圆饼状的肌纤维。

上肢的骨骼肌来自肢芽内的间充质，身体的其他骨骼肌大部分由胚胎早期各区的生肌节发育而来，少部分来自鳃弓区的中胚层间充质。在胚胎第5周，生肌节的中胚层间充质细胞迁徙进入肢芽，聚集于肢芽的背侧和腹侧。随着胚胎的发育，这些聚集的间充质细胞分化、分裂，形成上肢肌肉。聚集在背侧的间充质细胞形成伸肌和旋后肌，聚集在腹侧的间充质细胞形成屈肌和旋前肌。上肢肌的出现略早于下肢肌，肢体近端肌的出现早于肢体远端肌，伸肌的出现早于屈肌。在胚胎第7周的初期，四肢向腹侧生长，直到第7周后期，上肢沿着其长轴向外旋转90°，使得肘关节凸向背侧，伸肌群被转移到背外侧，屈肌群被转移到腹内侧；下肢则沿着其长轴向内旋转近90°，使得未来的膝关节凸向前方，伸肌群被转移至腹侧，屈肌群被转移至背侧。至胚胎第8周，四肢的主要肌肉已经接近成人形态。

（二）骨骼的形成

所有的上肢骨都由侧中胚层发育而来，包括肩胛骨、锁骨、肱骨、桡骨、尺骨、腕骨、指骨。这些骨骼都经过软骨内成骨，锁骨经历了软骨内成骨和膜内成骨两种成骨方式。在胚胎第5周，侧中胚层在肢芽内部聚集。在胚胎第6周，聚集增厚的中胚层软骨化进而形成上肢骨骼的透明软骨原形。到胚胎第7周，锁骨、肱骨、桡骨及尺骨内可见到初级骨化中心。锁骨是整个机体中最早出现骨化中心的骨骼，开始于胚胎的第7周，含有2个骨化中心。锁骨的两端是软骨内成骨，中间是膜内成骨。肩胛骨的肩峰和肩胛冈有1个骨化中心，喙突有1个骨化中心。上肢骨骼骨化中心出现的顺序依次是肱骨（先后共出现8个骨化中心）、桡骨（共有3个骨化中心）、尺骨（共有3个骨化中心）、远侧指节骨（共有2个骨化中心）、掌骨（共有2个骨化中心）、近侧指节骨（共有2个骨化中心）、中节指节骨（共有2个骨化中心）、腕骨（仅有1个骨化中心）。总体而言，四肢骨骼的生长速度若以骨体长度作比较，尺、桡骨和胫、腓骨生长速度相同，远侧节段的骨骼生长速度较近侧节段骨骼稍快，下肢骨骼的生长速度较上肢相当节段快。女性的骨化中心出现得比男性早。

（三）上肢神经的形成

在胚胎发育过程中，肢芽基部会产生局部分子信息，从而引导早期的神经纤维从胚胎中轴发出进入肢芽。神经长入肢芽发生在血管长入肢芽之后。臂丛神经的形成和长入上肢芽发生在胚胎第4周的后半周，腰骶丛神经形成和长入下肢芽发生在胚胎第5周的前半周。来自C_5、C_6、C_7、C_8和T_1的腹部主支，达到肢芽基部后以特定的形式会合形成上、中、下三个主干，每个主干又分为前后两支，后支长入中胚层的背侧聚集区域形成后束，前支长入中胚层的腹侧聚集区域形成内侧束和外侧束。随着胚胎的发育，后束将分出分支形成腋神经（C_5和C_6）和桡神经（C_5、C_6、C_7、C_8和T_1），支配来自背侧聚集区域的肌肉。内侧束和外侧束分出分支形成肌皮神经（C_5、C_6和C_7）、尺神经（C_8和T_1）和正中神经（C_5、C_6、C_7、C_8和T_1），支配来自腹侧聚集区域的肌肉。骨骼结构在一定程度上起到指导神经分布的作用。

（四）上肢血管的形成

肢体的动脉来自肢芽发生相应节段的节间动脉。节间动脉的外侧分支形成血管丛，血管丛沿着肢体生长，形成肢体的轴动脉，进而形成肢体的动脉。上肢左、右轴动脉的来源各有不同，左侧轴动脉来源于颈部左侧第7节间动脉，而右侧轴动脉来源于颈部右侧第7节间动脉和第4动脉弓。轴动脉最先形成锁骨下动脉，继而向下生长进入上肢，与正中神经伴行，最后到达前臂，其间血管发育为腋动脉、肱动脉、骨间掌侧动脉和掌深弓动脉，尺动脉和桡动脉出现得较晚。

肢体的浅静脉来源于上肢芽的边缘静脉，上肢轴前缘的边缘静脉发育成为头静脉，轴后缘的边缘静脉发育成为贵要静脉。

（五）腕关节的形成

在胎儿期早期，腕关节的形成以关节腔的出现为特征。发育早期，单层致密间充质细胞区域变为3层，呈现出2个软骨形成带，中间被松散的中间层间隔，该中间层随后形成空洞。桡骨和腕骨之间的空洞化发生在胚胎30～37mm时，尺骨和三角骨之间的空洞化以及豌豆骨和三角骨之间的空洞化发生在胚胎45mm时。在胚胎35～37mm时，桡骨与舟骨之间的区域已经发生空洞化，但在桡骨和月骨之间仍存在一个疏松的间充质中间层。在胚胎45mm时，桡骨和月骨之间形成了一个独立的腔体，并由一个持续存在的间充质层将之与桡骨舟骨腔隔离开。这种排列一直保留到空洞形成周期（在胚胎35～60mm时）结束，在此之前，两个腔体仍然是独立的，但彼此之间非常接近。

随后，在胚胎64mm时，尺骨茎突退出腕部。尺骨与三角骨分离后，大量的间充质细胞进入间隙。这些间充质细胞是半月板同源物，与尺骨与豌豆骨之间的间充质细胞相连续。在胚胎64mm时，尺侧的腕关节从半月板同源物剥离并与桡月空洞腔相连续，而且此时的桡月空洞腔已与桡舟空洞腔相连续。此时，一个连续的腕关节腔已经从关节的桡侧缘延伸到尺侧缘，并与舟骨、月骨和三角骨相关联。随着发育的继续进行，豌豆骨与三角骨的空洞腔与腕关节腔相通，腕关节大致形成。

（六）肘关节的发育

在12mm的胚胎中，虽然肱骨干的软骨化已经开始，但是尺、桡骨的肘关节部分仍由胚芽组织构成。在肱骨远端，胚芽缩合增大，形成髁。在胚胎13mm时，鹰嘴可以被区分，肱骨干上的软骨细胞开始变大。在胚胎17mm时，冠状突首次出现，鹰嘴变得更加明确。在这个阶段，桡骨和尺骨的细胞开始变大，但是两骨之间尚有距离。在胚胎20mm时，虽然肱骨的尺骨关节面是凹陷的，但尺骨鹰嘴的形态与最终形态相比还有些差距。在胚胎22mm时，软骨细胞在肱骨干的中央部分扩大，桡骨和尺骨更明显，软骨干上可见到明确的软骨膜，这是骨领的第一个迹象。此外，还出现了桡骨颈的轻微狭窄，以及肱骨滑车和肱骨头之间的小嵴。在胚胎28mm时，早期骨干骨化变得明显，软骨膜已被血管化，并含有细胶原纤维束。到胚胎30mm时，桡骨头和桡骨颈清晰可辨，尺骨上出现桡骨切迹。在此阶段，骨骼的形态明显地显示出成体肘关节形态。因此，随后的骨骼发育包括独立成分的增大和骨化。在胚胎50mm时，桡骨的骨化过程几乎达到了桡骨粗隆的水平，在尺骨上也达到了相同的水平。此外，肱二头肌肌腱嵌入处的软骨细胞开始变大。在胚胎145mm时，骨化几乎达到了桡骨颈，在尺骨上，骨化几乎接近冠状突和半月切迹。在此阶段，肱骨已接近完全骨化，骨化水平几乎达到外上髁。在随后的阶段，骨化继续向远端延伸。到胚胎235mm时，桡骨粗隆出现骨化，到253mm时，桡骨骨化到桡骨颈，接近于桡骨粗隆。

一般来说，软骨管从一出现即可被辨认。初期，软骨管内疏松组织细胞内含有卵圆形或棘状的细胞核和疏松的细胞质，呈长条状，而且通常是分支状的。然而，即使在胚胎后期，软骨管内的疏松组织仍然呈现出原始的组织状态，很少在其中出现弹性纤维。数量不等的微动脉和微静脉穿过软骨管，进入的微动脉只有1～2层平滑肌细胞，随后很快就会失去平滑肌部分。在骨骺生长的过程中，软骨管的体积增大出现分支。与软骨管相邻的软骨基质比更远的地方更具嗜碱性，但在胚胎后期的发育过程中，形成关节面的软骨不再呈嗜碱性。软骨管内的众多细胞呈卵形或纺锤状，并没有聚集的倾向，而更深层的软骨细胞则倾向于两两抱团或更多细胞抱团。这些差异在胎儿时期尤为明显。在胚胎348mm时，肱骨干的骨化延伸至髁突，尺骨已骨化至冠状突与鹰嘴近端的距离的一半以上，桡骨的骨化程度达到了桡骨颈的水平，但部分骨化的桡骨粗隆仍然主要由软骨构成。

在胚胎17mm时，部分胚胎组织聚集在从肱骨软骨膜到桡骨和尺骨处的外周区域。这些聚集的胚胎组织在肘关节内侧和外侧形成早期的关节囊。到胚胎22mm时，聚集的胚胎组织在肘关节内侧和外侧增厚，形成侧副韧带。在桡骨头周围的另一个聚集的胚胎组织增厚形成环状韧带的基础。聚集的胚胎组织的厚度在邻近环状韧带和冠状突前方以及鹰嘴后方较为多变，并且在一些位置关节囊缺如。在胎儿后期，环状韧带的远端边界与发育阶段相似的髋关节的轮匝带相似。囊内和囊外韧带继续增加它们的胶原含量，但即使是在足月时，它们的细胞含量也比成人肘关节的细胞含量多。

总体来说，在胚胎20mm的时候，形成肘关节的骨骼由前软骨组成。在胚胎30mm的时候，肘关节骨骼接近成体形态。肘关节骨骼的血管形成从胚胎73mm时开始，在以后的阶段，软骨管的大小和数量均增加。这些血管还发出分支，其中一些与骨干相通。在胚胎60mm时，绒毛首次出现在滑膜组织中。脂肪是在胚胎145mm时出现的。在所有发育阶段中，同一关节不同区域的滑膜组织的细胞厚度、血管密度、细胞密度和细胞形态特征表现出明显的多样性。形成关节囊的聚合胚胎组织首先在胚胎17mm时出现。在胚胎30mm时，这些聚合胚胎组织中出现胶原纤维，胶原纤维的密度和排列的区域随着发育的进程将会发生显著的变化。在侧副韧带下方，囊体在关节的内侧和外侧变厚。在前部和后方，囊体较薄，呈不规则状。实际上在一些区域，特别是在肱骨附近，囊体是有缺陷的，在此区域，血管、神经和脂肪进入关节。

（高伟阳）

参考文献

［1］MITROVIC D R. Development of the metatarsophalangeal joint of the chick embryo: morphological, ultrastructural and histochemical studies ［J］. A J Anat，1977，150（2）：333-347.

［2］SMITH J C，TICKLE C，WOLPERT L. Attenuation of positional signalling in the chick limb by high doses of gamma-radiation ［J］. Nature，1978，272（5654）：612-613.

［3］SMITH J C. The time required for positional signalling in the chick wing bud ［J］. J Embryol Exp Morphol，1980，60：321-328.

［4］TICKLE C. The number of polarizing region cells required to specify additional digits in the developing chick wing ［J］. Nature，1981，289（5795）：295-298.

［5］TICKLE C，ALBERTS B，WOLPERT L，et al. Local application of retinoic acid to the limb bond mimics the action of the polarizing region ［J］. Nature，1982，296（5857）：564-566.

［6］BORGENS R B. Mice regrow the tips of their foretoes ［J］. Science，1982，217（4561）：747-750.

［7］LEE J，TICKLE C. Retinoic acid and pattern formation in the developing chick wing: SEM and quantitative studies of early effects on the apical ectodermal ridge and bud outgrowth ［J］. J Embryol Exp Morphol，1985，90：139-169.

［8］HURLE J M，GAÑAN Y. Interdigital tissue chondrogenesis induced by surgical removal of the ectoderm in the embryonic chick leg bud ［J］. J Embryol Exp Morphol，1986，94：231-244.

［9］BRICKELL P M，TICKLE C. Morphogens in chick limb development ［J］. BioEssays，1989，11（5）：145-149.

［10］YOKOUCHI Y. Homeobox gene expression correlated with the bifurcation process of limb cartilage development ［J］. Nature，1991，353（6343）：443-445.

［11］NISWANDER L，TICKLE C，VOGEL A，et al. FGF-4 replaces the apical ectodermal ridge and directs outgrowth and patterning of the limb ［J］. Cell，1993，75（3）：579-587.

［12］RIDDLE R D，JOHNSON R L，LAUFER E，et al. Sonic hedgehog mediates the polarizing activity of the ZPA ［J］. Cell，1993，75（7）：1401-1416.

［13］FALLON J F，LÓPEZ A，ROS M A，et al. FGF-2: apical ectodermal ridge growth signal for chick limb development ［J］. Science，1994，264（5155）：104-107.

［14］HELMS J，THALLER C，EICHELE G. Relationship between retinoic acid and sonic hedgehog, two polarizing signals in the chick wing bud ［J］. Development，1994，120（11）：3267-3274.

［15］ERLEBACHER A，FILVAROFF E H，GITELMAN S E，et al. Toward a molecular understanding of skeletal development ［J］. Cell，1995，80（3）：371-378.

［16］REGINELLI A D，WANG Y Q，SASSOON D，et al. Digit tip regeneration correlates with regions of Msx1 (Hox7) expression in fetal and newborn mice ［J］. Development，1995，121（4）：1065-1076.

［17］HELMS J A，KIM C H，EICHELE G，et al. Retinoic acid signaling is required during early chick limb development ［J］. Development，1996，122（5）：1385-1394.

［18］STRATFORD T，HORTON C，MADEN M. Retinoic acid is required for the initiation of outgrowth in the chick limb bud ［J］. Curr Biol，1996，6（9）：1124-1133.

［19］GAÑAN Y，MACIAS D，DUTERQUE-COQUILLAUD M，et al. Role of TGF beta s and BMPs as signals controlling the position of the digits and the areas of interdigital cell death in the developing chick limb autopod ［J］. Development，1996，122（8）：2349-2357.

［20］FROMENTAL-RAMAIN C，WAROT X，MESSADECQ N，et al. Hoxa-13 and Hoxd-13 play a crucial role in the patterning of the limb autopod ［J］. Development，1996，122（10）：2997-3011.

［21］ALTABEF M，CLARKE J D，TICKLE C. Dorso-ventral ectodermal compartments and origin of apical ectodermal ridge in developing chick limb ［J］. Development，1997，124（22）：4547-4556.

［22］LU H C，REVELLI J P，GOERING L，et al. Retinoid signaling is required for the establishment of a ZPA and for the expression of Hoxb-8, a mediator of ZPA formation [J]. Development, 1997, 124 (9): 1643-1651.

[23] VARGESSON N, CLARKE J D, VINCENT K, et al. Cell fate in the chick limb bud and relationship to gene expression [J]. Development, 1997, 124 (10): 1909-1918.

[24] MIN H, DANILENKO D M, SCULLY S A, et al. Fgf-10 is required for both limb and lung development and exhibits striking functional similarity to Drosophila branchless [J]. Genes Dev, 1998, 12 (20): 3156-3161.

[25] CECCONI F, ALVAREZ-BOLADO G, MEYER B I, et al. Apaf1 (CED-4 homolog) regulates programmed cell death in mammalian development [J]. Cell, 1998, 94 (6): 727-737.

[26] SEKINE K, OHUCHI H, FUJIWARA M, et al. Fgf10 is essential for limb and lung formation [J]. Nat Genet, 1999, 21 (1): 138-141.

[27] PIZETTE S, NISWANDER L. BMPs negatively regulate structure and function of the limb apical ectodermal ridge [J]. Development, 1999, 126 (5): 883-894.

[28] FRANCIS-WEST P H, PARISH J, LEE K, et al. BMP/GDF-signalling interactions during synovial joint development [J]. Cell Tissue Res, 1999, 296 (1): 111-119.

[29] KHOA N D, HASUNUMA T, KOBATA T, et al. Expression of murine HOXD9 during embryonic joint patterning and in human T lymphotropic virus type I tax transgenic mice with arthropathy resembling rheumatoid arthritis [J]. Arthritis Rheum, 1999, 42 (4): 686-696.

[30] STORM E E, KINGSLEY D M. GDF5 coordinates bone and joint formation during digit development [J]. Dev Biol, 1999, 209 (1): 11-27.

[31] FRANCIS-WEST P H, ABDELFATTAH A, CHEN P, et al. Mechanisms of GDF-5 action during skeletal development [J]. Development, 1999, 126 (6): 1305-1315.

[32] MERINO R, MACIAS D, GAÑAN Y, et al. Expression and function of Gdf-5 during digit skeletogenesis in the embryonic chick leg bud [J]. Dev Biol, 1999, 206 (1): 33-45.

[33] KIMMEL R A, TURNBULL D H, BLANQUET V, et al. Two lineage boundaries coordinate vertebrate apical ectodermal ridge formation [J]. Genes Dev, 2000, 14 (11): 1377-1389.

[34] DAHN R D, FALLON J F. Interdigital regulation of digit identity and homeotic transformation by modulated BMP signaling [J]. Science, 2000, 289 (5478): 438-441.

[35] SANZ-EZQUERRO J J, TICKLE C. Autoregulation of Shh expression and Shh induction of cell death suggest a mechanism for modulating polarising activity during chick limb development [J]. Development, 2000, 127 (22): 4811-4823.

[36] OMI M, SATO-MAEDA M, IDE H. Role of chondrogenic tissue in programmed cell death and BMP expression in chick limb buds [J]. Int J Dev Biol, 2000, 44 (4): 381-388.

[37] LINDSTEN T, ROSS A J, KING A, et al. The combined functions of proapoptotic Bcl-2 family members bak and bax are essential for normal development of multiple tissues [J]. Mol Cell, 2000, 6 (6): 1389-1399.

[38] AHN K, MISHINA Y, HANKS M C, et al. BMPR-IA signaling is required for the formation of the apical ectodermal ridge and dorsal/ventral patterning of the limb [J]. Development, 2001, 128 (22): 4449-4461.

[39] PIZETTE S, ABATE-SHEN C, NISWANDER L. BMP controls proximodistal outgrowth, via induction of the apical ectodermal ridge, and dorsoventral patterning in the vertebrate limb [J]. Development, 2001, 128 (22): 4463-4474.

[40] KAWAKAMI Y, CAPDEVILA J, BÜSCHER D, et al. WNT signals control FGF-dependent limb initiation and AER induction in the chick embryo [J]. Cell, 2001, 104 (6): 891-900.

[41] CHIANG C, LITINGTUNG Y, HARRIS M P, et al. Manifestation of the limb prepattern: limb development in the absence of sonic hedgehog function [J]. Dev Biol, 2001, 236 (2): 421-435.

[42] KRAUS P, FRAIDENRAICH D, LOOMIS C A. Some distal limb structures develop in mice lacking Sonic hedgehog signaling [J]. Mech Dev, 2001, 100 (1): 45-58.

[43] GAO B, GUO J, SHE C, et al. Mutations in IHH, encoding Indian hedgehog, cause brachydactyly type A-1 [J]. Nat Genet, 2001, 28 (4): 386-388.

[44] HARTMANN C, TABIN C J. Wnt-14 plays a pivotal role in inducing synovial joint formation in the developing appendicular skeleton [J]. Cell, 2001, 104 (3): 341-351.

[45] DUDLEY A T, ROS M A, TABIN C J. A re-examination of proximodistal patterning during vertebrate limb development [J]. Nature, 2002, 418 (6897): 539-544.

[46] SUN X, MARIANI F V, MARTIN G R. Functions of FGF signalling from the apical ectodermal ridge in limb development [J]. Nature, 2002, 418 (6897): 501-508.

[47] NIEDERREITHER K, VERMOT J, SCHUHBAUR B, et al. Embryonic retinoic acid synthesis is required for forelimb growth and anteroposterior patterning in the mouse [J]. Development, 2002, 129 (15): 3563-3574.

[48] PACIFICI M, LIU M, KOYAMA E. Joint formation: new findings shed more light on this critical process in skeletogenesis [J]. Curr Opin Orthop, 2002, 13: 339-344.

[49] KARSENTY G. The complexities of skeletal biology [J]. Nature, 2003, 423 (6937): 316-318.

[50] KRONENBERG H M. Developmental regulation of the growth plate [J]. Nature, 2003, 423 (6937): 332-336.

[51] NISWANDER L. Pattern formation: old models out on a limb [J]. Nat Rev Genet, 2003, 4 (2): 133-143.

[52] SANZ-EZQUERRO J J, TICKLE C. Digital development and morphogenesis [J]. J Anat, 2003, 202 (1): 51-58.

[53] GUO X, DAY T F, JIANG X, et al. Wnt/beta-catenin signaling is sufficient and necessary for synovial joint formation [J]. Genes Dev, 2004, 18 (19): 2404-2417.

[54] SPÄTER D, HILL T P, O'SULLIVAN R J, et al. Wnt9a signaling is required for joint integrity and regulation of Ihh during chondrogenesis [J]. Development, 2006, 133 (15): 3039-3049.

[55] SPAGNOLI A, O'REAR L, CHANDLER R L, et al. TGF-beta signaling is essential for joint morphogenesis [J]. J Cell Biol, 2007, 177 (6): 1105-1117.

[56] MARIANI F V, AHN C P, MARTIN G R. Genetic evidence that FGFs have an instructive role in limb proximal-distal patterning [J]. Nature, 2008, 453 (7193): 401-405.

[57] DUBOC V, LOGAN M P. Building limb morphology through integration of signalling modules [J]. Curr Opin Genet Dev, 2009, 19 (5): 497-503.

[58] GAO B, HU J, STRICKER S, et al. A mutation in Ihh that causes digit abnormalities alters its signalling capacity and range [J]. Nature, 2009, 458 (7242): 1196-1200.

[59] MARIANI F V. Proximal to distal patterning during limb development and regeneration: a review of converging disciplines [J]. Regen Med, 2010, 5 (3): 451-462.

[60] MA G, YU J, XIAO Y, et al. Indian hedgehog mutations causing brachydactyly type A1 impair Hedgehog signal transduction at multiple levels [J]. Cell Res, 2011, 21 (9): 1343-1357.

第 二 章

上肢先天性畸形的流行病学

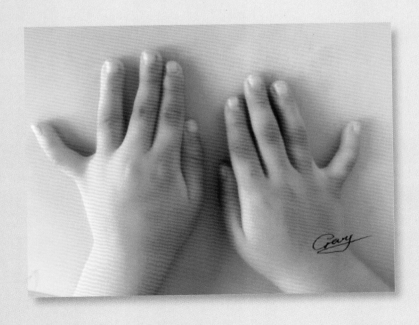

出生缺陷是指婴儿出生前发生的身体结构、功能或者代谢的异常改变。我国出生缺陷监测数据表明，目前我国出生缺陷发生率为5.6%，每年新增出生缺陷数达90万例。据世界卫生组织估计，全球高收入国家的出生缺陷发生率为4.72%，中等收入国家的出生缺陷发生率为5.57%，而低收入国家的出生缺陷发生率为6.42%。换句话说，相对贫困的国家或地区，其出生缺陷发生率更高。我国是人口大国，目前仍处于发展阶段，也是出生缺陷高发国家（表1-2-1）。

表1-2-1　中国围生期出生缺陷发生率顺位（1/10000）

顺位	1996年	2000年	2005年	2010年	2011年
1	总唇裂（14.50）	总唇裂（14.07）	先天性心脏病（23.96）	先天性心脏病（28.82）	先天性心脏病（40.95）
2	神经管缺陷（13.60）	多指（趾）（12.45）	多指（趾）（14.66）	多指（趾）（15.91）	多指（趾）（16.73）
3	多指（趾）（9.20）	神经管缺陷（11.96）	总唇裂（13.73）	总唇裂（13.17）	总唇裂（11.43）
4	脑积水（6.50）	先天性心脏病（11.40）	神经管缺陷（8.84）	神经管缺陷（6.48）	脑积水（5.47）
5	先天性心脏病（6.20）	脑积水（7.10）	脑积水（7.52）	脑积水（6.00）	马蹄内翻足（5.17）
6	肢体短缩（5.21）	肢体短缩（5.79）	肢体短缩（5.76）	马蹄内翻足（5.08）	尿道下裂（5.03）
7	马蹄内翻足（4.69）	马蹄内翻足（4.97）	尿道下裂（5.24）	尿道下裂（4.87）	并指（趾）（4.88）
8	尿道下裂（3.08）	尿道下裂（4.07）	马蹄内翻足（5.06）	并指（趾）（4.81）	神经管缺陷（4.50）
9	并指（趾）（3.08）	并指（趾）（3.95）	并指（趾）（4.94）	肢体短缩（4.74）	肢体短缩（4.09）
10	小耳（2.86）	直肠肛门闭锁或狭窄（3.43）	小耳（3.60）	小耳（3.09）	小耳（2.79）

数据来源：全国出生缺陷监测系统

先天性畸形是指存在结构异常的出生缺陷，其分类方法繁多，按照大体部位笼统地分，可分为上肢先天性畸形、下肢先天性畸形以及上下肢均受累的全身畸形。目前关于上肢先天性畸形的发病率尚缺乏精确、理想的统计报告，而且各国家、各地区之间差异很大，地域性明显。2011年，Koskimies等报告在芬兰1993—2005年期间出生的共753342例新生儿中，上肢先天性畸形的发生率为5.56/10000，活产新生儿上肢先天性畸形的发生率为5.25/10000。同时，按照改良的国际手外科联合会分类系统（IFSSH分类系统）分类后发现，在419例上肢先天性畸形中，以桡侧列缺失最为常见（138例），其次为生长迟缓，而后分别为羊膜带综合征、中央列缺失以及尺侧列缺失。

Ekblom等报告瑞典斯德哥尔摩在1997年1月1日到2007年12月31日间，共有562例患有上肢先天性畸形的新生儿出生，其活产新生儿上肢先天性畸形的发生率达21.5/10000，其中男性304例，并以双侧受累为主；先天性多指畸形155例，占上肢先天性畸形人数的27%左右，包括轴后型多指（92例）、轴前型多指（59例）、中轴型多指（4例）。随后，不同于IFSSH系统分类，Ekblom等采用Oberg、Manske和Tonkin新型分类法（OMT系统分类）进行系统分类，将上肢先天性畸形分为畸形（429例）、变形（124例）、发育不良或者发育异常（10例）、综合征（14例）。其中畸形组分为若干个亚组，包括上肢的形成、分化障碍及手板的形成、分化障碍。手板的形成、分化障碍包括短指、斜指、拇指发育不良等手部常见先天性畸形。

2010年，Dolk等通过欧洲先天性畸形监测系统EUROCAT（European Surveillance of Congenital Anomalies），对2003—2007年间患有先天性畸形的新生儿进行汇总和分析，报告新生儿先天性畸形的总发生率为23.9/1000，其中活产新生儿约占80%，出生后一周内死亡的约占2.5%，于妊娠期20周后死于宫内的约占2.0%，由于产前诊断而终止妊娠的约占17.6%。上肢先天性畸形中，上肢短肢畸形占0.43/1000。该系统覆盖欧洲22个国家，涉及每年共约150万例新生儿，其数据依赖于人群中先天性畸形病例的注册上报及高质量的疾病信息整合（包括活产、死胎、妊娠20周的胎儿死亡、胎儿异常和因产前诊断终止妊娠的胎儿）。目前该监测系统主要关注先天性畸形的患病率，而非疾病发病率。

同样，Vasluian等借助欧洲先天性畸形监测系统EUROCAT，对荷兰北部1981—2010年间的新生儿进行了基础研究。研究发现在497751例新生儿中，四肢先天性畸形的发生率达21.1/10000，其中上肢先天性畸形与下肢先天性畸形发生率之比为2∶1，单发的非综合征型约占57%，同时男性更为多见，左侧相对右侧更易累及。通过进一步数据整合分析发现，1981—2010年，荷兰北部上肢先天性畸形的发生率在16.4/10000以上，其中上肢先天性多指畸形的发生率为6.6/10000，上下肢合并先天性多指畸形的发生率为0.6/10000。其中轴前型多指的发生率为2.1/10000，轴后型多指的发生率为4.0/10000，而其他未明确定义的多指畸形发生率为0.5/10000。由此看出，荷兰北部地区的先天性多指畸形以小指畸形的发生率更高，其多指的发生以轴后侧更易受累。上肢先天性多指畸形的发生率约为下肢先天性多趾畸形的3倍左右，同时以轴后侧更为多见，下肢轴后侧与轴前侧发生率之比为17∶4。数据显示，1981—2010年荷兰北部的先天性畸形以上肢轴后型多指、上肢横向发育不全/发育缺陷、上肢并指畸形最为多见。Vasluian等报告的上肢先天性畸形发生率较下肢先天性畸形更高，与既往芬兰、意大利、美国等国家基本一致。

欧洲各国上肢先天性畸形的发生率不甚相同，差异明显。以美国为代表的北美地区国家，同样对四肢先天性畸形的流行状况进行了实时监测、调查和汇总分析。Goldfarb等对1992—2010年在美国纽约出生的共计4883072例新生儿进行数据统计，结果显示上肢先天性畸形的发生率为27.2/10000，其中以先天性多指畸形最为多见（23.4/10000），随后依次为上肢短肢畸形（2.3/10000）、先天性并指畸形（1.29/10000）及其他以综合征形式出现的上肢先天性畸形。

Canfield等通过以美国人群为基础的出生缺陷监测系统进行研究，根据种族、民族的不同，运用泊松回归评估27个主要的出生缺陷。该研究涉及1350万例畸形患儿以及于1999—2007年间在美国各州（包括亚利桑那州、佐治亚州、科罗拉多州、佛罗里达州、伊利诺伊州、马萨诸塞州、密歇根州、内布拉斯加州、新泽西州、纽约州、北卡罗来纳州、得克萨斯州）出生的新生儿，并以非西班牙裔白人作为参照组，进行先天性畸形的对照研究。Canfield等发现，不同种族、民族之间上肢先天性畸形的发生率存在显著差异，出生缺陷发生率由高及低排列，分别为非西班牙裔的美洲印第安人/阿拉斯加本地人、非西班牙裔黑人、非西班牙裔白人、西班牙裔人及非西班牙裔亚洲人/太平洋岛民。同时，对数据进一步进行汇总分析发现，下肢先天性畸形的发生率同样表现出相同的趋势。

2003年，Ephraim等耗费心思，将18个公共数据（包括MEDLINE、CINAHL以及Cochrane图书馆的数据）进行整合，并借此分析后天性截肢畸形和先天性肢体畸形的患病情况（表1-2-2）。在最早期的流行病学调查中，Kallen等通过瑞典全国性的先天性畸形登记记录，报告单发的四肢先天性畸形的发生率为4.5/10000，合并有多个畸形表型的综合征的发生率为8.3/10000，数据均来自短期的1964—1966年近2年间的新生儿统计结果。Stoll等通过EUROCAT监测系统，对1980—1990年间丹麦、法国、匈牙利、意大利、荷兰、爱尔兰、英国、瑞士、西班牙等欧洲国家进行了流行病学调查，发现四肢先天性畸形的发生率为5.9/10000。更早时，Bod等报告在1975—1977年间匈牙利的新生儿四肢先天性畸形的发生率为4.9/10000，基本与Stoll等报告的发生率一致。与欧洲国家的四肢先天性畸形发生水平相比，北美地区的四肢先天性畸形表现出相似的情况，其发生率与欧洲国家基本相当。美国四肢先天性畸形的发生率波动在4.0/10000（1997—1998）和6.9/10000（1972—1974）之间。同样，作为北美国家的加拿大，其新生儿四肢先天性畸形的发生率保持在4.7/10000（1991—1993）和6.0/10000（1966—1984）之间。

表1-2-2 四肢先天性畸形发生率（1/10000）

作者	国家或地区	数据源	研究人口	研究时间（年）	患病率（1/10000）			
					全部	上肢	下肢	缺肢
Bush等人	美国	国防部	圣地亚哥军事受益人的活产儿	1997—1998	4.0			
McGuirk等人	美国	畸形监测计划	活产儿、死产儿、妊娠终止（妊娠第二阶段）	1972—1974	6.9			
Araneta等人	美国	夏威夷出生缺陷计划	夏威夷的没有部署的波斯湾战争退伍军人的活产儿	1989—1993		4.0*	1.3*	

续表

作者	国家或地区	数据源	研究人口	研究时间（年）	患病率（1/10000）			
					全部	上肢	下肢	缺肢
Rosano 等人	芬兰、法国、以色列、意大利、南美洲、西班牙、美国等	国际出生缺陷监测信息中心（ICBDMS）	有严重先天性畸形的活产儿和死产儿	1983—1993	1.3			
			有严重先天性畸形的死产儿	1983—1993	0.6			
Stoll 等人	澳大利亚、克罗地亚、丹麦、法国、德国、意大利、立陶宛、西班牙、瑞士、荷兰、英国、乌克兰	欧洲先天性畸形监测系统（EUROCAT）	活产儿、死产儿和妊娠终止	1996—1998	3.5			
Rijnders 等人	荷兰	欧洲先天性畸形监测系统-荷兰北部地区（EUROCAT-NNL）	活产儿	1981—1996			2.1*	
			活产儿（排除脚趾畸形）	1981—1996			1.0*	
Johnson 和 Roulezu	加拿大	加拿大先天性畸形监测系统	活产儿、死产儿和儿童（≤1岁）	1979—1981	5.0			
				1991—1993	4.7			
Yang 等人	美国	亚特兰大大都会先天性缺陷计划（MACDP）	活产儿和死产儿	1968—1993	5.3			
				1968—1972	6.6			
				1973—1977	6.4			
				1978—1982	5.0			
				1983—1987	3.7			
				1988—1993	4.8			
Martinez-Frias 等人	西班牙	西班牙先天性畸形合作研究	活产儿和死产儿	1976—1996				0.2
			活产儿	1976—1996				0.1*
			死产儿	1976—1996				3.5†
Stoll 等人	丹麦、法国、意大利、爱尔兰、荷兰、西班牙	EUROCAT	活产儿、死产儿和妊娠终止	1982—1990	7.1			
Castilla 等人	阿根廷、巴西、智利、厄瓜多尔、乌拉圭、委内瑞拉、玻利维亚、哥伦比亚、哥斯达黎加、秘鲁、巴拉圭	拉丁美洲先天性畸形合作研究（LCSCM）	医院活产儿和死产儿	1967—1992	4.9			
			死产儿	1967—1992	26.7†			
Wright 等人	英国	先天性畸形登记处	泰恩-威尔郡、克利夫兰郡、坎布里亚郡、诺森伯兰郡活产儿（排除与遗传条件和综合征相关的出生儿）	1985—1992	4.2×			

续表

作者	国家或地区	数据源	研究人口	研究时间（年）	患病率（1/10000）			
					全部	上肢	下肢	缺肢
Rittler 等人	阿根廷、巴西、智利、厄瓜多尔、乌拉圭、委内瑞拉、玻利维亚、哥伦比亚、哥斯达黎加、秘鲁、巴拉圭	LCSCM	医院活产儿和死产儿	1967—1994	2.8			
Stoll 等人	丹麦、法国、匈牙利、意大利、荷兰、爱尔兰、英国、瑞士、西班牙	EUROCAT	活产儿和死产儿	1980—1990	5.9			
Evans 等人	匈牙利	匈牙利先天性畸形登记处	活产儿、死产儿和儿童（≤1岁）（排除相关条件和综合征）	1975—1984	5.5			
				1975—1984	3.5ˣ			
Lin 等人	美国	纽约州先天性畸形登记处	活产儿和儿童（<2岁）	1983—1987	3.8			
			白人	1983—1987	3.6			
			非白人	1983—1987	5.0			
Schulman 等人	美国	加利福尼亚出生缺陷监测项目	儿童（<1岁，白人）	1983—1988		4.7	2.2	
			儿童（<1岁，黑人）	1983—1988		5.0	2.3	
		MACDP	白人	1983—1988		3.7	1.7	
			黑人	1983—1988		2.8	1.8	
Froster 和 Baird	加拿大	健康注册处（出生和死亡证明）	不列颠哥伦比亚省死产儿（妊娠期≥20周）	1964—1984		39.5†		7.9†
Froster 和 Baird	加拿大	健康注册处（出生和死亡证明）	不列颠哥伦比亚省活产儿、死产儿和<1岁婴儿伴羊膜带综合征	1952—1984	0.19§			
Froster 和 Baird	加拿大	健康注册处（出生和死亡证明）	不列颠哥伦比亚省活产儿、死产儿和婴儿（<1岁）	1952—1984			1.1ˣ	
Froster 和 Baird	加拿大	健康注册处（出生和死亡证明）	不列颠哥伦比亚省活产儿、死产儿和婴儿（<1岁）	1952—1984		3.8		

续表

作者	国家或地区	数据源	研究人口	研究时间（年）	患病率（1/10000）			
					全部	上肢	下肢	缺肢
Stoll 等人	法国	EUROCAT	斯特拉斯堡医院活产儿和死产儿（妊娠期≥20周）	1979—1987	10.4			
Mastroia-cova 等人	墨西哥、瑞典、澳大利亚、丹麦、法国、意大利、阿根廷、巴西、智利、厄瓜多尔、乌拉圭、委内瑞拉、玻利维亚、哥伦比亚、哥斯达黎加、秘鲁、巴拉圭	ICBDMS	活产儿和死产儿	1965—1987				0.2
Calzolari 等人	意大利	艾米利亚-罗马涅大区登记处	活产儿和死产儿（妊娠期>28周）	1978—1987	4.8			
Froster-Iskenius 和 Baird	加拿大	健康注册处（出生和死亡证明）	不列颠哥伦比亚省活产儿、死产儿和婴儿（<1岁）	1952—1984				0.7
			活产儿	1952—1984				0.2[*]
			死产儿	1952—1984				7.9[†]
Froster-Iskenius 和 Baird	加拿大	健康注册处（出生和死亡证明）	不列颠哥伦比亚省活产儿、死产儿和婴儿（<1岁）	1966—1984	6.0			
Sever 等人	美国	HospRec	在华盛顿本顿县和富兰克林县的活产儿和死产儿	1968—1980	5.1			
Khoury 等人	美国	马里兰州出生缺陷报告和信息系统	活产儿和死产儿（>500g）	1984	4.3	5.5		
			白人活产儿和死产儿（>500g）	1984	6.0	6.8		
			黑人活产儿和死产儿（>500g）	1984	0.6	3.1		
Kallen 等人	瑞典	国家先天性畸形登记处	活产儿和死产儿（妊娠期>28周）	1965—1979	6.3			
Bod 等人	匈牙利	国家先天性畸形登记处	活产儿、死产儿和婴儿（<1岁）	1975—1977	4.9			

续表

作者	国家或地区	数据源	研究人口	研究时间（年）	患病率（1/10000）			
					全部	上肢	下肢	缺肢
Aro等人	芬兰	国家先天性畸形登记处	活产儿、死产儿和婴儿（<1岁）	1964—1977	5.0^x			
Smith等人	加拿大	人口统计（出生和死亡证明）	阿尔伯塔省活产儿和死产儿	1966	3.3			
				1967	3.3			
				1968	2.3			
				1969	5.6			
				1970	8.1			
				1971	5.9			
				1972	4.8			
				1973	6.2			
				1974	6.8			
				1975	5.0			
		人口统计（出生和死亡证明）	不列颠哥伦比亚省活产儿和死产儿	1966	4.0			
				1967	4.6			
				1968	4.5			
				1969	4.5			
				1970	8.7			
				1971	5.5			
				1972	6.1			
				1973	8.2			
				1974	5.7			
				1975	5.6			
Bjerkedal和Bakketeig	挪威	国家出生登记处	活产儿、死产儿（妊娠期>16周）和妊娠终止	1974		2.7	0.7	
Rogala等人	苏格兰	先天性肢体异常调查	活产儿	1973			0.6	
			横断的	1973		0.4		
			桡侧	1973		0.8		
			尺侧	1973		0.2		
			经腕骨	1973		0.6		
			轴前	1973		1.6	1.7	
			中央手	1973		2.5		
			中央足	1973			0.4	
			轴后	1973		1.7	0.8	
			裂手	1973		0.4		
			足	1973			13.0	
			手	1973		3.6		

作者	国家或地区	数据源	研究人口	研究时间（年）	患病率（1/10000）			
					全部	上肢	下肢	缺肢
Kallen 和Winberg	瑞典	国家登记处（医师报告）	活产儿、死产儿和新生儿死亡（排除出生相关的遗传条件和综合征）	1964—1966	8.3			
				1964—1966	4.5*			

注：*为每1万个活产儿的患病率，†为每1万个死产儿的患病率，×为排除有相关遗传条件和综合征（比如13三体综合征、18三体综合征）以及VATERL联合征的出生婴儿，§为羊膜带粘连序列征。

1993年，Froster等报告加拿大不列颠哥伦比亚省1952—1984年间共出生1123913个活产婴儿，其中上肢先天性畸形的发生率为3.8/10000。Froster等将其分为7个亚组，分别为肱骨缺陷、桡侧列缺陷、尺侧列缺陷、手掌部缺陷、轴前型多指、轴后型多指及中轴型多指。而同处北美地区的美国夏威夷州，由于深受波斯湾战争的影响，此地退伍军人活产婴儿上肢先天性畸形的发生率高达4.0/10000，下肢先天性畸形的发生率相对较低，为1.3/10000。总体来说，美国夏威夷州的四肢先天性畸形的发生率偏高，战争带来的一系列因素对畸形的发生造成了巨大影响。

Rittler等对阿根廷、巴西、智利、厄瓜多尔、乌拉圭、委内瑞拉、玻利维亚、哥伦比亚、哥斯达黎加、秘鲁、巴拉圭等国家在1967—1994年间出生的新生儿进行了流行病学调查。报告显示，此28年南美洲国家上肢先天性畸形的发生率为2.8/10000。与北美洲及南美洲国家的上肢先天性畸形患病情况相比，北欧国家挪威表现出了相似的上肢先天性畸形发生率（2.7/10000），其下肢先天性畸形的发生率为0.7/10000（1974）。

Giele等针对西澳大利亚上肢先天性畸形的发生率，进行了近11年的人口调查研究，并对所有异常改变按国际手外科联合会手部分型进行分类。作者发现，婴儿上肢先天性畸形的发生率为19.7/10000，其中46%的患者合并有其他非手部先天性异常。最常见的畸形改变包括分化失败（35%）、重复畸形/复指畸形（33%）、形成失败（15%）。该研究发现，上肢先天性畸形好发于男性以及早产、过期产、多胞胎、母亲年长等情况，其在不同种族中的发生率并无明显差异，畸形在左、右侧均易累及。

目前针对亚洲地区的上肢先天性畸形的流行病学报告较少。Makhoul等报告，在以色列三级医疗中心出生的共约78500个活产婴儿中，有24例患有四肢先天性畸形，其中45.8%为上肢畸形发育，45.8%为下肢发育受累，8.4%为上下肢均畸形发育。Ogino等按Swanson分型将上肢先天性畸形分为多指、并指、短指、分裂手及横向缺陷等，并将日本札幌（日本北海道西部城市）的上肢先天性畸形发生率、流行病学数据与东西方其他数据进行对比研究。中国拥有巨大的上肢先天性畸形基因库，其对上肢先天性缺陷的研究成果对世界畸形研究的发展尤为重要。Leung等按国际手外科联合会手部分型，针对1976—1981年间在中国香港玛格丽特公主医院整形外科就医的396个上肢先天性畸形进行调查分析，并将其分为7个组别。其中男性患者数量与女性患者的比值为1.13∶1，与其他研究报告相差不多。先天性多指畸形发生比例最高（39.9%），其次为先天性并指畸形（14.9%）以及手与上肢先天性畸形综合征（11.9%）。

中国针对单纯的上肢先天性畸形的研究数据并不是很多，研究区域性更强，研究分类更为细致，且研究基数很大。中国对四肢先天性畸形的研究集中在北京、上海等发达城市，并以对先天性多指畸形的研究为主。Xiang等于2010—2014年间，在上海儿童医学中心招募459例先天性多指畸形病例，其中散发型多指畸形占95.2%，家族型多指畸形占4.8%；轴前型多指占74.7%，轴后型多指占25.3%。轴前型多指病例中，以轴前型多指Ⅰ型（多拇畸形）最为多见，占轴前型多指病例的95.9%，与既往的多拇畸形发生率基本一致，并且主要集中在右手。而轴后型多指，以轴后型多指A型更常见（69.8%），轴后型多指B型占30.2%。经进一步数据分析后发现，上肢先天性畸形的发生较下肢先天性畸形更常见，在轴前型多指中，多指的发生更易出现在右侧；而在轴后型多指中，下肢较上肢更易累及。在美国，先天性多指畸形以轴后型多指B型的发生率更高；在同处亚洲的巴基斯坦，先天性多指畸形又以轴后型多指更为多见，其中轴后型多指A型的发生率较轴后型多指B型更高。

周光萱等根据1996—2000年中国出生缺陷监测中心的数据进行分类分析。在2218616例围产儿中，共报告多指（趾）畸形2097例，全国平均发生率达9.45/10000。多指（趾）畸形的发生有明显的区域性，其中广西最高，达17.78/10000；青海最低，为4.34/10000（表1-2-3）。城、乡发生率无明显差异，分别为9.60/10000和9.05/10000；男、女发生率分别为10.99/10000和7.48/10000。畸形发生在肢体左侧的占34.96%，发生在肢体右侧的占45.62%，双侧同时发生的占19.41%。多指（趾）畸形患者以单发多见，占88.4%，合并有其他畸形的占11.6%。

表1-2-3 全国各省（自治区、直辖市）多指（趾）畸形发生率

省（自治区、直辖市）	围产儿数量	病例数	发病率（1/10000）	省（自治区、直辖市）	围产儿数量	病例数	发病率（1/1000）
广西	43305	77	17.78	甘肃	58162	52	8.94
重庆	45141	65	14.40	山西	50350	43	8.54
湖南	66060	94	14.23	新疆	47471	37	7.79
浙江	89207	125	14.01	天津	64800	48	7.41
云南	71826	93	12.95	海南	51474	38	7.38
北京	89810	114	12.69	内蒙古	44108	32	7.25
安徽	70314	89	12.66	湖北	55150	38	6.89
山西	79167	100	12.63	四川	65644	44	6.70
上海	104268	123	11.80	河北	103853	68	6.55
贵州	53660	61	11.37	黑龙江	69210	42	6.07
宁夏	61678	65	10.54	山东	140832	80	5.68
江苏	110311	115	10.43	吉林	116747	62	5.31
江西	72440	74	10.22	福建	67822	34	5.01
广东	116268	115	9.89	西藏	10981	5	4.55
辽宁	81005	75	9.26	青海	39152	17	4.34
河南	78400	72	9.18				

数据来源：中国出生缺陷监测中心

由此可见，上肢先天性畸形的流行情况复杂多样，与地域、种族、民族等均有关，须从中找到畸形发病的共性，在共性中找到个性，并在个性中研究各类畸形的流行动态。

（高伟阳）

参考文献

［1］BJERKEDAL T，BAKKETEIG L S. Surveillance of congenital malformations and other conditions of the newborn ［J］. Int J Epidemiol，1975，4（1）：31-36.

［2］ARO T，HEINONEN O P，SAXÉN L. Incidence and secular trends of congenital limb defects in Finland ［J］. Int J Epidemiol，1982，11（3）：239-244.

［3］LEUNG P C，CHAN K M，CHENG J C. Congenital anomalies of the upper limb among the Chinese population in Hong Kong ［J］. J Hand Surg Am，1982，7（6）：563-565.

［4］BOD M，CZEIZEL A，LENZ W. Incidence at birth of different types of limb reduction abnormalities in Hungary 1975-1977 ［J］. Hum Genet，1983，65（1）：27-33.

［5］OGINO T，MINAMI A，FUKUDA K，et al. Congenital anomalies of the upper limb among the Japanese in Sapporo ［J］. J Hand Surg Br，1986，11（3）：364-371.

［6］FROSTER-ISKENIUS U G，BAIRD P A. Limb reduction defects in over one million consecutive livebirths ［J］. Teratology，1989，39（2）：127-135.

［7］CALZOLARI E，MANSERVIGI D，GARANI G P，et al. Limb reduction defects in Emilia Romagna，Italy：epidemiological and genetic study in 173,109 consecutive births ［J］. J Med Genet，1990，27（6）：353-357.

［8］STOLL C，ALEMBIK Y，DOTT B，et al. Risk factors in limb reduction defects ［J］. Paediatr Perinat Epidemiol，1992，6（3）：323-338.

［9］FROSTER U G，BAIRD P A. Upper limb deficiencies and associated malformations：a population-based study ［J］. Am J Med Genet，1992，44（6）：767-781.

［10］SCHULMAN J，EDMONDS L D，MCCLEARN A B，et al. Surveillance for and comparison of birth defect prevalences in two geographic areas—United States，1983-1988 ［J］. MMWR CDC Surveill Summ，1993，42（1）：1-7.

［11］STOLL C，AYME S，BECKERS R，et al. Distribution of single organ malformations in European populations. EUROCAT working group ［J］. Ann Genet，1995，38（1）：32-43.

［12］JOHNSON K C，ROULEAU J. Temporal trends in Canadian birth defects birth prevalences，1979-1993 ［J］. Can J Public Health，1997，88（3）：169-176.

［13］RITTLER M，PAZ J E，CASTILLA E E. VATERL：an epidemiologic analysis of risk factors ［J］. Am J Med Genet，1997，73（2）：162-169.

［14］ARANETA M R，DESTICHE D A，SCHLANGEN K M，et al. Birth defects prevalence among infants of Persian Gulf War veterans born in Hawaii，1989-1993 ［J］. Teratology，2000，62（4）：195-204.

［15］MCGUIRK C K，WESTGATE M N，HOLMES L B. Limb deficiencies in newborn infants ［J］. Pediatrics，2001，108（4）：E64.

［16］BUSH R A，SMITH T C，HONNER W K，et al. Active surveillance of birth defects among U.S. Department of Defense beneficiaries：a feasibility study ［J］. Mil Med，2001，166（2）：179-183.

［17］GIELE H，GIELE C，BOWER C，et al. The incidence and epidemiology of congenital upper limb anomalies：a total population study ［J］. J Hand Surg Am，2001，26（4）：628-634.

［18］EPHRAIM P L，DILLINGHAM T R，SECTOR M，et al. Epidemiology of limb loss and congenital limb deficiency：a review of the literature ［J］. Arch Phys Med Rehabil，2003，84（5）：747-761.

［19］MAKHOUL I R，GOLDSTEIN I，SMOLKIN T，et al. Congenital limb deficiencies in newborn infants：prevalence，characteristics and prenatal diagnosis ［J］. Prenat Diagn，2003，23（3）：198-200.

［20］LI Y，LIU X H，WANG F Y，et al. Analysis of the birth defects among 61 272 live born infants in Beijing ［J］. Beijing Da Xue Xue Bao Yi Xue Ban，2009，41（4）：414-417.

［21］EKBLOM A G，LAURELL T，ARNER M. Epidemiology of congenital upper limb anomalies in 562 children born in 1997 to 2007：a total population study from Stockholm，Sweden ［J］. J Hand Surg Am，2010，35（11）：1742-1754.

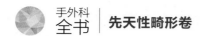

［22］DOLK H，LOANE M，GARNE E． The prevalence of congenital anomalies in Europe［J］． Adv Exp Med Biol，2010，686：349-364．

［23］KOSKIMIES E，LINDFORS N，GISSLER M，et al． Congenital upper limb deficiencies and associated malformations in Finland: a population-based study［J］． J Hand Surg Am，2011，36（6）：1058-1065．

［24］中华人民共和国卫生部． 中国出生缺陷防治报告（2012）［R］． 北京：中华人民共和国卫生部，2012．

［25］VASLUIAN E，VAN DER SLUIS C K，VAN ESSEN A J，et al． Birth prevalence for congenital limb defects in the northern Netherlands: a 30-year population-based study［J］． BMC Musculoskelet Disord，2013，14：323．

［26］DY C J，SWARUP I，DALUISKI A． Embryology, diagnosis, and evaluation of congenital hand anomalies［J］． Curr Rev Musculoskelet Med，2014，7（1）：60-67．

［27］CANFIELD M A，MAI C T，WANG Y，et al． The association between race/ethnicity and major birth defects in the United States, 1999-2007［J］． Am J Public Health，2014，104（9）：e14-e23．

［28］EKBLOM A G，LAURELL T，ARNER M． Epidemiology of congenital upper limb anomalies in Stockholm, Sweden, 1997 to 2007: application of the Oberg, Manske, and Tonkin classification［J］． J Hand Surg Am，2014，39（2）：237-248．

［29］MALIK S，ULLAH S，AFZAL M，et al． Clinical and descriptive genetic study of polydactyly: a Pakistani experience of 313 cases［J］． Clin Genet，2014，85（5）：482-486．

［30］GOLDFARB C A，SHAW N，STEFFEN J A，et al． The prevalence of congenital hand and upper extremity anomalies based upon the New York congenital malformations registry［J］． J Pediatr Orthop，2017，37（2）：144-148．

［31］XIANG Y，BIAN J，WANG Z，et al． Clinical study of 459 polydactyly cases in China, 2010 to 2014［J］． Congenit Anom（Kyoto），2016，56（5）：226-232．

［32］周光萱，代礼，朱军，等． 多指（趾）畸形的流行病学分析［J］． 四川大学学报（医学版），2004，35（5）：708-710．

第 三 章

上肢先天性畸形的病因

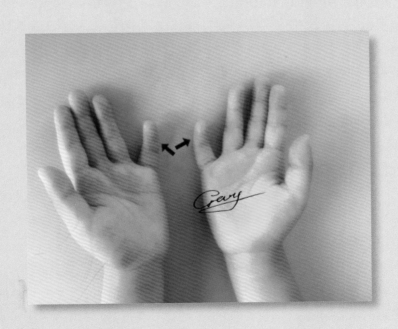

上肢先天性畸形的病因十分复杂，目前尚无确切的致畸原因，但主要与两种因素有关，一种为内因，即遗传因素；另一种为外因，即胚胎时期面临有致畸作用的外界环境。1962年，Wiodemann提出约20%的畸形由遗传所致，还有约20%由外部环境影响所致，剩余部分可能是遗传因素和环境因素共同作用的结果。

一、遗传因素

据统计，约5%的手部先天性畸形由遗传所致，其典型例子包括三节拇畸形、Apert综合征、Holt-Oram综合征。双亲正常时，第一个孩子有缺陷，则第二个孩子有缺陷的可能性增大25倍。遗传因素包括染色体异常和基因突变。染色体异常即染色体数目或结构异常，因其大多数导致流产、死产，因此临床病例并不多见；基因突变从分子水平上看，是指基因在结构上发生碱基对组成或排列顺序的改变。10%～15%的手部先天性畸形由基因突变引起。手部先天性畸形多为单基因遗传，遗传方式有常染色体显性或隐性遗传和伴性遗传，常见的为常染色体显性遗传，其遗传规律如下：

1. 致病显性基因在第1～22对常染色体中。

2. 遗传与性别无关，家族中男女的患病机会均等。

3. 每一代都有患者出现，即家族中连续几代人患病。

4. 如果患者与正常人结婚，其子女的患病概率为50%；如果配偶双方均为患者，其子女的患病概率则高达75%。

5. 同一基因型的不同个体虽然都患病，但病情的严重程度不同。

近亲结婚也是畸形发生的主要原因，一般非近亲结婚男女，其子女畸形的发生率为0或0.1%；而近亲婚配男女中，其子女的畸形发生率可达25%～50%，是正常情况的250～500倍。基因突变也是导致四肢先天性畸形的重要原因。

A1型短指症（Farabee畸形）是人类遗传史上第一个有记录的符合孟德尔常染色体显性遗传特

征的手部先天性畸形。1903 年，美国的 William Curtis Farabee（1865—1925）报告了这个手部畸形的遗传家系。一个世纪后，中国的贺林团队揭示了这个疾病的病变基因并阐述了发病机制。

（一）染色体异常

Edward 综合征又称 18 三体综合征，于 1960 年由 Edward 和 Patau 两人首次报告。本病为染色体疾病中最常见的一种，仅次于 21 三体综合征，在新生儿中的发生率为 1/45000，女性多于男性。该综合征由生殖细胞减数分裂时第 18 号染色体不分离所致，故多发生于父母高龄生育的患儿。畸形的表现极为多样和复杂，涉及全身所有组织和系统，症状多至百种以上。其中上肢畸形包括：手呈特殊的握拳姿势，拇指及中、环指屈曲紧贴掌心，示、小指屈叠其上，船形足；肌张力高，四肢常处于屈曲强直位。Edward 综合征患者绝大多数会在 1 年内死亡，即使存活超过 1 年，也将有明显的生长发育迟缓，但嵌合型者存活期相对较长。

（二）基因突变

目前有部分上肢先天性畸形的致病基因已被陆续解密，而且手部先天性畸形的致病原因一直是手外科整形医生以及遗传学家研究的热点。据统计，目前共有 310 种多指（趾）畸形被报告，其中 290 个以综合征的形式存在，20 个以单发非综合征型畸形的形式存在，涉及 99 个基因，其中 80 个为致病性基因。

Apert 综合征为典型的基因突变引起的综合征型畸形。1906 年，Apert 首先提出并定义了 Apert 综合征。这是一种多颅缝早闭综合征，以颅缝早闭所致的头颅畸形、中面部严重发育不良、手和（或）足的并指（趾）畸形为主要特征。Apert 综合征为常染色体显性遗传病，其致病原因是成纤维细胞生长因子受体 2（FGFR2）发生基因突变。

三节拇畸形为典型的累及单种畸形改变的非综合征型畸形。家族性三节拇畸形常表现为常染色体的显性遗传，外显率几乎为 100%，患者的拇指以三节指骨的畸形表型存在。其致病原因主要是位于 *SHH* 基因上游的、作为 *SHH* 基因调控元件的 *LMBR1* 基因的 5 号内含子序列发生突变。这种突变可以是点突变，也可以是易位或者碱基的重复改变。此外，有报告称 *GLI3* 基因为轴后型多指的致病基因，*HOXD13* 基因突变可造成并指（趾）畸形的发生。相继地，Deng 等及周宗伟等对手部先天性畸形和对应的致病基因进行了回顾和总结。

SALL1、*WNT7A*、*PITX1*、*TBX3* 等基因也被证明与四肢先天性畸形的发生相关。基因的遗传多态性可以与营养缺陷协同作用，加速闭塞性心肌病、出生缺陷和痴呆等相关疾病的发生发展。在多基因遗传的先天性畸形中，遗传性状的表达往往会受到多种微效基因的控制。此外，环境因素也会对该种先天性畸形的发生产生较大影响。多基因遗传的先天性畸形可以具有一定的家族倾向性，但是它表现出的家族倾向性并不呈孟德尔遗传方式遗传。

二、胚胎发育异常及环境因素

胚胎时期受外界因素特别是胚胎内的致畸因素的影响，同样可以导致上肢先天性畸形的发生。上肢胚胎发育主要发生在胚胎早期（从胚胎第 3 周开始），至第 8 周，上肢及手已基本形成。因此，妊娠期头 3 个月，特别是头 2 个月是影响胚胎生长和发育的关键性阶段。胚胎在发育的不同时期对致畸因素的反应敏感度不一。胚胎发育过程可以人为地分为胚层分化前期（又称着床前期、胚卵期）、胚胎期和胎儿期三个阶段。从致畸因子的效应来看，胚层分化前期为不敏感期，胚胎期为高度敏感期，胎儿期为敏感降低期。环境因素对胚胎的致畸作用，随胚胎发育阶段的不同而各异。在胚胎期第1、2周的致畸作用的损害如较重，则胚胎死亡，妊娠终止；如较轻，则由于此期细胞的分化潜能较大，能自行调整而得以补偿，因此不会导致异常表现。第3~8周是细胞分化、组织发生、器官形成、形体建立的阶段，是最易受致畸因素干扰的时期，因此这段时期被称为敏感期或脆弱期。从第3个月开始，胚胎发育进入胎儿期，由于各器官系统已基本形成，形体部位已基本建立，引发畸形的机会也就少了。

（一）营养因素

母体缺乏铜、碘及维生素 A、维生素 B$_2$、维生素 D 等营养元素，可致胎儿畸形。对于人类来说，母体缺乏营养的机会较少，但某些胎盘的病变会导致胎儿的营养供给下降，从而影响胚胎的发育，致使上肢先天性畸形的发生。

（二）化学药物因素

许多药物都有致畸作用，如抗生素、避孕药、抗癌药、镇静剂（特别是沙利度胺）等。1956—1962年，中欧的很多早孕妇女为缓解早孕反应服用了镇静剂沙利度胺，导致大量畸形胎儿出生。畸形表现为上肢海豹手畸形（上肢短，手直接连于肩部）、无肢畸形。此外，有机汞、杀虫剂等也是重要的化学性致畸因子。同一种药物，因其剂量、使用途径和代谢方式等不同，其致畸类型也不尽相同。

2006年，Man 和 Chang 应用美国2001年、2002年的出生数据库调查了妇女妊娠期间吸烟和新生儿多指、并指或无指畸形危险性之间的关系。他们共检查了6839854个活产新生儿，其中有5171个患有多指、并指或无指畸形。研究以10342个无畸形的新生儿为对照，并设计不同剂量的吸烟组进行对比研究。结果显示，在妊娠期间吸烟的女性，其孩子患有先天性多指、并指或无指畸形的危险性明显增高，而且这种危险性随吸烟剂量的增加而增大。也有报告称，吸烟可导致流产率与围生期死亡率上升，同时吸烟孕妇所生子女畸形的危险性较不吸烟孕妇所生子女要高得多。

Vinceti 等人在意大利北部工业区的调查发现，该地区的地表铅浓度明显高于其他地区，而该地区出生缺陷的发生率也明显高于平均值，其中肌肉、骨骼异常的发生率呈上升趋势。

美国明尼苏达大学在对某出生缺陷高发地区的一项研究中发现，该地区在春季大量使用的除草剂是导致该地区出生缺陷发生率升高的一个重要因素。

美国疾病预防控制中心的研究发现，新生儿的出生缺陷和发育障碍与孕妇在妊娠期的酒精摄入有关。1973年，Jones 将酒精中毒孕妇所生的婴儿表现出的一系列症状，即头颅、颜面、四肢、心脏及外生殖器异常，伴有全身发育障碍、精神呆滞等，命名为胎儿酒精综合征。之后有百例以上有同样表现的病例出现，所以孕妇中度饮酒已被警告有一定的危险性。但 Caspers 等对1997—2007年间妊娠期饮酒的孕妇进行了研究分析，发现母亲在怀孕期间饮酒并不是导致先天性肢体缺陷的一个重要原因。

此外，有报告称孕妇在妊娠期头3个月接触麻醉气体，将使得婴幼儿中枢神经系统缺陷的发生风险增加。同时，长期暴露在含有高浓度氯化物的水中，也会导致新生儿的出生缺陷发生率大大增高。

先天性多拇畸形，特别是散发型多拇畸形的病因一直难以明确。由于缺乏一定的致畸动物模型，国内外手外科整形医生、遗传学家一直难以把握多拇畸形致病因素的研究方向。近年来，关瑛等报告通过腹腔注射一定剂量的阿糖胞苷可导致鼠踇趾多趾畸形的发生。

（三）放射因素

放射线对胚胎的遗传特征具有决定性的影响，甚至可使胚胎发育停止。X线照射、核辐射的影响等，均可引起肢体畸形。第二次世界大战后，科学家随机抽查了在胚胎发育的前半期受过原子弹爆炸影响的儿童，发现其畸形率在13%以上，发生率远比一般人群高。

（四）内分泌因素

糖尿病孕妇由于受代谢产物的影响，其胎儿发生先天性畸形的概率较一般正常人群高5~7倍。身体质量指数（BMI）大于26.0的孕妇有较高的可能性生出先天性畸形婴儿。由此可见，孕妇的肥胖可能也是导致婴儿畸形的危险因素之一。

（五）疾病因素

早孕妇女如果患有流行性蔷薇疹，其胎儿发生先天性畸形的概率可高达40%~80%。另外，巨细胞病毒、弓形虫、单纯疱疹病毒、流感病毒、流行性腮腺炎病毒、梅毒螺旋体等感染也可引起胎儿畸形，这可能由这些病原体通过胎盘直接影响胚胎的发育所致。此外，母体糖尿病、慢性酒精中毒等都可导致胎儿畸形。也有报告认为，地中海贫血可造成指动脉栓塞，导致先天性截指畸形。

（六）创伤因素

有人认为，在怀孕早期，胚胎上的血肿可抑制胚胎某些部分的发育，导致畸形；在怀孕后期，胎儿生长迅速，而羊水逐渐减少，同时腹腔、盆腔的压力逐渐增加，特别是在双胎、子宫畸形、子宫肌瘤等情况下，胎儿的活动受到限制，或者脐带或羊膜纤维索条发生缠绕或压迫，也会导致畸形或先天性缺肢。同时，母亲怀孕期间受到严重创伤也会导致胎儿畸形的发生。在一项研究中发现，孕妇在妊娠期间若长期处于站立状态，其生出的婴儿发生先天性畸形的概率将明显增加。在美国夏威夷州，由于深受波斯湾战争的影响，此地退伍军人的活产婴儿四肢出生缺陷的发生率较高，而且相对来说，上肢先天性畸形的发生率比下肢先天性畸形更高。战争带来的一系列因素对胎儿上肢的发育造成了巨大影响，哪怕这只是对父系的影响，后果也很明显。

（七）其他

某些针对胎儿的有创性检查也会增加胎儿畸形的发生风险，经历绒毛膜绒毛取样的孕妇更容易生出羊膜带畸形以及末端肢体横向截断的婴儿。

2004年，Jennita Reefhuis等报告年龄同样是上肢先天性畸形的影响因素之一。过早的孕龄（14~19岁）会导致婴儿发生多指畸形的危险性升高。此外，高龄产妇（年龄超过35周岁特别是年龄超过37周岁的产妇），其所产婴儿有基因或者染色体异常的概率更高，发生畸形的概率也更高。

2009年，罗家有等对多指（趾）、并指（趾）遗传与环境因素之间的关系进行了病例对照研究。研究发现，遗传因素是多指（趾）、并指（趾）先天性畸形最主要的危险因素，而家庭经济状况、孕早期膳食与孕前职业接触有害物质等因素也同样与多指（趾）、并指（趾）先天性畸形相关联。

由于上肢先天性畸形种类繁多、复杂多变，目前尚无统一并且有效的治疗手段。了解上述可能的致畸因素，并在孕早期尽量避免，可减少上肢先天性畸形的发生。

（高伟阳）

参考文献

[1] SYLVESTER G C，KHOURY M J，LU X，et al．First-trimester anesthesia exposure and the risk of central nervous system defects: a population-based case-control study [J]．Am J Public Health，1994，84（11）：1757-1760．

[2] KÄLLÉN K．Maternal smoking，body mass index, and neural tube defects [J]．Am J Epidemiol，1998，147（12）：1103-1111．

[3] LIN S，GENSBURG L，MARSHALL E G，et al．Effects of maternal work activity during pregnancy on infant malformations [J]．J Occup Environ Med，1998，40（9）：829-834．

[4] 王炜．整形外科学 [M]．杭州：浙江科学技术出版社，1999．

[5] ARANETA M R，DESTICHE D A，SCHLANGEN K M，et al．Birth defects prevalence among infants of Persian Gulf War veterans born in Hawaii，1989-1993 [J]．Teratology，2000，62（4）：195-204．

[6] VINCETI M，ROVESTI S，BERGOMI M，et al．Risk of birth defects in a population exposed to environmental lead pollution [J]．Sci Total Environ，2001，278（1-3）：23-30．

[7] GARRY V F，HARKINS M E，ERICKSON L L，et al．Birth defects, season of conception, and sex of children born to pesticide applicators living in the Red River Valley of Minnesota，USA [J]．Environ Health Perspect，2002，110（Suppl 3）：441-449．

[8] HWANG B F，MAGNUS P，JAAKKOLA J J．Risk of specific birth defects in relation to chlorination and the amount of natural organic matter in the water supply [J]．Am J Epidemiol，2002，156（4）：374-382．

[9] 罗中俊．哪些因素会导致胎儿畸形 [J]．家庭·育儿，2003，4：38．

[10] GOLDEN C M，RYAN L M，HOLMES L B．Chorionic villus sampling: a distinctive teratogenic effect on fingers? [J]．Birth Defects Res A Clin Mol Teratol，2003，67（8）：557-562．

[11] 李璞．医学遗传学 [M]．2版．北京：中国协和医科大学出版社，2004．

[12] REEFHUIS J，HONEIN M A．Maternal age and non-chromosomal birth defects，Atlanta—1968-2000: teenager or thirty-something，who is at risk? [J]．Birth Defects Res A Clin Mol Teratol，2004，70（9）：572-579．

[13] MAN L X，CHANG B．Maternal cigarette smoking during pregnancy increases the risk of having a child with a congenital digital anomaly [J]．Plast Reconstr Surg，2006，117（1）：301-308．

[14] 罗家有，付楚慧，姚宽保，等．多指（趾）并指（趾）遗传与环境因素的病例对照研究 [J]．中华流行病学杂志，2009，30（9）：903-906．

[15] BIESECKER L G．Polydactyly: how many disorders and how many genes? 2010 update [J]．Dev Dyn，2011，240（5）：931-942．

[16] 关瑛，赵鑫，李晗，等．成纤维细胞因子4在大鼠拇指多指畸形体内表达变化的研究 [J]．中华手外科杂志，2012，28（4）：238-240．

[17] CASPERS CONWAY K M，ROMITTI P A，HOLMES L，et al．Maternal periconceptional alcohol consumption and congenital limb deficiencies [J]．Birth Defects Res A Clin Mol Teratol，2014，100（11）：863-876．

[18] DENG H，TAN T．Advances in the molecular genetics of non-syndromic syndactyly [J]．Curr Genomics，2015，16（3）：183-193．

[19] 王炜，姚建民．手及上肢先天性畸形 [M]．杭州：浙江科学技术出版社，2015．

[20] 周宗伟，高伟阳．先天性多指畸形分子遗传学研究现状 [J]．国际遗传学杂志，2016，39（2）：112-116．

[21] DANNER V．Fetal alcohol syndrome still a public health threat [J]．J Dent Hyg，2002，76（3）：176．

第四章

手部影像学

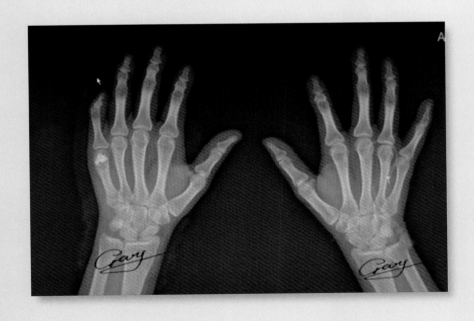

第一节
儿童手部放射影像学检查

一、儿童手部生长发育的X线表现

X线检查对于手部先天性畸形来说是最简单可行的，并且是十分重要的术前评估手段。手部X线检查应该包括标准的正位、斜位与侧位检查，范围应该包括全手及尺、桡骨远端。

正常人手部包括19块掌指骨、8块腕骨，但X线片的观察还涉及尺、桡骨的远端。手的短管骨类似于肢体的长管骨，由骨骺、干骺端和骨干组成，不同之处在于长管骨的两端都有二次骨化中心，但短管骨只在一端出现二次骨化中心（图1-4-1）。

第2～5指有3节指骨，近节指骨最长。在第2～5指中，中指的总长度最长，随后依次是环指、示指和小指。指骨的骨骺在近端。中节指骨与近节指骨在接近中段部轻微变细，同时整体上指骨向远端会渐进性地变小。正常情况下，干骺端比远端宽。远节指骨末端的粗隆有明显的膨大，整体的形态像国际象棋中的"兵"（chess-pawn shape）。

第2～5掌骨在形态上与指骨及其他长管骨类似，与指骨不同的是其骨骺在远端，但在这些掌骨的近端常常出现假性骨骺和假性骨骺切迹（以第2、5掌骨最为常见），多发的假性骨骺可能是综合征的表现，如颅骨锁骨发育不良（cleidocranial dysplasia；图1-4-2）。第3掌骨的长度最长，随后是第2、4、5掌骨。在影像学测量过程中，第3掌骨最为重要，常常作为影像学测量的参照指标。

拇指只有两节指骨（近节与远节），在形态上与其他指骨相似，但大小更接近其他指骨的中节和远节。第1掌骨是所有掌骨中最短的，形态上也与其他掌骨稍有不同（中部很少变细，更接近矩

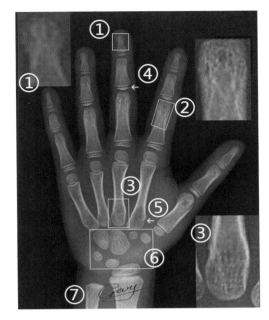

图 1-4-1　正常 4 岁 1 月龄女孩手部 X 线片

与成人共有的影像学表现：①远节指骨粗隆的分叶状膨大，有不规则的透亮区。②③血管沟及滋养孔：指骨滋养血管从近端皮质斜向远端进入髓腔，掌骨相反，从远端走向近端。滋养孔在指骨远端多见。儿童特有的影像学表现：④骨骺密度增高。⑤假性骨骺切迹。⑥腕骨数量不齐。⑦尺骨由于骨化中心未出现而显示负变异

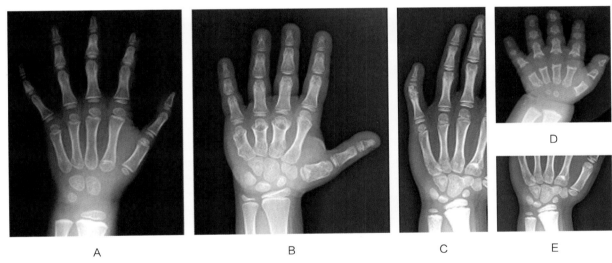

A　　　　　　　　　　B　　　　　　　　　C　　　　E

图 1-4-2　颅骨锁骨发育不良患者手部 X 线片

A. 第 1 掌骨远端及第 2 掌骨近端的假骨骺　B. 短指畸形 E 型，第 3～5 掌骨非常短，第 2 掌骨是最长的　C. 小指近指间关节融合　D. Ellis-van Creveld 综合征患者有多个锥形骨骺　E. 腕骨融合（头状骨和小多角骨）

形），最为明显的差别在于其有一个近端的骨骺而像指骨，在远端出现假性骨骺也是比较常见的。种系发生学上认为，拇指"真正的掌骨"并入了腕骨。

　　掌、指骨与尺、桡骨的初次骨化中心在胎儿期已经形成，在出生时的 X 线片上可见，但这些骨骼的二次骨化中心均在出生后按一定的时间规律陆续地出现，而腕骨的骨化中心在出生后才开始有序出现。所以，儿童在不同的年龄，其 X 线片上骨骼与骨化中心的数量可能是不同的。由于个体发育成熟度的差异，相同年龄的不同个体的骨骼与骨化中心的数量也是存在差异的。这也提示，在儿童的 X 线片上，并不能获得正常关节形态的全部信息。

在绝大多数健康儿童中，腕骨（图1-4-3）、掌骨和指骨的骨化顺序是明确的，并且是连续的，男女在出现的时间上略有差别（女孩二次骨化中心一般比男孩出现得早），但出现的顺序相同（图1-4-4）。总之，在手和腕X线片上第一个出现骨化中心的是头状骨，最后出现的常常是拇内收肌的籽骨。

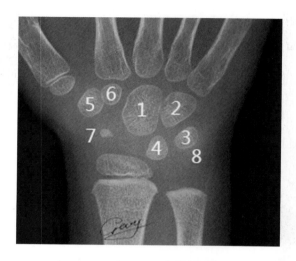

图1-4-3　正常4岁7月龄女孩手部X线片

腕骨出现的顺序和时间：1. 头状骨，0～1岁；2. 钩骨，0～1岁；3. 三角骨，2～6岁；4. 月骨，4～7岁；5、6. 大小多角骨，5～8岁；7. 舟骨，6～8岁；8. 豌豆骨，11～14岁。上述数据为早年的国内普查结果，随着生活水平的变化，这些骨化中心出现的时间有提前的趋势，但出现的顺序仍然不变

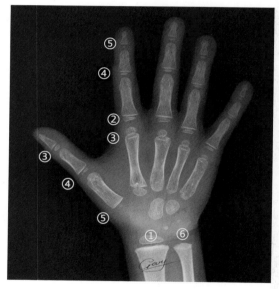

图1-4-4　正常5岁5月龄男孩手部X线片

前臂远端与掌、指骨化中心出现的顺序与时间：①桡骨远端，②第2～5指近节指骨，③掌骨与拇远节指骨，④近节指骨，⑤第1掌骨与第2～5指远节指骨，⑥尺骨远端。桡骨远端的骨化中心在1～3岁时出现，是第一个出现的骨化中心。第2～5骨化中心出现的顺序依次为近节指骨、掌骨、中节指骨、远节指骨，小指是个例外，小指近节骨化中心往往是掌指骨中最迟出现的。第2～5掌骨、近节指骨、中节指骨骨化中心出现的时间为2～3岁，远节指骨骨化中心出现的时间为2～4岁。拇指骨化中心出现的顺序是远节指骨、近节指骨、掌骨，其中远节指骨骨化中心出现的时间与第2～5掌骨一致。第1掌骨骨化中心出现的时间在5岁左右。尺骨茎突骨化中心出现的时间是7～10岁，所以在本片上未出现

除了骨化中心的出现顺序具有规律，骨化中心在横向发育上也有年龄特点（图1-4-5）。7岁以前，指骨的骨化中心宽度小于干骺端；7～13岁时，骨化中心与干骺端等宽，关节的形态接近成人；13岁以后，骨化中心的宽度开始大于干骺端，除了存在骨骺线，关节的形态已经与成人一致。所以，在学龄前是无法通过X线片对关节形态与轴线作出准确判断的。只有到了学龄期，X线片上的关节形态表现和轴线信息的准确性才会有较大提高；青春前期（13～15岁）以后，儿童X线片上的关节形态表现和轴线信息才与成人没有显著的差异。

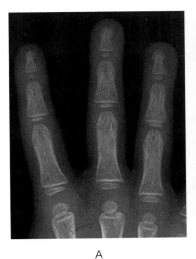
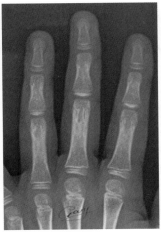
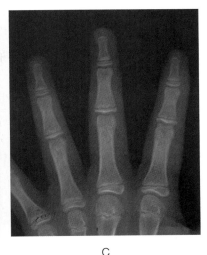

图1-4-5　骨骺的横向发育

A. 5岁5月龄男孩手部X线片，学龄前儿童的指骨骨骺呈圆形或椭圆形，横径小于干骺端，指骨头呈半圆形　B. 10岁10月龄男孩手部X线片，学龄儿童的指骨骨骺在关节面侧出现反向的山脊样凸起，骨骺的横径与干骺端等宽，指骨头部关节面出现与远端相适应的凹陷，指骨头的整体形态更接近方形　C. 13岁3月龄男孩手部X线片，青春前期以后的儿童，骨骺的山脊样凸起与指骨头部的凹陷更为明显，骨骺的宽度超过干骺端，整体的形态接近成人

熟悉手的发育、成熟规律，了解患者就诊时手部骨骼的成熟度，对于手部先天性畸形，尤其是累及骨骼的发育不良性先天性畸形的诊断和手术方案设计是有益的。同时，临床医生还应该意识到，由于软骨在X线片上并不显影，X线片不能提供足够的信息用于判断关节的形态和轴线（尤其是学龄前儿童的X线片），所以单纯依据X线片来指导骨与关节疾病的处理常常难以获得理想的远期效果。

二、手部X线片的常见变异、常见病理征象及相关测量

（一）常见变异与病理征象

除了生长发育带来的影像学特点，一些成人X线片的正常变异表现，如血管沟与滋养孔等在儿童X线片中同样存在（图1-4-6，图1-4-7）。

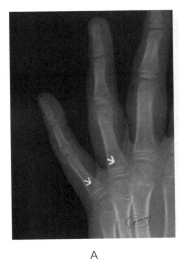
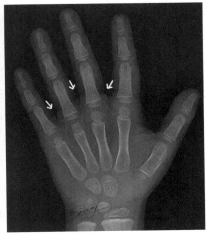

图1-4-6　儿童手部X线片中常见的正常变异

A. 9岁8月龄男孩手部X线片，白色箭头所指处呈Mach效应　B. 4岁1月龄男孩手部X线片，白色箭头所指处呈假束带征

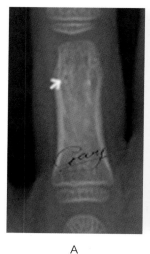 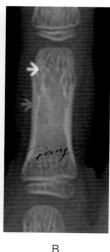 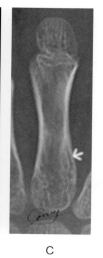

| A | B | C |

图 1-4-7　指骨和掌骨的血管沟及滋养孔

A. 近节指骨远端滋养孔（白色箭头）　B. 近节指骨远端滋养孔（白色箭头），血管沟（红色箭头）从皮质进入走向远端　C. 掌骨基底血管沟，从皮质进入，走向近端（白色箭头）

1. Mach 效应　在手的斜位片上，因软组织与骨骼的重叠影而形成，在指骨上从远端斜向近端，与滋养孔方向相反。在成人与儿童的手部 X 线片中都可以出现。

2. 假束带征　在相当于掌指横纹平面处出现的软组织凹陷，很像先天性环状缩窄（又称束带畸形）的表现。这是掌部脂肪垫与掌横纹共同形成的 X 线片征象，在肥胖儿童的手部 X 线片中容易出现。

3. 血管沟与滋养孔　在第 2～5 指的指骨远端，拇指近节基底以及掌骨的基底，经常可以看到边缘锐利的圆形透亮区，此为滋养血管穿过皮质造成的。在指骨远端看到的从近侧皮质进入走向远端髓腔的边缘锐利的线性透亮区，在通过的区域，皮质骨中断，此为血管沟。掌骨近端也可看到相同的征象，但方向相反。

4. 假性骨骺与假性骨骺切迹（图 1-4-8）　正常情况下，指骨的二次骨化中心在近端，而掌骨的二次骨化中心在远端（第 1 掌骨例外，在近端），但 X 线片上，在指骨的远端和掌骨的近端（或第 1 掌骨远端），常常可以看到骨骺样的结构，称为假性骨骺（pseudoepiphysis）。假性骨骺最常出现的位置是第 2 掌骨基底，其次是第 5 掌骨基底，指骨较为少见。多数情况下这属于正常变异，随

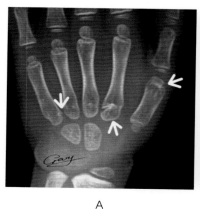 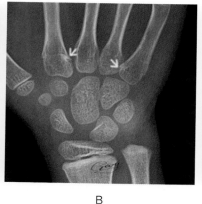 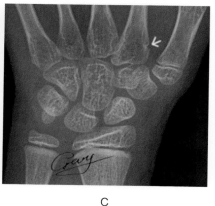

| A | B | C |

图 1-4-8　假性骨骺与假性骨骺切迹

A. 5 岁 5 月龄男孩手部 X 线片，可见假性骨骺与假性骨骺切迹（白色箭头）　B. 9 岁 8 月龄男孩手部 X 线片，可见假性骨骺与假性骨骺切迹（白色箭头）　C. 8 岁 2 月龄女孩手部 X 线片，可见假性骨骺与假性骨骺切迹（白色箭头）

着年龄的增长，其骨骺线会比正常骨骼线明显早闭，但能看到痕迹，成为假性骨骺切迹。但多发的假性骨骺可能是一种病理现象，应引起关注。

5. 锥形骨骺　在X线片上，正常的骨骺线应该平整光滑，而锥形骨骺（cone-shaped epiphysis；图1-4-9）的关节面可以保持正常形态，但在干骺端面呈锥状向干骺端凸起，干骺端的临时钙化带相应凹陷，呈人字形或八字形。锥形骨骺常无临床症状，通常在体检时被发现，所以一般被归类到正常变异。但锥形骨骺也常见于一些综合征，常常引发过早融合及骨缩短。家族性的斜指畸形的典型表现是小指中节的Delta骨，但也经常可以见到小指中节的锥形骨骺。在BDA3型短指畸形（仅发生于小指的短指畸形）中，锥形骨骺是早期的特征性X线片变化（图1-4-10）。其他遗传性疾病如Muenke综合征，由于*FGFR3*基因突变导致软骨生成低下，引起软骨发育异常，也常表现为锥形骨骺。

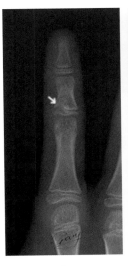
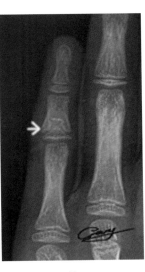

图1-4-9　锥形骨骺

A　　　　　　　　　　B

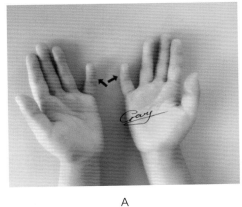
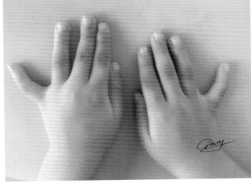
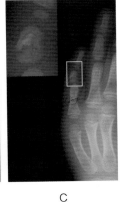

A　　　　　　　　　　B　　　　　　　　　　C

图1-4-10　家族性小指短指畸形

A、B. 家族性小指短指畸形外观，指纹变浅或消失（箭头所指）　C. 小指中节短于环指中节50%，存在锥形骨骺

6. Delta骨　这种骨的形态在外形上像希腊字母"Δ"，所以称之为Delta骨（图1-4-11A）。在骨骺出现后则可以看见干骺端的骨骺线在一侧呈弧形向远端延伸直到指骨远端，骨骺线呈C字形，

所以也称C形骨（图1-4-11B）。Delta骨见于骨发育不良，最常见于斜指畸形，也可见于骨的重复，如三节拇（在三节拇中有一些Delta骨以楔形骨形式存在，图1-4-11C）。拇指近节短粗的Delta骨、远节桡偏是Apert综合征的特征之一。不论其以哪种形式出现，结果都是在Delta骨存在的位置出现轴线的偏移。

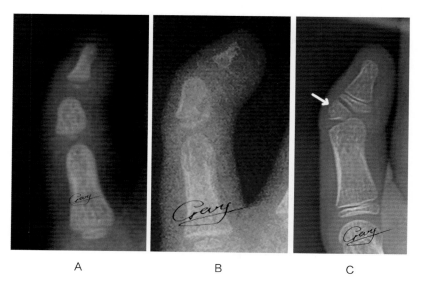

图1-4-11　Delta骨、楔形骨与C形骨骺

A. Delta骨　B. C形骨　C. 楔形骨（白色箭头）

　　7. 天使形骨　天使形骨（angel-shaped phalanx，ASP）在外形上像圣诞树上装饰的天使。典型的天使形骨由"头""身""翼""裙"组成，不典型的可能缺一个或多个部件（图1-4-12）。天使形骨在临床上并不多见，目前只有在手部出现的报告，其发生与软骨发育不良有关，发生于成人时可伴发严重的髋关节病，可见于遗传性的外周骨发育障碍，属于常染色体显性遗传。此外，天使形骨还可在B1型短指畸形、侏儒性发育不良、SMMD（spondylo-megaepiphyseal-metaphyseal dysplasia）等疾病中见到。

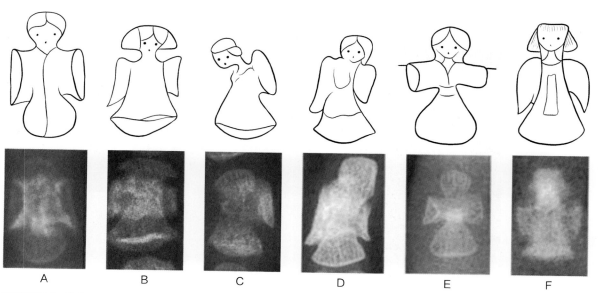

图1-4-12　艺术化的天使形骨

正侧位上典型天使形骨组成：头，假性骨骺；身体，正位片上中轴较为粗大的骨干；袖子或翅膀，包绕在骨干四周有明显分界线的附加骨干；裙子，锥形骨骺

当锥形骨骺和假性骨骺过于陷入干骺端时，在正位片上，天使的头与短裙难以分辨，只能看到两个翅膀，此为翼形骨。这时拍标准的指侧位片，仍然可以分出锥形骨骺和假性骨骺，具备完整的天使形骨的形状（图1-4-13）。

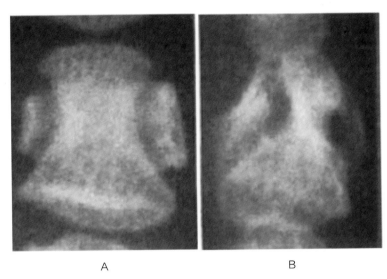

图1-4-13 翼形骨——非典型的天使形骨

A

B

（二）与先天性畸形有关的X线片测量

基因检测对于先天性畸形的诊断应该是最为可靠的，但影像学测量仍有现实意义。

1. 掌骨征 正常情况下，手的正位片上，连接第4、5掌骨关节面的切线应该在第3掌骨头远侧通过，不与第3掌骨发生交会，此为掌骨征阴性（图1-4-14A）。如果连接第4、5掌骨关节面的切线与第3掌骨发生交会，即为掌骨征阳性（图1-4-14B），此系第4掌骨较第3、5掌骨短所致，常见于卵巢发育不全（Turner综合征）。

2. 腕骨角 在腕关节的正位片上，分别作舟骨、月骨和三角骨、月骨切线，两线间的夹角即为腕骨角（图1-4-14）。此角正常均值为130°。发生Madelung畸形时，此角度变小。

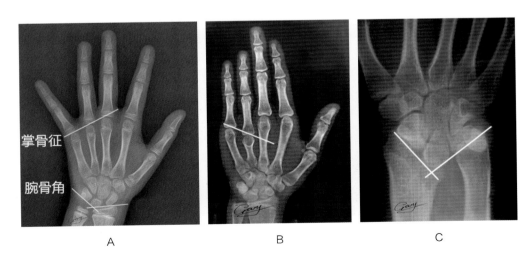

掌骨征

腕骨角

A

B

C

图1-4-14 掌骨征与腕骨角

A. 正常8岁11月龄女孩手部X线片，掌骨征阴性，腕骨角角度正常　B. 14岁女孩手部X线片，掌骨征阳性　C. 17岁女性手部X线片，腕骨角角度变小

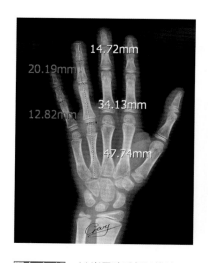

图1-4-15 11岁男孩手部X线片

指骨优势征阴性，小指中节与环指中节长度比正常

3. 指骨优势征　正常情况下，第4指远节长度＋第4指近节长度－第4掌骨长度≤2mm（图1-4-15），如果这个差值大于3mm，则为指骨优势征阳性，表明第4掌骨存在短缩。

4. 小指中节与环指中节长度比　正常为大于60%（图1-4-15），如果小于50%，则存在BDA3型短指畸形。

5. 轴线判断与测量　学龄前儿童的骨端软骨成分占比较高，在放射影像学上并不显影，所以其X线片上的关节结构与轴线信息会存在较大的误差。

三、手部先天性畸形的放射影像学基本改变

（一）数量的改变

手部正常包含19块短管骨和8块腕骨，影像学上还应包括尺、桡骨远端。手部先天性畸形在骨数量上的改变可以表现为：①从一个骨单元至一整列甚至多列的增加（重复畸形）或减少（纵向形成障碍）；②一个或多个平面骨单元的减少（横向形成障碍和中空形成障碍）（图1-4-16）。

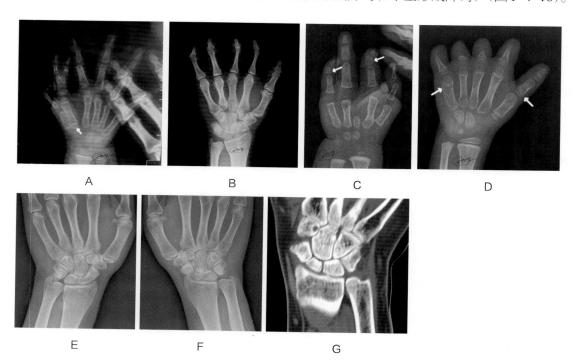

图1-4-16 手部骨单元数量改变以及骨形态的改变

A. 3岁女孩手部X线片，多倍体多拇畸形伴三节拇，拇指的掌骨存在假性骨骺（白色箭头）　B. 28岁男性手部X线片，Poland综合征，第2~4指的中节缺如，同时近节明显变细　C. 10月龄男孩手部X线片，裂手畸形，中轴列缺损，示指与小指存在Delta骨（白色箭头）　D. 7岁男孩手部X线片，先天性截指，拇指近节与第5掌骨头存在锥形骨骺（白色箭头）　E、F、G. 25岁男性手部影像学资料，右侧二分舟骨，E为左腕部X线片，F为右腕部X线片，G为右腕部CT

（二）一个或多个骨单元形态与大小的改变

一个或多个骨单元形态与大小的改变包括发育不良、假性骨骺、Delta 骨、天使形骨、翼形骨、锥形骨骺、短粗骨、短细骨、成角及部分缺失（图1-4-17，图1-4-18）。

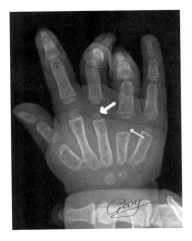 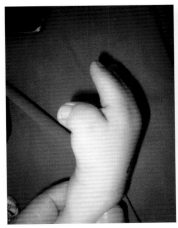 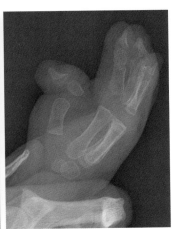

图 1-4-17　3岁女孩手部X线片，以中指偏斜为主诉就诊

X线片显示第4掌骨未见骨化中心，第3掌骨骨骺偏小，第3、4掌骨干偏细，而且有明显短缩（正常情况下，第3掌骨是掌骨中最长的），第4掌骨近端呈现铅笔征，表明第3、4掌骨的成熟度滞后，即第3、4掌骨发育不良

A B

图 1-4-18　Apert综合征，指骨短而粗

（三）轴线异常

轴线异常包括骨骼自身轴线异常、关节处轴线异常、锥形骨骺，以及Delta骨引起的轴线异常（图1-4-19，图1-4-20）。

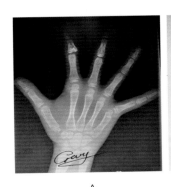 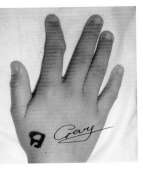 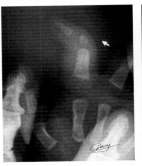 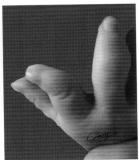

A B

图 1-4-19　锥形骨骺与斜指畸形

A B

图 1-4-20　Delta骨（白色箭头）与斜指畸形

（四）关节融合

关节融合即关节间隙消失，是骨关节分化障碍的基本表现（图1-4-21～图1-4-23）。

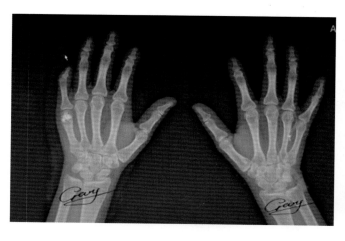

图 1-4-21 双侧第 2～5 指指关节融合伴右腕头舟融合

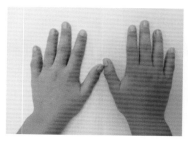

A

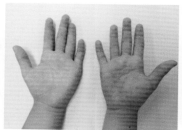

B

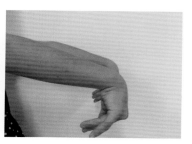

C

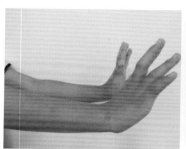

D

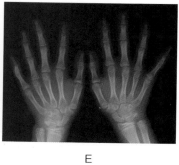

E

图 1-4-22 头钩融合，月三角融合
A、B、C、D. 手部外观　E. 手部 X 线片
（图片来源：浙江省台州市中心医院）

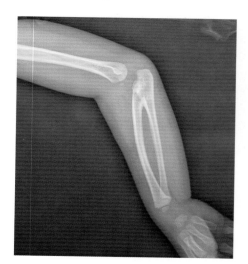

图 1-4-23 桡尺骨融合

（高伟阳）

儿童手部磁共振成像检查

放射影像学检查，包括数字X线摄影（DR）、计算机断层扫描（CT）等，是最常规的影像学检查，能提供基本的骨性结构形态和轴线信息。但学龄前儿童骨端的软骨成分占比较高，在放射影像上并不显影，所以学龄前儿童X线片上的关节结构与轴线信息的准确性并不高。同时，先天性畸形并非单一的结构异常，可以累及所有的组织结构，除了骨性结构，其他的组织能提供的放射影像学信息极其有限。磁共振成像（MRI）检查的成像原理决定了其在软骨及其他软组织结构改变的判断方面明显优于放射影像学检查，因此应当重视MRI在先天性畸形术前评估中的作用。

一、儿童手部正常磁共振成像检查

儿童软组织如脂肪、神经、血管、肌肉、肌腱、关节囊等在MRI上的表现与成人是一致的。

儿童腕骨与掌、指骨的二次骨化中心大量存在的软骨在X线片上不显影，但MRI能较好地显示其形态，甚至能清晰地区分出生长活跃带（图1-4-24，图1-4-25，图1-4-26）。

骨骺增殖区在T2加权图像上呈现高信号，在T1加权图像上呈现低信号。骺软骨区域显示的T2加权信号比骺板的信号要少。临时的钙化区显示在T2加权图像上的信号强度非常低，但是在T1加权图像上呈现出高信号强度。这种软骨结构的不同在完成增长后仍然很明显。

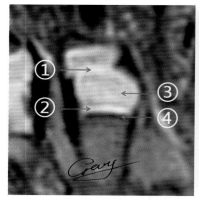
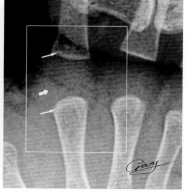

图1-4-24 8月龄女孩二次骨化中心未出现的骨骺的MRI和DR表现对比

A. 第2掌骨头MRI（冠状面脂肪抑制PD序列）：①关节软骨，②骨骺板，③骨骺软骨，④临时钙化带 B. 在DR上骨骺端除临时钙化带清晰可见外（长细箭头），骨骺软骨并不显影（短粗箭头）。由于掌骨头部的骨骺区明显大于近节指骨近端的骨骺区，掌指关节（MPJ）的关节面并不在DR片显示的非显影区的中央，而是偏向远侧

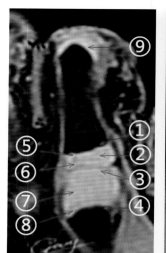
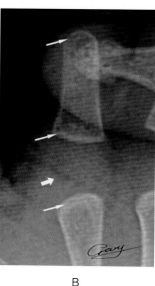
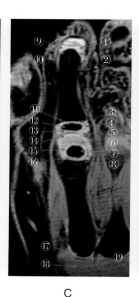
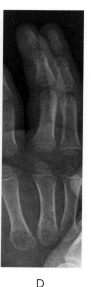

图1-4-25 未出现二次骨化中心与出现二次骨化中心的手部的影像学比较

A、B.未出现骨化中心的MRI和DR表现：①指骨近端临时钙化带，②指骨骺软骨，③掌骨关节软骨，④掌骨临时钙化带，⑤指骨基底生长活跃带，⑥指骨基底骺软骨，⑦掌骨骺软骨，⑧掌骨头干骺端生长活跃带，⑨指骨远端骺软骨 C、D.出现骨化中心的MRI和DR表现：①指骨远端关节软骨，②指骨远端生长活跃带，③指骨干骺端生长活跃带，④指骨近端骺周生长活跃带，⑤指骨近端关节软骨，⑥掌骨骺软骨，⑦掌骨次级骨化中心核，⑧掌骨骺临时钙化带，⑨指骨远端骺软骨，⑩指骨远端临时钙化带，⑪指骨近端临时钙化带，⑫指骨近端次级骨化中心核，⑬指骨近端骺软骨，⑭掌骨头关节软骨，⑮掌骨头骺周生长活跃带，⑯掌骨头干骺端生长活跃带，⑰掌骨基底临时钙化带，⑱掌骨基底关节软骨，⑲掌骨基底生长活跃带

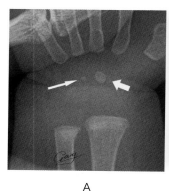
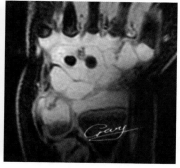

图1-4-26 9月龄男孩的MRI和DR表现对比

A. DR平片仅出现头状骨（短粗箭头）和钩骨（细长箭头） B. MRI能清楚显示各腕骨的形态及腕掌关节、腕骨间关节、桡腕关节、尺腕关节、桡尺远侧关节的形态

二、四肢先天性畸形常见MRI表现

(一)肌肉数量、走行与止点异常

患肢肌肉的数量、腱腹分叉、走行及起止点都可能存在异常。以先天性多拇畸形为例,拇短展肌止于桡侧拇指的桡侧,拇内收肌止于尺侧拇指的尺侧,拇短伸肌仅止于桡侧拇指,在部分病例中可能会缺如,拇长伸肌可能依据多拇畸形分型的不同而在不同水平分叉(图1-4-27)。

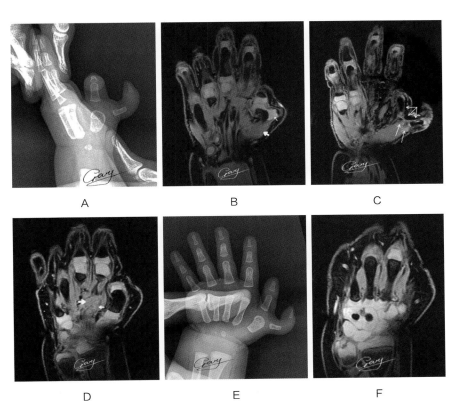

图1-4-27 9月龄男孩多拇畸形影像学资料

A. 拇指DR正位片显示Ⅳ型多拇畸形 B. MRI显示桡侧指的掌指关节(MPJ)融合(细箭头),拇短展肌止于桡侧指基底(粗箭头) C. 拇短屈肌(单箭头)分为两个头,分别止于尺侧与桡侧指近节指骨;拇长屈肌(三箭头)在骨分叉平面分叉走向远节 D. 内收肌横头(粗箭头)与内收肌斜头(细箭头)起点 E. 手部DR正位片显示Ⅳ型多拇畸形,腕骨只有头状骨和钩骨显示 F. 腕部MRI,7块腕骨显示完整的形态,显示尺骨和桡骨远端的正常形态,第1腕掌关节显示良好

(二)血管和神经数量、走行与分叉平面异常

患肢手指的血管、神经数量可能因畸形的严重程度不同而不同。手指不同节段的血液供应可能来源于两侧指动脉,可能为单侧血液供应,也可能仅通过侧支循环供应。指总动脉分叉成两条指固有动脉的位置也因畸形的严重程度而不同(图1-4-28~图1-4-30)。

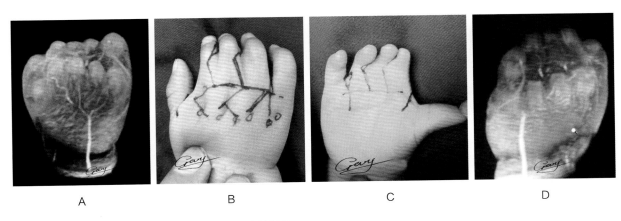

图1-4-28 14月龄男孩,Poland综合征的MRI血管显示

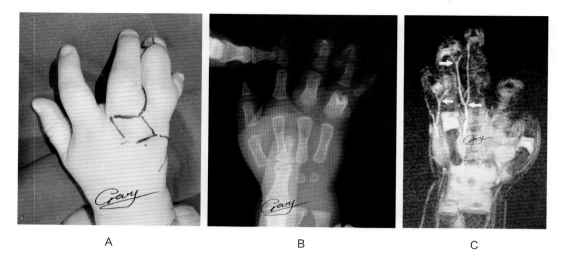

A　　　　　　　　　B　　　　　　　　　C

图1-4-29　12月龄男孩，并指多指伴掌骨分化不良

MRI显示第3、4、5指的血管分布和分叉：第3、4指间的血管分叉正常，其间的赘生指从环指分出独立的血管，第4、5指的血管走行和分叉平面变异

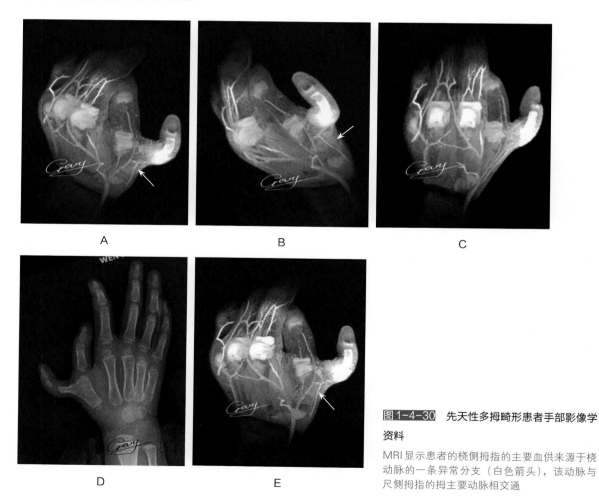

A　　　　　　　　　B　　　　　　　　　C

D　　　　　　　　　E

图1-4-30　先天性多拇畸形患者手部影像学资料

MRI显示患者的桡侧拇指的主要血供来源于桡动脉的一条异常分支（白色箭头），该动脉与尺侧拇指的拇主要动脉相交通

（三）脂肪的异常

对于巨肢（指）患者，MRI可以发现脂肪的大量增生，并可以显示脂肪的侵袭范围（图1-4-31）。

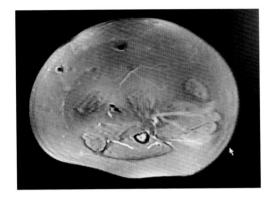

图1-4-31 巨肢的MRI表现（T2抑脂相）

脂肪组织占据腿部大部分容积，并在肌肉间隙也可见大量的脂肪组织

（四）骨融合的早期表现

在婴幼儿时期，由于骨化中心未出现，对于骨融合的患者，虽然临床上已经能检查出相应的关节活动障碍，但X线片并不能显示关节的融合情况。类似的情况更常见于分叉型的多拇畸形（Wassel Ⅰ、Ⅲ、Ⅴ型），在婴幼儿期常被归类于重复型（Wassel Ⅱ、Ⅳ、Ⅵ型），见图1-4-32。

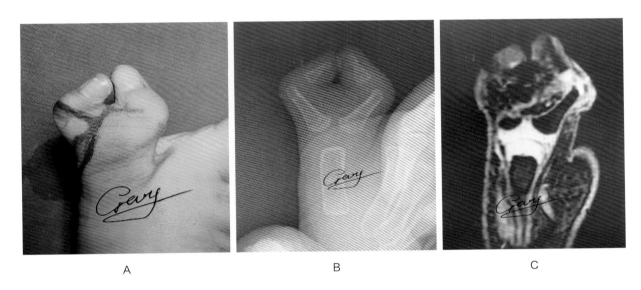

A B C

图1-4-32 多拇畸形

A. 多拇畸形外观 B. X线片显示近节指骨重复（Ⅳ型） C. MRI显示多拇两个单元近节基底的骨骺呈现一体，提示应属分叉型（Ⅲ型）

（高伟阳）

参考文献

GIEDION A，PRADER A，FLIEGEL C，et al．Angel-shaped phalango-epiphyseal dysplasia (ASPED): identification of a new genetic bone marker ［J］. Am J Med Genet，1993，47（5）：765-771.

第 五 章

上肢先天性畸形的分类

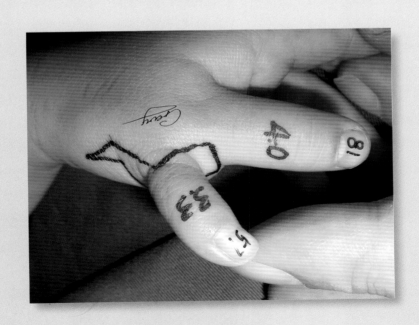

第一节
概述

上肢先天性畸形的命名通常基于表观。这些命名大多有悠久的历史，而且通俗易懂，如多指、并指或桡拐手等。然而，这些命名往往不能告诉我们病因、治疗方法及预后。再者，先天性畸形的变异很大，任何上肢的先天性畸形都可能同时累及皮肤、血管、神经、肌肉、骨骼。因此，上肢先天性畸形的分类十分困难，分类方式繁多。理想情况下，上肢异常的分类应结合病因学基础，为预后提供见解，并指导治疗。此外，它应该提供一种跨学科的供流行病学调查、治疗和研究讨论的通用语言。

Swanson 在 1964 年依据解剖和胚胎学特点，结合临床对上肢先天性畸形进行了系统分类。1974年，国际手外科联合会（IFSSH）采用了 Swanson 分类的修订版，将上肢先天性畸形分为形成障碍、分化障碍、重复畸形、过度生长、低度发育、先天性环状缩窄综合征和广泛的骨骼畸形七大类型（表 1-5-1）。2010 年，Oberg、Manske 和 Tonkin 提出了一种结合解剖和遗传信息的新分类方案（表 1-5-1）。该方案首先根据表观将上肢先天性畸形分为畸形、变形、发育异常及综合征四大类，各大类再根据胚胎学以及遗传学特点细分为若干小项。2014 年 2 月，OMT 分类被 IFSSH 定为推荐分类方案。

在新兴的临床遗传学领域，Temtamy 提出了一种侧重于畸形遗传基础的分类方法。该分类法以病变基因为首要依据，结合临床表型的遗传学或基因分型，更利于基因学的研究。但这种分类法对临床治疗缺乏实际的意义，因此较少被临床医生关注。

在具体疾病的分类方面，临床上最为常用的是以临床表型、病理变化和功能障碍等为依据进行的临床学分类或分型。该方法比较直观，对外科治疗更具指导意义，比如多拇的 Wassel 分型、拇指发育不良的 Blauth 分型等。

表 1-5-1 Swanson 分型与 OMT 分型简明对照表

分型			临床表现	
Swanson 分型	Ⅰ 形成障碍		横向形成障碍	
			纵向形成障碍	
	Ⅱ 分化障碍		软组织分化障碍	
			骨骼分化障碍	
	Ⅲ 重复畸形		桡侧多指	
			中轴型多指	
			尺侧多指	
			镜像手/尺侧肢体重复	
	Ⅳ 过度生长		偏身肥大	
			巨指（趾）、巨肢	
	Ⅴ 低度发育		手发育不良	
			短掌腕畸形	
			短指畸形	
	Ⅵ 先天性环状缩窄综合征		—	
	Ⅶ 广泛的骨骼畸形		—	
OMT 分型	Ⅰ 畸形	A. 异常的轴形成或分化（全上肢）	1. 远近轴	
			2. 桡尺轴（前后轴）	
			3. 背腹轴	
			4. 无特定轴	
		B. 异常的轴形成或分化（手板）	1. 远近轴	
			2. 桡尺轴（前后轴）	
			3. 背腹轴	
			4. 无特定轴	
	Ⅱ 变形	A. 缩窄环	—	
		B. 弹响指	—	
		C. 其他	—	
	Ⅲ 发育异常	A. 肥大	1. 全肢体	
			2. 部分肢体	
		B. 肿瘤样改变	1. 血管	
			2. 神经源	
			3. 结缔组织	
			4. 骨骼	
	Ⅳ 综合征	—	—	

（高伟阳）

第二节
Swanson 分型

一、肢体形成障碍

肢体形成障碍又分为横向形成障碍和纵向形成障碍。横向形成障碍包括肩、臂、肘、前臂、腕、掌、指的缺如，纵向形成障碍包括桡侧纵列、中央纵列、尺侧纵列缺如及中央纵向停止（海豹手）。

二、肢体分化障碍

肢体分化主要发生在胚胎早期，从第3周到第7周，在此阶段干扰这种分化，会影响正常肢芽分化成单独的骨骼、皮肤、筋膜或神经血管组织等成分，都将产生相对应的肢体缺陷。这类畸形中最常见的是并指畸形，此外还包括桡尺骨近端融合、先天性关节挛缩症、先天性扳机指、先天性软组织肿物等。

三、肢体重复畸形

肢体重复的发生，可能是由于肢芽和外胚层顶嵴在形成的早期受到特殊损害，使原始胚胎部发生分裂。这类畸形有多指、孪生尺骨及镜像手等。最常见的为多指畸形，可分为桡侧（拇指等部分或完全重复）、中央（中间3个手指）和尺侧（小指部分或完全重复）3种形式。

四、肢体过度生长

肢体过度生长可能是整个肢体或单一部分生长过度，有些是骨骼生长过度而软组织正常。其他的表现有过多的脂肪、淋巴和纤维组织等。神经纤维瘤或血管瘤可在这类病例中出现。这类畸形中最常见的畸形为巨指（趾）、巨肢症，也包括长指（趾）畸形。

五、肢体低度发育

肢体低度发育表现为肢体形成不完全，可以出现在整个肢体或其末梢。生长不足可累及皮肤、指甲、肌腱、骨、血管、神经或肢体（如上臂、前臂、手）等组织结构。常见的有短指畸形（包括Poland综合征）、掌骨或指骨异常短小但形态完整，以及拇指发育不全等。

六、先天性环状缩窄综合征

先天性环状缩窄综合征又称束带畸形，表现为在肢体上有索条状横行凹陷，有环绕肢体一周的，也有部分性的，犹如扎带的压痕。其深浅程度不一，有时可深达筋膜和骨膜。压迹过深者甚至可引起先天性截肢。

七、广泛的骨骼畸形

广泛的骨骼畸形主要有以下几种类型：

1. 发病机制不明确的全身性骨病，如骨软骨的发育异常、发育障碍、特发性骨溶解和原发性生长紊乱。

2. 发病机制明确的全身性骨病，如染色体异常、原发性代谢异常、黏多糖和其他代谢性骨外系统紊乱。

3. 继发于骨外系统紊乱的骨异常。

（高伟阳）

第三节
OMT 分型

一、畸形

在 OMT 分类中，畸形（malformation）是指正常发育和（或）分化的失败，涵盖了 Swanson 分类中的形成障碍、分化障碍、重复畸形、低度发育等类型。根据肢体基本发育和进化模式，OMT 分类将畸形分为仅累及腕以下的手板畸形和同时累及手及腕以上肢体的全上肢畸形；根据发育轴进一步细分为远近轴发育或分化障碍、桡尺轴发育或分化障碍、背腹轴发育或分化障碍、无特定轴发育或分化障碍。横向形成或分化障碍为远近轴的异常，如短指、并短指畸形等，如仅累及手部则归类于手板畸形远近轴异常。Poland 综合征除手部存在并短指之外还累及上肢，归类到上肢的远近轴异常。拇指发育不良如果不累及前臂，则归类于手板的桡尺轴疾病；如伴有桡骨发育不良，则归类于全上肢的桡尺轴疾病；如果累及尺侧长轴缺损（ULD）、尺侧重复，可归类于上肢桡尺侧轴疾病。三节拇畸形为手部桡尺侧轴疾病。背腹轴的异常在手部主要表现为指甲的畸形，如指腹指甲、指甲发育不良等，累及上肢的如 Nail-Patella 综合征、Al-Awadi/Raas-Rothschild 综合征、肌肉肌腱的发育不良或缺失等。没有已知的轴相关特性或轴相关特性尚未被描述的疾病，被归类到无特定轴畸形，如手部的并指、斜指、屈指畸形、骨关节融合、Apert 综合征、Kirner 畸形、桡拐手等，以及累及上肢的多发性关节融合。

二、变形

如果导致畸形的破坏和变形都是发育后发生的，则将这种变化称为变形（deformation）。典型的例子是环状缩窄综合征，它会导致组织变形或破坏。这类畸形无法归类到轴向相关的亚分类，因为变形发生在模式发育之后，是外源性的。先天性弹响指也被归类为变形。

三、发育异常

发育异常是指肢体上常见的血管、神经或骨骼等孤立组织的发育和（或）分化异常。发育异常可破坏正常发育（畸形）和（或）引起渐进变形，表现为肥大与肿瘤样改变，如偏身肥大、巨指（趾）、血管瘤、神经源性的肿瘤改变等。

四、综合征

有上肢畸形表现的综合征可纳入此类。例如，以拇指发育不全或不发育为特征的综合征有110多种。但我们不可能把所有包含肢体异常的综合征都列出来作为一个组成部分。

（高伟阳）

参考文献

［1］MANSKE P R，OBERG K C． Classification and developmental biology of congenital anomalies of the hand and upper extremity ［J］． J Bone Joint Surg Am，2009，91（Suppl 4）：3-18．

［2］CHANG J，NELIGAN P C． Plastic surgery, volume 6: hand and upper extremity ［M］． 3rd ed． New York：Elsevier Science，2012：526-547．

［3］LÖSCH G M，BUCK-GRAMCKO D，CIHÁK R，et al． An attempt to classify the malformations of the hand based on morphogenetic criteria ［J］． Chir Plastica，1984，8（1）：18．

［4］TEMTAMY S A，MCKUSICK V A． The genetics of hand malformations ［J］． Birth Defects Orig Artic Ser，1978，14（3）：1-619．

［5］GUPTA A，KAY S P J，SCHEKER L R． The growing hand ［M］． London：Harcourt，2000：125-135．

［6］TONKIN M A． Description of congenital hand anomalies: a personal view ［J］． J Hand Surg Br，2006，31（5）：489-497．

［7］OBERG K C，FEENSTRA J M，MANSKE P R，et al． Developmental biology and classification of congenital anomalies of the hand and upper extremity ［J］． J Hand Surg Am，2010，35（12）：2066-2076．

［8］EZAKI M，BAEK G H，HORII E，et al． IFSSH scientific committee on congenital conditions ［J］． J Hand Surg（Eur Vol），2014，39（6）：676-678．

第 六 章

上肢先天性畸形的治疗

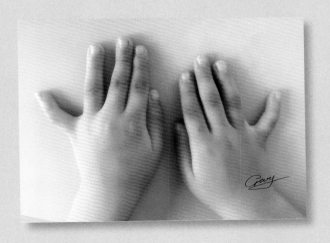

第一节
基本目的

上肢先天性畸形的影响分为外观和功能两大方面。有些上肢先天性畸形仅影响外观，如 Wassel Ⅰ 型、Ⅱ 型多拇，以及单纯的并指畸形、单纯的小指短指畸形、小指斜指畸形、Kirner 畸形等；有些上肢先天性畸形仅影响功能而没有明显的外观改变，以至于在婴幼儿时期常不被发现，如先天性桡尺骨融合；而绝大多数的肢体先天性畸形既影响外观又显著影响功能。所以，改进外观和改进功能就成为肢体先天性畸形矫正的两大目的。

一、改善功能

绝大多数的肢体先天性畸形既影响外观又显著影响功能，改善功能无疑是治疗的首要目的。而对于以功能障碍为唯一表现的先天性畸形来说，改善功能是唯一的治疗目标（图1-6-1）。

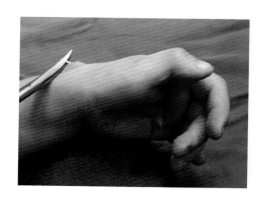

图1-6-1 拇长伸肌腱发育不良，以拇指这节伸直不能为主诉

不同类型的肢体先天性畸形的原因可能不尽相同，但这种功能障碍多数情况下都是综合性的，结构的异常与结构的发育不良甚至缺失是导致功能障碍的基本原因。结构的异常，如先天性环状缩窄综合征、Madelung畸形等，主要通过结构的矫正（松解缩窄环、截骨）来获得功能和外观的改善。而结构的发育不良甚至缺失，则需要通过重建的方式来实现功能的改进。

二、改善外观

肢体先天性畸形常常是由于出生时即存在的结构异常而被发现，并成为第一主诉，所以改善外观也自然成为治疗的重要内容。对于不明显影响功能的肢体先天性畸形（图1-6-2），改善外观是患者求治的唯一原因，就如同美容整形手术一样。一些畸形术前同时存在功能和外观问题，但矫正后能获得很好的功能恢复，患者或家属对外观改善的满意度往往成为评价手术疗效更重要的指标，如VI型多拇、伴有发育不良或轴线偏移的多拇畸形的矫正等。在良好外观与良好功能难以兼顾时，国人甚至更倾向于选择良好外观，典型例子是在拇指发育不良和Apert综合征的治疗方案选择上，实施示指拇化与Apert畸形截除一列形成四指手这样的治疗方案在主要受儒家文化影响的国度大多存在阻力。

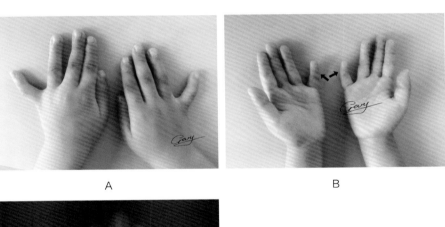

A   B

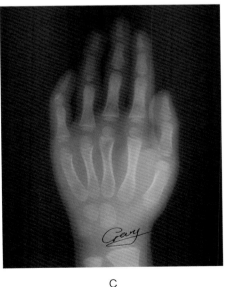

C

图1-6-2 先天性两侧小指短斜指畸形，仅影响外观，无功能影响

A、B. 手部外观，两侧小指末节偏斜 C. X线片显示小指中节短小，末节偏斜

（高伟阳）

第二节
基本技术

一、保守治疗

保守治疗（非手术治疗）包括手部按压、操作和夹板的应用。保守治疗的目的有三：首先，一些先天性畸形通过正规系统的保守治疗有可能达到完全治愈的效果，比如先天性弹响指、先天性屈指畸形等。由于新生儿体内仍然有激素松弛素（来自新生儿自身或母亲，可以帮助软化韧带），如果在出生后不久就开始治疗，可以用手法来矫正一些软组织的挛缩。有文献指出，如果在出生后即开始正规按摩并用支具固定，超过90%的屈指病例的手指屈曲挛缩可以完全或接近完全矫正。其次，正规系统的保守治疗也可以用来改善畸形，方便手术。对于桡拐手的病例，在出生后早期对畸形进行手法矫正，并在矫正位采用合适的支具固定，能极大改善桡侧软组织挛缩的状态，为手术创造更好的条件。同样的手法用在多发性关节挛缩的患者身上，也可以减轻畸形的严重程度，使手术范围缩小。最后，康复治疗也是先天性畸形手术后治疗不可或缺的部分。术后康复的主要目的是优化个体的日常生活和工作能力。

二、外科技术

由于肢体的先天性畸形大多涉及从皮肤到深部组织的病理改变，而改进外观和功能又是肢体先天性畸形矫正的目的，所以肢体先天性畸形矫正的技术常常涉及整形、矫形、手外科及显微外科等多个学科的技术。

（一）皮肤成形与修复技术

皮肤的成形技术对于先天性畸形有两个含义：首先，因为改进外观是畸形矫正的重要目的，所以对于切口的设计应当严格遵循整形外科的原则，做到隐蔽美观，避免瘢痕挛缩，如多指（趾）（图1-6-3）和并指（趾）（图1-6-4）的切口设计。其次，当畸形累及皮肤时，应当首先努力通过合理的皮肤成形术来使创面获得一期修复，并获得良好的外观和功能。必要时需要进行植皮甚至皮瓣来进行修复。

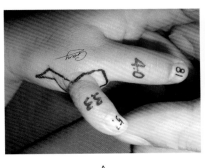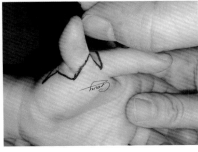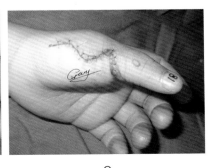

A　　　　　　　　　　B　　　　　　　　　　C

图1-6-3　多拇畸形的M形切口设计

A. 背面的切口设计　B. 掌面的切口设计　C. 切口缝合后的形态为M形

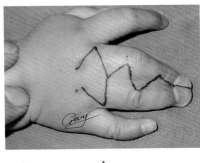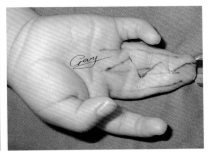

A　　　　　　　　　　B

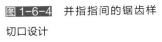　并指指间的锯齿样
切口设计

A. 背面切口设计，指蹼采用五边形皮瓣设计　B. 掌面切口设计　C. 缝合后背面观　D. 缝合后掌面观

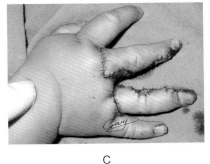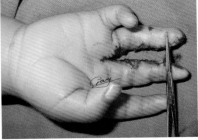

C　　　　　　　　　　D

（二）肢（指）体的容量与长度调整

肢体的先天性畸形常常存在局限性或广泛性的过度生长或发育不良，具体表现为容量的增减和（或）长度的增减，这些改变一方面导致外观的不匀称，另一方面也可以带来功能的障碍。

对于过度生长导致的容量和长度的不均衡，可以进行适度的减容或肢体短缩，如巨肢的减容术和骨骺阻滞术（图1-6-5）；相反，发育不良导致的畸形则需要进行适当的扩容，如Bilhaut-Cloquet术（图1-6-6）与肢体延长（图1-6-7）。

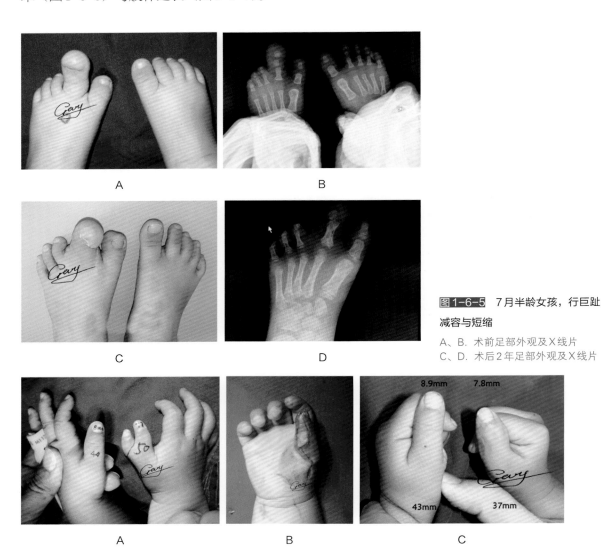

图1-6-5 7月半龄女孩，行巨趾减容与短缩

A、B. 术前足部外观及X线片
C、D. 术后2年足部外观及X线片

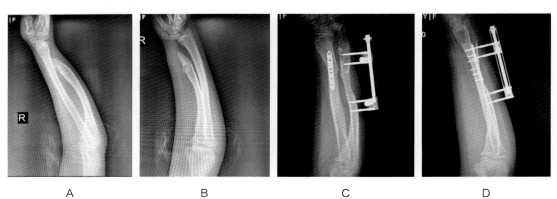

图1-6-6 发育不良的多拇畸形，采用岛状皮瓣进行扩容

A. 术前外观　B. 术后外观　C. 术后1年外观

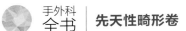

图1-6-7 尺侧枴棒手的桡骨截骨与尺骨延长

A、B. 术前　C、D. 术后

三、功能重建

肌肉止点的改变、肌肉肌腱的发育不良或缺如是四肢先天性畸形常见的病理改变，这些病理表现可单独发生（如Ⅰ型拇指发育不良），也可能是一系列病理改变的一部分，因此多数的先天性畸形都伴有肢体的功能障碍。对于四肢的先天性畸形，在进行矫正时都应该在术前认真检查并评估肌肉或肌腱的功能以及可能的病理改变（图1-6-8），并在术中给予重建。

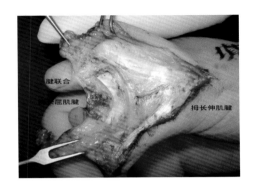

图1-6-8 蟹脚样多拇畸形的肌腱形态

四、骨与关节的矫正

（一）轴线矫正

轴线异常是手部先天性畸形常见的病理改变，轻者影响外观，重者影响功能。截骨（开放截骨、闭合截骨、旋转截骨、中位化等）是矫正轴线偏移的基本手段。关节成形（关节平整性、关节大小匹配）、关节移位等也经常用于轴线的纠正（图1-6-9～图1-6-11）。

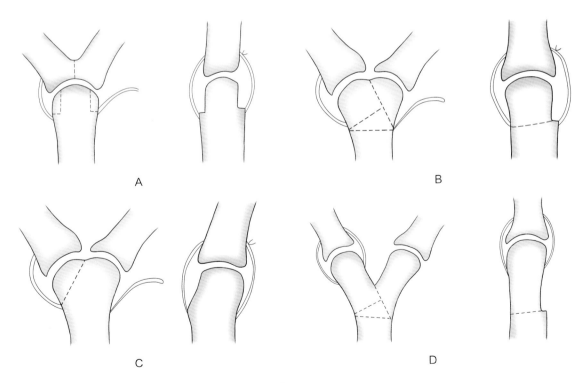

A

B

C

D

图1-6-9 掌指关节轴线偏移的截骨方式与关节重建示意图

A. Ⅲ型，切除两侧髁部　B. Ⅳ型，切除桡侧掌骨头，尺侧掌骨下截骨　C. Ⅳ型，切除尺侧掌骨头，尺侧指移位
D. Ⅴ型，切除桡侧掌骨头，尺侧掌骨截骨

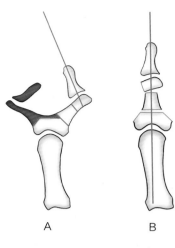

图1-6-10 Ⅲ型蟹脚样多拇

畸形的截骨矫正示意图

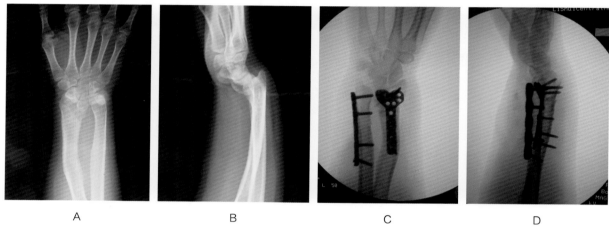

图1-6-11 Madelung畸形的截骨矫正

A、B. 术前　C、D. 术后

（二）关节重建

对于关节原发畸形，为了改善外观与功能，常需要进行关节的重建，如桡拐手的尺骨中位化。

（三）关节稳定

一些上肢先天性畸形存在关节的不稳定，严重影响肢体的功能，如Ⅵ型多拇的掌指关节不稳定、拇指发育不良的掌指关节不稳定、枴棒手的腕关节不稳定等，韧带重建、腱平衡是稳定关节常用的手段，必要时也可以进行关节融合术。

五、指体的重建与再造

当肢（指）体缺损时，义肢虽然也能在改善外观方面有所作用，但在肢体的残端条件及医生的技术条件许可且患者或家属对于再造有强烈的愿望时，指体的重建与再造是值得考虑的。如Ⅳ型、Ⅴ型拇指发育不良以及先天性截指、缺指的患者，在合适的条件下即可进行指体的重建与再造（图1-6-12）。

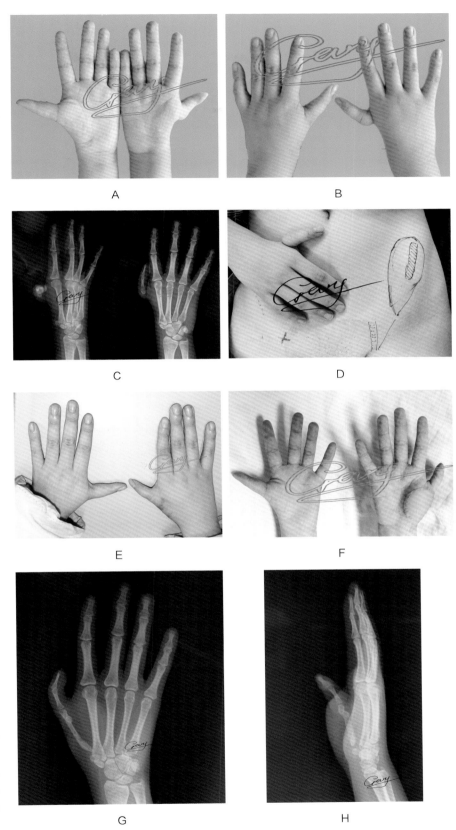

图 1-6-12 18岁女性患者指体重建

A、B. 术前外观　C. 术前手部X线片　D. 术前设计　E、F. 术后外观　G、H. 术后X线片

（高伟阳）

第三节
手术时机

上肢先天性畸形的表现复杂，而且目前的诊断仍以表型诊断为主，所以对于上肢先天性畸形的治疗，术前首先要做的是努力确定其是否存在肢体以外的先天性缺陷，并对手术风险作出正确的评估；其次是对于特定的畸形要作出准确的判断，并以此为核心制订手术的计划。上肢先天性畸形矫正的基本准则包括：功能第一，美学第二；保持血液循环，避免过度去皮；以有限的损失为代价获得功能上的收益。所以，在决定对上肢先天性畸形进行外科矫正前，有两个问题是必须首先考虑的：手术能改善功能吗？手术能改善外观吗？

手部先天性畸形的治疗时机选择需要考虑多种因素。保守治疗的措施，应当尽早实施。关于手术矫正的时间，则需要考虑畸形的类型和表现，以及患者的年龄、心理发育程度、功能发育程度、解剖发育程度、麻醉耐受情况等，医院条件、医生技术、麻醉方式以及家属意见等也是手术时机选择的影响因素。

手部先天性畸形绝大多数都是择期手术，只有环状缩窄综合征是个例外。当手指或肢体受到缩窄环的压迫而出现血液循环障碍时，应将其视为急诊手术，立即释放缩窄环的压迫以恢复血液循环。因缩窄环导致严重的淋巴水肿时，也应当尽早进行手术。

妨碍发育的畸形会随着肢体的发育而逐渐加重。这类畸形，如某些复合型的并指畸形（相连的手指屈曲程度不同，指关节可能不在同一水平上）、皮肤软组织瘢痕挛缩、畸形矫正后皮肤瘢痕挛缩等，需要及早治疗。不妨碍发育的畸形，如中环指的并指畸形，可推迟到学龄前治疗。涉及骨矫形的手术，特别是影响骨骼发育的，最好推迟到骨骼发育基本停止后再做。

实际上，年龄因素又与手的解剖及功能发育程度、心理发育程度、麻醉耐受情况等密切相关。

一般认为，3～5岁是小儿手功能发育与心理发育的重要时期。所以，不论从功能还是从外观考虑，在其他条件允许的情况下，争取早于这个阶段进行手术对于患者的手功能发育及心理发育无疑是有益的。

此外，应结合学校的时间安排来计划手术。最初的手术治疗可以放在学前教育阶段。然后，当需要多次纠正时，假期应该被视为最佳时间。

（高伟阳）

第四节
治疗原则

一、全面的术前评估

手部先天性畸形的表型与结构改变是多样化的，同一类型的畸形在不同的个体可以存在极大的差异，即使在同一个体的两侧也可以表现出较大的差异。所以，应将每一个患者都视为一个新的样本认真进行术前评估，以便制订精准的矫正计划。除了全面的查体，影像学检查也是不可或缺的。但需要强调的是，由于先天性畸形往往同时累及骨骼和软组织，而且小儿骨骼处在发育期，所以在很多情况下，X线片检查的结果并不能真实、全面地显示畸形。MRI、彩超等已经被证明能更好地显示软组织和软骨畸形，3D打印可以创建一个三维的解剖变异模型，也有助于畸形的矫正。

二、精密的矫正计划

要精密地考虑手术的预期功能效果。一般来说，先天性畸形患者对畸形适应得非常好，他们在发展日常生活、运动、工作和社交活动的技能方面具有创新性，所以在制订矫正计划前要充分考虑到未矫正前患肢已适应了的畸形。先天性畸形往往涉及广泛的结构（血管、肌腱、神经、肌肉、骨、骨关节等）发育不全，要在充分的术前检查与评估基础上制订各项针对性的矫正措施，避免手术估计不足，导致手术失败。同时也要考虑患者及周围环境对畸形在心理和美学层面上的反应，衡量手术得失。因为手术矫正本身存在着功能改善与功能丧失的问题，如果急于求成，一味想尽早用手术来矫正畸形，有时反而会干扰骨、骨关节的发育和屈、伸肌张力的平衡等，弄巧成拙。

　　严重的畸形，常涉及手上的各种重要组织。手术治疗、矫形支具应用等常需要随着生长发育的过程有计划地分期进行，直到成年后结束矫正。例如矫正皮肤和软组织挛缩的手术，可在婴幼儿时期施行。涉及肌腱的手术，需待患者能够主动做功能锻炼时再做，至少要等到患者5岁以后才宜施行。涉及骨关节的手术，一般须待骨骺发育基本停止后再做。

三、多学科协作

　　不应该把手部先天性畸形的矫正看作是一个简单的手部外科问题。一个理想的矫正结果需要多学科的协作。建议由一组专家来共同规划治疗策略，这些专家可能包括外科医生、职业治疗师、矫形医生、修复医生、物理治疗师、生物动力学家和遗传学家，有时也包括心理治疗师。

四、与患者或家长良好沟通

　　在尝试任何手术之前，医生应该明确告知患者和家长手术的局限性，不应作出过分乐观的承诺。在手术矫正之前，外科医生应当预测结果，并向患者和家长解释，让患者和家长意识到手部先天性畸形的矫正经常需要重复手术，而且虽然许多手术能获得较好的功能恢复，但效果并不完美。应该鼓励患者和家长放弃那些他们很想获得但事实上预期无法获得的结果，或那些虽然技术上可行但效果不佳甚至得不偿失的结果。比如对于裂手畸形患者来说，接受矫正后的三指手或四指手是理智的选择；对于短手并指畸形患者来说，除了分指是必要的，增大手型的手术在目前的技术条件下可能是徒劳的。

五、重视辅助治疗

　　先天性畸形的手在儿童时期随着发育成长，其功能代偿能力很大。如先天性拇指发育不良或缺如的患者，畸形手在发育和生活使用过程中，其示指可以逐渐拇指化。示指可自动渐向桡侧倾斜、旋前，与中指距离增大，指蹼加宽，示、中指原来只有夹持的动作，能逐渐出现对指相捏的功能，往往可以免去将来的示指拇化手术。又如严重的前臂畸形，在发育、使用过程中，往往可出现估计不到的良好功能。根据这种情况，对某些畸形严重的手，应抱有积极的态度，从患者幼儿时期开始就有意识地加以指导和训练，会收到良好的效果。同时有计划地分期合理使用手法及支具、石膏等，常可对畸形有相当程度的矫正作用。在矫正术后，矫正结果的维持、固定及塑形以及瘢痕的系统处置、功能训练与重塑等对于获得良好的矫正效果来说都是不可或缺的。

（高伟阳）

参考文献

高伟阳，李志杰，陈星隆，等. 蟹脚样多拇指畸形的解剖改变和治疗对策［J］. 中华手外科杂志，2013，29（6）：329-333.

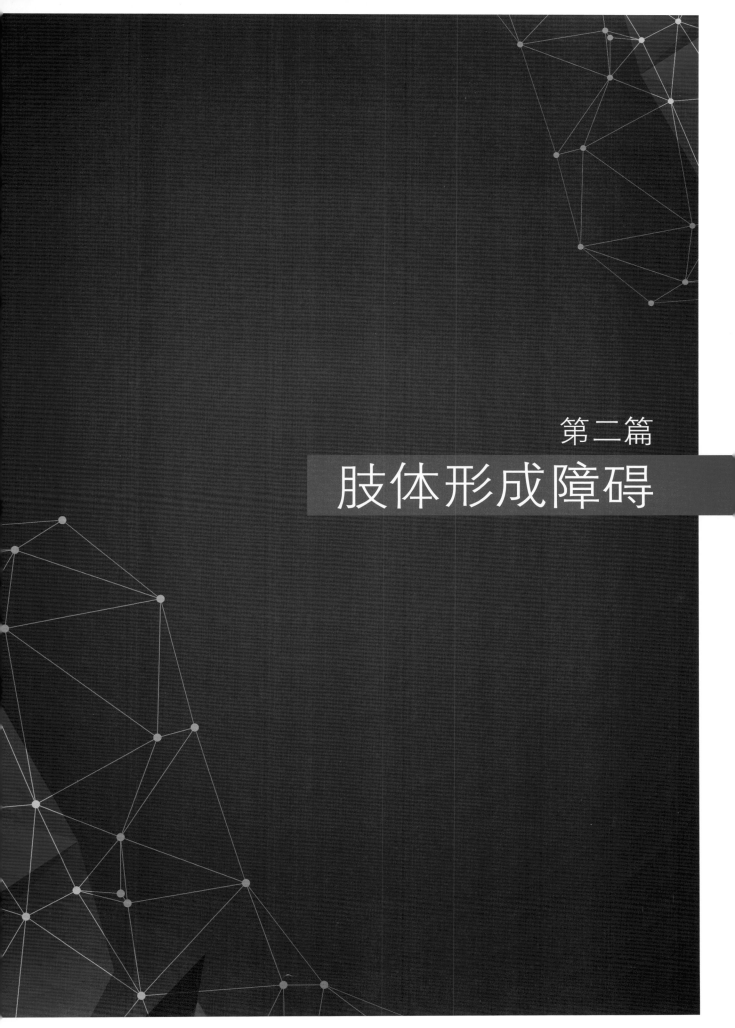

第二篇

肢体形成障碍

肢体形成障碍属于肢体完全或部分形成障碍的先天性缺陷，在 Swanson 分类系统中，肢体形成障碍的发病约占所有上肢畸形的 15%。这类缺陷分为两型：横向形成障碍和纵向形成障碍。横向形成障碍包括先天性缺肩、缺臂、缺肘、缺前臂、缺腕、缺腕骨、缺掌、缺指。纵向形成障碍包括桡侧纵列缺如、尺侧纵列缺如、中央纵列缺如、中央纵列停止。国际手外科联合会（IFSSH）先天性畸形学术委员会最新认可并接受的 OMT（Oberg, Manske 和 Tonkin）分类系统中，肢体形成障碍归入"畸形"一类，并从远近轴、桡尺（前后）轴、背腹轴和无特定轴 4 个方面进一步分类，并在 2012年报告了不同肢体轴性形成或分化障碍的遗传学基础。

（田光磊）

第 七 章

横向形成障碍

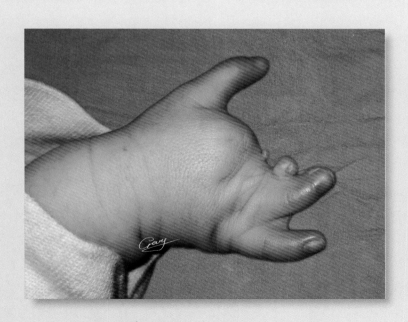

■ 第一节

概述

　　横向形成障碍传统的名称有肢体缺失（amelia，来自希腊语melos）、肢体不全、横断半肢体、先天性截肢等。其基本临床特征是肢体不同平面的缺损。

　　横向阻滞的程度决定了骨骼缺失的程度，肢体残端可能还有残留的软组织，如小结节。这种缺失主要有两大类：肢体形成缺陷和肢体形成后宫内截肢。肢体形成后，紧密缠绕肢体的羊膜带或激光消融等医源性因素可能导致宫内肢体丢失，但这类肢体缺失是归类于横向形成障碍还是归于先天性环状缩窄综合征仍有争议。

　　肢体的纵向发育依赖于外胚层顶嵴（AER）。在胚胎的第5～7周的某个节点，如果成纤维细胞生长因子（FGF2、FGF4或FGF8）向支持AER的进展区传递信号的过程中断，肢体在相应平面的形成就会终止。除了沙利度胺的致畸效应外，造成肢体形成障碍的病因仍不太为人所知，可能包括遗传因素（已经证明一个常染色体隐性基因可引起安哥拉山羊发生远端肢体段缺陷）、染色体畸变或环境因素。

　　横向形成障碍临床上一般直接以肢体缺损平面进行诊断，如全上肢缺损（先天性无肢症）、上臂缺损、前臂缺损、腕缺损、掌缺损、指缺损等。但在腕掌部，需要与并短指畸形（symbrachydactyly）鉴别。事实上两者常常被混淆。宫内截肢的归属也存在争议。横向形成障碍与并短指畸形及先天性环状缩窄综合征导致的宫内截肢，在临床表型上有诸多相似（图2-7-1～图2-7-3）。横向形成障碍与并短指畸形的病因及胚胎发育存在什么样的不同，目前尚无确切的结论，临床上一般看肢体缺损时肢体远端是否还存在指端的一些结构单元（如指甲），有完整指甲者归为并短指畸形，在肢体残端仅保留小肉赘者归为先天性截肢。从胚胎发育角度来看，严格地说，横向形成障碍属于胚胎发育调控异常导致的肢体形成障碍，而先天性环状缩窄综合征的宫内截肢则是在肢体形成后由于缩窄环等机械因素导致的肢体远端坏死。有文献报告过这样一个案例：婴儿出生时肢体缺失，结果在母体阴道里找到了完整的肢体远端。对于残端存在缩窄环征象或其他肢体部位存在明显缩窄环者，诊断先天性环状缩窄综合征不会有异议，但对于不存在缩窄环者，则难以区分（图2-7-4）。实际上，这些专用的诊断术语主要对疾病的病因研究或分类有意义，目前对于肢体缺失的治疗原则大同小异。

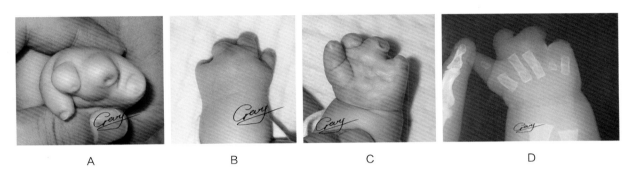

A   B   C   D

图2-7-1 先天性横向形成障碍导致的截指

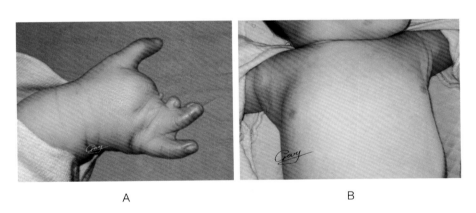

A   B

图2-7-2 Poland综合征，手部表现为并短指畸形

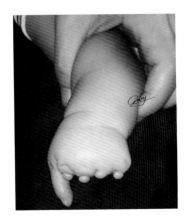

图2-7-3 缩窄环导致的先天性截指

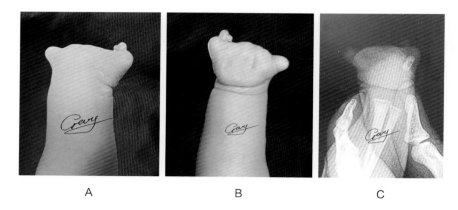

图 2-7-4 先天性缺指畸形

在媒体发达的今天，家长们对一些科普知识的误解，使他们常常对手部移植和干细胞技术抱有错误的希望。在这个阶段，家庭可能无法接受孩子的结构性缺失，无法把他们作为一个独立的个体看待。

腕以上肢体缺失的患者，并没有直接的外科治疗指征，手外科、整形外科、儿童骨科等相关专业的外科医生最主要的职责是作为由理疗师、职业治疗师、心理治疗师、修复师、矫形师和康复医生组成的团队中的一个重要的纽带，努力帮助父母接受他们的孩子，并着眼于为患者提供有益的帮助。上肢安装假肢可以改善外观，下肢安装假肢可以直接改善功能。对于一些残端不利于安装假肢的患者，可以根据假肢安装的要求进行必要的外科矫正。偶尔也会有家长希望切除残端的一些无用组织，如肉赘。而对于单纯手指缺损的患者，可以考虑行足趾移植再造来改善手部功能。

（田光磊）

第二节
上臂缺损与先天性无肢症

上臂缺损是指一侧或双侧上肢成分在肱骨以近不同平面的缺如，当肱骨完全缺损甚至累及锁骨和肩胛骨时，为全上肢缺损（无肢症，Tetra-amelic 或 Peromelia）。目前认为，全肢缺损（上肢和下肢）的新生儿总体发病率为 1.41∶100000，其中上肢累及的病例占 54%。在受精卵着床后 24～36 天，胚胎上肢形成过程受到抑制或干扰会导致全上肢缺损。目前认为大部分的全上肢缺损是散发和非遗传性的，超过 50% 的病例同时合并其他器官系统的畸形。孕期不规则阴道出血、糖尿病、毒血症、放射性暴露等都可能导致胎儿全上肢缺损。常规的产前超声检查通常能发现全上肢缺损。

Niemann 等在一个血缘关系密切的家庭中发现，4 个受影响的胎儿表现出常染色体隐性遗传的无肢症和颅面部、泌尿生殖系统缺陷（图 2-7-5）。通过纯合性作图，疾病位点被定位于染色体 17q21，标记物 D17S931、D17S1785、D17SS1827、D17S1868 处的最大多点 LOD 评分为 2.9。进一步的精细映射定义了 D17S1299 和 D17S797 之间 8.9 Mb 的临界间隔。在该家族受影响的胎儿 WNT3 基因中发现了一个纯合无义突变(Q83X)。WNT3 是果蝇无翅基因的人类同源基因，编码了在胚胎发育中起关键作用的 WNT 家族成员。Q83X 突变在 WNT3 的氨基端截短了 WNT3，表明 WNT3 功能丧失是该疾病最可能的原因。他们的发现与 Wnt3 等位基因为空的小鼠纯合子早期致死率的观察形成对比。这是第一个关于与孟德尔病相关的 WNT 基因突变的报告。对无肢症中 WNT3 突变的鉴定表明，WNT3 蛋白在人类肢体形成的早期阶段以及颅面部、泌尿生殖系统发育过程中是必需的。

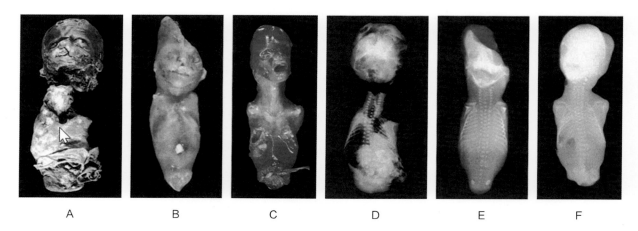

A   B   C   D   E   F

图2-7-5 全肢体发育不全、泌尿生殖系统缺陷和其他受影响胎儿的异常表现

尸检照片(A～C)和影像学照片（D～F）显示四肢完全缺失，肩胛和锁骨缺损。A、D.无肢症胎儿（女性），妊娠第19周，胎冠至臀长17cm，存在唇腭裂，头部与躯干的分离和胎儿的多发病变是引产过程的医源性损伤，尾区保存质量差，不允许评估外生殖器 B、E. 无肢症胎儿(女性)，妊娠第16周，胎冠到臀长10.5cm，，左眼突出白内障，右眼小眼球眼球炎，鼻畸形，骨盆发育不全，阴道及肛门区域不清，尿道、阴道、肛门闭锁，部分头部在流产过程中受损 C、F. 无肢症胎儿(男性)，妊娠第20周，胎冠至臀长15.5 cm，骨盆发育不全，阴沟狭窄，无外生殖器

    无肢症的治疗无疑是困难的。上臂缺损的治疗着重在假肢的佩戴。在儿童的不同发育时期，可能需要佩戴不同类型的假肢。从早期装饰性的假肢开始，随着手功能的发育，可以考虑佩戴有一定功能的肌电假肢。

    如果残端不适合安装假肢，外科医生可以根据假肢工程师的要求对残端进行必要的修整。

（田光磊）

第三节
前臂缺损

　　前臂缺损属于上肢形成障碍中的缺前臂一类，指的是桡尺骨、腕及手部缺如的先天性畸形。目前国内外文献报告较少。2017年，Tayyar等报告了一例嵌合型Turner综合征孕妇，通过产前超声检查发现胎儿一侧上肢前臂缺损畸形。Freire-Maia等（1978），Fett-Conte 和 Richieri-Costa（1990）先后报告了无手足畸形的同一个巴西家系的不同病例（图2-7-6）。

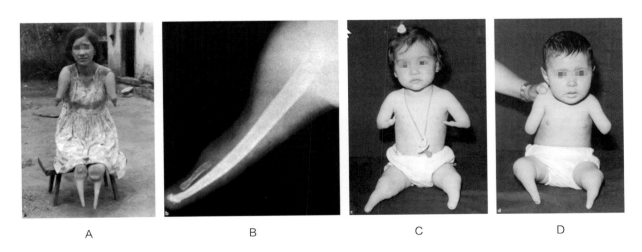

A B C D

图2-7-6　无手足畸形的表现

A. 上肢在肘平面截肢，下肢的远端结构缺失，胫骨细小　B. X线片显示肱骨远端发育不良　C. 来自同一家族的2岁女孩，四肢先天性截肢，在上肢的肘部区域有单列发育不良的手指　D. 来自同一家族的7月龄女孩，四肢先天性截肢，与前一个女孩不同的是在上肢没有手指存在

前臂先天性缺损患者在功能上仍可以有一定的适应性，所以对于外观的治疗需求更多。在前臂有一定的长度时，前臂分叉是可以考虑的手术。这个手术能让前臂完成简单的钳夹功能，但外观却很难让患者及家属满意。假肢的装饰性能较好地满足患者的需求，但在目前的技术条件下，假肢的功能仍不理想，甚至常常影响残肢原有功能的发挥。所以，治疗很难同时兼顾外观与功能。

（田光磊）

■ 第四节

掌腕部缺损

　　掌腕部缺损指桡尺骨远端的腕骨和手缺如的先天性畸形（图2-7-7，图2-7-8），国内外文献报告较少。Birch-Jensen 在 1949 年的报告中提出其新生儿发病率为 1∶65000，通常是散发和单侧发病，也有家族中发病的报告，但十分罕见。Hayes 等报告了 1 例色素失调症合并掌腕部缺损畸形的病例，认为这例畸形可能与 NF-kappa B 通路相关基因突变相关。Sabry 等报告了 1 例胎儿乙内酰脲综合征合并腕掌部缺损畸形的病例，认为这例畸形可能与孕期苯妥英钠摄入相关，其致畸效应是通过一些特定的基因家族（如 *HOX* 基因）介导的。

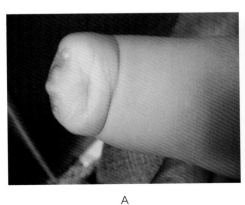
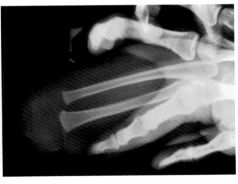

A　　　　　　　　　　　　　　　　　B

图 2-7-7　先天性右手腕掌缺如

A. 上肢外观　B. 上肢X线片

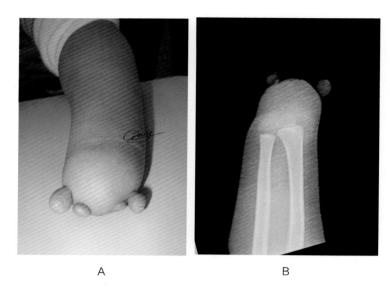

A B

图2-7-8 先天性腕掌缺损，残端遗留小肉赘

A. 上肢外观 B. 上肢X线片

在治疗上，假肢也是掌腕部缺损治疗的主要方法。如果第1掌骨和第2掌骨存在并且有一定长度，可以将第1掌骨和第2掌骨分开，形成指蹼，即掌骨的指化，可以获得夹持功能，如果结合掌骨延长还可以进一步获得功能的改善。也可以参照外伤性缺损的治疗方法进行组织移植再造，以获得功能的改善。

（田光磊）

第五节
先天性缺指畸形

在肢体横向形成障碍中，先天性缺指畸形指所有手指缺如的先天性畸形（图2-7-9），这在国内外文献中的报告很少。46-XY 单纯性腺发育不全综合征、Adams-Oliver 综合征及 Hanhart 综合征（又称缺舌缺指症，hypoglossia-hypodactyly 或 aglossia-adactyly）在手部可表现为缺指畸形。

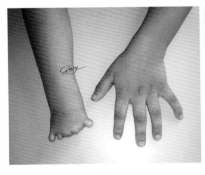
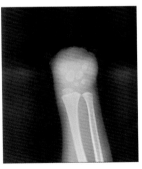

图2-7-9　先天性缺指症

A. 手部外观　B. 手部X线片

　　　　　　　　　　　　　　　　　　　　　　　　　　A　　　　　　　　　　　　　　　　B

指缺损时，由于手掌基本完整，而且指骨也有不同程度的残留，所以会有不同程度的功能。外科干预主要有3种基本手段：趾骨移植、掌指骨延长与足趾移植指再造。是否采用外科干预及采用哪种方式，取决于术前对手功能以及手术可能带来的外观与功能改变的评估，同时也取决于家长的意向。

趾骨移植的时机尚有争论，多数主张早期进行（2岁以前），但也有学者认为应该在4岁以后进行。

（田光磊）

参考文献

［1］SWANSON A B. A classification for congenital limb malformations ［J］. J Hand Surg Am, 1976, 1（1）: 8-22.

［2］GIELE H, GIELE C, BOWER C, et al. The incidence and epidemiology of congenital upper limb anomalies: a total population study ［J］. J Hand Surg Am, 2001, 26（4）: 628-634.

［3］NIEMANN S, ZHAO C, PASCU F, et al. Homozygous WNT3 mutation causes tetra-amelia in a large consanguineous family ［J］. Am J Hum Genet, 2004, 74（3）: 558-563.

［4］王树寰. 手外科学 ［M］. 3版. 北京: 人民卫生出版社, 2013: 657-658.

［5］BERMEJO- SÁNCHEZ E, CUEVAS L, AMAR E, et al. Amelia: a multi-center descriptive epidemiologic study in a large dataset from the International Clearinghouse for Birth Defects Surveillance and Research, and overview of the literature ［J］. Am J Med Genet C Semin Med Genet, 2011, 157C（4）: 288-304.

［6］BISNETO E N. Congenital deformities of the upper limbs. part I: failure of formation ［J］. Rev Bras Ortop, 2012, 47（5）: 545-552.

［7］GUPTA P, KUMAR A. Amelia-meromelia sequence with atrial septal defect-a rare occurrence ［J］. Fetal Pediatr Pathol, 2014, 33（2）: 92-97.

［8］FREIRE-MAIA A, LAREDO-FILHO J, FREIRE-MAIA N. Genetics of acheiropodia ("The handless and footless families of Brazil). X. Roentgenologic study ［J］. Am J Med Genet, 1978, 2（4）: 321-330.

［9］FETT-CONTE A C, RICHIERI-COSTA A. Acheiropodia: report on four new Brazilian patients ［J］. Am J Med Genet, 1990, 36（3）: 341-344.

［10］GAMBHIR P S. Familial amelia as reported by Michaud et al. (OMIM-601360): one more patient endorsing the phenotype ［J］. Clin Dysmorphol, 2014, 23（4）: 130-132.

［11］TONKIN M A, OBERG K C. The OMT classification of congenital anomalies of the hand and upper limb ［J］. Hand Surg, 2015, 20（3）: 336-342.

［12］EGHBALIAN F, SHARIF A, MONSEF A R. Amelia: a case report and literature review ［J］. Iran J Pediatr, 2015, 25（6）: e4114.

第 八 章

纵向形成障碍

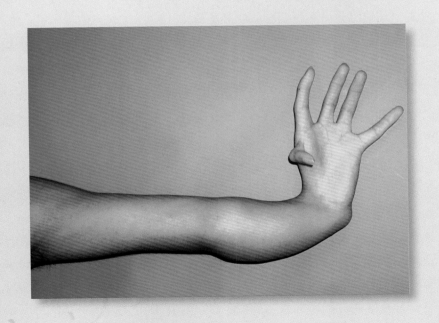

第一节
概述

　　上肢纵向形成障碍表现为由于胚胎肢芽发育异常而出现的手及上肢纵向畸形。肢芽发育沿3个轴向进行，近-远轴的发育由外胚层顶嵴（AER）及中胚层通过生长因子调控。AER能产生WNT3及一些成纤维细胞生长因子（FGF4，8，9及17），维持中胚层FGF10的表达。而FGF10可以促进AER下区的细胞增殖，这些细胞所在的区域为进展区（progress zone）。进展区内的中胚层细胞受信号中心的调控，以决定其最终分化。外胚层和中胚层FGF、WNT之间的相互作用，维持着近-远轴的发育生长。前-后（桡-尺）轴的发育与分化受控于中胚层后方的极化活性区（ZPA）。ZPA增加肢体的宽度，使之向后（尺）方发育，它通过产生形态发生素——音猬因子（SHH）发生作用。AER和ZPA通过反馈回路紧密联系，维持生长过程中AER远端后（尺）方边界区SHH基因的表达。外胚层背侧产生的WNT7a调控着肢体背-腹轴的发育。WNT7a通过诱导Lim同源盒转录因子LMX1B使下层的中胚层向背侧生长。WNT7a的缺陷也会导致肢体尺侧生长发育障碍，提示WNT7a的另一个重要作用在于维持与ZPA相关的SHH的产生。可以说，SHH在肢体发育中扮演重要的角色，与近-远轴、前-后（桡-尺）轴和背-腹轴的发育相关。AER相关的FGF功能丧失会导致横向缺失，而FGF功能不足可致纵向缺失。

　　FGF功能减退引起肢体生长减慢，形体缩小，尽管ZPA作用下的尺侧生长及增殖仍在进行中。其发展结果表现为畸形分类中的桡侧纵列缺失。FGFR 2突变的畸形综合征，如Apert综合征、Pfeiffer综合征或Saethre-Chotzen综合征，可表现为桡/前侧关节异常、前臂骨间联结形成。

　　SHH诱导上肢尺骨及手部尺侧指骨的形成。此外，SHH也与后/尺侧肢体的生长相关。肢体发育过程中SHH基因表达减少或者靶向信号暂时中断，可使肢体生长减慢，形体缩小。SHH缺失的发展结果表现为畸形分类中的尺侧纵列缺失，其临床表现随SHH缺失的时间点、程度及持续时间的不同而不同。而且，SHH缺失可反馈性地引起FGF表达减少。因此，除了肢体的长度、大小及FGF表达减少以外，桡侧结构尤其是拇指的发育，也潜在性地受到影响，临床上表现为拇指及桡侧列的缺失。基因表达异常或致畸因素对AER和ZPA的影响都可能导致上肢纵向形成障碍。

（王斌）

先天性桡骨缺如

先天性桡骨缺如（radial clubhand）又称桡拐手、桡侧球棒手，是上肢桡侧列发育不良所导致的一种畸形，往往合并有患侧拇指缺如等各类畸形，由 Petit 于 1733 年首次报告。新生儿先天性桡骨缺如发生率为 1/300000～1/100000，属于罕见畸形，男女发病比约为 1.5：1。先天性桡骨缺如单、双侧均可发生，单侧发生者中右侧发生率约为左侧的 2 倍。目前该疾病发病机制尚不完全明确，早期诊断并干预是改善外观和功能的重要环节。

一、发病机制

已有研究表明，先天性桡骨缺如由胚胎发育障碍所致。在胚胎发育过程中，肢体由体壁中胚层和外部表皮共同形成。尺、桡骨均起自中胚层组织，而在肢体发育早期，外胚层顶嵴（AER）受到不良影响往往会导致畸形发生。先天性桡骨缺如与 AER 有关是目前较为公认的，但后者引发疾病的作用机制尚不明确。

二、诊断与分型

目前，临床上常用 Heikel 改良分类法分型。该分型方法简洁实用，通过普通 X 线检查即可做出诊断和分型，也便于外科手术方案的制定。

Heikel 改良分类法将先天性桡骨缺如分为 4 型（图 2-8-1）：

Ⅰ型 桡骨远端短缩，桡骨远端骺板存在但发育延迟，近侧骺板发育正常，桡骨仅轻微短缩，尺骨几乎不弯曲。

Ⅱ型 桡骨发育不全，远、近端骺板均存在，但发育延迟，导致桡骨中度短缩，尺骨增粗，呈弓形。

Ⅲ型 桡骨部分缺如，近端、中间或远端缺如，远端1/3缺如最常见，腕桡偏，尺骨增粗，呈弓形。

Ⅳ型 桡骨完全缺如，尺骨远端向桡侧形成假关节，尺骨短缩，呈弓形。

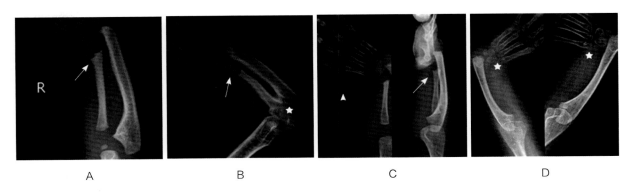

图2-8-1 Heikel改良分类法分型实例

A. Heikel改良分型Ⅰ型 B. Heikel改良分型Ⅱ型 C. Heikel改良分型Ⅲ型 D. Heikel改良分型Ⅳ型

三、治疗方法

患者一旦确诊为先天性桡骨缺如，应当立即采取相应的治疗措施。治疗方法包括保守治疗和手术治疗。根据Heikel改良分类法分型，Ⅰ型常无须治疗，Ⅱ型采用保守治疗方法，而Ⅲ、Ⅳ型则须采用手术治疗。目前使用较多的术式是尺骨中心化。对于具体病例，临床医生应根据自身经验选择合适的治疗手段。无论是保守治疗还是手术治疗，其目的都在于尽可能地恢复前臂外形及长度，重建稳定性，甚至恢复腕关节活动度，实现拇指对掌，维持伸屈肌腱平衡。对不同年龄、不同畸形程度的先天性桡骨缺如患者，应当有不同的治疗策略。

（一）保守治疗

先天性桡骨缺如的保守治疗主要包括：①通过石膏及夹板将患肢关节固定于功能位；②不断进行日常生活必备技能的功能训练，争取提高抓和捏的能力。此外，还可以采取定期按摩的方式防止桡侧挛缩。

目前认为，以下4种情况需采用保守治疗：①患者年龄较小，难以长期依从治疗；②手术治疗将损害肘关节功能；③患者及其家属不希望手术治疗；④将保守治疗作为术前预防措施。实施保守治疗需要理疗师及矫形外科医生共同配合，指导患者及其家属完成。当保守治疗效果不佳时，则需考虑手术治疗。

（二）手术治疗

先天性桡骨缺如有诸多手术方案，根据病情以及期望值的不同可以采用不同方案。手术方案的选择多由医生依据临床经验决定，主要包括尺骨截骨术、骨移植术、尺骨中心化以及关节融合术等。目前多数该方面的专家倾向于尽早治疗，患者出生后 6 周至 6 个月便可实施手术，不应拖延至 2 岁以后。

1. 尺骨截骨术

该手术方法通过软组织松解及尺骨截骨使患者外观及功能得到相应恢复。然而，不论何种截骨方式，最终治疗效果均不乐观。该方法可能会影响尺骨远端生长线，造成尺骨发育障碍，即使病情得到暂时改善，再度恶化仍不可避免。这一术式目前仍只作为其他治疗方法的前期准备手段。

2. 骨移植术

如今，采用骨瓣代替缺如的桡骨已被广大矫形外科专家认可，而对于选择何种供区，术者也有各种各样的选择，如选用胫骨、尺骨、腓骨近端骨骺进行移植。但这些移植方式术后多多少少会出现修复不满意、畸形复发等问题，因此须结合术者习惯和经验来实施骨移植术。近年来，de Jong 提出了游离第 2 跖趾关节并重建腕掌关节的方案，认为这一方案既可以使腕关节获得稳定，又可以预防腕关节背伸畸形复发，并且保护了尺骨远端骨骺，解决了以往传统术式高复发率及对骨骺潜在损伤等问题，但目前临床应用尚不多，疗效有待进一步评价。

3. 尺骨中心化

尺骨中心化是近年来报告较多且疗效肯定的手术方式，其方法是切除腕骨中央的舟骨及部分头状骨，尺骨远端成形后插入腕关节中央骨列缺损处。尺骨中心化还可与 Ilizarov 技术结合使用。近期，Saini 等提出在尺骨中心化内固定之前，先将桡侧软组织进行松解可获得更好的疗效。但 Manske 等研究发现，尺骨中心化确实可以优化腕关节骨列，但术前松解仅使得中心化更加便利，并不能减少复发情况，甚至有加重桡偏的风险。

尺骨中心化的主要问题在于尺骨远端成形过程中会累及尺骨远端骨骺，从而影响尺骨发育，同时由于腕关节骨列改变，腕关节活动也受到一定程度影响。尽管患者在术后一段时间内可能有不同程度的复发，但尺骨中心化仍可作为治疗先天性桡骨缺如较为标准的治疗方法。

4. 关节融合术

目前，临床上一般将腕关节融合术作为治疗先天性桡骨缺如的最终方法。融合腕关节可以矫正畸形并使腕关节获得稳定，然而腕部将丧失活动性。李岩峰等曾报告 1 例 22 岁男性患者，右侧先天性桡骨缺如，Bayne 分型 Ⅲ 型合并右侧舟骨、大多角骨和第 1 掌骨完全缺如，且右拇指为漂浮拇，若采用尺骨中心化治疗，腕关节面难以得到匹配，腕关节畸形及不稳会严重干扰手指功能，故选择腕关节融合术。该术式同时实现了桡偏畸形矫正，伸屈肌腱平衡，还增强了手部力量。对于严重畸形的成年患者，尺骨截骨联合腕关节融合术可明显改善患者生活质量。但该术式最大的缺点在于手术一般在 12 岁以后实施，这意味着将彻底改变原有的手部活动习惯，会带来稍许不便；而若是双侧患病，腕关节融合对其日后生活能力的改善效果将不及尺骨中心化。

【典型病例】

患者，男，18 岁，先天性左侧桡骨缺如（Heikel 改良分型 Ⅲ 型），外观显示左腕桡偏畸形，左拇指无功能，遂采用环形支架逐渐矫正桡偏畸形，后二期手术切除漂浮拇指并将食指拇化，术后外观明显改善，且功能得到很大程度改善（图 2-8-2）。

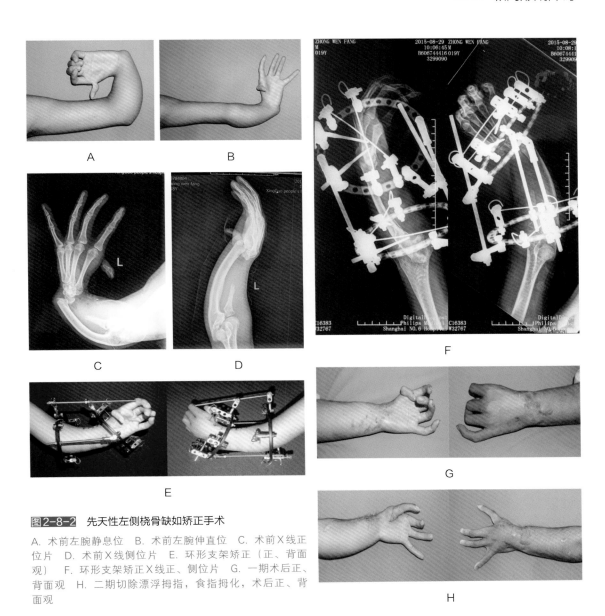

图2-8-2 先天性左侧桡骨缺如矫正手术

A. 术前左腕静息位　B. 术前左腕伸直位　C. 术前X线正位片　D. 术前X线侧位片　E. 环形支架矫正（正、背面观）　F. 环形支架矫正X线正、侧位片　G. 一期术后正、背面观　H. 二期切除漂浮拇指，食指拇化，术后正、背面观

（康庆林）

第三节
先天性尺骨缺如和发育不良

一、概述

先天性尺骨缺如（congenital absence of ulna）和先天性尺骨发育不良（congenital hypoplasia of ulna）又称尺侧纵列缺失，是最少见的纵向型缺损。该类畸形会影响整个上肢，对肘和手的影响最严重，主要表现为手在前臂远端向尺侧偏斜，形似高尔夫球棒状，常称为尺侧球棒手（ulnar clubhand）。该类畸形包含了一系列尺骨发育缺陷、肘关节异常，而且合并多种手部畸形，同其他纵向型缺损相比，临床表现变异较大。该病患者手腕多不正常，但是比桡侧球棒手稳定，而且桡侧球棒手肘关节受累更严重。在功能上，除了一些综合征病例，患者都比较适应，但是静止和运动状态下患肢外观都比较丑陋。

二、流行病学

尺侧纵列缺失较为罕见，Froster及Baird在1992年报告其发病率为1：100000至1：50000。尺侧纵列缺失较桡侧纵列缺失更为罕见，后者发病率为前者的4～10倍。约70%的尺侧球棒手为单侧发病，其中尺骨部分缺失较全部缺失更为常见。畸形既可以影响轴后，也可以影响轴前，但是和近端肢体畸形严重程度不一定相关联。该病以散发为主，也可见于遗传家系及相关综合征的报告。

三、应用解剖

该病患者尺动脉常缺如，但尺神经经常出现，多位于纤维原基下方。部分病例肢体动脉解剖因桡动脉缺如而发生变异，而且16.7%的患者恒定出现正中动脉。只有当尺骨发育不良时才会合并掌深弓和指动脉异常。

四、病因

目前该病确切病因尚不清楚，但是在子宫内发病时间很有可能早于桡侧缺损。胚胎学方面，先天性尺骨发育不良可能发生在胚胎发育的第5～6周，与音猬因子（SHH）相关。正常音猬因子局限于掌板后部的极化活性区（ZPA），被认为与肢体前后轴的发育相关，但当其扩散出极化活性区而成为弥散性蛋白时，则可导致上述畸形的发生。正常手指及尺侧纵列（包括尺骨及尺侧腕骨）的发育依赖浓度梯度表达的*SHH*基因，小指*SHH*基因的表达量最高，示指的表达浓度最低，而*SHH*基因的缺乏可能导致尺侧纵列的缺失。

类似的缺损在实验大鼠上应用白消安四联剂和乙酰唑胺诱导出现，也可在白色来亨鸡胚手板形成前、肢芽形成后即刻用电极刺激肢芽轴后部分诱导出现。极化活性区的破坏，可能使*SHH*功能丧失，阻碍了尺骨的发育。

尽管有报告称尺侧球棒手可合并心血管畸形，并且是一类常染色体显性或隐性遗传综合征的一部分，但一般来说，尺侧球棒手是一个独立症状，除本病外多数孩子无其他病症。

五、分型

最常用的分类系统是Bayne分类法（表2-8-1，图2-8-3）。

Ⅰ型　尺骨发育不良。表现为尺骨短小，尺骨近、远端骨骺存在，腕部无明显偏斜，可伴有桡骨头脱位。病程呈非进行性进展。

Ⅱ型　尺骨部分发育不良。表现为尺骨远端部分缺失，桡骨呈弓形向尺侧弯曲，桡骨向近端移位，因而前臂缩短，肘关节功能障碍，腕部明显向尺侧偏斜。此型最为多见。

Ⅲ型　尺骨完全发育不良。表现为尺骨完全缺失，可伴有肘部严重屈曲挛缩及皮肤蹼形成；或肘部屈曲挛缩较轻，桡骨头向近端移位。由于无尺骨原基的牵拉，桡骨弯曲不明显，手部无明显尺偏或仅有轻度尺偏。此型少见。

Ⅳ型　桡骨肱骨融合。表现为尺骨及手尺侧列完全缺失，桡骨与肱骨融合。还可以有两种骨性融合：一个小的尺骨残端与弓形的桡骨近端融合，尺骨近侧端存在；或肱骨与尺骨融合，桡骨明显弯向尺侧，手也向尺侧移位。此型罕见。

表 2-8-1　Bayne 尺侧纵列缺失分类方法

Bayne 分类方法	尺侧列缺损失情况
Ⅰ型	尺骨发育不良
Ⅱ型	尺骨部分发育不良
Ⅲ型	尺骨完全发育不良
Ⅳ型	桡骨肱骨融合

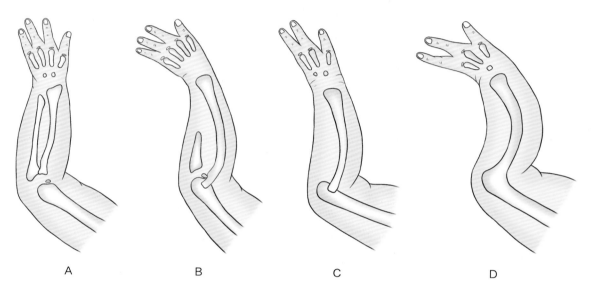

A　　　　　B　　　　　C　　　　　D

图 2-8-3　Bayne 尺侧纵列缺失的分类示意图

A. Ⅰ型　B. Ⅱ型　C. Ⅲ型　D. Ⅳ型

　　尽管 Bayne 分类方法以尺侧缺失的程度为原则，应用简单，但是没有包括所累及的其他上肢畸形，而且不能决定治疗方法和功能预后情况。

　　另外一种分类方法是 Paley 和 Herzenberg 分类方法，其更关注于前臂治疗策略（表 2-8-2）。两种分类方法相似，对部分尺骨不发育进行了细化。

表 2-8-2　Paley 和 Herzenberg 尺侧纵列缺失分类方法

Paley 和 Herzenberg 分类方法	尺侧列缺损
Ⅰ型	尺侧发育不良、远端骨骺完整
Ⅱ型	部分尺侧不发育，远端 1/3 缺损
Ⅲ型	部分尺侧不发育，远端 2/3 缺损
Ⅳ型	尺骨完全不发育
Ⅴ型	桡骨肱骨融合

　　2010 年 Al-Qattan 等人依据上肢的整体功能将尺侧列缺失分为功能良好、功能一般、功能较差及无功能 4 组（见表 2-8-3）。这种分法不仅方便临床记录及研究，也能指导手术。

表2-8-3 Al-Qattan功能分类

等级	尺侧列缺失
功能良好	手及肢体日常活动不受限
功能一般	偶尔可协作对侧正常肢体
功能较差	日常活动很少使用患肢
无功能	尺侧纵列缺失合并手腕水平横行截断

六、病理改变与临床表现

尺侧缺失的患者主要表现为上肢外观及功能受累（图2-8-4）。受累部位通常在手和肘关节，肩关节偶可累及。

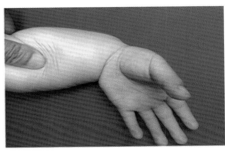
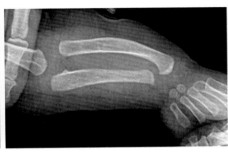

图 2-8-4 尺侧列发育不良导致腕关节尺偏

A. 上肢外观　B. 上肢X线片

A

B

因为骨融合影响桡肱或尺肱关节的活动度，所以肘关节固定在屈或伸的位置，抑或是肘关节虽能运动但不稳定。尽管肘关节通常不能完全伸直，但是其运动范围和弧度常随尺骨缺损程度的不同而不同。轻度缺损病例肘关节功能很好，直到十几岁时肘关节侧后方才会出现一痛性、外观难看的肿块。这个肿块就是移位的桡骨头。典型病例表现为前臂短缩，桡骨弯曲伴随桡骨头移位，手偏向尺侧。手旋前和旋后功能受限或者缺失，其程度主要取决于尺骨缺失的严重程度，以及是否合并桡尺关节融合（图2-8-5）。

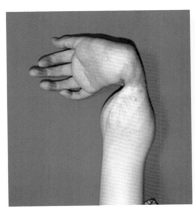
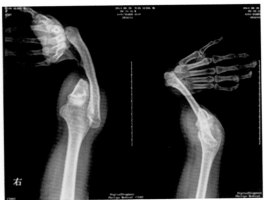

图 2-8-5 Bayne Ⅱ型（PaleyⅢ型）尺侧球棒手

表现为前臂短缩，桡骨弯曲伴随桡骨头移位，手偏向尺侧

（图片来源：上海交通大学医学院附属第六人民医院）

A

B

先天性尺侧列发育不良在手腕部主要表现为腕骨发育不良或融合，但是同肘关节相比，腕关节更为稳定。腕关节也可存在尺偏，但很少进展，而且同桡侧球棒手相比尺偏程度较轻。豌豆骨通常缺失，钩骨、三角骨、头状骨和小多角骨也可能缺失。手畸形常见。手指缺失（缺指畸形）是最常见的畸形。与桡侧列发育不全不同，尺侧列发育不全可同时存在轴前和轴后畸形，而且常合并拇指和虎口缺陷的情况，通常伴有轴后发育不良，偶尔有轴前型多指。手轴后缘通常被累及，但轴前和轴后的手指都有可能缺失。拇指通常伴有不同程度的发育不良，与手指在同一平面，而且经常与其他手指并指。残留的手指可能正常，但是通常表现为屈指症或者指深屈肌腱缺失。手指可以表现为完全性并指，手指之间可能有发育不良的手指，这种类型可能更适合被称为分裂手。在只有3个手指的手中，最有可能存在的手指通常为拇指、中指和环指。尺侧列发育不良多为散发，也可表现为综合征（见表2-8-4）。

表2-8-4　尺侧纵列缺失相关的综合征

综合征	合并疾病
Cornelia de Lange综合征	小头畸形，腭裂，心脏畸形，严重发育迟缓
Schinzel综合征	室中隔缺损（VSD），幽门狭窄，肛门狭窄，少汗症
Weyer尺侧列少指综合征	中线颜面畸形，腓骨缺损，肾、脾畸形
尺侧乳房综合征	乳头和大汗腺发育不良，牙齿和生殖器畸形
股骨-腓骨-尺骨缺陷综合征	身材矮小，腓骨发育不良，马蹄内翻足
尺侧腓骨发育不良	身材矮小，腓骨发育不良，下颌骨发育不良
Klippel-Feil综合征	短小蹼颈，颈椎畸形

尺侧列发育不良者患肢的功能取决于肢体畸形的确切类型、是否双侧受累，以及是否伴有发育迟缓。与正常人相比，患者用力抓握、精细拿捏、定时灵活性测试结果都减弱。然而，大多数患者已适应，患肢功能良好。

七、治疗

（一）治疗原则

病例的解剖结构决定了患者是否能进行手术治疗，手术的主要目的是改善拇指和手指功能。该病手的功能能够得到明显改善，因此对于此类患者，医生主要处理各种手畸形。患者家属经常要求做肘和前臂手术，但是这类手术功能改善的效果并不令人满意，而且争议很大。手术效果还和患者的智力有关，但手术方法很少由智力因素决定。

手术首先要解决肢体的空间位置问题。肱骨旋转截骨可以复位患手，这样手就可以处于患者视野范围内。截骨通常在三角肌止点以下操作。笔者曾尝试对6个月以内的患者松解肘关节，以增大运动范围，但手术效果不好，手术获得的运动能力会逐渐丧失，肘关节成形术没有效果。若肘关节位置不佳，肱骨截骨可以改变肘关节位置以允许完成一些动作，但一定要注意的是，手术可能会使患者丧失其他功能。

一些中心用尺骨牵引延长来治疗桡骨头移位，但是桡骨头能在关节处复位并不表示其能保持在此位置。当然，骨牵引可以改善并纠正一定程度的腕关节尺偏，改善功能（图2-8-6），但需要长期随访评价牵引是否值得，因为尺骨生长相对缓慢，需要在儿童期反复牵引。

骨骼成熟前切除桡骨头会破坏前臂力学和骨间膜，导致腕关节疼痛和畸形。若有移位，通常在青春期切除桡骨头，但是切除后远期可能发生类似的腕关节疼痛和前臂畸形，虽然不那么严重。若肘关节严重不稳定，可以选择创建一根骨性前臂。

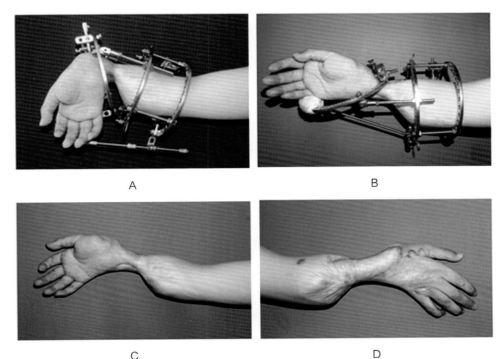

图2-8-6 尺骨牵引

A、B. 骨牵引支架的安放及调整　C、D. 牵引后腕关节尺偏得到一定程度纠正，有助于腕关节功能改善

（图片来源：上海交通大学医学院附属第六人民医院）

A　　B

C　　D

（二）手术方法

1. **单纯切除尺骨原基**　应在患者6月龄前切除纤维软骨原基。尺侧切开后应首先确认尺动脉及尺神经。尺骨原基须从远侧尺骨、掌骨及桡骨骨骺这3个附件上完全切除，然后用克氏针固定，使腕关节10°内轻度桡偏。拔除克氏针后用尺侧沟形夹固定。此种术式多用于Bayne Ⅱ型患者。

2. **尺骨原基切除＋桡骨楔形截骨**　对于桡骨弓形弯曲的患者，除切除尺骨原基外还须在桡骨近侧截骨，截骨后根据患者年龄选择克氏针或钢板固定。

3. **旋转截骨术**　此术式通常应用于桡肱骨融合合并肩关节内部旋转畸形的患者。旋转截骨术须在肱骨或前臂水平施行。肱骨每旋转1mm，前臂姿势就能够得到10°的改善，但应避免过度旋转。截骨后用钢板固定。

4. **桡骨头切除**　桡骨头脱位通常无须手术，但部分年龄较大的患者在桡骨头脱位后肘关节伸直会受限，同时前臂旋前功能也受限。对于这些病例中的前臂功能稳定者，切除脱位的桡骨头可使功能得到改善。

5. **前臂单骨成形术**　此术式主要适用于桡骨头脱位、前臂不稳定及肘关节明显伸直受限的Bayne Ⅱ型患者。该术式最好选择背侧切口，显露前臂近1/3，保护骨间背侧神经，切除桡骨近侧部分，将桡骨远部与尺骨近端融合，并用纵行髓内克氏针固定，术后上肢用支具外固定（图2-8-7）。

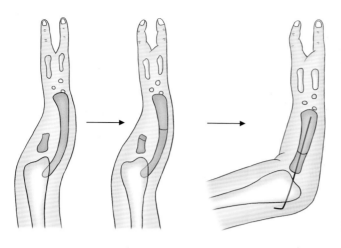

图2-8-7 前臂单骨成形术示意图

6. **手部畸形矫正** 手部畸形矫正最有可能恢复手功能。根据每个患者的病情处理手畸形，包括手术改善虎口、并指分离、掌骨截骨、为现存的手指和拇指提供指腹对捏功能。通常早期应用传统的全厚皮片移植的并指分离方法，后期进行截骨。最严重的病例，可能需要广泛地松解拇内收肌。为在拇指和其他手指之间形成一个足够大的虎口，可能需要显微游离皮瓣移植（图2-8-8）。

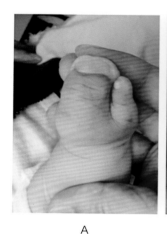
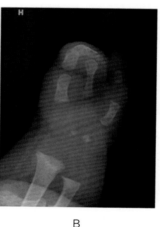

A   B

图2-8-8 尺侧列发育不全合并并指畸形，可以通过分离并指、重建虎口恢复一定功能

A. 手部外观 B. 手部X线片

拇指及第1指蹼重建应当遵循拇指发育不良的手术原则。可通过Z形改形、植皮或者皮瓣移植来增加第1指蹼的宽度。对于严重拇指发育不良及漂浮拇、拇指缺失的患者，应行示指拇化。偶尔情况下，拇指缺失，需要进行拇化手术，但患者父母可能反对，因为轴后手指也可能缺失，父母可能不愿意为了再造拇指而冒风险对残留的功能较好的手指进行手术，或者失去三指或四指手的正常外貌。游离足趾移植再造拇指需要有足够的备用运动装置，这样移植后的足趾才有用。

若有复拇指畸形，通常可以通过修复恢复正常，但有些病例手很不正常，复拇手术反而可能影响手的功能，对整体外观没有明显改善。对于这种病例，手术干预是禁忌。

腕骨或指骨截骨、旋转手指提供对捏功能的手术要在患者达到一定年龄时进行。这时患者有足够的骨量可以提供两个固定点以控制旋转。若患手只有两个手指，单独进行第1掌骨旋转截骨很少能获得对指功能。

表2-8-5是根据Paley和Herzenberg分类方法提出的治疗方案。但须注意的是，这些方案的远期

疗效仍不清楚，而且和处理桡侧列缺失的手术原则相同，手术重点在于骨骼的重新排列，而没有讨论软组织畸形，以及软组织对骨骼产生的力量。从长远看，这些治疗方案未能矫正畸形，许多患者经历多次手术，但没有维持长期效果。

表2-8-5　Paley和Herzenberg分类及治疗方案

Paley和Herzenberg类型	治疗方案
Ⅰ（无桡骨头移位）	反复尺骨延长或桡骨缩短，或两者都采用，矫正桡骨弯曲
Ⅰ（伴有桡骨头移位）	反复尺骨矫正性截骨，桡骨缩短，或者尺骨矫正性截骨和延长
Ⅱ	尺骨远端骨转移以支持腕骨
Ⅲ	创造了一个骨性前臂
Ⅳ	矫正性桡骨截骨
Ⅴ	肘关节截骨以改善肘关节位置，前臂截骨矫正旋转畸形

（三）术后护理

根据手术方式适当选择包扎、理疗和夹板等术后护理方式。尺骨延长手术可能需要多次重复。术后通常用石膏制动4~6周，拆石膏后须进行功能锻炼，所有患者都需要随访直至骨骼成熟。

（四）预后和并发症

因为大部分医生只有少数患者，而且畸形的表型大不相同，因而术后骨骼成熟时手术效果通常得不到很好的随访观察。一般而言，非综合征患者的功能适应性更好。

青春期后患者则更关注臂、肘、手的外观，可考虑在此时调整肘关节的位置，但是首先应评价手术对患者是否有意义。之前手术遗留的瘢痕在患者青春期快速生长时很可能变得很紧，可同时再次修正。由于功能或美观原因可能需要联合翻修指甲皱襞周围区域。在骨骼生长期，平衡桡骨和尺骨长度的操作很可能面临需要多次重复、指长屈肌腱挛缩、腕关节稳定性破坏以及不稳定肘关节脱位等风险。

（五）二期手术

二期手术主要是为了矫正桡骨头移位或者增加前臂长度而反复实施牵引，或者是并指分离后因指蹼粘连而进行小的修整。

（六）非手术治疗

尺骨缺如早期主要表现为桡骨逐渐向尺侧弯曲，出现尺偏畸形。患儿出生后，可教父母将其手腕向桡侧轻轻推压，对腕部尺偏的矫正有一定帮助。对于1~2岁的儿童，除手法按摩外，应用夜间夹板矫正腕部的尺偏也是有效的；即使不能完全矫正，也可防止软组织挛缩，有利于之后的手术治疗（图2-8-9）。

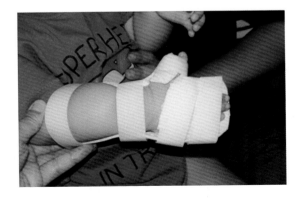

图2-8-9　支具矫正腕部尺偏

（王斌）

■ 第四节

拇指发育不良

　　拇指发育不良是一类表现为拇指功能及外观异常的先天性疾病，病情严重程度从拇指轻度减小到整个拇指的缺失不等，属于桡侧列发育不全，可同时伴有其他系统的异常，例如 VACTERL 综合征（脊椎异常、肛门闭锁、气管食管瘘管、肾异常和四肢发育异常）和遗传性疾病，包括 Fanconi 贫血、Holt-Oram 综合征和 CHARGE 综合征［眼部缺损、心脏缺陷、后鼻孔闭锁、生长发展迟缓、生殖和（或）泌尿系统异常、耳畸形和耳聋］等。血小板减少桡骨缺失综合征也与拇指发育不良有关，这些儿童有明显的扁平、宽阔的拇指。因此，对拇指发育不良患者须进行充分、合理的检查，包括肾脏超声、超声心动图、脊柱 X 线片、血常规和染色体筛查等。

　　在诊断和分类方面，Müller 在 1937 年介绍了从轻度发育不良到严重发育不良、拇指缺失的不同严重程度的拇指发育不良分型。Blauth 将拇指发育不良分型细化为 5 型。是否重建拇指，或是在去除拇指序列后行示指拇指化手术，关键在于拇指腕掌关节是否稳定。治疗的最终目标是使患者具有一个稳定且有功能的拇指。1992 年，Manske 和 McCarroll 将 Blauth 分型的第 3 型按是否有近侧掌骨分为 Ⅲa 型和 Ⅲb 型。Buck-Gramcko 将仅有掌骨头的拇指发育不良列为 ⅢC 型。2014 年，Tonkin 在保留 Müller 概念完整性和 Blauth 对骨骼和软组织分型的基础上，对该分类方法进行了进一步的改良，将第 2 型和第 3 型进一步细化。

　　在治疗方面，欧洲的独立研究者 Gosset 和 Hilgenfeldt 发明了创伤后拇指缺损的手指转位方法。在第二次世界大战后的几十年间，Bunnell 描述了类似的手指转位，Littler 改良了他们的技术并应用于先天性异常。伴随着欧洲的反应停事件，Buck-Gramcko 积累了大量的临床经验，建立了目前的拇指化标准。大多数接受手术治疗的儿童存在桡侧发育不良（可存在桡骨部分或完全缺失）。我们也看到较高发病率的综合征患者，如 Apert 综合征患者，通常在大型儿童医院进行多发畸形的治疗。拇指发育不良的治疗依赖整个手外科学科的进步。无论是为发育不良的拇指填充增加其体积，或是再造一个新的拇指，都离不开对拇指活动机制的理解与显微外科技术的发展。

拇指发育不良的真实发病率难以确定，因为目前存在大量的先天性发育不良畸形，而拇指发育不良仅是其中的一部分。所有相关报告都受到患者人群的遗传基因组成、命名和采样偏差的影响。

一、应用解剖

与正常拇指相比，拇指发育不良主要存在以下几个问题。

1. **鱼际肌的问题** 鱼际肌的发育不良，主要影响对掌功能，这在 Blauth Ⅰ 型中较少发生，但在 Ⅱ 型中，鱼际肌的萎缩常较明显。大鱼际处平坦或是凹陷，拇长屈肌、拇短屈肌、拇长伸肌、拇短伸肌、拇短展肌、拇对掌肌可能存在缺如、发育不良或是止点异常，其中拇对掌肌受累最少。目前尚未发现哪些肌肉是一定会在拇指发育不良时出现解剖异常的。但是骨骼和肌肉的受累情况有一定相关性，骨骼发育缺陷越严重，肌肉受累也越广泛。例如在 Ⅲ 型拇指发育不良中，仅有线状肌肉连接桡腕关节和第 1 掌骨头的远端。这些线状结构仅能小幅度带动拇指，并且其包含的纤维组织与长骨（如股骨、胫骨、腓骨）发育不良中的纤维组织相似。目前，尚不能确定这是对发育不良组织的替代，还是骨畸形的一种形式。在 Ⅳ 型拇指发育不良中，肌肉几乎是缺失的。第 1 骨间肌通常发育良好，但拇指常松散地悬挂在第 2 掌骨桡侧或是示指近端（漂浮拇）。大部分漂浮拇的基底部软组织呈束带样缩窄。

2. **关节韧带系统的问题** 掌指关节侧副韧带的缺失会导致关节的极度不稳定。因为发育不良或止点异常的鱼际肌和关节囊松弛的缘故，往往可出现掌指关节的过伸。软骨髁突发育不良，可导致关节摆动。这样的拇指（通常是 Ⅰ 型或 Ⅱ 型）往往在对掌时桡偏，缩紧关节囊后可抓握物体。因此，患者在对掌时，拇指常位于示指和中指之间。在 Ⅱ 型拇指发育不良中（掌骨内收），常可发现异常韧带连接第 1 和第 2 掌骨头。正是这条韧带与背侧、掌侧筋膜一起紧束第 1 掌骨，导致虎口无法开大。

3. **神经和血管的问题** 对于这个问题的了解目前比较有限，在 Tonkin 的 16 例患者中，掌侧神经血管束均未见缺如，偶尔发现有发育不良的桡侧神经束。Edgerton 等在 11 个病例中发现 4 例在第 2 和第 3 掌骨头间存在异常的掌侧环状神经，示指和中指间的指总动脉穿过这个神经环。Edgerton 等认为漂浮拇的掌侧血管神经常不发育，内在肌神经支配存在异常，桡动脉发育异常，且示指桡侧动脉不发育。Maier 在 1965 年做了血管造影研究，发生拇指发育不良者动脉供应正常，静脉系统比正常稍密集。上海交通大学医学院附属第九人民医院王斌通过对 18 例 Ⅲ B 型拇指发育不良的患者进行 DSA 血管造影分析后发现，83.3% 的拇指发育不良患者桡动脉发育不良，缺乏吻合价值。

4. **腕部和前臂的骨骼异常** 这是最重要也是最常见的问题。在拇指异常较轻的病例中，存在骨化中心的延迟，在大部分病例中，有桡侧腕骨（包括舟骨、大多角骨、小多角骨）的发育不良或不发育。有时存在腕骨或桡骨和尺骨近端间的骨性连接。极少伴发肱骨和肩关节水平的畸形。肱骨和肩关节水平的畸形常有先天性肱骨脱位或畸形、肩胛骨和肱骨的肌肉（胸肌、三角肌、肱二头肌、肱桡肌）发育不全。

二、病因

胚胎上肢的发育在肢芽的 3 个轴上发生：近-远轴（长轴）、前-后轴（桡侧和尺侧）、背-腹轴。桡侧纵列缺陷主要与前-后轴紊乱有关。这 3 个轴的生长信号通路相互影响，十分复杂，通常较严重的桡侧纵列缺陷，其近-远轴也发生了异常。上肢长轴的发育主要与远端肢芽外胚层顶嵴分泌的成纤维细胞生长因子（FGF）相关。尤其是 FGF8，可刺激周围中胚层细胞的增殖与生长，诱导并保持肢芽的发育。外胚层顶嵴的维持，不只需要 FGFR1、FGFR2，还与 WNT/beta-钙黏附蛋白、骨形态形成蛋白（BMP）和 BMPR1a、视黄酸和音猬因子（SHH）有关。

前-后轴的发育分化与 SHH 在极化活性区（ZPA，肢体远端轴后间质的区域）的表达有关。ZPA 的建立与 FGFR2 相关的 FGF 信号通路有关。ZPA 产生的 SHH 通过 GLI3 诱导轴后结构的发育，并通过 SHH 的浓度梯度诱导桡尺方向的形成，轴前最远端的拇指不依赖于 SHH 信号。Iroquois 同源结构域转录因子 3、5（IRX3，IRX5）被认为与肢体轴前发育有关。双基因敲除的动物模型产生了桡侧纵列缺陷表型。目前，SHH 被认为可抑制 IRX3 与 IRX5。肢体分子时钟基因 Hairy2 受 FGF 和 SHH 的调节，其异常表达可能导致桡侧列的发育不良。

由于轴前纵列缺陷可发生于很多情况，存在各种各样的病因。这些畸形的原因包括基因、环境、致畸物和其他因素。因此，强烈推荐有遗传专家参与的咨询，每一个手外科医生都有必要参考标准的遗传手册或 OMIM 网站。

许多与拇指和桡侧纵列发育不良及不发育相关的潜在并发症可以涉及身体的各个部位，最显著的是与心血管、胃肠道和泌尿生殖系统相关。相关的血液学问题，特别是范可尼贫血，可以早期发现，但大部分并发症通常在童年后临床症状才变得明显。与拇指发育不良相关的常见疾病有：Aase 综合征、Baller-Gerold 综合征、面耳脊椎畸形、Fanconi 综合征、Holt-Oram 综合征、Hevy-Hollister 综合征、Nager 综合征、TAR 综合征、Roberts-SC 短肢畸形综合征、Rothmund-Thomson 综合征、Towners 综合征、VACTERL 综合征、13q 综合征、EEC 综合征、CHILD 综合征、Coffin-Siris 综合征、Cohen 综合征、扭曲性骨发育不全、Dyggve-Melchior-Clausen 综合征、Grebe 综合征、耳颚指综合征第二型、部分 10q 三体综合征、Poland 综合征、Ruvalcaba 综合征、短肋-多指畸形综合征 Majewski 型、短肋-多指畸形综合征非 Majewski 型、9p 三体综合征、5p 综合征、18q 综合征、Apert 综合征、Carpenter 综合征、Pfeiffer 综合征、Rubinstein-Tabyi 综合征、Saethre-Chotzen 综合征等。

三、分型

Tonkin 于 2014 年在保留 Blauth 分型的基础上，综合了 Müller 和 Blauth 等对于发育不良严重性分级的观点，对拇指发育不良分型进行了进一步改进（图 2-8-10）。

（一）Ⅰ型

拇指较小，鱼际肌发育不良，可伴有轻度外在肌异常。关节可活动且稳定，无手术指征。

（二）Ⅱ型

拇指发育不良较严重，能够从重建手术中获益。腕掌关节存在，内在肌和外在肌发育明显异常，掌指关节不稳定，虎口发育不良。通过体格与影像学检查可对其严重程度进一步分级。

1. Ⅱa 轻度。内在肌发育不良，掌指关节在单个方向上不稳定，第1掌骨内收，伴虎口狭窄。手术治疗主要包括虎口开大，掌指关节尺侧副韧带重建，酌情对侧转移。轻度外在肌畸形无须治疗。

2. Ⅱb 中度。内在肌发育不良和虎口狭窄更严重，掌指关节在多个方向上均不稳定。需要更多的软组织重建，而不只是针对尺侧副韧带。少数病例中，需行软骨融合或是常规融合。外在肌异常，需要重建，以实现良好的拇指功能，防止畸形的复发。腕掌关节可活动且稳定。影像学上可见第1掌骨近侧基底部膨大，直径大于其骨干。

3. Ⅱc 重度。所有结构均发育不良，掌指关节多向不稳定（象鼻征＋），外在肌明显发育不良，腕掌关节不稳定（伴或不伴固定）。影像学上可见第1掌骨基底部膨大缺失，向近端逐渐变细，呈锥形（铅笔征＋）。虎口需要开大和植皮，常需要外在肌重建。掌指关节软骨融合，可通过稳定腕掌关节，重建拇指序列。

（三）Ⅲ型

所有结构有更严重的发育不良，腕掌关节缺失。

1. Ⅲa 掌骨近侧1/3缺失。

2. Ⅲb 掌骨近侧2/3以上缺失，或仅有远端掌骨残端。

（四）Ⅳ型

掌骨缺失。漂浮拇，仅通过软组织连接于示指序列上。

（五）Ⅴ型

拇指缺失。

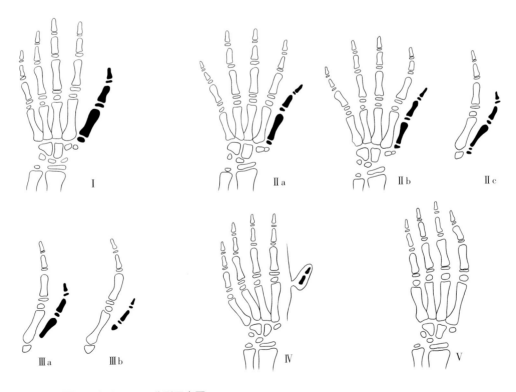

图2-8-10 改良的Blauth分型示意图

四、病理改变与临床表现

常规X线片是诊断拇指发育不良的常用工具。然而，这种评估方式无法反映每个个体手的正常或异常软组织结构的细节。因此，目前医生采用更完整的评估方式，包括虎口大小、内在肌、外在肌、关节的稳定性及功能的评估，这些将直接影响治疗方案的制订。

（一）Ⅰ型：轻度发育不良

此为最轻微的拇指发育不良类型，表现为拇指外观细长，稍短于正常的拇指。指骨和掌骨可以稍短，通常大多角骨和舟骨均存在，且桡骨远端结构不受影响。指间关节（IP）、掌指关节（MP）和腕掌关节（CMC）稳定，主、被动运动正常。虽然可能有轻微的发育不良，如拇短展肌（AbPB）、拇对掌肌（OP）和拇短屈肌（FPB）外侧头肌肉薄弱，但所有的内在肌都存在。关节、韧带和关节囊、肌腱、神经、血管等结构基本正常，可伴有轻度虎口狭窄（图2-8-11）。

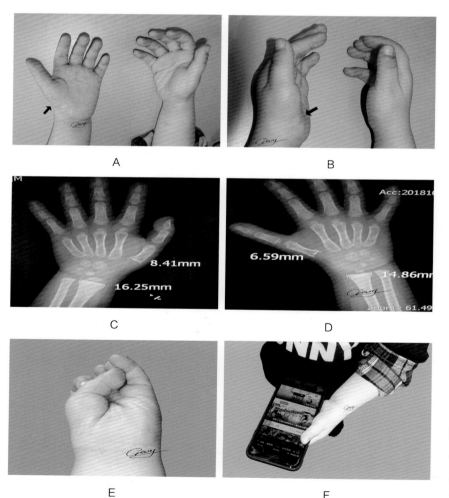

图2-8-11 Ⅰ型拇指发育不良

A、B. 显示鱼际扁平，虎口基本正常 C、D. X线片显示掌骨与桡骨较健侧细小 E、F. 拇指功能正常，能单手进行手机操作

（二）Ⅱ型：中度发育不良

掌、指骨均存在，但较正常掌、指骨细小。腕骨中大多角骨、小多角骨、舟骨、月骨都可能发

育不良。虎口狭窄，拇指内收，掌指关节尺侧副韧带松弛，正中神经支配的鱼际肌发育不良或偶见缺如（图2-8-12～图2-8-14）。通常，正中神经支配拇短屈肌（FPB）和拇对掌肌（OP），但FPB可有变异。据报告，40%FPB由正中神经支配，48%由尺神经支配，12%由正中神经和尺神经共同支配。

尺神经支配的内在肌，如拇内收肌，可牵拉掌骨内收并内收虎口。当手术探查时，可见肌群间有绷紧的纤维带。

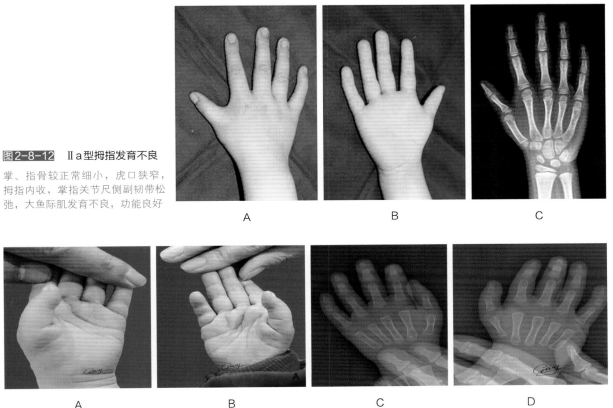

图2-8-12 Ⅱa型拇指发育不良
掌、指骨较正常细小，虎口狭窄，拇指内收，掌指关节尺侧副韧带松弛，大鱼际肌发育不良，功能良好

A   B   C

A   B   C   D

图2-8-13 Ⅱb型拇指发育不良
A、B. 双侧拇指发育不良，拇指细小，右侧为著；鱼际扁平，主要表现为拇伸直功能障碍，提示鱼际肌与伸肌发育不良   C、D. X线片显示掌骨细小，右侧为著

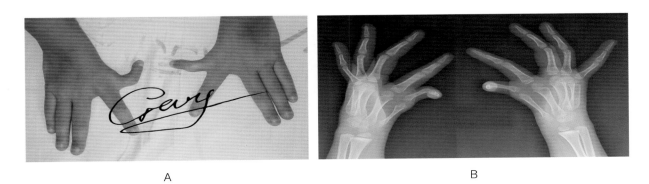

A   B

图2-8-14 Ⅱc型拇指发育不良
A. 外观   B. 手部X线片
鱼际肌、外在肌均严重发育不良，骨骼明显细小但结构存在，虎口重度挛缩

现已证实，手掌桡侧许多肌肉和肌腱的异常与Ⅱ型和Ⅲa型拇指发育不良有关。纤细拇指上缺乏指间（IP）或掌指（MP）屈曲或伸展皱褶，是临床上屈肌和（或）伸肌异常的最好证据。而拇长屈肌（FPL）可存在多种变异，其肌腱与肌腹可能存在异常，表现为有近段重复，或在桡骨远端有更多插入。在一些病例中，可以观察到该肌起源于示指屈指深肌腱、腕横韧带或鱼际内在肌筋膜，插入屈肌腱鞘和（或）伸肌结构。在其他一些病例中，FPL甚至可能完全缺失。此外，还可能出现桡侧腕伸肌或拇短收肌的解剖异常。偶尔，小的异常拇指蚓状肌可能从其所在拇指骨上的起点延跨过虎口伸至示指，并与示指屈肌系统相连。在Freeman-Sheldon综合征和复杂拇指重复畸形的儿童手上可以见到这种奇特（返祖）的延伸过虎口的屈肌肌肉。

此外，外侧伸肌可能会从侧方跨越MP关节，与外侧屈肌形成异常连接。这些异常插入且走向偏离的屈伸肌，使得活动时关节桡偏，而非正常的屈伸。此外，MP关节松弛的尺侧副韧带也导致了拇指的外展畸形。Tupper将此命名为"外展型拇指"：当肌肉收缩时，拇指不是往指间关节屈伸，而是外展并桡偏。Graham等总结了大量的肌肉和肌腱的异常，它们多数发生于前臂，虽然Ⅱ型拇指发育不良往往呈现出肌腱内的连接，但外展姿势和宽度异常的肌肉及肌腱主要见于Ⅲa型拇指发育不良。在手腕和前臂水平，这些肌腱可见起点异常和肌腹异常变长，且畸形可以一直延伸至手掌。

（三）Ⅲ型：严重发育不良

在该型中，骨骼尤其是掌骨短缩和狭窄的程度更明显。由于腕骨发育不良或再生障碍，手和手腕出现桡侧偏斜。大多角骨通常非常小，而舟骨常缺如。桡骨远端较小且茎突缺如，使桡骨外观圆钝。此类畸形存在非常多的变异，Manske把其划分为：①Ⅲa，第1掌骨长度正常并且有完整的CMC关节；②Ⅲb，第1掌骨变细且无CMC关节。Buck-Gramcko又加进了一个新的变异类型——ⅢC型，此类型只有掌骨远端，没有肌腱和肌肉，而指蹼比Ⅳ型更宽。在Ⅲb型和Ⅲc型中，有纤维条带连接一个发育不良的掌骨和软骨小瘤，替代大多角骨与掌骨基底部的功能。通常会存在一个很小的拇展肌腱与这些残存的组织相连。

正中神经支配的手内肌严重发育不良或完全缺如。但只要它们存在，即可屈伸MP关节。尺神经支配的拇内收肌可使拇指内收。MP关节在尺侧和桡侧都有很大活动度，并且在解剖结构上侧副韧带和掌板均发育不全或缺如。因频繁背伸，使MP关节处于外展位，并伴有小拇指和虎口狭窄畸形。在前臂，常见桡骨头发育不良及关节半脱位，偶尔出现完全脱位。

该型解剖变异多见。通常手屈肌和伸肌肌力较弱，但在某些情况下，它们可能会缺如。屈肌支持带发育不良，表现为主要的滑车弱化或缺如。在一些患者中，正中神经的运动纤维缺如，被神经血管鞘替代。起自桡侧止于示指的骨间背侧肌严重发育不良，会使得虎口严重挛缩。如想恢复指间关节屈伸功能，必须认识到这种常见的拇收肌异常（图2-8-15，图2-8-16）。

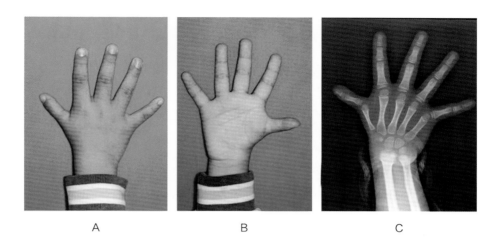

A　　　　　　　B　　　　　　　C

图2-8-15　Ⅲa型拇指发育不良

第1掌骨近1/3缺损，没有完整的CMC关节，MP关节不稳定，大多角骨、舟骨发育不良，桡骨茎突发育不良或缺如

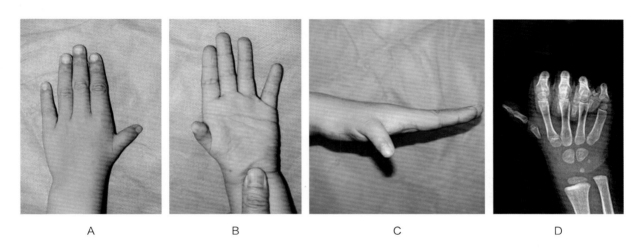

A　　　　　　B　　　　　　C　　　　　　D

图2-8-16　Ⅲb型拇指发育不良

第1掌骨近段2/3缺损、无CMC关节，MP关节不稳定，大多角骨、舟骨发育不良，桡骨茎突发育不良或缺如

（四）Ⅳ型：掌骨缺失

该型拇指通常在桡骨中线的边缘远离手掌。漂浮拇与手掌只有一个软组织蒂相连，因其内含1条动脉、2条静脉及1~2条神经，故而被Littler描述为"自然的神经血管蒂"。其中可能存在异常血管或神经环，可影响拇指化手术的效果。该型畸形掌骨缺如，两节小的指骨被软组织包裹。需要注意的是，如出现小的指甲则意味着存在末端指骨。掌内肌并不分布于其中。第1背侧骨间肌（示指外展肌）可以通过示指外展运动发现。在腕关节水平，大多角骨较舟骨更易缺如。桡骨茎突可能会缺如，但大多数患者的桡骨远端是正常的（图2-8-17）。

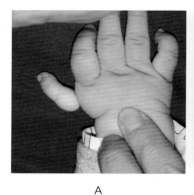
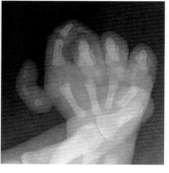

图2-8-17 Ⅳ型拇指发育不良

A. 手部外观 B. 手部X线片
漂浮拇与手掌只有一个软组织蒂相连，大多角
骨、舟骨常缺如，桡骨茎突发育不良或缺如

（五）Ⅴ型：拇指缺失

该型拇指是完全缺失的。在我们近半的该型患者以及被Flatt报告病例的一半患者中，存在伴随的桡骨缺陷。当桡骨正常时，示指也是正常的，且MP关节有较强的外展力，原因是存在有力的骨间背侧肌（如示指展肌）。这些有正常桡骨的儿童有许多会表现出"自动拇指化"的趋势。示指的指腹变宽并旋前，处于外展位置，从而造成掌骨间隙变宽和掌骨间韧带松弛。在桡骨缺如的情况下，示指比较僵硬、短小，并且在指骨长轴方向可出现并指。桡骨发育不良的程度和示指发育不良有直接关系，桡骨发育不良与示指异常是并存的。在这些手畸形中，手指僵硬的程度从桡侧到尺侧逐渐降低，小指往往是情况最好的（图2-8-18）。

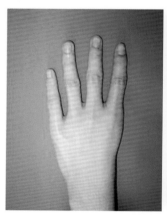
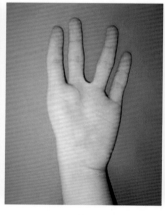
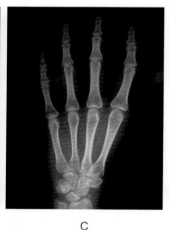

图2-8-18 Ⅴ型拇指发育不良，拇指完全缺失，常伴有桡骨茎突缺损

A、B. 手部外观 C. 手部X线片

五、治疗

（一）治疗原则

尽管患者对手畸形功能缺陷有一定的适应代偿能力，但拇指发育不良可能出现许多特有的问题，包括捏和握持（精确度、跨度、力度）的障碍。理想的拇指功能重建必须包括如下要素：

1. 有完整掌骨的可活动的、稳定的腕掌关节；

2. 一个无瘢痕的有足够深度和宽度的虎口；

3. 在3个关节（CMC、MP、IP）中，至少2个有活动度；

4. 保证MP关节的稳定性，特别是尺侧副韧带；

5. MP或IP强劲有力，有足够的屈伸活动度；

6. 置于外展位置，以利于捏和握持动作。

（二）治疗时机

随着再生医学、胚胎学、基因学的发展，很多医生会感到困惑，不知是应该等待可替代肢体的出现，还是应该尽快进行先天性畸形的重建手术。争论的焦点集中在解剖、认知和心理等因素上。

主张早期手术的一方认为：在解剖学上，肌腱条带和关节挛缩的解除将使拇指得以继续生长，而随着重建的拇指在生理上的进一步适应，其将逐渐具备功能；在认知水平上，早期手术可以让孩子重建的拇指在大脑皮层相应支配区域功能发育完全之前得到发展，而这一过程大约发生在18月龄；在心理上，尽早手术矫正将减轻家长和孩子的焦虑。

虽然有如上诸多优点，但还应该和以下风险进行权衡：①生长相关的并发症。②功能需求评估及患者的合作情况。对于年龄稍大的患者，拇指发育相对成熟一些，使得骨骼的手术问题、生长发育的方式改变问题、骨骼固定、关节重建、潜在血液供应的平衡等问题也相应减少。对于年龄稍长的患者，医生更能准确地根据患者的兴趣、功能、需求、生活方式等作出评估，从而设计相应的手术方案。③也许是最重要的，年长的孩子往往能更加配合手术及术后的康复过程。

在没有其他器官系统合并症时，孩子应该在10～18月龄期间做修复重建手术。对于桡骨缺如的患者，需要在5～8月龄期间行腕和手的中央化手术，于1岁时行拇指化手术。但对于Ⅲb型畸形，矫正的时机是个问题。虽然拇指化手术是择期手术，但一些父母或家庭并不接受它。对于需多期手术的患者，可以适当拖延至4～5岁时进行，此时患者手部解剖结构清晰，可以更加配合术后相关治疗。

对拇指发育不良或拇指缺如的手术治疗必须个体化。患者可能存在其他先天性异常，针对上肢缺陷的早期评估和协同治疗计划的制订可以程序化和标准化，最重要的应该是术者的信心、手术技巧和团队的治疗经验。

（三）手术方法

1. Ⅰ型 轻度发育不良。

Ⅰ型患者通常无明显功能障碍。实际上许多Ⅰ型拇指发育不良患者，连同他们的父母，都未发现任何异常。由于功能基本正常，所以一般不需要手术矫正。有时，此类拇指发育不良的孩子需要进行轻度挛缩虎口的松解手术，但虎口开大术绝不仅仅是简单切开皮肤，而应同时注重对指间隙、异常肌腱肌肉的解剖及关节强直的处理，从而解决筋膜紧张问题。

2. Ⅱ型 中度发育不良。

在面对Ⅱ型拇指发育不良畸形时，应分别明确以下问题：①狭窄的虎口；②不稳定的MP关节；③外展（对掌）功能不全造成无法捏持和抓握；④IP关节缺少屈曲功能和拇指外展畸形。通常，为矫正拇指所要做的是松解虎口和稳定MP关节，并针对不同情况选择或放弃为实现拇指外展或对掌动作而进行的转移皮瓣手术。

3. Ⅲ、Ⅳ、Ⅴ型 严重发育不良。

Ⅲ型、Ⅳ型及Ⅴ型拇指发育不良在获得患者或患者监护人同意的情况下，可截去严重发育不良的拇指，进行示指拇指化手术。对于保留五指意愿强烈的Ⅲ型及Ⅳ型拇指发育不良患者可以进行重建手术。手术的要点在于重建虎口、稳定掌指关节、重建对掌功能。可以运用修饰性再造的方法重建第1掌骨及鱼际区软组织缺损，并进行相应的功能重建。这需要充分的术前沟通及可靠的显微外科技术。

（四）具体手术技术

1. 虎口狭窄 对于先天性手部畸形来说，重建一个无瘢痕的虎口是保证拇指活动度和生长发育的关键。可选择的术式包括：①虎口改形；②局部旋转或滑动皮瓣；③局部神经血管岛状皮瓣；④游离筋膜组织瓣转移；⑤远位带蒂皮瓣；⑥皮肤扩张皮瓣。对于所有的Ⅱ型拇指发育不良，局部改形简单有效。一方面，每种技术的原理基本相同，即通过Z形切口垂直转位组织来拉长患指。一般来说，可以将四瓣Z形切口作为首选，因为它提供了可预计的轮廓和松解效果（图2-8-19）。五瓣技术同样有效，但较小的皮瓣容易出现损伤。但另一方面，一个简单的Z成形术不能产生正常的外观，并常常在虎口的基底部造成中心凹陷，所以外科医生应该学习并完善该技术。局部皮瓣结合皮肤移植常常在手背和示指整形手术中应用，但由于手背移植区术后外观不佳以及示指向桡侧外展时会出现挛缩，故该方法并不作为首选。如果需要多次手术，如Apert综合征的手部治疗，因每次转移皮瓣都可使指蹼变宽，所以多次行手背的转移皮瓣是有效的。

对于Ⅱ型和Ⅲa型拇指发育不良中更加狭窄的虎口畸形，可考虑其他的手术方式。桡动脉或骨间背侧动脉皮瓣可以提供足够多的组织来重建虎口。术前Allen试验有助于判断桡尺动脉的通畅性，也可选择血管造影检查来明确掌部血管情况。游离腹股沟皮瓣虽然是有效覆盖供区的方法，但须注意异常的血管解剖并需要具备儿科显微技术。

在实行四瓣Z形切口松解虎口时，患指的Z形切口应设计得尽量靠近虎口的游离缘。患指长度决定4个皮瓣的长度。在切口的两端绘制相同长度的两条线并成合适的角度（90°），最靠桡侧的线应到达虎口背侧（平行于拇指掌骨），最靠尺侧的线应到达虎口掌面，即靠近鱼际内侧的屈褶。依照适合的角度可形成4瓣（2掌、2背），每一个皮瓣尖端成45°。掌面较为固定的光滑皮肤先被切开，因为皮瓣经常需要调整，在手背移动性较大的皮肤上更容易做到。切开时要保护手背的血管和神经，4个皮瓣可能会再次收缩。经常见到分支状的尺侧动脉向拇指延伸并走行于拇收肌边缘。

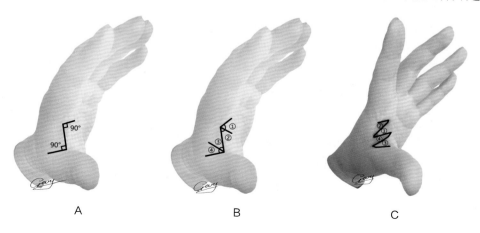

A   B   C

图2-8-19 四瓣成形术

四瓣成形术在治疗拇指发育不良时并不常用，仅用于轻度虎口狭窄病例。我们的大部分患者虎口狭窄较重，因此图示只作为方法介绍，没有合适的用于拇指发育不良的手术照片

仅切开皮肤往往不足以充分松解虎口。鱼际肌紧缩的筋膜和掌骨间约束条带应该在松解前予以切断。如果需要，可以探查至CMC关节水平，但要注意保护拇指动脉的分支。第1骨间背侧肌在第1掌骨上的起点也应注意探查，如需要可部分切断。需注意的是，松解拇收肌可能会导致捏持力不足。虽然在Ⅱ型拇指发育不良中，第1背侧骨间隙和拇收肌一般不需要松解，但他们在Ⅲa型拇指发育不良中常常处于高张力挛缩状态。当需要行肌肉切开术来松解虎口时，克氏针需穿过第1、2掌骨至少3周。如果桡侧动脉（桡动脉示指支）是张力最高的结构，那就只能在当有正常血管走行于第2指蹼时，才可以结扎前者。

在一些Ⅱ型拇指发育不良中，异常的肌肉因跨过拇指屈肌表面并止于示指伸肌的表面，起到内收拇指的作用，因此，需切断这些肌肉。加强MP关节稳定性或肌腱转移的步骤需要在缝合皮瓣之前完成，可使用6-0可吸收线进行缝合。当这些步骤都正确完成后，皮瓣可很自然地覆盖创面（图2-8-20）。

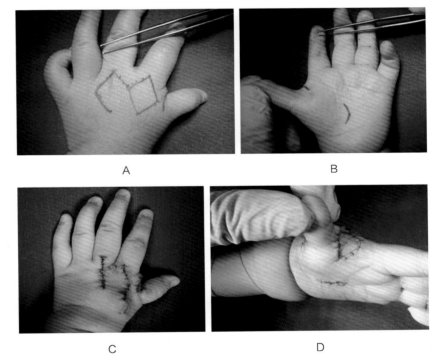

A   B

C   D

图2-8-20 掌背菱形瓣设计与转移扩大虎口

A、B. 术前设计 C、D. 术后外观

2. 不稳定的掌指关节 在松解中度或重度虎口挛缩时，常可在MP关节水平发现松弛的尺侧副韧带。在Ⅱ型和Ⅲa型拇指畸形中，可通过以下方法处理松弛的关节：①紧缩现有的韧带及关节囊；②游离肌腱，移植重建侧副韧带术；③关节固定术；④用肌腱末端重建韧带来增加掌外展运动。需要注意的是，对于处于生长期的患者，所有操作均不能损伤骨骺。紧缩松弛的尺侧副韧带和关节囊可通过折叠或切断以及用"裤子套马夹"的方式闭合松弛的结构，从而达到修复目的。伸肌系统及松散的筋膜组织通常向桡侧移位，需要仔细辨认这些肌肉结构并将其从背侧关节囊移开。小指伸肌腱移植应分别穿过骨膜下隧道或钻孔后所形成的通道。对于大多数Ⅲa型拇指发育不良来说，关节桡侧及尺侧需要同时重建。可以将一部分环指指浅屈肌（FDS）通过掌侧止于关节尺侧，其他部分止于关节桡侧。如需要，多余的肌腱还可用于滑车重建术。

在Ⅲa型拇指发育不良伴有连枷关节或缺乏外在肌肉的病例中，MP关节稳定性比其运动功能更为重要。可以考虑对低龄患者实施软骨固定手术，在不损伤生发中心的前提下可以将掌骨头修平并与近节指骨骨骺融合。实际上，处于外展位的拇指以及不对称的关节只能依靠融合术来保证关节的稳定。可以使用细克氏针将关节固定于轻微屈曲（20°）的位置。

肌腱移植稳定术首先是将MP关节充分暴露。可以通过桡侧延长的Z形切口或四瓣切口实现。在充分查看外部伸肌和屈肌之后，探查关节囊和侧副韧带。钻出一个远离近端指骨骨骺生发中心的骨膜下隧道用于移植物转移，同时在掌骨头开孔作为固定移植物的固定点。然后肌腱绕行尺侧腕屈肌，并通过内收肌腱膜和腱鞘到达掌骨。此时，这种移植物上部形态与双侧韧带相仿，而下部与手掌附属的韧带相仿。使用不可吸收线将移植物固定在桡、尺骨之间并保持MP关节10°～15°屈曲位。

当使用环指FDS转移使掌骨外展时，两条分叉的肌腱足够用于重建桡侧和尺侧的韧带。大多数Ⅲa型和Ⅱ型拇指发育不良须在关节两面进行固定。在过去，很多医生热衷于矫正有明显缺陷的尺侧韧带而忽视了松弛的桡侧韧带（图2-8-21）。

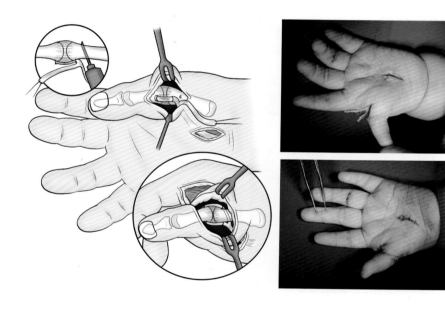

图2-8-21 环指指浅屈肌腱转位重建MP关节稳定性

3. **拇指外展功能的减弱或缺失** 虎口挛缩的程度是衡量拇指发育程度的重要指标，鱼际肌的检查和拇指在游戏中的运动评估可以决定是否需要行肌腱转位手术。此类患者常常做出捏持动作，因为拇指不能充分外展使他们不能抓握。当CMC关节不灵活、虎口狭窄、MP关节不稳定时，可采用小指展肌和示指浅屈肌的转移来重建拇指外展功能。

（1）小指展肌转位：沿腕豆骨水平将止于近节指骨中线部的切口切开，小指展肌将会被暴露。从肌肉在骨的附着点处进行分离。如果小指展肌从小指屈肌上分离困难，则两条肌肉应作为整体分离。如果有起自尺动脉的小指滋养动脉，则结扎该动脉。从腕豆骨分离可使肌瓣的长度更长，此时应保留尺侧腕屈肌腱。在转移过程中，应仔细探查肌肉的中线部分。接下来将肌肉穿过皮肤与掌筋膜之间的隧道，缝合至拇指MP关节桡侧。

（2）指浅屈肌（FDS）转移技术：获得环指的指浅屈肌腱是通过在环指基底部进行纵向切口，将A₁滑车松解后屈曲手指，让FDS滑进切口以尽可能切得远。肌腱通过尺侧腕屈肌（FCU）切口送入并通过皮下隧道到拇指桡侧。转移旋转点或通过Guyon管或环绕FCU，也可以从FCU做一个环。FDS肌腱通过掌骨颈处横行的钻眼并固定，随后用于尺、桡侧副韧带重建。同时，现有韧带和关节囊要收紧。拇指置于45°掌外展位，并将一根克氏针横行穿过第1、2掌骨固定并维持3周。

4. IP关节运动功能缺失　处理Ⅱ型和Ⅲa型拇指发育不良的难点在于IP关节的功能重建。对于微小畸形，可通过切开背侧关节囊和肌腱中央化改善。对于拇指展肌畸形以及屈、伸肌移位，则需要将这些肌肉中央化并重建滑车。在运动障碍的情况下，需要二期行肌腱转移手术。环指FDS及示指固有伸肌腱可用于矫正IP关节屈伸畸形。肱桡肌或桡侧腕长伸肌联合肌腱移植可用于对伸肌的二次转移（图2-8-22）。

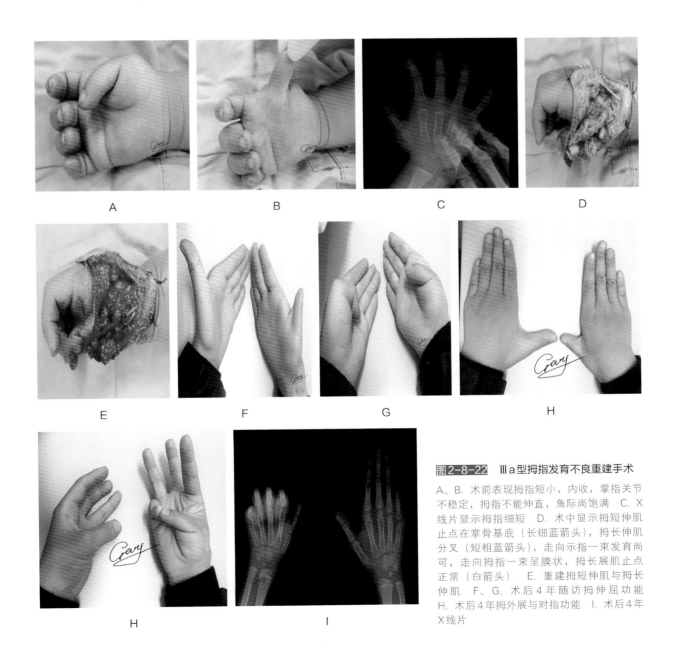

图2-8-22 Ⅲa型拇指发育不良重建手术

A、B. 术前表现拇指短小，内收，掌指关节不稳定，拇指不能伸直，鱼际尚饱满　C. X线片显示拇指细短　D. 术中显示拇短伸肌止点在掌骨基底（长细蓝箭头），拇长伸肌分叉（短粗蓝箭头），走向示指一束发育尚可，走向拇指一束呈膜状，拇长展肌止点正常（白箭头）　E. 重建拇短伸肌与拇长伸肌　F、G. 术后4年随访拇伸屈功能　H. 术后4年拇外展与对指功能　I. 术后4年X线片

拇指外展畸形：拇指外展时出现IP关节活动受限，提示该畸形的存在。在切开桡侧皮肤或在松解虎口拉伸皮瓣时常常会暴露伸肌和屈肌肌腱。在探查和牵拉肌腱时可评估远端IP关节的活动度及邻近肌腹的移位。沿MP关节桡侧和近节指骨连接带被分开和切断。是否需要重建此结构依赖于对解剖畸形程度的判断。拇长屈肌（FPL）和拇短屈肌（FPB）的缺如将严重影响捏握功能。在拇指展肌缺如时，拇长屈肌通常具有较好的形态和功能。在拇指外展畸形中，拇长屈肌常有移位，并且常常转移到拇指基底部并代偿拇长展肌的作用。在松解肌腱和切断异常肌肉后，需要考虑如何重建肌肉止点和重建一个有功能的滑车。可通过指浅屈肌转移重建指间关节屈曲功能，小指展肌转移重建拇指外展功能。

5. 示指拇指化手术　示指拇指化手术可大大提高畸形手的功能。需要注意的是，新建立的CMC关节其实是示指的MCP关节，因此并不具备正常拇指腕掌关节的活动度。此外，由于鱼际肌的缺如，拇指捏持和抓握动作的力量和稳定性仍不能达到正常水平。

该手术的操作原则，也是在手外科中最巧妙的部分，包括以下几点：①将示指转位成为带血管的岛状瓣；②旋转和缩短示指；③平衡肌肉和肌腱；④设计切口重建正常的虎口。

在过去的30年中，有许多不同的切口已经被使用。尽管Buck-Gramcko切口是最常用的（图2-8-23），但Littler技术可在较大的虎口空间提供更大的灵活性（图2-8-24），且该切口能提供更多的组织用于皮瓣转移。进行MP关节屈褶线及示指基底部的设计，并向下延伸到手桡侧缘。这样会在手掌侧形成新鱼际屈曲纹，而切口远端部分与示指基底部切口相连。当拇指缺如或拇指残端畸形情况存在时，最好选用该切口。

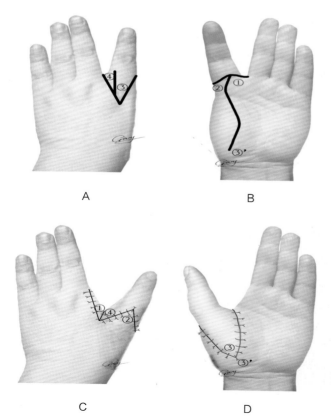

A

B

C

D

图2-8-23　Buck-Gramcko法的切口设计

A. 背侧切口设计　B. 掌面切口设计　C. 术后背面观　D. 术后掌面观

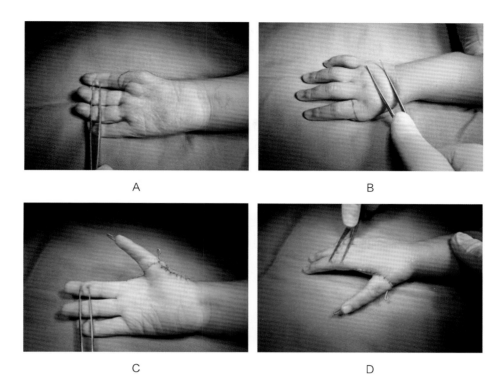

图 2-8-24　Littler 示指拇化的设计与成形

A、B. 术前外观　　C、D. 术后外观

从皮下脂肪层分离背侧皮瓣，保留其深面的手背静脉、神经和淋巴管。通常静脉分布于指背两侧。在掌筋膜浅面分离掌侧皮瓣，并暴露掌浅弓，可见围绕神经的动脉环或围绕动脉的神经环。示指桡侧神经血管束常常发育不良但少有缺如的情况。此时需要沿神经向掌浅弓的近端分离。一条神经血管束通常分出两条动脉，分别供应拇指和示指。第 1 骨间背侧肌和拇收肌在被分离后会缩回它们在骨膜上的起点，且伴有神经血管结构和骨骼的回缩，伸肌向掌侧骨间回缩，示指屈肌及蚓状肌均保持原有状态。在背侧，将示指伸肌和示指固有伸肌游离并在 MP 关节水平将其分离。外侧部分则须轻柔地从近节指骨上方的伸肌总腱分离，后者将用于重建新拇指的动力。

从背侧和掌侧联合入路，暴露掌骨，自骨膜下剥离，并标记截骨位置。整个剥离过程中，需要精心保护内在肌起点，向近端暴露示指掌骨至 CMC 关节水平。靠近截骨部位进行标记并斜行截断掌骨，仅保留背侧一小部分骨皮质作为掌骨头附着的位置。保留骨干的完整性并将掌骨头固定于前述骨皮质。为了阻止掌骨头的生长，远端掌骨截骨部位需要通过骨骺，否则将会使拇指和大多角骨融合。在这个位置，MP 关节必须处于过伸位，仅留很小的空隙允许新 CMC 关节的额外伸展。缝合首选可吸收缝线，而非钢丝线。

背侧皮瓣首先覆盖于转位的示指上，须能承受 45° 外展运动。最优化地利用所有皮瓣是十分重要的，这样可以重建出一个较宽的虎口。将指总伸肌（EDC）向前缝合于示指近节指骨的尺侧基底部，以提供伸展和旋前的功能。切除部分独立示指固有伸肌（EIP）并缝合于伸肌筋膜上，此时新拇指在 MP 和 IP 的活动度保持在不超过 10° 的范围内。在极罕见的情况下，示指仅有一条伸肌，这时应采用拇长伸肌（EPL）。

内在肌的再平衡是保证拇指休息位的关键。原来的第1骨间掌侧肌将成为新的拇收肌，附着于MP关节尺侧副韧带。不对附着于示指指深屈肌（FDP）的蚓状肌做任何处理。当拇指发育不全时，可发现和利用额外的肌肉，用于增加大鱼际部分的体积。新的拇指的最终位置处于外展位（过伸位），将在3～5个月后屈肌收紧，达到平衡。

整个手术最有挑战性的部分是骨骼的旋转和回缩，以及可用的肌与肌腱的部分复位。新的拇指掌屈纹缝合于拇指，后者处在适当旋前外展位。在这个位置，手的背侧皮瓣参与重建正常的虎口，应尽量避免直线闭合。修剪和闭合拇指桡侧皮瓣。改良 Littler 和 Buck-Gramcko 方法在目前仍最为常用。

六、常见并发症

（一）Ⅰ型

Ⅰ型大多不需要手术。术后并发症相对较少，但是由于发育不良，术后肌肉力量常达不到正常水平。虽然要达到指腹和指甲捏持、抓握或准确捏持的治疗效果并不困难，但术后的肌力可能达不到正常水平。

（二）Ⅱ型

虽然MP关节运动度减少、韧带稳定性差，但CMC和IP关节的良好可动性仍将保持功能。由于拇长屈肌力量太弱，将导致捏力的降低。拇指和相对三指抓握时的精度和力度都较正常弱。在前臂桡骨部分或完全缺如时，拇指将更为僵硬，活动性也更差。

（三）Ⅲ、Ⅳ、Ⅴ型

Ⅲ型拇指发育不良重建的拇指较短、纤细，比Ⅱ型大拇指活动性更差，拇指功能因人而异。伴随MP关节稳定而来的是运动的减少。虎口松解后，手活动度和抓握能力有了明显的提高；当肌肉和肌腱转移后仍有功能，则拇指展肌可以被保留。年幼的孩子行软骨化手术经常失败，后期须行关节融合术。事实上，拇指IP关节很少正常，先天性无指纹的孩子很难获得良好的屈曲功能。当伴有拇指展肌畸形和有松弛的MP关节时，MP和IP关节重建后运动也将大大减少。

示指拇指化术后能否获得满意的功能和外观完全取决于示指术前的状态。重建拇指的功能和力量会随着孩子的成长而提高。对实施示指拇指化手术的年龄选择一直存在争议。如前所述，许多医生认为，在理想情况下，这个操作应该在出生后1年内完成，以提高早期皮层对新"拇指"的意识。但 Manske 的数据显示，从功能角度考虑的话，不支持早期拇指化。

术后可能会发生神经血管蒂部损伤造成的去血管化，尤其是没有桡动脉的患手。这个潜在问题要通过显微外科修复，可以做静脉移植。皮瓣坏死和由此引起的挛缩和畸形，主要由手术过程中的相关技术问题导致，可能是由于过度解剖背侧静脉、扭结、包扎过紧或解剖异常。在分离过程中，内侧肌肉的神经损伤可能会无法避免，可以在转移过程中进行重建。固定位置不良、第1骨间掌侧肌肉过度牵拉可导致新拇指的内收挛缩。大多角骨无菌性坏死也曾被报告。由于骨膜留在内侧肌后方，常见骨膜下组织骨化。对有症状的骨刺可以选择单纯切除。

做过示指拇指化的患者也可能需要做二期手术修整。最常见的问题是：①新拇指的位置不良；

②过多的瘢痕残留；③伸肌腱粘连；④拇指外展不足。

七、存在问题和未来

进一步阐明拇指发育不良发生的分子机制对于遗传咨询、基因编辑具有重要意义，是今后几年的探索方向。对于拇指发育不良的治疗方案的争议集中在Ⅲ、Ⅳ型。从功能角度而言，示指拇化手术简单有效，但由于文化及传统观念的影响，有不少家属拒绝示指拇化手术。对于坚决要求保留五指的患者，可以通过部分足趾的复合组织游离移植重建发育不良拇指的外形及功能。随着再生医学的发展，有望体外构建出具有复合结构的掌骨、腕骨，实现无损伤修复的医学理想。

（王斌）

第五节
分裂手

　　分裂手/分裂足畸形（split hand/split foot malformation，SHFM）是一种罕见的先天性畸形，在肢体形成障碍中属中央纵列缺失。分裂手畸形表现为第2、3、4指中一指或多指的指骨、掌骨缺失，也可以表现为仅有软组织的裂隙，没有指列的缺如，导致外观上手的桡侧与尺侧不同形式的分离，还常常合并桡侧、尺侧手指并指，形似龙虾的两个钳，所以也叫先天性缺指（趾）畸形、蟹状手（足）、虾形手（足）、裂手（足）（cleft hand/foot）等。

　　1770年，荷兰东印度公司的主管Jan Jacob Hartsinck（1716—1779），在其关于荷属圭亚那的报告中，提到了一些来自非洲的黑奴家族，他们只有两个手指两个脚趾，手和脚就像龙虾钳一样（crayfish claws）（图2-8-25）。1804年，Ecroldt医生介绍了一个唇腭裂的病例，而Martens医生则画图描述了这个病例存在的裂手足畸形。在整个19世纪，这种畸形被屡屡报告，但一直没有统一的病名：

　　Isidore Geoffroy Saint-Hilaire（1832）：先天性缺指（ectrodactyly）；

　　Morel-Lavallee（1861）：二指手畸形（bidactyly）；

　　Anders（1881）：无指（趾）畸形（adactyly）；

　　Meller（1893）：分裂手（cleft or split hand）；

　　Tilanus（1896）：少指（趾）畸形（oligodactyly）。

　　1892年，Thomson报告中国一个家庭存在这种畸形。分裂手合并双足受累时称先天性分裂手（分裂足）畸形。本节重点讲述分裂手畸形。

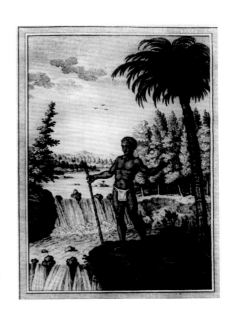

图2-8-25 Jan Jacob Hartsinck在1770年描述的分裂手畸形

国外报告SHFM的发生率为1.4/100000～9.8/100000。我国的SHFM发生率较高，代礼等报告，在4489692例围产儿中诊断出SHFM病例736例，总发生率为1.64/10000，单发和综合征SHFM的发生率分别为0.64/10000和1.00/10000。男性围产儿SHFM发生率为1.79/10000，女性为1.25/10000；城镇为1.51/10000，乡村为1.86/10000。SHFM患者中，未足月分娩和低出生体质量者分别占30.20%和43.93%。单发和综合征SHFM的围生期病死率分别为24.74%和66.59%，总病死率为50.27%。SHFM以发生在上肢多见，产前超声检查对于筛查SHFM具有重要意义。三维超声可直观显示胎儿肢体的表面结构，从各个角度观察图像，精确评估缺陷程度。

一、病因

SHFM有明显的家族遗传史，多有常染色体显性遗传病史，也可见于羊膜带粘连序列征。典型分裂手畸形常表现为染色体结构异常。研究证实，SHFM染色体畸变发生在染色体7q21.2—q21.3区，畸变的出现率达96%，并且畸变的染色体至少有两区。SHFM也可出现在罕见的染色体单体综合征中，目前发现有6个遗传位点与SHFM密切相关，主要包括*SHFM1*、*SHFM2*、*SHFM3*、*SHFM4*、*SHFM5*和*TP63*。

基因缺陷和环境因素共同干涉外胚层顶嵴（AER）的功能，影响中央外胚层顶嵴信号的释放，从而引起先天性SHFM。妊娠第7～8周时，手板的辐射状沟纹组织发生凋亡，形成分开的指。当由于某些因素的作用导致辐射状沟纹组织过度凋亡，指就会缺损而发生少指、短指或缺掌畸形。在指发育不良的小鼠身上建立SHFM的病因学模型，在其杂合子中可表达出分裂表型。在此模型中，其外胚层顶嵴中央段退变，桡尺段完好。有学者通过白消安等药物，成功诱导出分裂手畸形的鼠动物模型，说明环境因素在分裂手畸形形成中发挥着重要作用。

很多学者发现SHFM、中轴型多指（趾）、骨性并指（趾）常常以不同的形式结合，同时发生于同一家族或者同一患者，提示三者可能具有相同的致病机制。在白消安等药物所致的动物模型中，成功地复制了SHFM、中轴型多指（趾）、骨性并指（趾）等畸形。因此推测，中轴型多指（趾）分别与邻指（趾）发生不同程度的骨性并指（趾），即骨性融合，严重融合则形成一个手指（足趾），进一步再与邻指（趾）融合直至一个或多个手指（足趾）缺失，最终形成SHFM。这样的推理可以较好地解释SHFM、中轴型多指（趾）、骨性并指（趾）的关系。Blauth和Falliner则认为，致病因素对具有或不具有潜在间质的外胚层顶嵴的损伤性质和严重程度的不同，可以导致分化缺失（并指）、分化过度（多指）或缺陷形成（分裂手）。因此，虽然现在分裂手在先天性畸形的IFSSH分类中仍然被归到肢体形成障碍，但越来越多的证据支持SHFM和中轴型多指（趾）、骨性并指（趾）同为指（趾）列的异常诱导所致。

二、分裂手分型

分裂手常伴有并指，临床上对分裂手的诊断和分型存在争议，较常采用的是以下3类分型方法。

1964年，Barsky提出了分裂手分型，但此分型对手术指导意义不大，不少学者认为不典型分裂不属于真正的分裂手畸形范畴（表2-8-6）。

表2-8-6　Barsky分裂手分型

典型（图2-8-26）	非典型（图2-8-27）
常染色体显性遗传，可多肢体受累，表型存在差异	散发单肢体受累，足部不受累
外观V形裂口	外观U形裂口
无肉球样手指	可有肉球状手指
常合并并指，尤其是拇、示指并指	可有或无并指

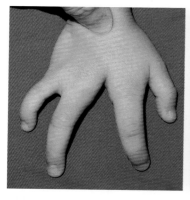 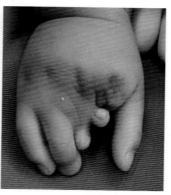

图2-8-26　典型分裂手　　图2-8-27　非典型分裂手

Blauth于1976年提出的分裂手分型，临床上也较少采用（表2-8-7）。

表2-8-7　Blauth分裂手分型

中央型分裂手（图2-8-28）	中央偏桡侧型分裂手（图2-8-29）
由中心轴线的缺陷所致，通常第3指列发育不良，裂隙可延伸至掌骨甚至腕骨	V形顶点指向第1掌骨，主要累及第2指列或第1指列的骨骼结构

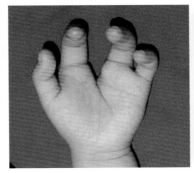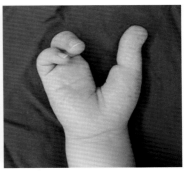

图2-8-28　中央型分裂手　　图2-8-29　中央偏桡侧型分裂手

Manske和Halikis分裂手分型以虎口形态为依据。此分型对手术方案具有指导意义，临床采用较多（表2-8-8）。

表2-8-8　Manske和Halikis分裂手分型

类型	特征
I	虎口正常（图2-8-30）
IIa	虎口轻度狭窄（图2-8-31）
IIb	虎口重度狭窄（图2-8-32）
III	拇、示指不同程度并指，虎口消失（图2-8-33）
IV	示指不同程度发育不良，虎口间隙与裂口融合（图2-8-34）
V	拇指发育不良，只存在尺侧手指系列，虎口间隙缺损（图2-8-35）

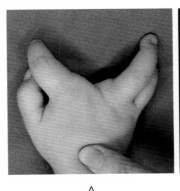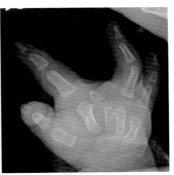

图2-8-30　Manske 和 Halikis 分裂手分型 I 型，虎口正常

A. 手部外观　B. 手部X线片

A　　B

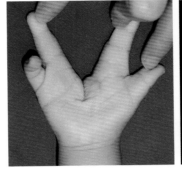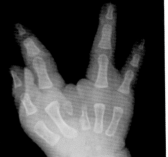

图2-8-31　Manske 和 Halikis 分裂手分型 IIa型，虎口轻度狭窄

A. 手部外观　B. 手部X线片

A　　B

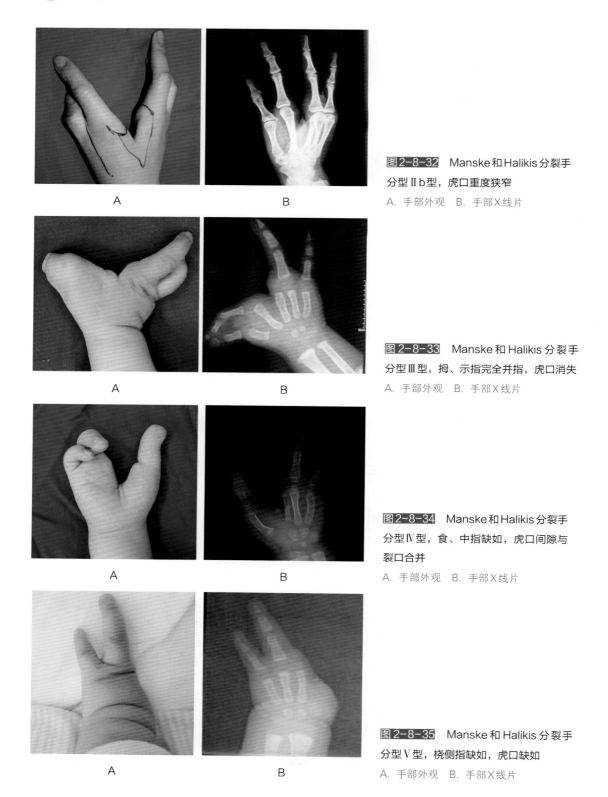

图 2-8-32 Manske 和 Halikis 分裂手分型Ⅱb型，虎口重度狭窄

A. 手部外观　B. 手部X线片

图 2-8-33 Manske 和 Halikis 分裂手分型Ⅲ型，拇、示指完全并指，虎口消失

A. 手部外观　B. 手部X线片

图 2-8-34 Manske 和 Halikis 分裂手分型Ⅳ型，食、中指缺如，虎口间隙与裂口合并

A. 手部外观　B. 手部X线片

图 2-8-35 Manske 和 Halikis 分裂手分型Ⅴ型，桡侧指缺如，虎口缺如

A. 手部外观　B. 手部X线片

三、临床表现及应用解剖

分裂手最主要的特征是中央列手指缺损，手自掌背经指蹼，向远端发生不同形式、不同程度的分裂，被分为桡侧和尺侧两部分。Maisels 认为，分裂手（分裂足）的临床表现多样化，可以仅仅是

一个单纯的软组织裂隙，表现为指蹼加深，掌骨头横韧带缺失，而所有的指掌骨完整；也可以表现为更常见的伴有1～4指不同数量的指列缺损的分裂手，其中最常见的是中间3个指列（如示、中、环指）缺失，但小指总是保留的，有时可合并腕骨缺失。当中指列缺损时，会呈典型的V形裂手（图2-8-36）。同时，未缺失手指可能存在多种畸形，如伴发不同程度并指，多见于靠近裂口的手指，以环指与小指的并指最为常见，拇指与示指的并指也时有发生。中指与环指的并指大多是完全性并指，还常常发生两个指列的指骨融合，两个掌骨共用一个手指，并且两指共用伸屈肌腱、腱鞘及神经血管束，使分指发生困难。当存在Delt骨或近节指骨过宽时，靠近裂口的手指将出现侧偏与旋转，以环指多见。环指常见屈指畸形，当虎口有明显狭窄时，示指也经常出现屈指畸形。分裂手还常常合并中轴型多指、手指发育不良等，还可同时伴发唇腭裂、白内障、听力障碍、泌尿生殖系统和心血管系统的先天性畸形。

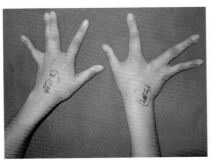
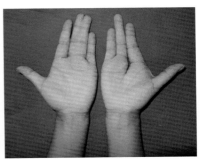

图2-8-36　中指列缺损的裂手，呈典型的V形裂手

A

B

分裂手由于指列缺如的数量和程度不同，伴发畸形的情况不同，临床表现多样化。同一家族中的不同患者，同一患者的左、右手表现各有不同。分裂手可同时累及或不累及足，足部趾列畸形通常没有手部严重。

（一）分裂手常见畸形的临床特点

1. **手部裂隙**　裂隙可以从最轻的示、中指之间的软组织凹陷到深达腕骨的裂隙，深的裂隙容易诊断，仅仅指蹼浅凹的轻型裂隙则容易被忽略（图2-8-37）。

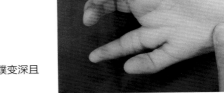

图2-8-37　示、中指之间指蹼变深且凹陷，为轻度软组织裂隙

2. **指列缺如**　轻度的软组织裂隙可以不合并指列缺如，但严重者可以4个指列缺如，仅仅残留小指（图2-8-38）。

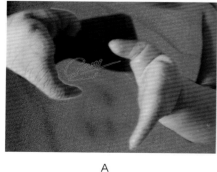

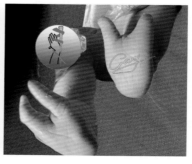

图2-8-38 两指手、两趾足

  A   B

  3. 并指畸形 拇、示指并指最常见，也可以发生于任意两个相邻手指。

  4. 多指畸形 很罕见，通常为中轴型多指，在手指缺如产生裂隙的同时，掌骨却有6个（图2-8-39）。也可以是桡侧多指（图2-8-40）。

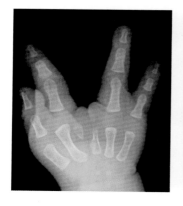

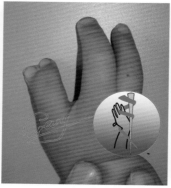

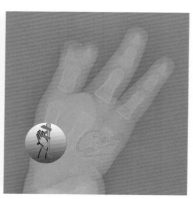

图2-8-39 手指缺如，但同时伴
中央指列的掌骨部分重复

    A   B

图2-8-40 分裂手伴多拇

  5. 手指屈曲 可发生在并指的或非并指手指（图2-8-41）。

  6. 手指发育不良 最常见的是中指或拇指发育不良甚至缺如，常为中央手指发育不良（图2-8-42）。

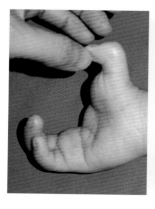

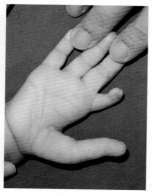

图2-8-41 分裂手伴拇指
屈曲

图2-8-42 分裂手伴示指
发育不良

7. **手指偏斜** 最常见于边缘并指的较长手指，受较短手指影响发生偏斜。

（二）分裂手常见畸形的解剖特点

分裂手畸形的类型不同，其裂隙部位缺损的组织也有所不同，其常见解剖特点如下。

1. 最常见的是中指缺如，但残留中指掌骨。残留的中指掌骨可有不同程度的发育不良，畸形严重的中指掌骨完全消失。通常残留的掌骨头远端可见屈伸肌腱残端附着，也有内收肌止点附着。

2. 裂隙间存在异常横位骨骼，横位骨骼可与邻指的掌指关节连通，共同构成关节。

3. 并指不仅是皮肤软组织并连，还常见屈伸肌腱合并。近端共用腱鞘、滑车，远端分叉到各自远节（图2-8-43）。

4. 发生虎口狭窄或并指时，指固有血管分叉位置常常较浅，未到正常指蹼或虎口深度（图2-8-44）。

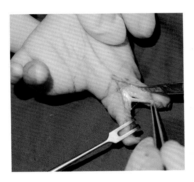
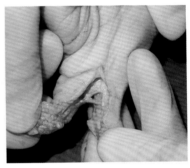

图2-8-43 肌腱近端合并　　图2-8-44 指固有血管分叉位置浅

5. 裂隙边缘两指列骨性融合。近端两个掌骨共用掌指关节，在近节指骨骨性融合成一根手指。最常见的是中、环指骨性融合，此时较难区分哪个指列占优势。影像学可见中指掌指关节面对应较好，但手术中常见桡侧血管细小，优势血管多为尺侧，并且较短，仅能保存环指指列（图2-8-45）。

图2-8-45 中、环指掌骨共用远端指列，尺侧血管、神经在指列伸直时紧张

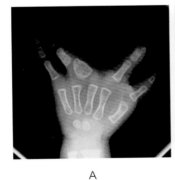
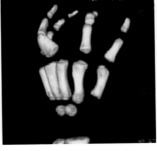
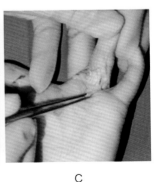

A　　　　　　　　B　　　　　　　　C

6. 边缘手指，尤其是拇、示指并指时，常常合并较长手指关节面倾斜。通常拇、示指分离后，示指存在不同程度的桡偏，需要按斜指症处理。

四、治疗

（一）原则

虽然分裂手、足外观畸形明显，但多数患者手的握物、对捏功能尚存，患者生活可以自理。但是，有的畸形严重影响功能，加之患者对外观改善的需求，多数分裂手、足仍需要手术治疗。

手术整复为唯一的治疗方法，目的是最大限度地恢复手的外观和功能。具体包括：

1. 保留或重建无瘢痕、稳定且灵活的拇指；

2. 将示指序列向尺侧移位；

3. 重建宽阔且外观良好的虎口；

4. 纠正示指的旋转和偏斜畸形；

5. 完整保留拇收肌；

6. 尽可能重建满意的手部外形。

典型分裂手的治疗主要为裂隙合并，即将分裂的两邻指拉拢缝合，缩小裂隙，形成尽可能正常的指蹼。同时，整复其他指的畸形，手术方法包括切除横位指骨、虎口成形、分离并指、松解关节屈曲、矫正手指偏斜等。

（二）适应证

既往较多的学者倾向于在患者2～3岁时进行手术治疗，近年来，不少学者在患者1岁前开始实施手术整复，取得了较好的效果。笔者认为，应根据分裂手、足畸形的不同特点选择适当的时机，争取在上幼儿园前完成手术，以减轻对患者身心发育的影响。对于单纯的软组织裂隙，可在患者半岁后实施手术治疗。对于复杂的骨关节畸形，则以在1岁后进行为宜。

虽然有学者提出，有些分裂手患者能较早"聪明"地适应畸形，所以这些"最厉害"的分裂手（足）往往不需要实施手术。但此观点需获得家长的认可，否则仍应实施整形手术。原则上，各种类型的分裂手均需要手术矫正畸形以改善外形和功能，但不可为改善外形而损害现有功能。通常合并并指的畸形是需要手术的。对于严重的手指骨性融合，是否需要手术分离尚有争议。这类骨性融合并指，共用掌指关节，屈伸肌腱近端合并，共用腱鞘。手术前两指一并屈伸活动，轴向稳定，分开后则可能发生关节不稳定，手指侧偏，损害功能。

分裂手术后的疗效与其术前的分型关系密切。Aleem等研究发现，横行骨的存在与重建术后的效果无明显相关，而术前虎口的狭窄程度和术后示指掌指关节的异常与预后关系密切。因此，Manske和Halikis分型在临床上更为实用，有助于术者设计合理的手术方案。

（三）禁忌证

1. 合并有主要脏器畸形或功能异常且营养不良者，在病况纠正之前，不应进行整复手术。

2. 术区有感染病灶，皮肤疾病未治或未愈者，不应进行整复手术。

（四）术前准备

1. 仔细检查患手的畸形程度和功能情况。

2. 进行X线或三维CT、磁共振成像检查，确定各掌骨和指骨形态及其排列情况。

3. 必要时做血管造影，了解有无血管变异。

4. 检查有无其他器官、系统的先天性畸形，以及营养与功能状况，以便全面、正确地制订患者的治疗计划，确定修复畸形的类型和顺序。

（五）麻醉与体位

儿童单侧手手术采用静脉复合加臂丛阻滞麻醉，双侧手手术一般采用气管插管全身麻醉。成人可以单纯采用臂丛神经阻滞。术中仰卧位，上臂外展。

（六）手术方案设计

应根据分型及每个病例的具体特点选择相应的手术方式。

1. Manske和Halikis I 型　多数只要单纯软组织重建即可。手术方式包括分裂间隙闭合、掌骨头间横韧带重建、指蹼成形、残留的第3掌骨切除。

2. Manske和Halikis II 型　需要处理虎口狭窄，伴发畸形更为复杂。手术除了关闭裂隙、掌骨头间横韧带重建、指蹼成形、第3掌骨切除，还包括虎口开大和成形。

3. Manske和Halikis III 型　因为合并拇、示指并指，手术除了前述步骤，重点在于并指分离、皮瓣成形虎口。创面缺损通常需要植皮。此型拇、示指并指分离后，示指仍会残留桡偏倾向，而拇指残留旋后畸形。均需要截骨矫形及调整肌腱肌力平衡。

4. Manske和Halikis IV 型　此型示指发育不良或缺如，虎口与裂隙合并，形成较大的虎口，如果残余环、小指且没有并指，对握物、对捏等功能没有影响，则不一定需要处理，有并指则需要分离。

5. Manske和Halikis V 型　此型拇指缺如或发育不良，虎口也因此缺如，仅剩下环指、小指，如果环、小指并指则需要分离。因为缺乏拇指，不能对捏，所以此型有游离足趾移植再造拇指的手术指征。

（七）手术方法和步骤

常用的重建术式包括Snow-Littler术式、Ueba术式和Upton术式。分裂手的手术治疗应包括如下几个方面：切除横位的指骨，闭合裂隙，松解拇指、相关的关节挛缩及矫正指的偏斜畸形。

1. 典型分裂手合并术　对于虎口正常的病例，可以单纯合并裂隙。传统做法是在裂隙的一侧设计钻石形或矩形皮瓣，接受皮瓣的缺损区设计在对侧，对合后形成新的指蹼。也可以直接在裂隙

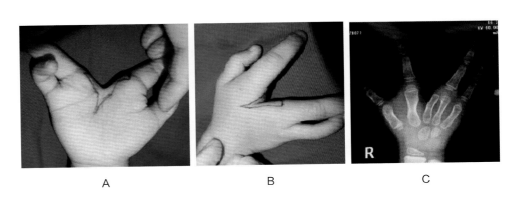

| A | B | C |

图2-8-46　裂隙边缘掌、背侧锯齿状切口

两侧设计锯齿状切口，切除多余纵向皮肤，避免直线瘢痕挛缩（图2-8-46）。

如果残留中指掌骨，则需要切除。在残留中指掌骨靠近腕骨处基底部中间行楔形切除，保留部分基底，以免破坏腕关节稳定性；也可以完全切除中指掌骨，腕骨进行楔形截骨。截骨后均需两枚克氏针固定，维持第2、4掌骨间距，并防止轴向偏斜及屈曲时手指交叉。这样的裂隙合并后张力不大，可采用Tsuge和Watart法将A$_1$滑车处较坚韧的腱鞘切开后翻转缝合，重建掌骨头间横韧带（图2-8-47，图2-8-48）。

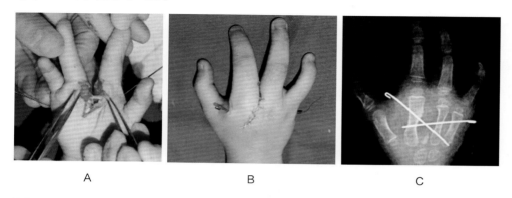

图2-8-47 切除中指掌骨，保留基底，滑车翻转缝合重建掌骨头间横韧带，缝合裂隙，克氏针交叉固定
A. 术中　B. 术后　C. 术后X线片

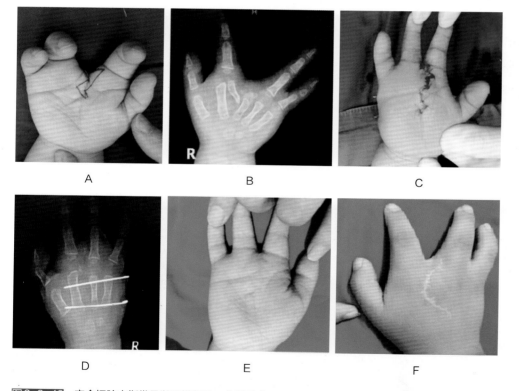

图2-8-48 完全切除中指掌骨以及横行骨，合并裂隙
A. 术前外观　B. 术前X线片　C. 术后即刻　D. 术后X线片　E、F. 术后外观

如果裂隙中存在横行骨，可在横位骨与第2掌指关节处形成蒂在远端的骨膜关节囊瓣，向远端掀起，切除横行骨，用骨膜关节囊瓣修复第2掌指关节囊缺陷部分，暴露第2、4掌骨。Thierry

Christen强调裂隙缘手指侧副韧带稳定性重建。这样的裂隙合并后往往张力较大，可用游离的指伸肌腱于第2、4掌骨中段骨膜下作8字形缠绕，使掌骨靠拢重叠缝合固定，并用两枚克氏针横贯固定，术后4周拔克氏针（图2-8-49）。也可将两掌骨分别钻孔，用阔筋膜条或不锈钢丝拴结并拢，使两掌骨靠近。如果中指掌骨近端发育好，更有效的方法是将第2掌骨远端截骨后移位到第3掌骨。

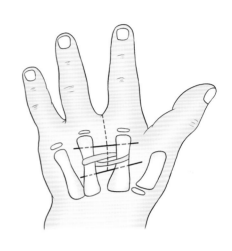

图2-8-49　肌腱8字缠绕法示意图

如果虎口合并很轻度的狭窄，除了利用上述方法闭合切口，也可在虎口处采用Z成形术松解扩大。如果虎口狭窄较为明显，可采用Snow和Littler的皮瓣设计方法。在裂隙处掀起蒂在掌侧的长条形皮瓣，在示指指列移位到第3掌骨位置后，该皮瓣可转移到虎口间隙（图2-8-50）。但皮瓣可能不能完全覆盖虎口皮肤缺损，有时需结合游离全厚皮片植皮。因皮瓣为随意轴型皮瓣，不能游离太多，否则尖端容易发生血供不良，导致皮肤坏死。一旦确认皮瓣远端缺血，可去除后补充皮片植皮（图2-8-51）。

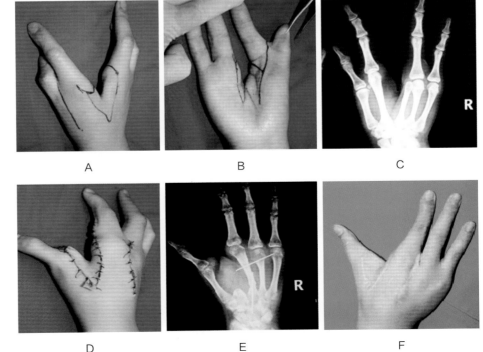

图2-8-50　Snow 和 Littler 的皮瓣设计

A、B. 术前外观　C. 术前X线片　D. 术后即刻外观　E. 术后即刻X线片　F. 术后
在裂隙处掀起蒂在掌侧的长条形皮瓣，在示指指列移位到第3掌骨位置后，该皮瓣可转移到虎口间隙

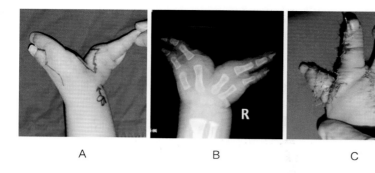

图 2-8-51　Snow 和 Littler 的皮瓣设计，辅以植皮

A. 术前外观
B. 术前X线片
C. 术后

合并虎口狭窄时，还可采用Ueba术式的皮瓣设计。在裂隙边缘掌、背侧各设计皮瓣（图2-8-52），分别重建指蹼、虎口，并覆盖手掌、手背部创面。将示指指列于掌骨基底水平截骨并向尺侧移位，并在旋后到正常轴向后用克氏针固定，同时重建示指和环指间的掌骨头间横韧带。此术式皮瓣较长时，也可能发生远端血液供应不良，必要时也需要补充游离植皮（图2-8-53）。

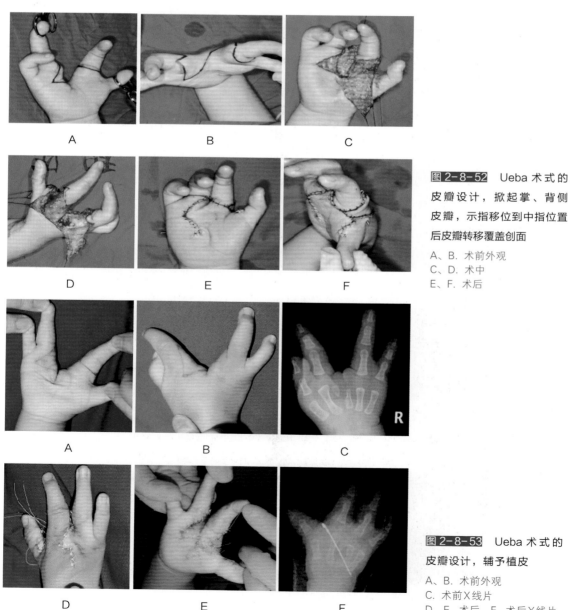

图 2-8-52　Ueba 术式的皮瓣设计，掀起掌、背侧皮瓣，示指移位到中指位置后皮瓣转移覆盖创面

A、B. 术前外观
C、D. 术中
E、F. 术后

图 2-8-53　Ueba 术式的皮瓣设计，辅予植皮

A、B. 术前外观
C. 术前X线片
D、E. 术后　F. 术后X线片

对于合并虎口重度狭窄甚至拇、示指并指的病例，笔者较为推荐Miura、Komada以及Upton描述的横行切口法。此方法在裂隙处直接横行切开，从第1掌骨贯穿到第4掌骨，整个皮瓣掀起后，暴露充分，便于处理第1~4掌骨、掌指关节的畸形。同时，因为皮瓣蒂在近心端，皮瓣宽阔且长宽比例不超过2∶1，不会发生血液供应不良。第2指列截骨、移位到第3掌骨后，虎口区域皮肤随之增加。笔者再在虎口处横行切口上增加Z成形，可进一步增宽及加深虎口，在虎口处不需要植皮（图2-8-54）。

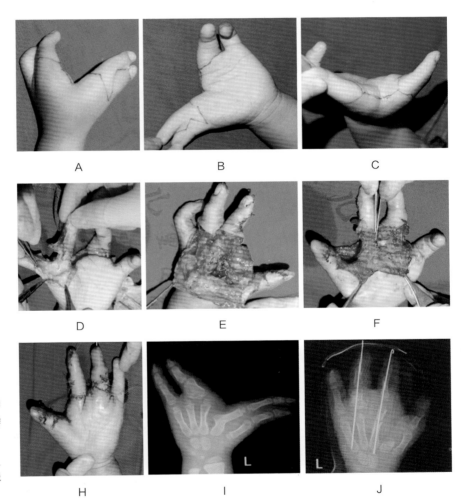

图2-8-54 Miura、Komada以及Upton描述的横行切口皮瓣设计

A、B、C. 术前外观 D、E、F. 术中 H. 术后 I. 术前X线片 J. 术后X线片

分裂手裂隙的合并，除了需要根据虎口的狭窄程度、裂隙的宽度、裂隙的深度来采用上述不同的皮瓣，还需要重点关注裂隙边缘两指掌骨的靠拢合并。总结方法如下：

（1）不吸收线缝合或钢丝捆绑：钢丝捆绑不适合儿童，因其不能随生长而增宽掌骨间距。

（2）软组织缝合后成形的吊带：适用于不宽的、张力不大的裂隙。

（3）屈肌腱腱鞘成形、A₁滑车连接：临床使用较多，简单易行。

（4）游离肌腱移植捆绑：需注意，经过骨隧道的捆绑方式不适合未成年人，因其可能损伤近节指骨骨骺生长线。游离移植肌腱束的8字形固定法是将肌腱穿过近端掌骨颈，远端穿过近节指骨，在韧带松弛侧8字交叉，调整张力后自身缝合固定。

在Ⅳ型分裂手畸形中，虎口和裂隙融合，显得虎口过大，反而需要缩小虎口（图2-8-55）。

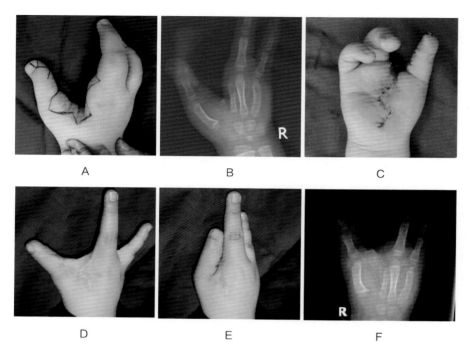

图 2-8-55　Manske 和 Halikis 分型Ⅳ型，虎口和裂隙融合，虎口过大，缩小虎口
A. 术前　B. 术前 X 线片
C. 术后即刻　D、E. 术后
F. 术后 X 线片

2. 并指分离术　伴有拇、示指并指者，可按并指手术原则分开。虎口的重建除了上述推荐的横行切口法、Snow-Littler术式、Ueba术式，也可以采用双三角瓣法。

对于示、中指以及中、环指并指，无骨性并指时，也是按照并指手术原则进行分离（图2-8-56）。但对于严重的骨性融合并指，需评价分离后的手指功能，如果融合的一个指列发育不良，可以只保留一个指列（图2-8-57）。

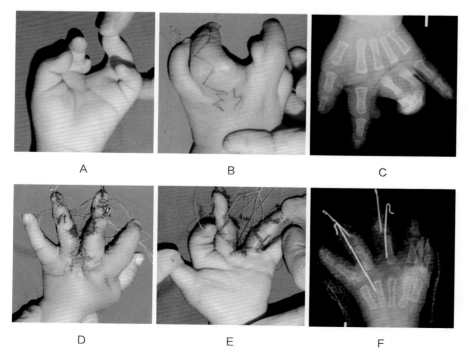

图2-8-56　裂隙处多指切除，中、环指并指分离，屈曲矫正
A、B. 术前　C. 术前 X 线片
D、E. 术后　F. 术后 X 线片

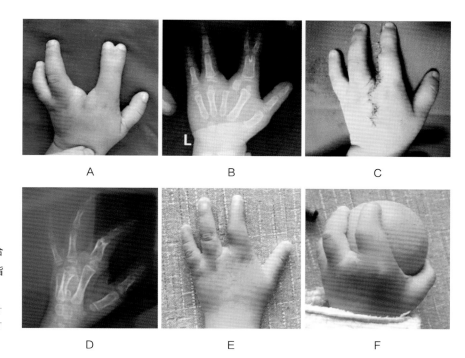

图2-8-57 示、中指骨性融合并指，中指发育不良，切除中指指列，合并裂隙

A. 术前外观　B. 术前X线片
C. 术后即刻　D. 术后X线片
E、F. 术后

3. 分裂足畸形整复术　分裂足畸形的复杂程度与分裂手相比会简单一些，手术主要包括过深裂隙的合并、并趾分离。如果存在中轴型多趾，需要切除多趾。如果合并趾列歪斜，也需要矫正（图2-8-58）。

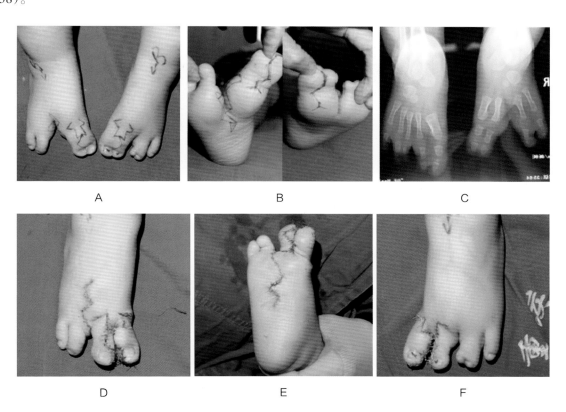

图2-8-58 双足第1、2趾并趾分离，右足裂隙较深予以合并，左足裂隙浅，未做特殊处理

A、B. 术前外观　C. 术前X线片　D、E、F. 术后

4. 手术注意事项

（1）裂隙处存在横行骨骼时，应予切除，这样才可能将两侧的骨与软组织收拢，虎口处不影响手指活动的可以保留。

（2）关闭裂隙时，皮肤切勿切除过多，以免张力过大影响愈合或者矫枉过正引起指蹼狭窄。

（3）将皮瓣剥离转位时，注意长宽比例，保护蒂部血供，防止血液循环障碍。

（4）用不锈钢丝拴结或用游离肌腱作8字形缠绕并拢掌骨时，宜从骨膜下绕过掌骨，以免绞窄神经血管束。

（5）尽量采用锯齿形或曲线皮肤切口，避免形成直线瘢痕。

（八）术后处理

1. 术后如放置引流条，应在48小时后拔除。

2. 包扎压力适度，最好留出观察窗，观察皮瓣及手指的血液循环。

3. 抬高患肢，防止水肿。

4. 手术时间超过3小时者，按抗生素使用原则，选用适宜药物防止感染。

5. 可于术后第4～6周拆除固定，开始功能锻炼，早期可用弹力绷带进行手指、手掌加压塑形，以消除水肿，控制瘢痕增生。

（九）主要并发症及处理

术后常见并发症有皮瓣尖端坏死、植皮坏死、瘢痕愈合以及切口直线瘢痕挛缩等造成的虎口挛缩、狭窄。一旦发生这种情况，应择期（一期术后6个月之后）行瘢痕松解。可采用Z成形改形或植皮（必要时行皮瓣转移）覆盖皮肤松解后的创面（图2-8-59）。

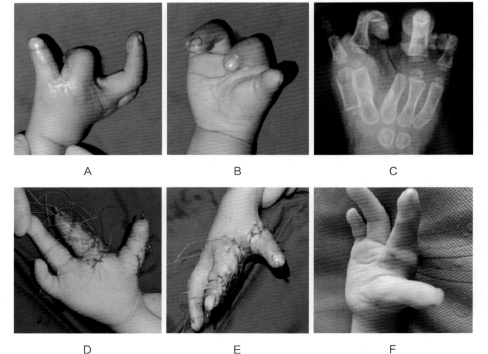

A B C

D E F

图2-8-59 右拇、示指并指分离术后虎口粘连，示指屈曲、侧偏，再次手术扩大虎口，示指屈曲松解植皮，克氏针固定

A、B. 术前外观 C. 术前X线片 D、E. 术后即刻 F. 术后

裂隙关闭不全，指蹼仍过宽也较为常见。主要原因为两个掌骨间横行骨骼或是残余掌骨切除不彻底，或是掌骨头间横韧带没有重建。轻度关闭不全可以不处理，裂隙过于宽大影响外观的可以再次手术，切除残余骨骼，修复掌骨头横韧带，加强裂隙的合并。

手指轴向异常、屈曲时手指交叉也是术后较为常见的并发症。原因可能为掌骨靠拢时轴向发生旋转，可以再次进行手术松解或截骨矫正。

（十）术后效果评估

分裂手畸形疗效的评估，主要为评价手部外观和功能的改善程度，可分为主观和客观两个方面。主观方面，由医生、家属和患者对外观进行评价。客观方面，需评估裂隙的矫正程度、手指的活动度、虎口的开大程度以及各指列的稳定性等。测量术后掌、指骨的分叉角度可以评价裂隙的矫正情况。而对于 Manske Ⅱ 型和 Ⅲ 型患者的虎口开大程度和拇、示指稳定性的测量并没有系统的研究。Takagi 等报告了一种针对虎口开大程度和拇、示指稳定性测量的影像学方法（图2-8-60）。该方法利用一个圆锥形的工具，患者用虎口抓握该工具后，拍摄手部X线片，测量虎口角度及第1、2掌骨间角和拇指掌指关节的角度。这种测量方法能够相对全面、客观地对虎口的开大程度和拇指的稳定性进行评估。

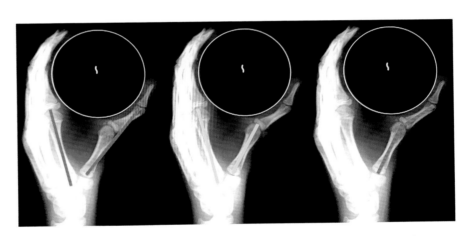

图2-8-60 患者手持圆锥体（白色圆圈为圆锥体轮廓），行X线片检查，可获得虎口角1WA（蓝色线），第1、2掌骨间角1-2MCA（黄色线），拇指、掌指关节角度1MPA（红色线）

（田晓菲）

参考文献

［1］GREEN D P. Operative hand surgery, vol. 1 ［M］. New York：Churchill Livingstone，1982：245-257.

［2］FROSTER U G，BAIRD P A. Upper limb deficiencies and associated malformations: a population-based study ［J］. Am J Med Genet, 1992, 44（6）：767-781.

［3］RIDDLE R D，JOHNSON R L，LAUFER E，et al. Sonic hedgehog mediates the polarising activity of ZPA ［J］. Cell, 1993, 75（7）：1401-1416.

［4］BUCK-GRAMCKO D. Congenital malformations of the hand and forearm ［M］. London：Churchill Livingstone, 1998：90-92.

［5］顾玉东，王澍寰，侍德. 手外科手术学 ［M］. 上海：上海医科大学出版社，1999：788-790.

［6］AL-QATTAN M M，AL-SAHABI A，AL-ARFAJ N. Ulnar ray deficiency: a review of the classification systems, the clinical features in 72 cases, and related developmental biology ［J］. J Hand Surg Eur Vol, 2010, 35（9）：699-707.

［7］SÉNÈS F M，CATENA N. Correction of forearm deformities in congenital ulnar club hand: one-bone forearm ［J］. J Hand Surg Am, 2012, 37（1）：159-164.

［8］洪光祥，陈振兵，高伟阳. 手部先天性畸形的手术治疗 ［M］. 杭州：浙江科学技术出版社，2016：248-256.

［9］KOZIN S H，ZLOTOLOW D A. Common pediatric congenital conditions of the hand ［J］. Plast Reconstr Surg, 2015, 136（2）：241e-257e.

［10］WEBB M L，ROSEN H，TAGHINIA A，et al. Incidence of Fanconi anemia in children with congenital thumb anomalies referred for diepoxybutane testing ［J］. J Hand Surg Am, 2011, 36（6）：1052-1057.

［11］SOLDADO F，ZLOTOLOW D A，KOZIN S H. Thumb hypoplasia ［J］. J Hand Surg Am, 2013, 38（7）：1435-1444.

［12］FLATT A E. The care of congenital hand anomalies ［M］. 2nd ed. St. Louis：Quality Medical Publishing, 1994.

［13］TONKIN M A. On the classification of congenital thumb hypoplasia ［J］. J Hand Surg Eur Vol, 2014, 39（9）：948-955.

［14］COLEN D L，LIN I C，LEVIN L S，et al. Radial longitudinal deficiency: recent developments, controversies, and an evidence-based guide to treatment ［J］. J Hand Surg Am, 2017, 42（7）：546-563.

［15］LIGHT T R. Congenital deformities of the hand: an atlas of their surgical treatment ［J］. Orthopedics, 1982, 5（2）：235.

［16］ARMINIO J A. Congenital anomaly of the thumb: absent flexor pollicis longus tendon ［J］. J Hand Surg Am, 1979, 4（5）：487-488.

［17］LISTER G. Pollex abductus in hypoplasia and duplication of the thumb ［J］. J Hand Surg Am, 1991, 16（4）：626-633.

［18］FRIEDMAN R，WOOD V E. The dorsal transposition flap for congenital contractures of the first web space: a 20-year experience ［J］. J Hand Surg Am, 1997, 22（4）：664-670.

［19］GRAHAM T J，LOUIS D S. A comprehensive approach to surgical management of the type ⅢA hypoplastic thumb ［J］. J Hand Surg Am, 1998, 23（1）：3-13.

［20］OGINO T，MINAMI A，FUKUDA K. Abductor digiti minimi opponensplasty in hypoplastic thumb ［J］. J Hand Surg Br, 1986, 11（3）：372-377.

［21］NEVIASER R J. Congenital hypoplasia of the thumb with absence of the extrinsic extensors, abductor pollicis longus, and thenar muscles ［J］. J Hand Surg Am, 1979, 4（4）：301-303.

［22］BARTLETT G R，COOMBS C J，JOHNSTONE B R. Primary shortening of the pollicized long flexor tendon in congenital pollicization ［J］. J Hand Surg Am, 2001, 26（4）：595-598.

［23］UPTON J，HAVLIK R J，COOMBS C J. Use of forearm flaps for the severely contracted first web space in children with congenital malformations ［J］. J Hand Surg Am, 1996, 21（3）：470-477.

［24］KESSLER I，BARUCH A，HECHT O. Experience with distraction lengthening of digital rays in congenital anomalies ［J］. J Hand Surg Am, 1977, 2（5）：394-401.

［25］LOUIS D S，TSAI E. Congenital hand and forearm anomalies ［J］. Curr Opin Pediatr, 1996, 8（1）：61-64.

［26］COOMBS C J，MUTIMER K L. Tissue expansion for the treatment of complete syndactyly of the first web ［J］. J Hand Surg Am, 1994, 19（6）：968-972.

[27] MANSKE P R, MCCARROLL H R J R. Abductor digiti minimi opponensplasty in congenital radial dysplasia [J]. J Hand Surg Am, 1978, 3 (6): 552-559.

[28] MANSKE P R, ROTMAN M B, DAILEY L A. Long-term functional results after pollicization for the congenitally deficient thumb [J]. J Hand Surg Am, 1992, 17 (6): 1064-1072.

[29] TONKIN M A. On the classification of congenital thumb hypoplasia [J]. J Hand Surg Eur Vol, 2014, 39 (9): 948-955.

[30] OGINO T, ISHII S, MINAMI M, et al. Roentgenological and clinical analyses of cleft hand and polydactyly of the middle finger [J]. Seikeigeka, 1977, 28: 1508-1511.

[31] OGINO T. A clinical and experimental study on teratogenic mechanism of cleft hand, polydactyly and syndactyly (author's transl) [J]. Nihon Seikeigeka Gakkai Zasshi, 1979, 53 (5): 535-543.

[32] BLAUTH W, FALLINER A. Morphology and classification of cleft hands [J]. Handchir Mikrochir Plast Chir, 1986, 18 (3): 161-195.

[33] UEBA Y. Plastic surgery for the cleft hand [J]. J Hand Surg Am, 1981, 6 (6): 557-560.

[34] BUCK-GRAMCKO D. Cleft hands: classification and treatment [J]. Hand Clin, 1985, 1 (3): 467-473.

[35] OGINO T. Cleft hand [J]. Hand Clin, 1990, 6 (4): 661-671.

[36] 曲智勇, 程国良, 郝铸仁. 实用手外科手术学 [M]. 北京: 人民军医出版社, 1992: 219-222.

[37] MANSKE P R, HALIKIS M N. Surgical classification of central deficiency according to the thumb web [J]. J Hand Surg Am, 1995, 20 (4): 687-697.

[38] FALLINER A A. Analysis of anatomic variations in cleft hands [J]. J Hand Surg Am, 2004, 29 (6): 994-1001.

[39] JONES N F, KONO M. Cleft hands with six metacarpals [J]. J Hand Surg Am, 2004, 29 (4): 720-726.

[40] 杨威, 胡周军, 余晓芬, 等. 中国人手足裂畸形患者中染色体10q24.3区域DNA重复突变的鉴定 [J]. 中华医学杂志, 2006, 86 (10): 652-658.

[41] JOSEPH G, MCCARTHY J G, GALIANO R D, et al. 现代整形外科治疗学 [M]. 赵敏, 主译. 北京: 人民卫生出版社, 2007: 497-498.

[42] SUZUKI K, HARAGUCHI R, OGATA T, et al. Abnormal urethra formation in mouse models of split-hand/split-foot malformation type 1 and type 4 [J]. Eur J Hum Genet, 2008, 16 (1): 36-44.

[43] 王科杰, 关德宏, 刘丽品. 大鼠多指 (趾)、并指 (趾)、分裂手 (足) 畸形模型的建立 [J]. 中华手外科杂志, 2008, 24 (2): 115-117.

[44] GOLDFARB C A, CHIA B, MANSKE P R. Central ray deficiency: subjective and objective outcome of cleft reconstruction [J]. J Hand Surg Am, 2008, 33 (9): 1579-1588.

[45] 李红艳, 梁德生, 龙志高, 等. 一个中国人手足裂畸形家系疾病位点的定位和分析 [J]. 中华医学杂志, 2009, 89 (28): 2013-2014.

[46] 代礼, 李艳华, 邓莹, 等. 中国人群裂手裂足畸形的流行病学特征 [J]. 四川大学学报 (医学版), 2010, 41 (2): 320-323.

[47] UPTON J, TAGHINIA A H. Correction of the typical cleft hand [J]. J Hand Surg Am, 2010, 35 (3): 480-485.

[48] VELINOV M, AHMAD A, BROWN-KIPPHUT B, et al. A 0.7 Mb de novo duplication at 7q21.3 including the genes DLX5 and DLX6 in a patient with split-hand/split-foot malformation [J]. Am J Med Genet A, 2012, 158A (12): 3201-3206.

[49] 周凤娟, 谢文美, 赵小荣, 等. 先天性双侧手 (足) 中央纵裂一家系 [J]. 中华医学遗传学杂志, 2012, 29 (5): 615-616.

[50] 芮永军, 施海峰, 薛明宇, 等. 先天性分裂手畸形的手术治疗 [J]. 中华手外科杂志, 2012, 28 (6): 325-328.

[51] TAKAGI T, SEKI A, MATSUMOTO H, et al. A radiographic method for evaluation of the index-hypoplastic thumb angle [J]. J Hand Surg Am, 2012, 37 (11): 2320-2324.e1-e2.

[52] ALEEM A W, WALL L B, MANSKE M C, et al. The transverse bone in cleft hand: a case cohort analysis of outcome after surgical reconstruction [J]. J Hand Surg Am, 2014, 39 (2): 226-236.

[53] SOLOMON L, WARWICK D J, NAYAGAM S. Apley's system of orthopaedics and fractures [M]. 8th ed. London: Arnold, 2001: 386-388.

[54] SAINI N, PATNI P, GUPTA S, et al. Management of radial clubhand with gradual distraction followed by centralization [J]. Indian J Orthop, 2009, 43 (3): 292-300.

[55] 熊飞, 陈红浩, 梁川, 等. 先天性桡骨缺如研究进展 [J]. 国际骨科学杂志, 2017, 38 (2): 83-86.

[56] WALIA J P S, SINGH R, SAREEN S, et al. Radial club hand—A case report [J]. Indian J Orthop, 2006, 40 (4): 267-268.

［57］KUMAR M K, SUMAN S K. Radial club hand—a neglected case［J］. J Clin Diagn Res, 2011, 5（7）: 1458-1460.

［58］SALATI S A, RABAH S M. Congenital isolated right radial club hand［J］. Libyan J Med, 2010, 5（1）: 432.

［59］KOZIN S H. Upper-extremity congenital anomalies［J］. J Bone Joint Surg Am, 2003, 85（8）: 1564-1576.

［60］WAHAB S, KHAN R A, SHERWANI M K A. Radial club hand—a case report and review of literature［J］. Bombay Hosp J, 2008, 51（1）: 94-96.

［61］柯楚群，林英权，黄新宇. 介绍一种治疗先天性桡骨缺如的手术方法［J］. 中国矫形外科杂志，2000，7（2）: 204-205.

［62］杨益宏，王振汉，宋明辉. 尺骨中心化治疗先天性桡骨缺如［J］. 中国矫形外科杂志，2012，20（23）: 2198-2199.

［63］DAMORE E, KOZIN S H, THODER J J, et al. The recurrence of deformity after surgical centralization for radial clubhand［J］. J Hand Surg Am, 2000, 25（4）: 745-751.

［64］SHARIATZADEH H, JAFARI D, TAHERI H, et al. Recurrence rate after radial club hand surgery in long term follow up［J］. J Res Med Sci, 2009, 14（3）: 179-186.

［65］WALL L B, EZAKI M, OISHI S N. Management of congenital radial longitudinal deficiency: controversies and current concepts［J］. Plast Reconstr Surg, 2013, 132（1）: 122-128.

［66］PALEY D, ROBBINS C A. Ulnarization as treatment for radial clubhand (RCH)［M］. Switzerland: Springer International Publishing, 2015: 1-11.

［67］MEENA D K, THALANKI S, SHARMA S B. Wrist fusion through centralisation of the ulna for recurrent giant cell tumour of the distal radius［J］. J Orthop Surg (Hong Kong), 2016, 24（1）: 84-87.

［68］GREEN D P. Operative hand surg, vol. 1［M］. New York: Churchill Living-stone, 1982: 245-257.

［69］BUCK-GRAMCKO D. Congenital malformations of the hand and forearm［M］. London: Churchill Livingstone, 1998: 90-92.

第 九 章

中空性形成障碍

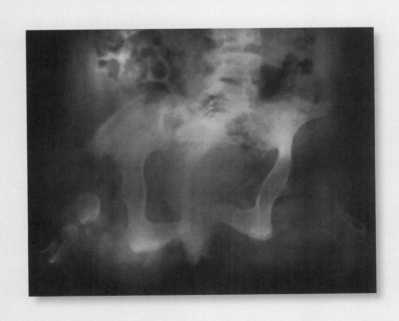

第一节
概述

Frantz 和 O'Rahilly 将形成障碍细分为 4 个亚型：终端的横断缺损或纵向缺损；中间段的横断缺损或纵向缺损，即中空性形成障碍。中空性形成障碍主要表现为肢体末端存在，但在肢端与近端之间的某个节段缺失，典型的如 A1 型的短指畸形，主要表现为指中节的缺失；前臂与上臂均缺失，仅手连在肩部的海豹手畸形。对于中空性缺损是否应该列为单独的类型，临床上尚有争议，一些学者认为所谓的中空性缺损实质上还是纵轴形成障碍导致的肢体近端连续性缺损。

先天性短指畸形是指掌骨和指骨短小，其数目可以不缺少，畸形的范围可以是单发，也可以是多发的纵列或横排的指骨及掌骨短小。根据短缩的部位，可分为短末节指骨、短中节指骨、短近节指骨和短掌骨，此外还包括三指节复拇指的指骨短小。目前对于短指畸形的归类，学术界仍存有争议。一部分学者把短指畸形归类到低度发育，他们认为指体发育低下导致指体短小。而针对中空性发育畸形，典型表现如 A1 型短指畸形，从遗传学表现来看，IHH 在调控指骨前体生长和指骨前体分节方面扮演了重要的角色。异常信号引起指体关节的形成，从而导致中节指节的指骨短小。

（高伟阳）

■ 第二节
短指畸形

1903年，哈佛大学的一个研究生 William Curtis Farabee（1865—1925）在他的博士毕业论文中分析了一个人类手部畸形的遗传家系（图2-9-1），患者表型主要体现为中间指（趾）节的缩短甚至消失。这个短指家系是人类遗传史上第一个有记录的孟德尔常染色体显性遗传病家系，是人类遗传史上的里程碑之一，许多遗传学教科书都把它作为一个经典例子加以引用。

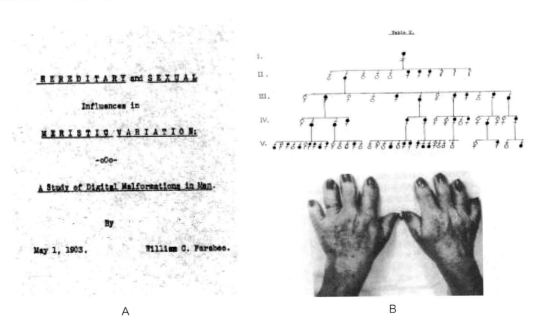

A

B

图 2-9-1　Farabee博士毕业论文封面及其研究的家系

Farabee型短指的主要特征包括所有手和脚的指（趾）骨的中间指（趾）节缩短，大拇指的近端指（趾）节缩短，有时中间指（趾）节会同远端指（趾）节发生融合。在一些个体中，掌骨也会变短。患者的身高通常会表现得比家系中的正常人矮。后来这种类型的短指（趾）被Bell在1951年归类为A1型短指（趾）畸形（BDA1）。到目前为止，已经有超过100例的病例在医学和遗传学杂志中被报告，涵盖了各类人群（高加索白种人、非裔美国人、中国人等）。

一、A1型短指（趾）畸形的致病基因

A1型短指（趾）畸形的致病基因一直是个谜。2000年，上海交通大学贺林实验室的杨新平博士等报告了在中国人群中的A1型短指病例。患者分别来自湖南（家系1）和贵州（家系2）的两个不同家系。家系1显示了Fitch在1979年描述的几乎所有特征，但是部分患者的某些特征是之前的文献所没有报告的，包括远端指（趾）节、掌骨和小拇指的近端指（趾）节缩短。家系2的表型同家系1很相似，但是更为严重，大部分患者的中间指（趾）节缺失或者融合到远端指（趾）节。

2001年，同样来自上海交通大学贺林实验室的高波博士报告了另外一个中国人A1型短指（趾）畸形家系，X线片分析显示患者的表型跟杨新平博士所报告的类似，但身材明显偏矮（图2-9-2）。

杨新平博士等通过对2个大家系（一个是来自湖南省的布依族家系，另一个是来自贵州省的苗族家系，总共33例患者）的研究，首次将A1型短指（趾）畸形致病基因定位在2q35—q36间的区域（最大LOD值为6.59，LOD值反映该区域与疾病的关联度，大于3即意味着高度关联）。随后对该区域内的一些可能的候选基因进行了突变扫描。在原来2个家系的基础上，高波博士等人又在湖南省的汉族人群中采集到了具有典型A1型短指（趾）表型的第3个家系。

在对这3个独立家系进行进一步研究后，高波博士等人很快将目标锁定在一个可能的候选基因 *IHH*（Indian hedgehog）上。该基因虽然也位于上述A1型短指（趾）致病基因定位所在的2q35—q36区域，但非常靠近该区域的边缘。此前的研究表明，该基因与软骨细胞的聚集、生长和分化有

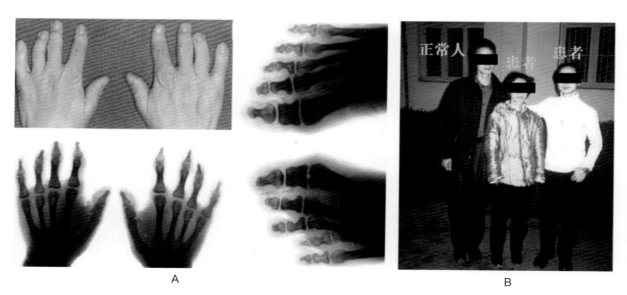

A   B

图2-9-2 家系3患者手指及脚趾的临床症状，部分患者中指节完全缺失，另有部分患者伴随有身材矮小的现象

关，该基因的缺失会导致前肢的缩短、长骨发育不能正常钙化等骨骼发育缺陷。随之高波博士等人在3个家系中分别发现了在 *IHH* 基因的编码区域具有家系遗传特性的3个单碱基突变：G283A、C300A和G391A（图2-9-3），从而确定了A1型短指（趾）畸形的致病基因。

继A1型短指（趾）致病基因 *IHH* 被发现之后，更多的有关其他A1型短指（趾）畸形患者或者家系的 *IHH* 突变被报告。在其中一项研究中，McCready发现了1903年报告的Farabee家系也携带 *IHH* 突变。McCready首先对Drinkwater在1908年和1915年所报告的两个家系的后代进行了研究，并发现了一个新的 *IHH* 基因的突变位点，G298A。随后，McCready将最早的Farabee家系基因组也进行了突变扫描，最终发现Farabee家系的致病突变也是G298A。在进行了单倍型分析之后，McCready认为这3个家系应该来自同一个起源。

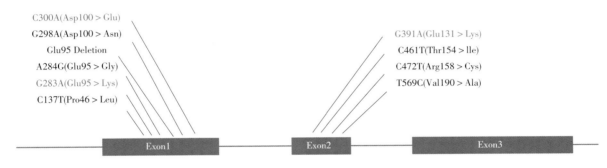

图2-9-3 *IHH* 基因的突变位点，红色字体表示的是高波博士等人发现的3个突变（截至2017.2）

二、A1型短指（趾）畸形的致病机制

通过遗传学分析，贺林团队在3个大家系中分别确定了 *IHH* 基因的3个杂合错义突变——G283A（E95K）、C300A（D100E）和G391A（E131K）是A1型短指（趾）畸形的致病原因。接下来，他们进行了详细的信号通路生化分析。

首先，他们解析了人野生型和突变型IHH蛋白的三维晶体结构，发现3个突变并没有导致IHH蛋白整体结构的大改变，但是局部的电荷分布发生了变化。进一步的研究发现，突变蛋白在细胞内的稳定性也发生了很大的改变。受体结合试验发现，突变IHH蛋白与靶细胞上的两个关键受体蛋白PTC和HIP的结合均减弱，同时突变蛋白在间充质细胞C3H10T1/2中诱导IHH信号的能力明显降低。这些结果提示，突变蛋白在体内组织间隙扩散时，细胞膜上受体蛋白对其扩散的限制会比较弱，从而有可能会被运输到更远的地方。综合以上研究结果，表2-9-1总结了突变蛋白的一系列生化特性的改变。

表2-9-1 突变蛋白生化特性的改变

蛋白 (protein)	自加工 (autoprocessing)	稳定性 (stability)	胆固醇修饰 (cholesterol modification)	棕榈酰化 (palmitoylation)	多聚体形成 (multimer formation)	500nM(750nM)条件下在C3H10T1/2中的碱性磷酸酶诱导相对活性[relative AKP induction activity at 500nM(750nM) in C3H10T1/2 assay]	PTC与IHH结合解离常数[dissociation constant (Kd) for Ptc-CTD, nM*]	硫酸肝素与IHH蛋白亲和性，盐洗浓度[heparin-binding affinity, salt elution concentration, M]
WT	+	+++	+	+	+	1.0（1.0）	20.6	0.32～0.49

续表

蛋白 (protein)	自加工 (autoprocessing)	稳定性 (stability)	胆固醇修饰 (cholesterol modification)	棕榈酰化 (palmitoylation)	多聚体 形成 (multimer formation)	500nM(750nM)条件 下在C3H10T1/2中 的碱性磷酸酶诱导相 对活性[relative AKP induction activity at 500nM(750nM) in C3H10T1/2 assay]	PTC与IHH结 合解离常数 [dissociation constant (Kd) for Ptc-CTD, nM*]	硫酸肝素与IHH蛋 白亲和性，盐洗浓 度[heparin- binding affinity, salt elution concentration, M]
E95K	+	+	+	+	+	0.47（0.5）	40.6	0.32～0.66
E131K	+	+++	+	+	+	0.50（0.52）	30.5	0.32～0.49
D100E	+	−	+	ND	ND	0.44（0.38）	＞100	ND

注：ND，尚未决定（not determined）

*所需的最低浓度（minimum concentration required）

为了从发育生物学角度更为细致地了解 A1 型短指（趾）畸形的致病机制，贺林团队构建了携带有 E95K *Ihh* 突变的 A1 型短指（趾）畸形小鼠模型（BDA1 小鼠）。从外观上看，E95K 纯合突变小鼠表现出个体矮小和典型的 A1 型短指（趾）畸形表型——第 2～4 指中指节严重缩短，第 5 指中指节缺失。同时，携带 E95K 突变的杂合子小鼠也表现出轻微的短指表型（图 2-9-4）。由于 *Ihh* 基因敲除的杂合子小鼠（*Ihh*⁺ᐟ⁻）没有明显的表型，因此可以排除 E95K 突变在小鼠中属于失活突变的可能，短指表型的出现更应该是 E95K 等位基因在小鼠发育过程中发生了某种显性作用（dominant effect）。

Ihh⁺ᐟ⁻ 小鼠指骨与野生型的并无二致，而 *Ihh*⁺ᐟᴱ⁹⁵ᴷ 小鼠第 2～5 指的第 2 指节都受到了不同程度的影响。在不存在野生型等位基因的情况下，*Ihh*⁻ᐟᴱ⁹⁵ᴷ 和 *Ihh*ᴱ⁹⁵ᴷᐟᴱ⁹⁵ᴷ 小鼠的指骨钙化过程发生延迟，并影响了指骨（图 2-9-4，黑色箭头）和对应第 1 指的掌骨（图 2-9-4，虚线圈）。

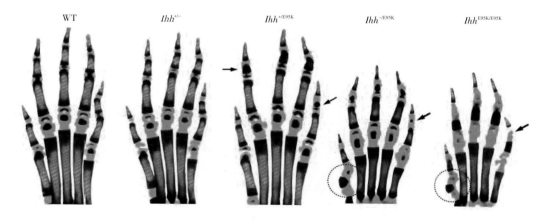

图2-9-4　出生后10天（P10）的野生型小鼠与各种 *Ihh* 突变体小鼠后肢指骨表型比较

进一步的研究发现，突变小鼠软骨内骨化和软骨细胞成熟过程发生了延迟。那么这种延迟是否直接影响了 BDA1 的指节缩短呢？因为中指节（P2）的缩短甚至消失是 A1 型短指症的特征表型。猜测这很可能是一种在指骨发育过程中发生异常分节而造成的发育缺陷。结果的确发现，在胚胎期

13.5天，$Ihh^{E95K/E95K}$小鼠指生长速度似乎有轻微的减缓。这种生长速度减缓的现象在胚胎期14.0天表现得更为显著（图2-9-5）。在胚胎期14.0天的野生型小鼠中，M-P1和P1/P2关节处的GDF5表达区域逐渐变得狭窄，而远端的间充质细胞聚集体（包含未来的P2和P3）比前一个时期（E13.5）有了明显的延长（图2-9-5）。而在$Ihh^{E95K/E95K}$小鼠中，远端间充质细胞聚集体延长的长度比野生型明显减少。到了胚胎期14.5天，野生型小鼠的指分节已经完毕，3条明显的GDF5表达区域把不同的指节分开。而在$Ihh^{E95K/E95K}$小鼠中，P2/P3关节仅刚刚开始形成，并处于距离P1/P2关节相当近的位置。综上所述，这种表型的产生可能与P2/P3关节形成之前远端间充质细胞聚集体尺寸的缩小有关。标记-跟踪（pulse-chase）的BrdU标记实验结果显示，对于Col2a1表达的软骨化区域，野生型小鼠中可以清楚地观察到软骨化聚集体活跃地从周围吸纳BrdU阳性的间充质细胞。而在$Ihh^{E95K/E95K}$小鼠中，此间充质细胞吸纳过程严重减弱。统计学分析显示吸纳细胞数量有大约60%的下降，$P<0.001$。

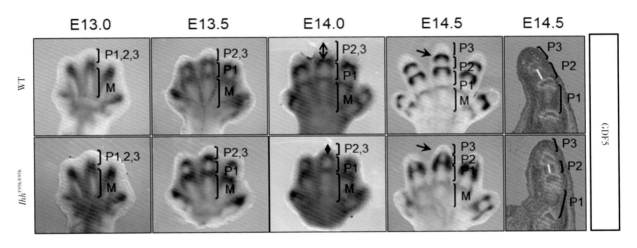

图2-9-5 $Ihh^{E95K/E95K}$小鼠指骨分节的发育生物学分析

从E13.0到E14.5，GDF5在发育中的后肢指的表达。在第3指中标记出了不同的指骨（M，掌骨；P1，近端指骨；P2，中指骨；P3，远端指骨）。在E13.0，野生型与$Ihh^{E95K/E95K}$没有显著差异。从E13.5开始，可以发现$Ihh^{E95K/E95K}$后肢指的远端生长减缓。而这种生长减缓在E14.0表现得更为明显（双箭头标示）。在E14.5则表现为缩短的中指骨和远端指骨。图中同时给出了后肢第3指纵向切片的放射原位杂交结果，以显示缩短的指骨（白色双箭头）

　　那么，间充质细胞向软骨化聚集区吸纳减少的分子机制是什么呢？我们注意到BDA1小鼠前肢骨骼生长板中的IHH信号能力和信号作用距离发生了改变（检测IHH和Hedgehog信号通路的直接靶基因$Ptc1$）。一般认为Hedgehog蛋白以形成素梯度（morphogen gradient）的方式发生作用，主要体现在其靶基因$Ptc1$的表达水平恰好以表达Ihh的预肥大细胞区域为起点，向远处的环关节（peri-articular）区域递减，形成了一种梯度形的表达模式（图2-9-6）。但是在$Ihh^{E95K/E95K}$小鼠中则观察到了不同的$Ptc1$表达模式。在靠近Ihh表达位置的区域，$Ptc1$的表达未受显著影响。但在距离Ihh表达源稍远的软骨细胞增殖区和休眠区，$Ptc1$表达水平显著下降。有趣的是，$Ptc1$在$Ihh^{E95K/E95K}$小鼠环关节区域的表达水平并没有下降，反而比野生型还要高。因此，在$Ihh^{E95K/E95K}$小鼠的生长板中，IHH的动态作用距离或者说信号作用范围发生了改变。

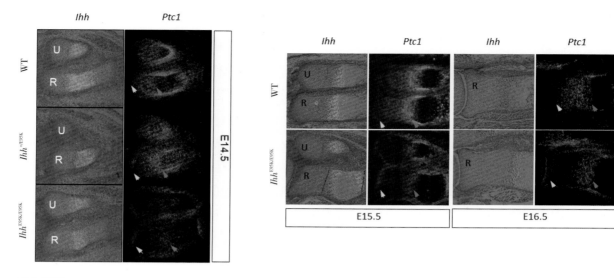

图2-9-6 BDA1小鼠骨骼生长板中IHH信号的改变

检测从胚胎期14.5天至16.5天 *Ihh* 和 *Ptc1* 表达情况的原位杂交结果。在野生型小鼠中，*Ptc1* 的表达水平从 *Ihh* 表达位置开始，向远处递减，形成一种梯度表达模式。相比之下，在 *Ihh*^E95K/E95K 小鼠中，*Ptc1* 的表达水平从 *Ihh* 表达位置开始迅速下降（绿色箭头），而在距离 *Ihh* 表达位置相当远的环关节区域维持甚至升高（黄色箭头）。*Ptc1* 表达水平在 *Ihh*^+/E95K 小鼠中没有显著下降。R：桡骨；U：尺骨

    基于生长板中得到的结果，研究人员推测BDA1小鼠异常的指发育可能源于IHH信号强度和距离的改变。进一步研究指发育过程中 *Ihh* 及其下游靶基因 *Gli1* 的表达情况，以及负反馈循环中的 *PthrP* 的表达后发现，正常情况下在中间区表达的 *PthrP*，在突变小鼠中表达量显著上升。而且，*Ihh*^E95K/E95K 小鼠中 *Ihh* 在各指节的表达量都低于野生型。这种 *Ihh* 表达水平的下降有可能与前文提到的中间区 *PthrP* 表达上升有关。*PthrP* 可能通过此阶段与 *Ihh* 具有同样表达模式的PthrP受体——Ppr来抑制 *Ihh* 的表达。这些发现暗示了指尖处IHH信号水平的降低与指尖向远端生长的延缓之间的关系。

    根据这些结果，贺林团队提出了由E95K点突变导致的A1型短指畸形的致病机制。从发育生物学的角度看，IHH在调控指骨前体生长和指骨前体分节方面扮演重要的角色。从胚胎期12.5天开始，*Ihh* 在掌骨前体中表达。在胚胎期13.0天，当 *Ihh* 的表达在P1+P2+P3前体的中心出现之后，IHH开始作用于指尖处的间充质细胞区域，并协同来自AER的FGF信号调控间充质细胞迁移并分化进入软骨化的间充质细胞聚集体中，从而促进指骨前体向远端的生长。由于在胚胎期13.0天之前，远端间充质细胞内没有IHH信号的存在，所以此时的远端间充质细胞聚集体尺寸不受IHH信号改变的影响，而P1/P2分节也便不受影响。在BDA1小鼠的P1/P2分节完成之后，来自于P1的IHH信号过量地进入P1/P2中间区，从而提高了 *PthrP* 的表达。高水平的PTHRP可能通过类似生长板中的负反馈环作用于远端的间充质细胞，阻碍其软骨化分化并间接抑制了 *Ihh* 的表达。而E95K-IHH信号能力的下降进一步损害了IHH的正常功能，造成间充质细胞吸纳速度的减缓和指骨前体向远端生长速度的下降。对于第2~4指来说，P2+P3前体在分节前尺寸减小，导致分节之后产生的P2和P3前体尺寸显著下降。对于第5指来说，P2+P3前体尺寸严重受损，以至于P2/P3分节无法发生。值得注意的是，在此阶段P2和P3被同时影响，而在出生后P3的长度没有显著降低。解释这种情况的一种可能性是哺乳动物指尖组织残留的再生能力在之后的发育过程中调整了P3的长度。这个模型提供

了一种对 A1 型短指畸形中指骨排列缺陷发生原因的解释，并揭示了远端指节发育的独特机制。

家族性 A1 型短指（趾）畸形是人类遗传史上第一例被记载的（1903）符合孟德尔遗传规律的常染色体显性遗传病。直到 20 世纪末，几乎整整一个世纪，人们始终未能给出答案。在这一背景下，来自上海交通大学的贺林实验室总结分析了前人失败的经验教训，从湖南和贵州的偏远山区采集到了 3 个处于相对隔离的不同民族的 A1 型短指（趾）畸形家系，开始参与到这个行列中来。通过连锁分析和候选克隆的方法，他们成功地将 A1 型短指（趾）畸形的致病基因定位到了 2 号染色体长臂的某个区域，并最终发现在这一广阔区域内的 *IHH* 基因的数个单碱基突变分别是导致上述 3 个家系 A1 型短指（趾）畸形的直接原因，同时发现该基因与身高相关。而利用小鼠模型的研究工作不仅清晰地阐述了 A1 型短指（趾）畸形发生的分子机制，而且发现 *IHH* 基因可能参与指骨关节的早期发育调控，发现了 *IHH* 基因在骨骼生长发育中的新意义，为现代遗传发育生物学增添了新的内容，对肢体和骨骼发育生物学有着重要的意义。同时，这也为相关骨骼疾病的科学研究和临床诊断提供了有力的依据。

（马钢　高伟阳）

海豹手畸形

一、概述

海豹肢畸形（phocomelia）来源于希腊语的海豹肢或鳍状肢，形象地代表了由肢体的中间节段缺失引起的肢体纵向短缩。这种短缩主要发生在肢体长骨，如肱骨、桡骨、尺骨的缺失，但远端结构存在。这种四肢的节段缺失属于肢体的中空性发育不良，并且多出现在四肢的前臂和小腿，上肢通常比下肢更易受影响。虽然在并短指畸形中也可能出现指的中间节段缺失，但这种小节段缺失并不能归属为海豹肢畸形。

海豹手畸形是海豹肢畸形中的一类，其临床表现主要集中于上肢和头面部。在上肢方面的表现最为显著，主要表现为上肢的近端部分（肱骨、桡骨、尺骨）的缺失或者严重发育不全（图2-9-7）。手部也常有畸形，仅有3指或4指，拇指一般缺如。其中上肢的中段部

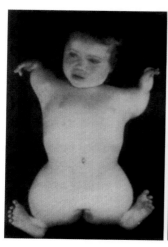
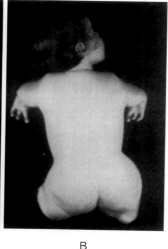

A   B

图2-9-7 海豹手畸形临床表现

分完全缺失，使得手直接连接在躯干上，称为真海豹手。也因为患者的上肢畸形外观与海豹鳍相似，故被命名为海豹手畸形。受累肢体可以是单侧，也可以是双侧都累及。在头面部的畸形表现有唇/腭裂、眼距过宽、眼球突出、角膜浑浊、小颌畸形、面部毛细血管瘤等。此外，还可以合并心脏、胃肠道畸形以及甲状腺功能减退和周围神经炎等。

二、海豹肢畸形的致病因素

目前，导致海豹肢畸形的最常见原因有沙利度胺及遗传或基因突变，其他因素有视黄酸、X线等，其中沙利度胺导致了20世纪著名的反应停事件。沙利度胺商品名为反应停，是一种非巴比妥类的安眠镇静药物。在20世纪50—60年代，沙利度胺由德国医药公司生产上市。当时由于沙利度胺对孕妇早期的孕吐有良好的治疗效果，故其在欧洲和日本被大量使用，但随后这些国家纷纷出现了四肢中段缺损和面部畸形的新生儿。卫生部门在排查搜寻后，最终证明这些畸形是由孕妇服用沙利度胺引起的。随后，反应停被全球召回禁售，但已造成了不可挽回的严重后果。据统计，在这短短的几年间出生了1万多例海豹肢畸形儿，德国和日本更是重灾区。当然沙利度胺的命运没有就此终结，其经过改进后又重新上市，作为减轻麻风性皮肤结节红斑、镇静止痒、免疫调节、抗炎和抗肿瘤的药物又被临床重新认可。

虽然海豹肢畸形多数为散发病例，但也有一定的基因层面因素可导致海豹肢畸形的发生，例如Roberts综合征就是在8号染色体上的*ESCO2*基因突变导致的常染色体隐性遗传疾病。*ESCO2*基因在产生ESCO蛋白产物中起着重要作用，而ESCO蛋白产物是细胞分裂过程中姐妹染色单体黏聚所必需的。在Roberts综合征中，由于该蛋白质异常，染色单体附着不良，使细胞分裂延迟，最终导致四肢体芽的发育缺陷，造成了海豹肢畸形。

三、沙利度胺的致敏时间

虽然目前还没有专门的沙利度胺引起海豹肢畸形的致敏时间的研究发表，但根据沙利度胺的临床致病情况来看，上肢受累的敏感时间是孕24～33天，下肢受累的敏感时间是孕28～33天，在此期间服用沙利度胺很可能会导致海豹肢畸形的发生。

四、海豹手畸形分型

目前被广泛认可的海豹手畸形的分型方法是Frantz和O'Rahilly在1961年提出的分型方法（图2-9-8）。

Ⅰ型　完全型海豹肢畸形，手或手指直接与躯干相连。

Ⅱ型　近端型海豹肢畸形，上臂缺失，前臂以及手直接与躯干相连。

Ⅲ型　远端型海豹肢畸形，前臂缺失，手直接与肱骨相连。

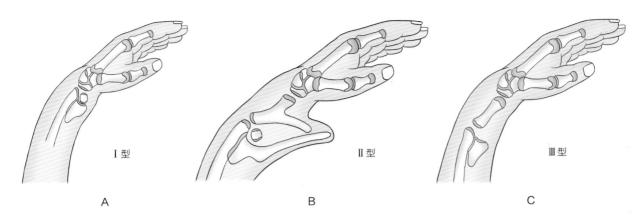

图 2-9-8 海豹肢畸形 Frantz 和 O'Rahilly 分型法示意图

A. 手直接连在肩部,没有肱骨和前臂　B. 手和肩之间有异常的肱骨、桡骨和尺骨　C. 手连在肱骨上,没有前臂

五、海豹肢畸形综合征

当海豹肢畸形合并一些其他结构畸形时可形成综合征,如 Roberts 综合征/SC 海豹肢、Schinzel 海豹肢综合征、DK 海豹肢综合征等。下面我们对上述的几个综合征进行简要的介绍。

(一) Roberts 综合征/SC 海豹肢

Roberts 综合征(RBS)(图 2-9-9)是一种罕见的常染色体隐性遗传性海豹肢疾病,其特征为四肢对称性节段缺失、颅面畸形、生长发育迟缓、智力低下、心脏和肾脏发育异常。该综合征由位于 8p21.1 的 *ESCO2* 基因突变引起。该基因编码了一个在细胞分裂 S 期中建立姐妹染色单体凝聚所必需的蛋白。SC 海豹肢的肢体对称性节段缺失程度较轻,可伴有各种关节的屈曲挛缩,颅面畸形较 RBS 轻,患者可出现生长发育迟缓,偶尔伴有智力发育迟缓。SC 海豹肢被认为是 RBS 的温和亚型。RBS 的患者多数为死胎或在出生后不久便死亡,而 SC 海豹肢患者则通常可以存活到成年。

(二) Schinzel 海豹肢综合征

Schinzel 综合征(图 2-9-10)可合并膈疝、胆囊缺如、腹直肌分离症、骶骨发育不全和颅骨缺损、子宫发育不全、阴道闭锁、骨盆发育不全,但患者的生长发育和智力发育均正常。

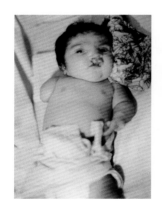

图 2-9-9 Roberts 综合征/SC 海豹肢

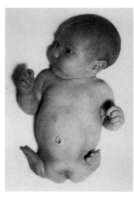

A

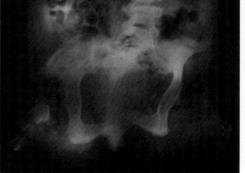

B

图 2-9-10 Schinzel 海豹肢综合征

（三）DK海豹肢综合征

DK海豹肢综合征（图2-9-11）患者除了双上肢的海豹肢畸形外，还可合并脑膨出、胼胝体发育不良、听力受损、脊柱侧突、泌尿生殖系统异常（阴茎短小，隐睾）、牙齿咬合不正、血小板减少等。

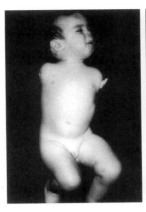
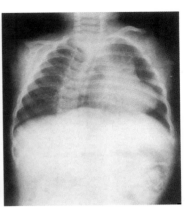

图2-9-11　DK海豹肢综合征　　　A　　　　　　　　B

六、海豹肢畸形的诊断

胎儿的海豹肢畸形诊断目前主要依靠产前的超声检查。运用连续顺序追踪超声扫查法对胎儿每个肢体从近段逐一追踪显示至远段。特别针对海豹手的超声诊断首先应从肩胛骨位水平横切面开始，在显示肱骨的横断面后将探头旋转90°来显示肱骨的长轴切面并测量其长度，而后沿着上肢的自然伸展方向显示出前臂的尺、桡骨长轴切面，再旋转探头90°来探查前臂横断面，进一步确认前臂有无尺、桡两骨，最后继续向前扫查显示腕、掌、指部的回声有无异常。

七、海豹肢畸形的处理

一旦在产前超声诊断中确诊海豹肢畸形，一般都会进行引产终止妊娠。已出生并存活的患者的预后情况则与其畸形程度以及是否伴有其他系统的先天性异常有关。整体来说，当海豹肢发生在上肢并且畸形情况较单一，且不伴有其他系统的异常肢的患者会得到较好的预后。海豹肢畸形患者可采用安装假肢来改善生活质量，但其实患者对假肢的接受度并不是很高。由于佩戴假肢会限制畸形肢体残端的感觉能力，并且假肢与肢体衔接部位的不贴合还可能诱发疼痛，因此患者一般只使用假肢完成某些特定任务，而其余的生活需求则会用健侧肢体代偿。尽管感觉限制和假肢重量的原因会导致患者放弃功能假肢，但他们仍然希望拥有非功能假肢来达到美容整形效果，以满足心理上的美学需要。海豹肢畸形患者在外科干预上并没有太多的选择余地，一般手术都是为了假肢安装以及改善畸形肢体骨骼过度生长对于生活的影响。当然也可通过一些手术手段如Sulamaa术等进行矫正。Sulamaa术是将胸骨末端至锁骨中段部分截骨并旋转与患侧肢体末端相连，然后用金属线将旋转骨与肱骨骨化中心和前臂骨相连（图2-9-12）。术后患者的手部功能可以得到一定的改善。海豹肢畸形患者的治疗需要外科医生、康复医生以及心理医生三方的密切合作，只有这样才能给予患者一个相对良好的预后。无论是安装假肢还是进行矫形手术，后期都需要康复医生的训练来获取实质的功能，也需要心理医生的指导，让患者从内心上能真正接受假肢或矫形术后带来的改变。

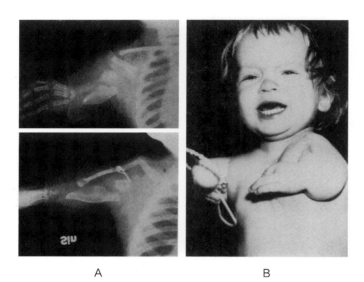

A   B   **图2-9-12** Sulamaa术式

八、海豹肢畸形的现况

反应停事件之后，沙利度胺被明确归为孕妇禁忌药，海豹肢畸形儿的出现已经变得十分罕见，现在导致海豹肢畸形儿出生的原因可能为近亲结婚、孕期暴露在放射或化学刺激下以及遗传因素等。海豹肢畸形的近期全球整体发病率是0.62/100000，其中澳大利亚的发病率最高，为1.44/100000，而中国的发病率为0.57/100000，低于整体的发病率。在所有的海豹肢畸形统计病例中，53.2%为单发病例，36.9%合并其他的畸形（以肌肉骨骼、心脏和肠道受累最常见），还有9.9%合并一些综合征如Roberts肢综合征/SC海豹肢、Schinzel海豹肢综合征等。因此，大体上海豹肢畸形主要是一种单发畸形。在发病部位上，左手的发病率要大于右手，上肢的发病率要大于下肢。

（高伟阳）

参考文献

［1］CHERSTVOY E，LAZJUK G，LURIE I，et al. Syndrome of multiple congenital malformations including phocomelia, thrombocy-topenia, encephalocele, and urogenital abnormalities ［J］. Lancet, 1980, 2（8192）: 485.

［2］SCHINZEL A. Phocomelia and additional anomalies in two sisters ［J］. Hum Genet, 1990, 84（6）: 539-541.

［3］URIOSTE M，PAISÁN L，MARTÍNEZ-FRÍAS M L. DK-phocomelia syndrome in a child with a long follow-up ［J］. Am J Med Genet, 1994, 52（3）: 269-271.

［4］TYTHERLEIGH-STRONG G，HOOPER G. The classification of phocomelia ［J］. J Hand Surg Br, 2003, 28（3）: 215-217.

［5］BERMEJO-SÁNCHEZ E，CUEVAS L，AMAR E，et al. Phocomelia: a worldwide descriptive epidemiologic study in a large series of cases from the International Clearinghouse for Birth Defects Surveillance and Research, and overview of the literature ［J］. Am J Med Genet C Semin Med Genet, 2011, 157C（4）: 305-320.

［6］李胜利，陈秀兰，文华轩. 海豹肢畸形与致死性骨发育不良的诊断与鉴别诊断 ［J/CD］. 中华医学超声杂志：电子版, 2012, 9（7）: 11-14.

［7］陈秀兰，李胜利，文华轩，等. 海豹肢畸形产前超声诊断分析 ［J/CD］. 中华医学超声杂志：电子版, 2012, 9（7）: 22-24.

［8］KEYPOUR F，NAGHI I，BEHNAM B. Roberts-SC phocomelia syndrome (pseudothalidomide syndrome): a case report ［J］. J Family Reprod Health, 2013, 7（1）: 45-47.

［9］GOH E S，LI C，HORSBURGH S，et al. The Roberts syndrome/SC phocomelia spectrum—a case report of an adult with review of the literature ［J］. Am J Med Genet A, 2010, 152A（2）: 472-478.

［10］TEMTAMY S A，MCKUSICK V A. The genetics of hand malformations ［J］. Birth Defects Orig Artic Ser, 1978, 14（3）: 1-619.

［11］LAPORTE G，SERVILLE F，PEANT J. Type A1 branchydactyly. Study of one family (author's transl) ［J］. Nouv Presse Med, 1979, 8（50）: 4095-4097.

［12］FITCH N. Classification and identification of inherited brachydactylies ［J］. J Med Genet, 1979, 16（1）: 36-44.

［13］PIUSSAN C，LENAERTS C，MATHIEU M，et al. Regular dominance of thumb ankylosis with mental retardation transmitted over 3 generations ［J］. J Genet Hum, 1983, 31（2）: 107-114.

［14］TSUKAHARA M，AZUNO Y，KAJII T. Type A1 brachydactyly, dwarfism, ptosis, mixed partial hearing loss, microcephaly, and mental retardation ［J］. Am J Med Genet, 1989, 33（1）: 7-9.

［15］FUKUSHIMA Y，OHASHI H，WAKUI K，et al. De novo apparently balanced reciprocal translocation between 5q11.2 and 17q23 associated with Klippel-Feil anomaly and type A1 brachydactyly ［J］. Am J Med Genet, 1995, 57（3）: 447-449.

［16］MASTROBATTISTA J M，DOLLÉ P，BLANTON S H，et al. Evaluation of candidate genes for familial brachydactyly ［J］. J Med Genet, 1995, 32（11）: 851-854.

［17］SLAVOTINEK A，DONNAI D. A boy with severe manifestations of type A1 brachydactyly ［J］. Clin Dysmorphol, 1998, 7（1）: 21-27.

［18］RAFF M L，LEPPIG K A，RUTLEDGE J C，et al. Brachydactyly type A1 with abnormal menisci and scoliosis in three generations ［J］. Clin Dysmorphol, 1998, 7（1）: 29-34.

［19］ST-JACQUES B，HAMMERSCHMIDT M，MCMAHON A P. Indian hedgehog signaling regulates proliferation and differentiation of chondrocytes and is essential for bone formation ［J］. Genes Dev, 1999, 13（16）: 2072-2086.

［20］ARMOUR C M，BULMAN D E，HUNTER A G. Clinical and radiological assessment of a family with mild brachydactyly type A1: the usefulness of metacarpophalangeal profiles ［J］. J Med Genet, 2000, 37（4）: 292-296.

［21］YANG X P，SHE C W，GUO J Z，et al. A locus for brachydactyly type A-1 maps to chromosome 2q35-q36 ［J］. Am J Hum Genet, 2000, 66: 892-903.

［22］GAO B，GUO J Z，SHE C W，et al. Mutations in IHH, encoding Indian hedgehog, cause brachydactyly type A-1 ［J］. Nat Genet, 2001, 28: 386-388.

［23］DEN HOLLANDER N S，HOOGEBOOM A J M，NIERMEIJER M F，et al. Prenatal diagnosis of type A1 brachydactyly ［J］.

Ultrasound Obstet Gynecol, 2001, 17 (6): 529-530 (2).

[24] MCCREADY E M, SWEENEY E, FRYER A E, et al. A novel mutation in the IHH gene causes brachydactyly type A1: a 95-year-old mystery resolved [J]. Hum Genet, 2002, 111: 368-375.

[25] GIORDANO N, GENNARI L, BRUTTINI M, et al. Mild brachydactyly type A1 maps to chromosome 2q35-q36 and is caused by a novel IHH mutation in a three generation family [J]. J Med Genet, 2003, 40 (2): 132-135.

[26] KIRKPATRICK T J, AU K S, MASTROBATTISTA J, et al. Identification of a mutation in the Indian hedgehog (IHH) gene causing brachydactyly type A1 and evidence for a third locus [J]. J Med Genet, 2003, 40 (1): 42-44.

[27] MCCREADY M E, GRIMSEY A, STYER T, et al. A century later Farabee has his mutation [J]. Hum Genet, 2005, 117: 285-287.

[28] LIUM G, WANG X, CAI Z, et al. A novel heterozygous mutation in the Indian hedgehog gene (IHH) is associated with brachydactyly type A1 in a Chinese family [J]. J Hum Genet, 2006, 51: 727-731.

[29] ZHU G M, KE X, LIU Q J, et al. Recurrence of the D100N mutation in a Chinese family with brachydactyly type A1: evidence for a mutational hot spot in the Indian hedgehog gene [J]. Am J Med Genet A, 2007, 143A (11): 1246-1248.

[30] LODDER E M, HOOGEBOOM A J M, COERT J H, et al. Deletion of 1 amino acid in Indian hedgehog leads to brachydactylyA1 [J]. Am J Med Genet Part A, 2008, 146A (16): 2152-2154.

[31] STATTIN E L, LINDÉN B, LÖNNERHOLM T, et al. Brachydactyly type A1 associated with unusual radiological findings and a novel Arg158Cys mutation in the Indian hedgehog (IHH) gene [J]. Eur J Med Genet, 2009, 52 (5): 297-302.

[32] GAO B, HU J X, STRICKER S, et al. A mutation in Ihh that causes digit abnormalities alters its signalling capacity and range [J]. Nature, 2009, 458: 1196-1200.

[33] UTINE G E, BRECKPOT J, THIENPONT B, et al. A second patient with Tsukahara syndrome: type A1 brachydactyly, short stature, hearing loss, microcephaly, mental retardation and ptosis [J]. Am J Med Genet Part A, 2010, 152A (4): 947-949.

[34] BYRNES A M, RACACHO L, NIKKEL S M, et al. Mutations in GDF5 presenting as semidominant brachydactyly A1 [J]. Hum Mutat, 2010, 31 (10): 1155-1162.

[35] LACOMBE D, DELRUE M A, ROORYCK C, et al. Brachydactyly type A1 with short humerus and associated skeletal features [J]. Am J Med Genet Part A, 2010, 152A (12): 3016-3021.

[36] MA G, YU J, XIAO Y, et al. Indian hedgehog mutations causing brachydactyly type A1 impair hedgehog signal transduction at multiple levels [J]. Cell Res, 2011, 21 (9): 1343-1357.

[37] DEGENKOLBE E, KÖNIG J, ZIMMER J, et al. A GDF5 point mutation strikes twice—causing BDA1 and SYNS2 [J]. PLoS Genet, 2013, 9 (10): e1003846.

[38] JANG M A, KIM O H, KIM S W, et al. Identification of p.Glu131Lys mutation in the IHH gene in a Korean patient with brachydactyly type A1 [J]. Ann Lab Med, 2015, 35 (3): 387-389.

[39] RACACHO L, BYRNES A M, MACDONALD H, et al. Two novel disease-causing variants in BMPR1B are associated with brachydactyly type A1 [J]. Eur J Hum Genet, 2015, 23 (12): 1640-1645.

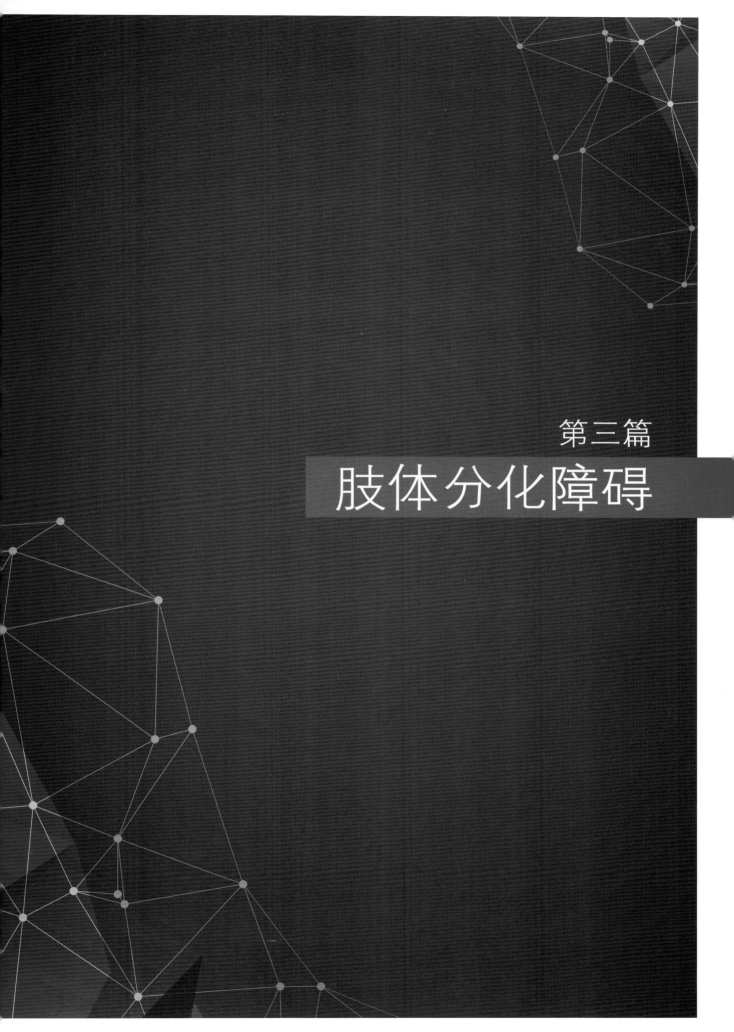

第三篇
肢体分化障碍

上肢形成主要发生在胚胎早期，从第3周开始，到第7周基本形成。在此期间，遗传或环境等因素会导致肢体分化出现异常，进而导致肢体无法发育成健康肢体。不同类型的肢体分化障碍有不同的临床表现，其原因被认为是在产生胚胎侧壁时，外胚层间质遭到不同程度的破坏，影响了正常肢芽分化成单独的骨骼、皮肤、筋膜、血管和神经组织。

目前认为肢体分化障碍的发病原因可概括为两种，一种为内因，即遗传因素，由于染色体异常、基因突变而引起表达分化异常；另一种为外因，即环境因素，由于胚胎时期受外界因素，如生物、营养、药物、放射线、内分泌、创伤等影响而发生畸形。任何一种或多种因素，包括环境因素或其他原因，都可能在胚胎早期干扰这种分化，并导致相对应的肢体缺陷。在第7周以后，肢芽已基本完成分化，致畸形的因素所起的作用会变得很小。

肢体分化障碍分为以下几类：

1. 软组织受累　先天性多发性关节挛缩：①严重型；②中度型；③轻度型。

（1）肩部：①高肩胛症；②胸肌缺如，包括胸大肌缺如、胸大肌和胸小肌全缺如。

（2）肘部和前臂：①伸肌腱、肌肉异常；②屈肌腱、肌肉异常；③手内在肌异常。

（3）腕部和手部：①皮肤性并指，桡侧型并指、中央型并指、尺侧型并指、联合型并指；②挛缩（继发于肌肉、韧带、关节囊分化障碍），先天性屈曲挛缩、拇指屈曲内收畸形。

（4）皮肤及其附属器。

2. 骨骼受累

（1）肱骨：先天性肱骨内翻。

（2）肘关节骨性融合：①肱桡骨骨性融合；②肱尺骨骨性融合；③全肘关节骨性融合。

（3）前臂：①近端桡尺骨骨性融合（伴或不伴有桡骨头脱位）；②远端桡尺骨骨性融合。

（4）腕部和手部：①腕骨间骨性融合；②月骨-三角骨融合；③头状骨-钩骨融合；④舟骨-月骨融合；⑤骨性并指；⑥指骨间关节粘连，近指间关节粘连及远指间关节粘连；⑦掌骨融合；⑧指骨融合；⑨多节指畸形；⑩手指屈曲畸形。

3. 先天性肿物

（1）血管瘤性肿物和血管畸形：①毛细血管瘤；②海绵状血管瘤；③动静脉瘘。

（2）淋巴性肿物：淋巴管瘤。

（3）神经源性肿物：①神经母细胞瘤；②神经纤维瘤。

（4）相邻软组织肿物：儿童腱膜纤维瘤。

（5）骨性肿物：①骨软骨瘤；②内生软骨瘤；③骨纤维异常增殖；④骨骺异常。

（路来金）

第 十 章

肌肉、肌腱的形成和分化障碍

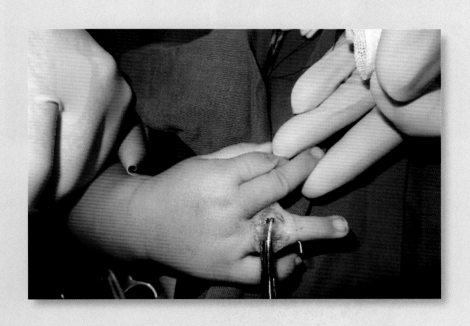

第一节
Poland综合征

Poland综合征的基本特征为胸肌先天性发育不良或缺失，伴同侧的并指或短指畸形（图3-10-1），因而Poland综合征又有并指畸形-胸大肌缺损综合征、Poland畸形等名称。

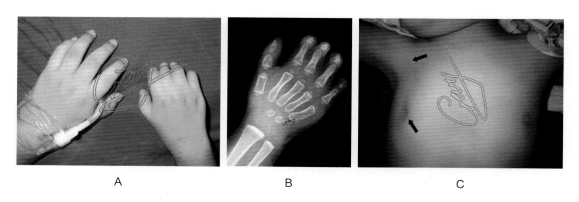

A   B   C

图3-10-1 Poland综合征

A. 患者女，2岁，右侧短手短指畸形伴部分并指　B. X线片显示右手2～4指中节指骨缺失　C. 右侧胸大肌缺损，乳头内陷

1826年，Lallemand描述了胸肌缺损但不伴有手缺损的病例。1839年，Froriep首先描述了胸肌缺损伴有同侧并指的病例。1841年，Poland作为一名学生，为一具有胸肌发育缺陷的尸体书写了详细的解剖报告。这具尸体有腹外斜肌缺损、胸大肌胸骨与肋骨缺损，同时还有胸小肌与前锯肌缺损；缺损同侧的手短小，除了中指外，所有指的中节缺损，并伴有不全并指。1962年，整形外科医生Clarkson遇到了同样的病例，并将此先天性畸形命名为Poland综合征。

据报告，Poland综合征的发病率约为1/700000。患者以男性为主，男性患者数量是女性的2～3倍。散发性病例中，尤以右侧多见，占60%～75%。而在女性患者中，左右两侧的发生率几乎相同。在家族性Poland综合征中，男女的发病率以及左右两侧的发生率基本相同。

一、病因

Poland综合征多散发，在同一家族中再次发生的可能性非常低。尽管有一些家族性病例，但其遗传模式仍不明确。对于Poland综合征，有观点认为：在妊娠的第6周结束时，毗邻胸腔的上肢还处于生长阶段，此时干扰胚胎供血会导致同侧的锁骨下动脉或其一个分支发育不良，影响了血液流动的速度；而胸部动脉发育不良会引发胸部主要肌肉组织缺如，继而引发一系列手部畸形。其他引起Poland综合征的因素有常染色体显性遗传、单个基因缺陷、外伤、病毒性感染、药物等。

二、临床表现

在Poland综合征中，患者表现为广泛的同侧躯干、上肢异常。典型的表现包括胸大肌胸骨与肋骨缺如，手臂和手发育不全，手部的畸形通常为所有指蹼的简单不全并指。患者还可能伴发同侧乳房发育不良或缺如，胸小肌、背阔肌发育不良，肋骨缺如，胸廓畸形等。手部畸形还包括示指、中指、环指的单侧短缩。

三、Poland综合征的北京积水潭医院分型

（一）典型的Poland综合征手部畸形分型

1. 分型主要依据 患手及手指的外形、大小的改变程度。

2. 形态学特点 手指发育不良的程度。手指并连程度、X线片表现、并发畸形程度、功能损害程度。

3. 典型分型

（1）Ⅰ型：手及手指的外形正常，仅大小与对侧有差别，需仔细识别才可辨认出不同。整只手包括手指均匀或成比例短小，手指无并连。X线片表现：所有掌骨、指骨发育短小，腕骨发育小，所有骨关节均具有相对正常的形态。无并发畸形，患手功能正常（图3-10-2）。

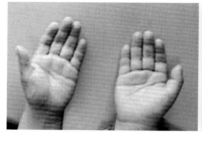
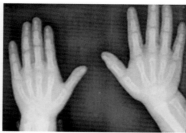
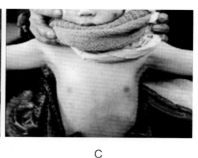

| A | B | C |

图3-10-2　典型的Poland综合征手部畸形Ⅰ型（左侧）

（2）Ⅱ型：手及手指的外形与对侧略有不同，但大小与对侧有明显可见的差别。整只手包括手指均匀或成比例短小，各手指的不良发育程度相对同步。两个以上手指完全或不完全皮肤并连。X线片表现：所有掌骨、指骨发育短小，一般尚具有相对正常的骨形态，但中节指骨短小的程度较其他骨明显严重；部分掌指关节、指间关节发育不良；腕骨发育小，骨化中心的出现晚于健侧。可并发手指侧偏畸形。患手功能基本存在或大部分存在（图3-10-3）。

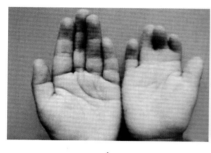
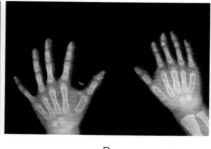
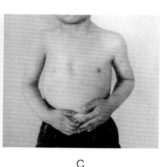

| A | B | C |

图3-10-3　典型的Poland综合征手部畸形Ⅱ型，手指部分并连（右侧）

（3）Ⅲ型：手及手指在外形和大小上均与对侧有明显可见的差别。手指短小程度不均匀或不成比例，各手指的发育程度不同步。两个以上手指完全或不完全皮肤并连。X线片表现：骨关节形态改变较Ⅰ、Ⅱ型更为严重，中节指骨形态可为三角形、豆形、不规则形，或中节指骨缺如；其他掌骨、指骨也可出现细小、缺如、偏斜或关节脱位及融合等异常。腕骨形态与Ⅰ、Ⅱ型相似。患手功能明显受损（图3-10-4）。

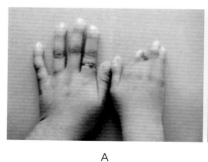
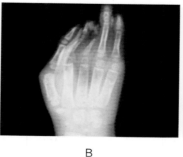
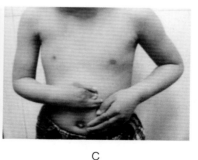

| A | B | C |

图3-10-4　典型的Poland综合征手部畸形Ⅲ型，手指完全并连（右侧）

（4）Ⅳ型：除手指短小外，部分手指的外形及结构大部分缺失。整只手包括手指的短小程度不均匀或不成比例。部分手指呈肢芽样短小，或为仅残留短小指甲的肢芽样软组织赘生物。肢芽样手指多发生在中央列手指（示指、中指、环指），可与邻近手指并连，也可不并发并指畸形。X线片表现：掌骨、指骨严重变形、缺如或仅保留细小残骨，指间关节、掌指关节严重发育不良，掌骨形态不成比例，腕骨形态与Ⅰ、Ⅱ型相似。可并发手指偏斜或关节脱位。患手功能严重丧失，部分手指功能完全丧失。拇指、小指常具有一定的手指形态和功能（图3-10-5）。

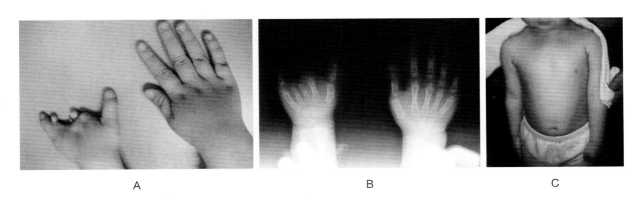

A   B   C

图3-10-5 典型的Poland综合征手部畸形Ⅳ型，肢芽样手指与邻近手指并连（左侧）

（5）Ⅴ型：部分手指的外形及结构完全缺失。整只手包括手指短小，手指可部分或全部缺如。可出现完全或部分手指并连，也可不并发并指畸形。X线片表现：可有类似Ⅰ、Ⅱ、Ⅲ型的表现，手指部分缺如时，远骨关节结构同时缺如，或残留极少量不成形骨组织；手指完全缺如时，相应的纵列骨关节结构也完全缺如。缺指的邻近手指可严重偏斜。患手功能严重受损，损害程度基本同Ⅳ型（图3-10-6）。

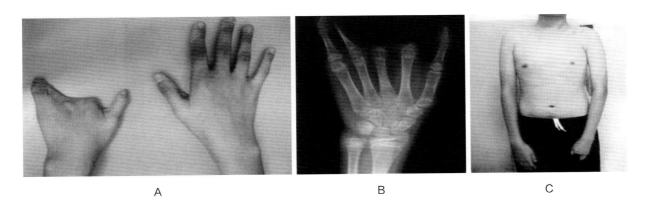

A   B   C

图3-10-6 典型的Poland综合征手部畸形Ⅴ型，并发并指畸形（左侧）

（二）无法归类于典型的Poland综合征手部畸形分型中的其他Poland综合征手部畸形

1. Ⅰ型 并发双侧或同侧手多关节挛缩（图3-10-7）。

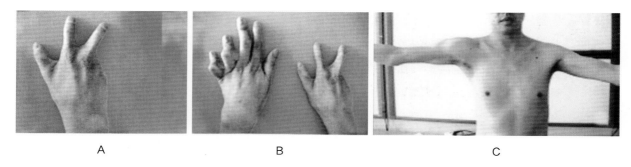

图3-10-7 其他Poland综合征手部畸形Ⅰ型

右侧Poland综合征手部畸形，环小指分指失败、截指，伴对侧多发性指间关节挛缩

2. Ⅱ型 并发同侧尺侧纵列发育不良及桡尺骨融合（图3-10-8）。

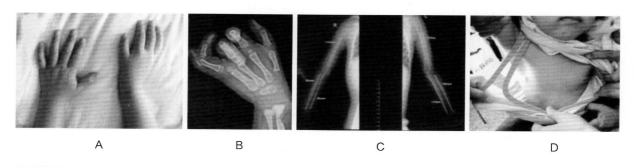

图3-10-8 其他Poland综合征手部畸形Ⅱ型

右侧Poland综合征手部畸形，同侧尺侧纵列发育不良伴桡尺骨融合

3. Ⅲ型 并发患手手指或上、下肢环状缩窄（图3-10-9）。

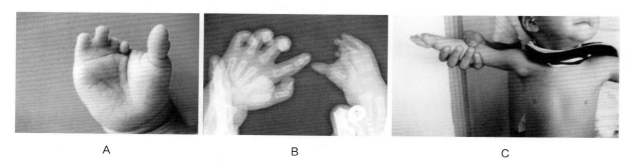

图3-10-9 其他Poland综合征手部畸形Ⅲ型

右侧Poland综合征手部畸形，伴同侧拇指环状缩窄

四、Poland综合征的诊断标准

先天性胸大肌发育不良伴同侧手短指或并指畸形，出生后即发现，所有患者均为单侧发病。胸壁软组织畸形，临床表现包括乳头或乳晕的位置或形态异常，甚至乳头和乳晕完全缺如；肋骨畸形，肋骨轻度发育不良会进一步造成两侧胸壁不对称，严重的胸壁畸形往往提示胸壁内部的脏器也可能存在畸形，如气道狭窄、肺叶缺如或先天性心脏病。因此，Poland综合征患者在术前应行胸部

X线及超声心动图检查，必要时可行胸部CT或支气管镜检查，以排除肺及心脏的先天性病变。

五、治疗时机

胸部缺陷的手术治疗方案要根据患者的胸部缺陷程度、年龄、性别来决定。对于单侧胸腔凹陷且凹陷有进一步加重的趋势，导致心脏、肺部缺少足够保护的患者，应该考虑手术治疗。对于严重肋骨及胸腔凹陷的儿童患者，需要进行两个阶段的修复。首先，需要修复缺陷的肋骨；其次，进行肌肉软组织的移植，手术需要在儿童进入青春期前进行。对于Poland综合征症状较轻的儿童患者，当其临床症状仅限于胸部肌肉缺如或胸部发育不良，心脏、肺部没有其他症状时，手术可延期至青春期后进行。对于并指畸形、短指畸形，主要以改善手部的功能为主；对于并指畸形患者手指的分离，最好在患者出生后6～12个月内完成。因为患者可能发生成角畸形、旋转畸形、屈曲畸形，所以不要等到出现异常行为或缺陷时再分离。但是并指畸形经早期手术治疗后有可能会复发，且手术时常因手术术野小而造成操作困难，术后也会出现瘢痕挛缩、指蹼狭窄等并发症，因此具体的手术时机要依患者的病情进行个性化选择。

六、手术方法

Poland综合征是多种畸形同时并发的疾病，畸形主要发生在胸部及手部，因此应根据个体情况进行手术。手术方案主要包括胸部畸形的手术治疗及手部畸形的手术治疗。

（一）胸部畸形的手术治疗

1. 背阔肌肌皮瓣转移术　背阔肌肌皮瓣转移术可以用于修复胸大肌缺如造成的胸壁缺损和凹陷，是手术治疗Poland综合征的最常用方法。也可依据具体情况选择用其他皮瓣，如腹直肌肌皮瓣、腹壁下动脉穿支皮瓣、臀大肌肌皮瓣等进行修复。对于女性患者，可用背阔肌及其表面皮肤和皮下组织形成的背阔肌肌皮瓣进行乳房再造。

2. 硅胶假体植入术　采用个体化硅胶假体修复胸壁凹陷和肋骨缺损。硅胶乳房假体可以用于女性患者的乳房再造。

3. 自体脂肪注射填充术　自体脂肪注射填充术适用于修复轻度的胸壁畸形，或作为辅助手段增强背阔肌肌皮瓣转移术修复后的美学效果。

（二）手部畸形的手术治疗

1. 典型的Poland综合征手部畸形Ⅰ型　此型形态学改变轻微，X线片显示除骨关节较健侧成比例短小外，骨形态正常，且对功能无影响。因此，无须治疗，其日后的生长发育和预后也会相对乐观。

2. 典型的Poland综合征手部畸形Ⅱ、Ⅲ型　Ⅱ、Ⅲ型除形态改变上呈逐渐加重的趋势外，治疗原则无明显区别，主要以分期分指为主要治疗手段。但Ⅲ型并发更为严重的手指侧偏、屈曲畸形，因此在分指手术完成后，尚需进一步纠正，而且从形态学和X线片表现推测，其日后的生长发育和预后将受严重影响。

3. **典型的 Poland 综合征手部畸形Ⅳ型** 此型手的外形已大部分缺失，从功能和外形角度来看，肢芽样短小手指的保留价值已不大，可以切除；具备一定外形和功能的手指可分指；手指虽短小但不并连者可暂不手术，待患者到一定年龄时，行指骨延长术或手指重建术。

4. **典型的 Poland 综合征手部畸形Ⅴ型** 此型如并发并指畸形，可先行手指分离；对于手指缺如者，可待患者发育成熟后进行重建；对于残留肢芽样短小手指者，可切除短小手指，一般患者的拇指、小指发育尚好，可通过截骨手术尽量恢复其捏及握物的功能。

5. **其他 Poland 综合征手部畸形** 可先纠正并指畸形，然后进一步矫正合并的其他严重畸形或同期进行手术治疗。

并指分指治疗（可参阅第十二章第一节）：均为分期手术。优先分离或重建拇指蹼，手术切口切忌呈纵向直线形。并指分离须至根部。分指后的创面宜用全厚皮片或皮瓣修复，不适合移植较薄断层皮片，以避免患者生长发育时植皮侧与健侧生长不同步及皮片挛缩而致手指部分屈曲或侧弯畸形。

（三）拇指蹼重建方法

指蹼的重建对术后手指的外形和功能恢复十分重要。须重视术前设计，可根据畸形程度的不同采用不同的修复方法。拇指蹼重建可采用直接松解加游离植皮、Z 字成形，或选择相应的皮瓣进行修复。其他手指指蹼重建可采用掌背侧三角形皮瓣互换、游离皮片移植等方法。

（四）并发畸形治疗

对于侧偏畸形，可用关节复位、侧副韧带紧缩、缩窄环松解、关节囊松解、截骨矫正、肢芽指切除等方法纠正。

（五）术后残留畸形治疗

术后残留畸形可采用指蹼再次松解植皮、线状瘢痕松解、Z 字成形等方法治疗。

（路来金）

第二节
伸肌缺失和发育不良

　　伸肌缺失和发育不良是一种非创伤性的，以手指伸展功能缺失或不全为特征的先天性畸形，属于先天性屈指畸形的一种类型。尚不清楚该病的准确病因，对其发病机制也没有确切的共识。伸肌缺失或发育不良导致伸指力量与屈指力量不平衡，造成屈指畸形，但手指的发育多正常，受累手指多可被动伸直。该病目前多以累及手指分类，可分为拇长伸肌异常和指伸肌异常，其中指伸肌异常又可依据受累部位的不同，分为指伸肌肌肉异常和指伸肌腱中央束异常。该病的早期治疗手段包括牵引、手指理疗、按摩、石膏、动力性或静力性夹板等。合理使用支具、增加被动活动都有利于改善伸肌功能并提高手术重建的可能性。本病可择期手术，也可等待患者到一定年龄时再手术，以降低麻醉风险并使手术操作更容易，而且有利于术后功能锻炼及康复指导。

一、拇长伸肌异常

　　Zadek 于 1934 年首次报告双拇指拇长伸肌腱缺失，并发现该异常在一个家庭中有遗传倾向。典型的单纯拇长伸肌发育异常表现为一个或两个拇指处于屈曲位，拇指指间关节伸展障碍（图3-10-10）。但在某些病例中，由于拇短伸肌存在且其止点位于拇指远端，因此拇指指间关节可能能够伸直，检查时应注意这一点。

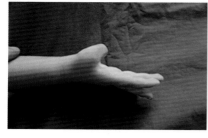 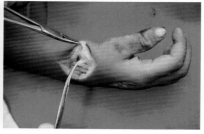

| A | B |

图3-10-10 拇长伸肌异常

A. 术前可见右手拇指不能主动背伸　B. 术中可见右手拇长伸肌腱呈薄膜状改变，起点异常

1. 示指固有伸肌腱移位　将示指固有伸肌腱从示指掌指关节背侧处切断，并将其从腕背部的切口中抽出，通过皮下隧道引至拇指指间关节背侧，固定于拇指末节指骨基底部背侧。这是重建拇指伸展功能的最佳方法，并且肌力可用。要注意移植后肌力的调整。

2. 桡侧腕伸肌腱移位　适用于示指固有伸肌发育异常者。将桡侧腕长伸肌于其止点处切断，通过肌腱移植予以延长，再经皮下隧道引至拇指指间关节背侧，固定于拇指末节指骨基底部背侧。

3. 环指指浅屈肌腱移位　将环指指浅屈肌腱于其止点处水平切断，通过骨间膜引至腕背，固定于拇指末节指骨基底部背侧。

二、指伸肌异常

指伸肌异常的临床表现为手指掌指关节伸展功能障碍，指总伸肌异常、示指固有伸肌异常、拇长伸肌异常和小指固有伸肌异常的发生率依次递减（图3-10-11，图3-10-12）。Carneiro于1993年报告了4例因伸肌装置的中央腱束变薄致近指间关节伸展障碍的患者，手术中将中央腱束变薄部分行有限切除，并将中央腱束正常部分缝合。中央腱束肌腱固定试验有助于判断中央腱束的完整性。正常情况下，同时屈腕关节和掌指关节可使近指间关节完全伸直，如果在此过程中出现近侧指间关节主动伸展不到位，说明中央腱束薄弱，可能需要在术中进行增强。

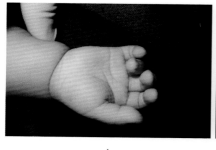 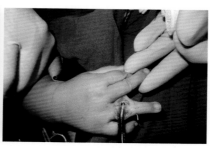

| A | B |

图3-10-11 伸肌腱中央束发育不良

A. 术前可见右手环指休息位轻度屈曲畸形　B. 术中可见伸肌腱中央束局部呈薄膜状改变

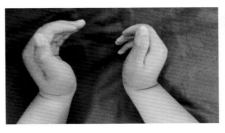
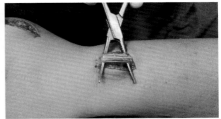

A B

图3-10-12 指伸肌发育不良

A. 术前可见双手示中环小指屈曲畸形，主动伸展明显受限 B. 术中可见指伸肌严重发育不良

1. **桡侧腕伸肌腱移位** 将桡侧腕长（短）伸肌于其止点处切断，切取掌长肌腱，通过肌腱移植予以延长，用以修复指伸肌腱异常。

2. **伸肌腱中央束紧缩术** 将发育不良的伸肌腱中央束有限切除后缝合（可重叠缝合），紧缩并加强中央束。

（路来金）

第三节
屈肌缺失和发育不良

屈肌缺失和发育不良是指在发育过程中由于某些诱因，屈肌腱在分化过程中缺如或仅发育为较细小的无功能肌腱、肌肉组织，从而产生相应的功能障碍。

肌肉、肌腱缺如或发育不良的病例极为少见，在国外文献中可查到少量简短报告。据国际手外科联合会统计，手部先天性畸形的发病率为11/10000。英国、日本和美国3个国家的7个中心的统计数据显示，手部畸形在新生儿中的发病率约为1/626。在新生儿手部畸形分类中，肌肉、肌腱缺如或发育不良仅占1.9%。

较为多见的肌肉、肌腱异常是指浅屈肌腱异常、掌长肌腱缺如和肌腹异常，多数不造成明显功能障碍，很少引起注意。

最常见的指屈肌腱异常是指浅屈肌止点异常伴有指屈曲畸形。

一、指浅屈肌腱异常

（一）分型

1. **长肌型**　指浅屈肌肌腹自前臂延伸至弯管远端。

2. **短肌型**　指浅屈肌肌腹并非起于前臂，而是起于腕横韧带和掌腱膜，或起于异常肌腹。

3. **二腹肌型**　异常肌腹位于手掌，可代替部分肌腱，其两端与肌腱相连。

（二）临床表现

指浅屈肌腱异常多不引起症状。报告的病例多因出现无明显症状的肿块而被误诊，或在软组织肿瘤或腕管综合征手术时被发现。

（三）治疗原则

无症状的指浅屈肌腱异常无须特殊处理，如出现周围组织或神经压迫症状，可予以切除。如指深屈肌腱正常，那么在切除指浅屈肌腱后可不行修复手术。

二、拇长屈肌腱异常

（一）分型

1. **单纯拇长屈肌腱缺失**　报告拇长屈肌腱缺失的文献相对较多，Fromont 于 1895 年最早报告。大部分报告发现，在肌腱缺失处存在残余的腱膜样纤维组织，牵拉纤维组织可以产生指间关节的屈曲动作。

2. **复杂拇长屈肌腱异常**　拇长屈肌腱异常伴有其他肌肉、肌腱组织的异常。如合并肌腱异常连接、生长，可导致关节活动障碍；或合并鱼际肌肌肉发育不良，拇长屈肌腱走行异常；或合并尺侧侧副韧带松弛及功能异常；或合并拇指发育不良。

（二）临床表现

拇长屈肌腱异常可表现为婴幼儿期存在指间关节屈曲障碍，或表现为拇长屈肌腱附着于拇长伸肌腱止点，屈曲指间关节时拇指外展，常伴拇指发育不良。

（三）治疗原则

1. **单纯拇长屈肌腱缺失**　单纯拇长屈肌腱缺失的手术治疗应具备两个先决条件——患者的手指关节被动活动正常，并且可以较好地配合术后功能康复训练。方法：将环指指浅屈肌腱移位，重建拇长屈肌腱，之后系统行术后功能康复训练。若是单纯拇长屈肌腱缺失伴有屈肌腱鞘缺失，在拇长屈肌腱功能重建的同时应进行腱鞘重建，特别是 A_2 滑车的重建。

2. **复杂拇长屈肌腱异常**　复杂拇长屈肌腱异常伴有拇外展的手术矫正方法由 Lister 所描述，包括切除拇长屈肌和拇长伸肌之间的异常腱性连接，将拇长屈肌腱自拇指的桡侧或背侧移位于正常的拇指屈侧。如果同时存在拇长屈肌腱滑车缺失，可应用拇长屈肌腱上的异常肌腱组织重建滑车，也可以取其他腱性组织重建滑车。

（路来金）

■ 第四节
手内在肌缺失和发育不良

手内在肌缺失和发育不良的主要表现为骨间肌、蚓状肌及鱼际肌缺失和发育不良。临床上，先天性鱼际肌缺如和发育不良的发病率相对于其他手内在肌缺如和发育不良的发病率较高，蚓状肌及骨间肌缺如和发育不良的病例极为罕见。

先天性鱼际肌发育不良的病例首先由 Su 等人于 1972 年报告，其后 Haller 对该病进行了总结，并认为先天性鱼际肌缺如多由拇短展肌及拇对掌肌发育不全、正中神经鱼际肌支缺如所致。

一、临床表现

先天性鱼际肌缺如表现为鱼际肌处平坦，拇指丧失主动对掌、外展功能，虎口区皮肤较紧，指蹼小，拇指被动外展、对掌的角度小，存在拇指指间关节屈曲畸形，可同时伴有拇长伸肌腱及拇长屈肌腱缺如，也可伴有拇指发育不良。

二、手术治疗

手术应依据不同分型实行个体化治疗。对于单纯拇指对掌功能障碍患者，可行拇对掌功能重建。对于拇对掌功能障碍同时伴有虎口挛缩的患者，须在进行拇对掌功能重建的同时行虎口松解开大术。

对于鱼际肌缺损的患者，推荐将其肌腱、肌肉移位，进行拇对掌成形术，重建拇对掌功能。该方法可使掌长肌移位、尺侧腕伸肌移位等患者获得较好的对掌功能。

（路来金）

参考文献

［1］NEVIASER R J. Congenital hypoplasia of the thumb with absence of the extrinsic extensors, abductor pollicis longus, and thenar muscles［J］. J Hand Surg Am, 1979, 4（4）: 301-303.

［2］STRAUCH B, SPINNER M. Congenital anomaly of the thumb: absent intrinsics and flexor pollicis longus［J］. J Bone Joint Surg Am, 1976, 58（1）: 115-118.

［3］BOUVET J P, LEVEQUE D, BERNETIERES F, et al. Vascular origin of Poland syndrome? A comparative rheographic study of the vascularisation of the arms in eight patients［J］. Eur J Pediatr, 1978, 128（1）: 17-26.

［4］USAMI F. Bilateral congenital absence of the flexor pollicis longus with craniofacial abnormalities［J］. J Hand Surg Am, 1987, 12（4）: 603-604.

［5］MERLOB P, SCHONFELD A, OVADIA Y, et al. Real-time echo-Doppler Duplex Scanner in the evaluation of patients with Poland sequence［J］. Eur J Obstet Gynecol Reprod Biol, 1989, 32（2）: 103-108.

［6］PEREZ AZNER J M, URBANO J, GARCIA LABORDA E, et al. Breast and pectoralis muscle hypoplasia. A mild degree of Poland's syndrome［J］. Acta Radiol, 1996, 37（5）: 759-762.

［7］STEVENS D B, FINK B A, PREVEL C. Poland's syndrome in one identical twin［J］. J Pediatr Orthop, 2000, 20（3）: 392-395.

［8］AL-QATTAN M M. Classification of hand anomalies in Poland's syndrome［J］. Br J Plast Surg, 2001, 54（2）: 132-136.

［9］FORKIN A A, ROBICSEK F. Poland's syndrome revisited［J］. Ann Thorac Surg, 2002, 74（6）: 2218-2225.

［10］顾玉东, 王澍寰, 侍德. 手外科手术学［M］. 上海: 复旦大学出版社, 1999.

［11］胡溱, 李世民, 李庆泰, 等. 先天性肌肉、肌腱缺如或发育不良11例报告［J］. 中华手外科杂志, 2004, 20（1）: 29-31.

［12］RAM A N, CHUNG K C. Poland's syndrome: current thoughts in the setting of a controversy［J］. Plast Reconstr Surg, 2009, 123（3）: 949-955.

［13］沃尔夫, 霍奇斯基, 佩德森, 等. 格林手外科手术学［M］. 田光磊, 蒋协远, 陈山林, 主译. 6版. 北京: 人民军医出版社, 2012.

［14］田文, 赵俊会, 田光磊, 等. Poland综合征手部畸形的临床分型及治疗策略［J］. 中华手外科杂志, 2012, 28（4）: 206-210.

［15］卡内尔, 贝蒂. 坎贝尔骨科手术学［M］. 王岩, 主译. 12版. 北京: 人民军医出版社, 2013.

［16］洪光祥, 陈振兵, 高伟阳. 手部先天性畸形的手术治疗［M］. 杭州: 浙江科学技术出版社, 2016.

［17］RAVITCH M M. Poland syndrome—A study of an eponym［J］. Plast Reconstr Surg, 1977, 59（4）: 508-512.

第 十 一 章

软组织分化障碍

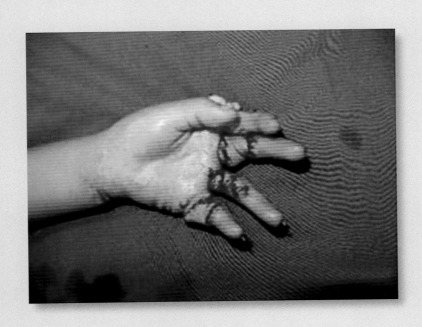

第一节

多发性关节挛缩症

多发性关节挛缩症，也称先天性多发性关节挛缩症（arthrogryposis multiplex congenita），是一种少见的非进展性关节挛缩综合征，患者出生后即出现手部多关节挛缩畸形。本病表现形式多样，临床表现、严重程度和受累关节数目因人而异。

一、病因

关节挛缩继发于患者在胎儿阶段的活动缺乏。胎儿肢体活动缺乏的原因很多，包括肌肉异常、神经畸形、宫内空间局限、肝功能不全以及母体患有疾病。本病的病因尚不清楚，Lukusa 等于 1980 年报告本病可能与染色体缺失有关，1998 年，Breslau-Siderius 等认为本病可能与先天性肌无力综合征有关。

有多种综合征或遗传性疾病具有关节挛缩的特征（图 3-11-1）。一个典型的例子为 Freeman-Sheldon 综合征（即吹笛面容综合征），该病为常染色体显性遗传病，患者的手足受到影响，脸部表现有特征性。另一个例子是 Beals-Hecht 综合征，这是一种遗传性疾病，表现为挛缩性蜘蛛状细长指和近指间关节屈曲挛缩。关节挛缩的谱系中还有吹风手（先天性尺侧偏斜）畸形，多以常染色体显性遗传的方式遗传至下一代。许多挛缩性疾病与遗传因素有关，并且在受累家庭中的表型呈多样性。其他有关因素包括病毒感染、中毒、胎儿宫内生长受限、脊髓前角细胞发育不良等。

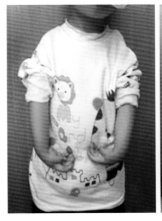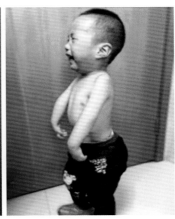

图 3-11-1 多发性关节挛缩症   A   B

二、分型

可依据典型的临床表现对本病进行初步诊断，但本病的具体类型则需要通过受累部位的神经、肌肉检查予以确定。本病根据病理改变可以分为3种类型：

（一）神经病变型

脊髓前角细胞消失、退化或体积缩小，颈椎和腰椎膨大部变细，大脑发育迟缓，脑回不完整，侧脑室扩大以及运动区的贝兹细胞减少。肌肉体积变小且不均匀，镜下肌纤维减少、横径变小，但仍有横向和纵向的条纹结构；受累肌肉体积大小不等，有的肌肉内可见脂肪细胞。如果累及关节，则关节软骨发生玻璃样变及退行性变，关节囊肥厚、纤维化。

（二）肌肉病变型

受累肌肉变硬，外观苍白如纤维组织，缺乏弹性，形态不一，长短不均；镜下肌肉呈纤维性和脂肪性退行性变，数量减少。如果累及关节，关节的改变与神经病变型相似。

（三）混合型

上述两型的病理改变均可出现。

三、临床表现

多发性关节挛缩症的最常见表现是先天性肌发育不良或典型性关节挛缩症，特征性表现是双侧肢体体位呈对称性，散在发病。肢体体位表现为肩关节内收、内旋，肘关节伸直，前臂旋前，腕关节屈曲，手向尺侧偏移，手指屈曲、僵硬。其中挛缩性扣拇畸形是关节挛缩的最常见表现，可造成患者日常生活困难。其他的临床表现包括皮肤缺乏皱褶、肌萎缩明显和缺乏皮下组织。

四、治疗时机

对于手术治疗时机的选择，尚有争议。有严重畸形的患者，其手指和腕关节处于重度屈曲挛缩状态，应尽早佩戴支具或用石膏固定，同时配合手腕被动功能锻炼。日间由其父母不断地进行手腕

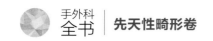

被动功能锻炼，夜间可用夹板或石膏固定。坚持数月甚至数年，其手部、腕部功能可有明显改善。在保守治疗无效的基础上，任何多发性关节挛缩症患者都应采取手术治疗。对于软组织手术，应在保守治疗无效的基础上进行功能重建，并于患者学龄前（4岁或5岁）尽早完成手术。对于骨性手术，如不累及骨骺，也可尽早施行；如累及骨骺，则应等到骨骺闭合后施行。

五、手术治疗原则

应根据患者的需求进行个性化治疗。治疗目标是增大受累关节的活动范围，使患者能独立或在辅助下行走，最大限度地改变患者上肢的操作能力。因此，治疗须遵循以下原则：

1. 术前应对挛缩的组织有充分的认识，并设计周密的手术方案。由于手术复杂，应注意患者的耐受力，必要时可以分期进行手术。

2. 多在掌侧手术，避免背侧损伤，这样可以有效减少术后疼痛和水肿的程度。但对于累及伸肌的患者，进行掌侧手术后仍需进行背侧韧带松解术。虽然损伤较大，但有利于运动功能的恢复。

3. 挛缩组织的松解应彻底，使关节的被动活动接近或达到正常。

4. 长期屈曲挛缩会引起指神经、血管挛缩。挛缩松解后，应将手指固定在最大伸直位，以使指尖获得足够的血供。

5. 为儿童患者行骨性手术时，应注意勿损伤骨骺及其血供，以免影响发育。

6. 多发性关节挛缩症作为全身多关节挛缩症的一部分，涉及的需要矫正的畸形很多，且手术术式较多，手术创伤大。特别是上肢多发性关节挛缩症，其治疗效果欠佳。术前应充分告知患者家属相关情况。

六、手术方法

（一）肩肘关节

由于肌肉发育不良、关节囊挛缩以及内旋畸形导致的关节不匹配，使肩关节活动常常受限。目前尚无可靠的手术方法能增加肩关节活动度。限制肢体功能的严重内旋畸形并不常见，但需要治疗。软组织手术是无效的，并且可能会影响代偿功能，如患者内收肱骨，通过上臂和胸壁来夹持东西的功能。肱骨旋转截骨术是使上肢处于一个更好体位的更为可靠的方法。实际上，轻微的内旋更有利于患者完成进食动作。截骨术可在肱骨任何部位进行。

肘关节通常是多发性关节挛缩症患者问题最大的关节。最常见的表现是肘关节屈曲受限，妨碍进食动作和许多日常行为。首要目标是恢复肘关节的被动活动度。肘关节只有具备充分的被动活动度，才能借助桌面或适当的装置将手放置在脸部附近。尽早恢复肘关节的被动屈曲功能，在治疗中非常关键。对于顽固性肘关节背伸畸形，可能需要通过手术延长肱三头肌并松解后方关节囊来矫正。

手术入路选择延伸至肘关节内侧的后侧弧形切口，自肘管内游离松解尺神经。使用长Z字成形或改良的长V-Y技术延长肱三头肌。若使用长V-Y技术，需将肱三头肌中央束从尺骨鹰嘴切断，牵开肱三头肌，显露后方关节囊，并从内侧向外侧切开。屈曲肘关节，仔细地逐步松解侧韧带，使肘关节可以屈曲90°或更大角度。注意保护肱骨远端骺板。以V-Y成形术修复肱三头肌。通过尺神经前移，避免肘关节屈曲时产生牵拉性损伤。缝合伤口，同时以屈曲位（至少90°）固定肘关节3周。之后继续用支具以屈曲位（90°）固定肘关节，然后让患者开始被动屈曲锻炼，鼓励患者主动屈曲肘关节。

肘关节可被动屈曲后，就可以考虑恢复肘关节的主动屈曲功能。可用于肘关节屈肌重建的动力肌有限，因而掌握每块潜在供体肌肉的手术指征和禁忌十分重要。对于肌发育不全的患者来说，经典肘关节屈肌重建的供体肌肉通常并不适用。可供选用的动力肌肉必须能被其他肌肉代偿，并且具有足够的力量和滑程。禁止将不能恰当评估力量和滑程的肌肉作为供体。例如，整体三头肌移位是绝对禁忌的。整体三头肌移位将导致肘关节的屈曲失去拮抗，从而产生更大的功能障碍，并且没有挽救方法。不建议将Steindler屈肌成形术（使用屈肌-旋前肌肌群）用于肘关节屈曲时缺乏强有力的主动腕关节背伸功能的儿童患者，因为移位后常常会加重腕关节的屈曲挛缩。其他的方法如胸大肌双极移位和背阔肌移位，可同时恢复肌肉功能和良好的拉力方向，但手术前一定要先评估并探查肌肉的质量。

多发性关节挛缩症患者通过肌肉移位重建肘关节屈曲功能所获得的效果，不如创伤后肘关节屈曲受限复位患者所获得的效果，原因在于多发性关节挛缩症患者存在关节被动活动受限和动力肌肉质量较差两方面问题。

（二）前臂和腕关节

前臂旋前、腕关节屈曲并尺偏是典型的挛缩体位，关节挛缩的程度不一。由于掌侧结构（筋膜、韧带、肌腱、皮肤）坚韧和主动背伸力量缺乏，腕关节挛缩畸形很难得到矫正。另外，在骨骼成熟过程中会出现的腕骨融合和固定的骨改变，也给治疗增加了难度。

近排腕骨切除术、桡骨远端或腕中部背侧楔形截骨术，以及软组织松解术和腕关节融合术等均可用于治疗前臂关节挛缩异常。对于腕关节轻到中度屈曲畸形的年轻患者，可选择近排腕骨切除术；对于严重的畸形，近排腕骨切除术通常不能使腕关节获得足够的背伸能力，这时可以考虑用截骨术解决腕关节屈曲畸形和尺偏畸形。截骨的理想位置为桡腕关节以远的腕中部。在桡骨处截骨可能会损伤骺板，并且此处并非畸形最重要的部位，在此处截骨可能会造成继发成角畸形。腕关节融合术会使患者丧失所有的桡腕活动，因此应该尽量避免使用此方法。

腕中部背侧楔形截骨术需要经掌侧和背侧入路。纵行切开前臂屈侧远端1/3，切断前臂紧张的筋膜并纵向松解，探查腕屈肌及其肌腱。对于异常紧绷的腕屈肌，予以切断或延长。对于虽紧张但尚在正常范围内的腕屈肌，可以考虑将其移位至背侧并用于背伸腕关节。

在腕中部背侧设计椭圆形切口，切除多余的皮肤。游离并保护拇指及其他手指的伸肌腱。游离附着于第5掌骨的尺侧腕伸肌腱止点，并游离腕关节背侧的桡侧腕伸肌至止点，如果它们与背侧关节囊粘连，且缺乏正常的肌肉结构，则可从近端切断。

在腕中部背侧切开关节囊。牵开关节囊，显露近排腕骨远端和远排腕骨。设计楔形截骨，使腕关节可以轻微背伸。楔形骨块基底位于桡背侧，近端截骨线与前臂长轴垂直，远端截骨线与掌骨垂直，避免以暴力损伤掌侧关节囊。预先穿克氏针，并以术中透视辅助截骨，根据患者的年龄选择使用手术刀、骨刀或薄骨锯截除楔形骨块。使腕关节背伸，闭合截骨面，缝合骨间韧带，并用坚强的克氏针固定。如果使用克氏针固定，需要先经过截骨面并穿透皮肤，截骨后再逆行穿针固定。

修复背侧关节囊。在腕关节近端约 5cm 处做横行切口，将尺侧腕伸肌引出，将肌腱通过皮下隧道引至桡侧腕伸肌处。编织尺侧腕伸肌和桡侧腕伸肌作为伸腕的动力，或用肌腱固定术防止腕关节屈曲。如果不能使用尺侧腕伸肌，可使用腕屈肌。使腕关节置于恰当的背伸角度。术中通过 X 线检查并确认截骨复位情况及腕关节克氏针的位置。

使用长臂石膏固定患肢 6 周。随后使用支具固定患肢，并让患肢开始进行主动活动。如果使用了克氏针，在更换支具时需拔除。间断佩戴支具保护截骨部位 3 个月。

（三）拇指和其他手指

患指僵硬，屈曲固定并尺偏，屈曲过程中可能有轻到中度的手指交叠，同手不同手指以及不同手手指的僵硬程度和活动度不同。明显的僵硬或成角（或同时存在）会导致功能障碍，通过手术不能恢复手指的柔和度。手指对位很差时，可使用截骨术进行矫正。

扣拇畸形是多发性关节挛缩症的常见表现。从掌侧松解拇指可以改善拇指的握持功能。扣拇畸形的治疗方法将在后文中详述。

七、疗效评定

多发性关节挛缩症涉及的挛缩组织很多，需要矫正的畸形复杂多样，手术方式较多，创伤较大，总体治疗效果欠佳。

八、常见并发症和预防

（一）肌腱、神经、血管损伤

术前充分评估挛缩组织的情况，术中仔细辨认解剖变异，可降低肌腱、神经、血管的损伤概率。

（二）肿胀

术中尽量进行掌侧手术，术后及时抬高患肢，尽早进行康复理疗。

（三）感染

术中及术后规范操作，术后适量使用抗生素。

（四）瘢痕挛缩，畸形复发

术后使用支具固定，并进行主、被动康复锻炼。

九、存在的问题和未来的方向

（一）存在的问题

多发性关节挛缩症属于先天性疾病，无有效预防措施。早诊断、早治疗是目前防治本病的关键。

（二）未来的方向

应从基因学角度进一步了解本病的发病原因，从源头上进行预防处理。

（丛锐　张航）

第二节
屈指畸形

屈指畸形是一种无痛性近指间关节屈曲挛缩畸形，最初是由Tamplin在1846年提出的。该病的病情通常逐步进展。该病不伴有关节内或关节周围肿胀。患者的掌指关节和远指间关节不受累，但可能会出现继发的代偿性畸形。

多数病例散发，但该病可遗传，被认为是一种常染色体显性遗传病，患者有不同的基因表达度和不完全外显率。屈指畸形在人群中的发病率小于1%，大多数病例不需要处理；大约2/3的患者双侧发病，但挛缩的程度通常不对称，第5指最常受累。该病也可能累及其他手指，但越向桡侧，该病的发病率越低。

一、病理改变

尚不清楚该病的准确病因，对其发病机制也没有形成一致看法。几乎近指间关节周围的所有结构都曾被认为是原发病因或影响因素：皮肤和皮下组织的改变，包括皮肤缺乏或挛缩，以及皮下组织或筋膜纤维样变；关节周围的改变，包括侧副韧带或掌板挛缩（或两者都有）；肌肉和肌腱的异常，包括屈肌腱、内在肌（蚓状肌或骨间肌，或两者都有）和伸肌装置的异常；手指周围韧带的异常，包括横行或斜行支持韧带异常；骨与关节的异常，包括近指间关节特别是近节指骨头和中节指骨基底的萎缩性改变；脊髓C_8、T_1神经节段的异常，也被认为是屈指畸形的潜在病因。

屈指畸形中最常见的异常见于指浅屈肌腱和内在肌（蚓状肌和骨间肌）。指浅屈肌腱异常表现为肌腱挛缩、发育不良，肌腱可能发自掌腱膜或腕横韧带而非肌腹。在婴儿期和青春期的快速生长阶段，不正常的肌腱结构不能正常伸长，造成近指间关节屈曲畸形。

异常的蚓状肌也被认为可能是屈指畸形的主要病因。在正常手中，60%～70%的蚓状肌止于伸肌装置，而在异常手中，这一比例仅为17%～35%，而且5%的屈指畸形患者有蚓状肌缺如的情况。屈指畸形患者中，蚓状肌可能有异常的起点或止点，但是尚无报告有恒定的异常。有报告指出，蚓状肌存在发自腕横韧带或环指屈肌腱的异常情况。蚓状肌有异常止点的情况更常见，包括蚓状肌直接附着于掌指关节囊、指浅屈肌、环指伸肌装置上或蚓状肌管内。蚓状肌缺如导致手内在肌阴性征，也可能导致屈指畸形。在掌指关节伸直位和屈曲位时分别检查近指间关节的主动伸直，可以证明这一点。弹性屈指畸形中，掌指关节屈曲时，近指间关节伸直力量增强，常常提示手内在肌腱功能异常而外在肌腱功能正常。

持续的近指间关节挛缩会导致周围结构发生继发改变。近指间关节掌侧皮肤紧绷，可呈弓弦状，与翼状胬肉相似，皮下可形成异常的筋膜束带。持续的关节屈曲还可能导致近指间关节继发骨与关节改变。

二、分型

屈指畸形分为3种类型（表3-11-1）。

Ⅰ型最常见，在婴儿期即有表现；畸形通常单独出现，男女发病率相同。Ⅱ型和Ⅰ型有相似的临床表现，但在青春前期才会表现，为后天性（获得性）或青春期类型；Ⅱ型在患者7～11岁时逐渐进展，女性患者多于男性患者；Ⅱ型患者的畸形通常不能自行改善，并且可能进展为严重的屈曲畸形。Ⅲ型通常为严重的畸形，且累及多指和双侧肢体，同时合并多种综合征（表3-11-2）；两手受累的范围和程度通常不对称；可合并颅面异常、身材矮小和染色体异常。

表3-11-1 屈指畸形的分类

类型	发病情况	特征
Ⅰ	婴儿期或先天性	累及单个手指，多为小指
Ⅱ	青春前期或后天性（获得性）	常常不会自行改善，可能发展为重度屈曲畸形
Ⅲ	合并多种综合征	常累及多指和双侧肢体

表3-11-2 与屈指畸形相关的综合征

分类	相关综合征
颅面异常	口面指综合征
	Freeman-Sheldon综合征（吹笛面容综合征）
	眼齿指（趾）发育不良
染色体异常	三染色体性13-15综合征
身材矮小	Ⅰ型肢体弯曲发育不良
	黏多糖病
	面-指（趾）-生殖器综合征（Aarskog-Scott综合征）

分类	相关综合征
其他	骨甲发育不良（Turner-Kieser综合征）
	脑-肝-肾综合征（Zellweger综合征）
	Jacob-Downey综合征

三、临床表现

Ⅰ型屈指畸形患者在刚出生时或婴儿期即表现出屈曲畸形。Ⅱ型屈指畸形患者开始时畸形较轻，之后病情逐渐进展，10岁之前挛缩情况通常仍较轻，其轻微的屈曲畸形可能因被忽视而延误诊断。在青春期的快速生长阶段，近指间关节屈曲挛缩甚至可以达到90°。20岁之前，近侧指间关节的屈曲挛缩状态可以持续进展。手指成角和外形问题（而非疼痛）是患者的主诉（图3-11-2）。在屈指畸形鉴别诊断中，通常可通过病史和全面的体格检查来排除由其他原因造成的近指间关节屈曲挛缩（表3-11-3）。

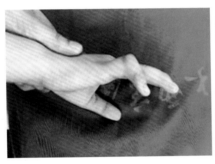 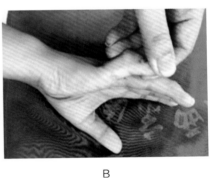

图3-11-2 小指屈曲挛缩
A. 小指屈曲挛缩主动伸直位 B. 小指屈曲挛缩的临床表现

A　　　　　　　　B

表3-11-3 屈指畸形的鉴别诊断

诊断	特征
翼状胬肉综合征	多发性翼状胬肉，往往涉及膝关节和肘关节
关节挛缩症	多个关节受累，蜡样皮肤，肌肉系统发育不良，手指尺偏
指关节融合	关节主、被动活动功能丧失，皮肤没有皱褶
钮孔畸形	疼痛、关节肿胀、有外伤史，远指间关节过伸
Beals-Hecht综合征［挛缩细长指（趾）］	先天性挛缩性蜘蛛状细长指，脊柱后凸畸形，外耳畸形，近侧指间关节、肘关节、膝关节屈曲挛缩
Marfan综合征	蜘蛛状细长指（没有屈曲挛缩），韧带松弛，眼疾，主动脉夹层动脉瘤
青少年手掌纤维瘤病（假性Dupuytren病）	累及掌指关节，皮下没有结节粘连的特征性皮肤改变
扳机指	累及掌指关节，手指背伸时可有弹响
炎症性关节炎	可累及多个关节，表现为关节或肌腱周围肿胀
伸肌腱发育不良	常累及多指，受累手指不能充分伸直，但其被动活动不受限

检查并记录近指间关节的主动和被动活动度，鉴别弹性畸形和固定屈曲挛缩畸形。患者近侧指间关节的主动屈曲功能一般不受影响，不会妨碍正常握拳。固定的近指间关节挛缩畸形意味着屈肌腱鞘、前交叉韧带、掌板或这些结构的组合存在短缩和增厚的情况。近指间关节的被动伸指活动度取决于腕关节和掌指关节所处的位置。腕关节和掌指关节屈曲时，通常可以增加近指间关节的被动伸指活动度，这说明存在外在屈肌腱挛缩，主要是指浅屈肌腱挛缩。

在弹性畸形中，中央腱束肌腱固定试验有助于判断中央腱束的完整性。正常情况下，同时屈曲腕关节和掌指关节可使近指间关节完全伸直。如果在此过程中出现近指间关节主动伸直不到位，说明中央腱束薄弱，可能需要在术中增强中央腱束。近指间关节的屈曲往往会导致掌指关节出现代偿性过伸。控制掌指关节，使之处于屈曲位，若近指间关节能够充分背伸，说明掌指关节过伸也是问题的组成部分。这类似于在尺神经瘫痪时用于评估外在伸肌完成近指间关节主动伸直能力的 Bouvier 试验。

评估受累手指的指浅屈肌功能和指深屈肌功能。环指和小指的指浅屈肌可能存在腱联合，从而限制了小指近指间关节的单独屈曲。因此，当将其他手指固定于伸直位时，若患者不能屈曲小指近指间关节，可能并非意味着指浅屈肌缺如。应该在释放环指时重复进行试验，并评估近指间关节的主动屈曲活动度。独立的小指指浅屈肌是潜在的肌腱移位供体，而当其与环指指浅屈肌存在腱联合时，应在手术中对其进行分离，以便将其用于肌腱移位。

四、治疗时机

建议早发现、早治疗。早期可给予支具或石膏托固定，保守治疗失败或屈指畸形严重时可给予手术治疗。手术治疗可在患者 4 或 5 岁以后进行。

五、治疗原则

1. 保守治疗是治疗轻度屈指畸形的主要方式。小于 30°～40° 的屈曲并不影响日常活动，也不会导致功能障碍，建议通过佩戴支具进行保守治疗。

2. 保守治疗失败的严重畸形则需手术治疗。手术时，需要处理所有潜在的致病因素和继发畸形。

3. 长期屈曲挛缩会引起指神经、血管挛缩。挛缩松解后，应将手指固定在最大伸直位。

4. 通过手术完全治愈屈指畸形是不现实的，术前应充分告知患者家属。

六、手术方法

治疗屈指畸形的手术方式多样，目前常用的治疗方法是松解部分或全部受累结构，包括筋膜、皮肤、肌腱、腱鞘、关节囊和侧副韧带；重建或加强伸肌装置；进行近指间关节周围的骨手术。手术需要解决所有的潜在致病因素和继发畸形。

（一）近指间关节松解术

根据挛缩程度和皮肤条件选择近指间关节掌侧或侧中线切口。局部皮肤行Z字成形术或植皮，使近指间关节可以完全伸直。轻到中度的屈曲挛缩可通过掌侧Z字成形术进行治疗，严重的近指间关节挛缩可使用全厚皮片移植术或局部皮瓣转移术进行治疗。对于近指间关节没有固定畸形的弹性屈指畸形，可选用手指侧中线切口，需要时切口可曲折延伸至手掌。

根据挛缩程度决定松解范围。需要逐步松解直到近指间关节可以充分伸直。显露深层组织过程中，对于所有不正常的筋膜和线性纤维条索都应予以松解。为了实现充分背伸，可能还需要松解屈肌腱鞘、指浅屈肌腱、前交叉韧带、侧副韧带和掌板。松解过程中，注意保护桡尺侧侧副韧带的稳定性，避免因完全松解掌板和侧副韧带而造成不稳定性的产生和屈曲活动度的丧失。在掌板上开窗可能会改善伸直功能。

探查手指中的异常结构，特别是要探查手内在肌和指浅屈肌腱是否异常。切除任何不正常的蚓状肌或骨间肌（或两者都有）的起、止点。应全长显露蚓状肌，以发现所有异常。牵拉异常的蚓状肌不会造成近指间关节伸直。蚓状肌可能附着于掌指关节囊、指浅屈肌腱或环指的伸肌装置上。异常的掌侧骨间肌可能进入环指，若为此种情况，需要部分切断掌骨间韧带以完全显露其走行。

在A_1滑车近端或通过A_3滑车窗口显露指浅屈肌腱，向近端和远端牵拉肌腱，以评估其滑程和止点。向近端牵拉肌腱，肌腱不能滑动且近指间关节不能屈曲时，说明止点异常，需通过A_3滑车窗口松解指浅屈肌。向远端牵拉肌腱，肌腱不能滑动且提示近端病变时，需要切除指浅屈肌腱。松解指浅屈肌腱后，再次评估近指间关节的背伸功能。如果实现了充分背伸，使用Z字成形术关闭切口。如皮肤有缺损，需要行全厚皮片移植（图3-11-3～图3-11-6）。

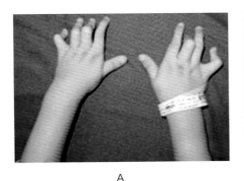

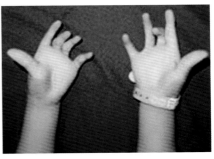

图3-11-3 双指屈曲畸形术前外观照片

A

B

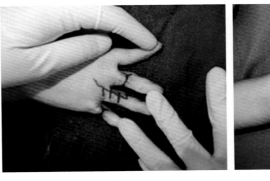

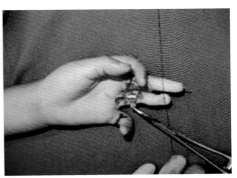

图3-11-4 术中切口及指屈肌腱情况

A

B

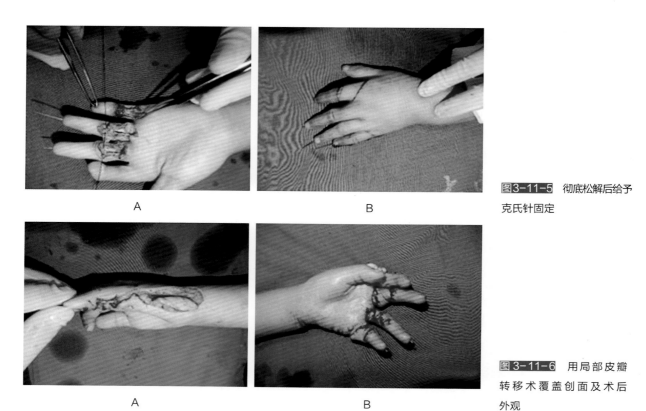

A   B

图3-11-5 彻底松解后给予克氏针固定

A   B

图3-11-6 用局部皮瓣转移术覆盖创面及术后外观

（二）肌腱移位术

对于在掌指关节屈曲状态下不能背伸近指间关节的青少年屈指畸形患者，可以使用肌腱移位术进行治疗。然而，术后可能会有鹅颈畸形和屈曲受限的风险，因此应在术前与患者及家属充分沟通。一些患者可能因为肌腱移位术存在令患者丧失部分握持功能的可能而拒绝手术。当考虑使用指浅屈肌作为动力时，向远端牵拉肌腱，肌腱可以滑动是移位的必要条件。术前，指浅屈肌的状态是重要的评价指标。对于小指独立的指浅屈肌，无须进一步解剖就能进行移位，否则必须先将小指指浅屈肌与环指指浅屈肌进行分离。小指指浅屈肌不能获得独立功能是使用此肌腱进行移位的禁忌证。

指浅屈肌移位到伸肌装置，减弱了近指间关节的屈曲力量，但增强了背伸力量。在A3滑车窗口中，紧靠近指间关节远端切断指浅屈肌腱，并将其牵引至A1滑车近端手掌部，在指背侧找到侧腱束和中央腱束。将肌腱牵引器从指背侧经掌骨间韧带下方的蚓状肌管引入手掌，将肌腱经蚓状肌管引导至背侧，并编织于侧腱束和中央腱束。调节肌腱张力，至掌指关节屈曲30°时近指间关节可以完全伸直。

小指指浅屈肌不正常时，可选用其他肌腱作为动力。可将环指的指浅屈肌腱转移至小指的伸肌装置。另一个选择是使用示指固有伸肌。对于累及多指的屈指畸形，可用多根指浅屈肌腱作为动力进行移位。也可将指浅屈肌腱分成两股，分别移位至相邻的手指。

肌腱移位后，使用Z字成形术缝合切口或再施以全厚皮片移植术。肢体制动位为腕关节中立位、掌指关节70°屈曲位、指间关节伸直位。对于是否使用克氏针固定近指间关节，目前尚有争议。长时间使用克氏针固定，可能导致手指屈曲活动度丧失且握持受限。相反，不做内固定也可能导致早期屈曲畸形复发。是否使用克氏针，取决于术前近指间关节挛缩的程度和背伸的容易程度。如果使用克氏针，应于2～3周后拔除。

七、疗效评定

屈指畸形的手术治疗效果评价标准见表3-11-4。

表3-11-4 屈指畸形治疗后疗效评定

分类	标准
优	矫正至充分伸直，近指间关节屈曲活动度丧失不超过15°
良	矫正后距近指间关节完全伸直小于20°或改善超过40°，屈曲活动度丧失不超过30°
中	矫正后距近指间关节完全伸直小于40°或改善超过20°，屈曲活动度丧失不超过45°
差	近指间关节背伸活动度改善小于20°或近指间关节总活动度小于40°

八、常见并发症和预防

（一）肌腱、神经、血管损伤

术前充分评估挛缩组织的情况，术中仔细辨认解剖变异，可降低肌腱、神经、血管损伤的概率。

（二）皮肤破溃，肌腱外露

挛缩明显的手指，术后常见皮肤溃疡。一旦皮肤缺损，可能需要通过其他手术来处理外露的肌腱，如用邻指皮瓣来覆盖。

（三）活动度丧失

术后近指间关节活动度丧失是一个值得注意的问题。松解指浅屈肌腱会导致屈肌腱鞘瘢痕增生，术后尽早进行远指间关节活动可以避免指深屈肌腱粘连。同时，松解近指间关节会使近侧指间关节活动度丧失的风险增加。由于患者对手指背伸不足的耐受程度高于对屈曲受限的耐受程度，所以早期活动的重点应是恢复屈曲功能。

九、存在的问题和未来的方向

（一）存在的问题

屈指畸形属于先天性疾病，无有效预防措施，早诊断、早治疗是目前防治本病的关键。对于Ⅱ型、Ⅲ型屈指畸形，手术后近指间关节活动度丧失是一个需要得到足够重视的问题。术后尽早进行规范化康复锻炼可增强治疗效果。

（二）未来的方向

应从基因学角度进一步了解发病原因，从源头上进行处理和预防。

（丛锐　张航）

第三节

扣拇畸形

先天性扣拇畸形是指一系列的先天性拇指发育畸形，包括轻度的拇指伸肌发育不良，以及严重的鱼际肌、虎口、软组织甚至关节异常。对于该病，主要依据临床表现而非放射学表现做出诊断。掌指关节不能充分地主动背伸是所有类型的扣拇畸形的共同特征。

一、病理改变

正常婴儿在握拳时常常会将拇指握于手掌内，但是拇指的被动活动并不受限。当婴儿受惊时，双拇指先会呈对称性完全伸直，然后放松。如果婴儿在三四个月大后仍持续存在这一正常的 Moro 反应，就应该仔细检查婴儿是否存在因其他中央神经系统异常而导致的运动神经发育迟缓。

最轻的先天性扣拇畸形表现为拇指轻微紧绷，不能充分背伸。其多由拇短伸肌缺如或发育不良引起，常常无须治疗。患者可以在拇长伸肌腱和掌指关节的内在肌协同伸直拇指时进行被动牵拉练习。肌肉和周围软组织的缺陷加重，会导致手内在肌和外在肌系统肌力失衡、关节挛缩、虎口和拇指屈曲挛缩，以及拇指形态和功能异常。

严重的扣拇畸形会涉及其他手指，如由手内在肌紧张导致的手指先天性固定尺偏畸形，即所谓的风吹手畸形。扣拇畸形和风吹手畸形可能单独出现或合并出现。先天性扣拇畸形的英文名称还有 pollex varus、adducted thumb、persistent thumb-clutched hand、thumb-clasped hand。

多数严重的扣拇畸形常出现于种类繁多的关节挛缩症，包括典型的肌发育不良中。扣拇畸形是关节挛缩症常见的表现形式。"关节挛缩症"是一个非诊断性名词，意味着关节僵硬并伴有一系列异常。如Freeman-Sheldon综合征及其他影响手和足的常染色体显性遗传病，常伴有特征性面容和骨骼、肌肉异常。扣拇畸形也可能伴随智力障碍和与X染色体相关的MASA综合征（表现为智力障碍、失语症、拖曳步态和内收拇指畸形）。腭裂、颅缝早闭、Waardenburg综合征和其他综合征也可以表现为扣拇畸形。

二、分型

早期有人试图根据病情严重程度将扣拇畸形分为不同亚型，但是这种分型方法并未在临床中得以应用。McCarroll根据解剖特点进行了更实用的分型，Mih发展了这一分型系统（表3-11-5）。Ⅰ型扣拇畸形症状较轻，表现为伸拇结构缺如或发育不良。Ⅱ型扣拇畸形症状比较复杂，伴有关节挛缩、侧韧带异常、虎口挛缩和鱼际肌异常等表现。Ⅲ型扣拇畸形常合并关节挛缩症或其他相关综合征。

表3-11-5 扣拇畸形的分型

类型	特征
Ⅰ	由拇短伸肌缺陷导致的症状最轻的类型，表现为伸拇装置缺如或发育不良
Ⅱ	症状相对较重，伴有关节挛缩、侧韧带异常、虎口挛缩和鱼际肌异常
Ⅲ	症状最严重的类型，合并关节挛缩症或其他相关综合征

三、临床表现

由于出生3～4个月的婴儿经常将拇指握于手掌内，因此通常要在充分检查之后才能诊断扣拇畸形。早期评估可发现拇指处于屈曲位，不能主动伸直。更为常见的是掌指关节不能主动伸直，提示拇短伸肌的肌肉、肌腱发育不良。也有同时合并拇长伸肌和拇长展肌发育不良的报告。通过拇指及其关节的位置可对扣拇畸形进行诊断。合并指间关节不能主动伸直表现的患者，提示存在拇长伸肌腱发育不良的情况。合并第1掌骨内收表现的患者，提示存在拇长展肌发育不良的情况（表3-11-6，图3-11-7）。

表3-11-6 扣拇畸形的临床表现

类型	临床表现
Ⅰ	由拇短伸肌发育异常导致的症状最轻的类型。拇指指间关节和腕掌关节的活动度正常。拇短伸肌止点缺如，常伴有可见的皮肤凹陷。牵引和使用支具常常可以解决掌指关节被动伸直障碍
Ⅱ	症状相对较重，拇指被动活动度减小，伴有掌指关节屈曲挛缩、皮肤缺损和关节异常。由于软组织缺损，掌指关节被动伸直受限，腕掌关节外展受限。指间关节被动伸直和主动屈曲不受限
Ⅲ	症状最严重的类型，腕掌关节、掌指关节和指间关节的被动活动均受限。这种类型的拇指往往存在真正的鱼际肌和内收肌缺如及外在肌紧张的情况

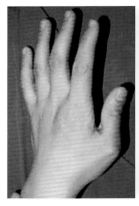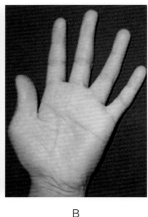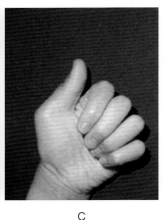

A   B   C

图3-11-7 Ⅱ型扣拇异常

四、治疗时机

早期治疗包括利用婴儿皮肤的弹性反复予以牵拉和使用支具。在这一时期，可以对畸形的各构成部分进行评估，并制订相应的治疗方案。对于扣拇畸形，可择期手术，待患者到2岁左右时手术可以减小麻醉风险并使手术操作更容易。

五、治疗原则

1. 扣拇畸形的治疗以恢复拇指位置并使拇指可握持为目的。

2. 早发现，早治疗。

3. 先保守治疗，给予支具固定并让患者进行康复锻炼。

4. 保守治疗失败时，可给予手术治疗。需要分别治疗4个主要的畸形组成部分：①内在肌挛缩和缺陷；②拇指皮肤和软组织包裹缺陷；③外在肌缺陷；④僵直或异常的关节。在重建手术开始前，就应该考虑到所有需要解决的问题。

六、手术方法

（一）皮肤覆盖

评估软组织缺损程度的最重要的步骤是确定皮肤和软组织缺损的平面。缺损可能涉及第1掌骨和第2掌骨构成的平面，表现为虎口挛缩。另外，也可能涉及拇指屈曲弧定义的平面。涉及两个平面的皮肤和软组织缺损更为常见。单平面的皮肤缺损可以通过局部皮瓣转移术如Z字成形术解决，双平面的缺损则需要用畸形区域以外的组织进行填补。

对于轻度单纯性虎口挛缩，可以使用4瓣Z字成形术同时加宽和加深虎口。只有在拇指掌侧没有皮肤缺损时，这种方法才有效，因为Z字成形术将掌侧的皮肤转移到了虎口区，而这无疑会加重掌侧的缺损。如果皮肤存在双平面缺损，则可使用示指桡侧的旋转皮瓣进行修复，这种皮瓣可有效地矫正虎口挛缩，并允许拇指外侧外展，供区伤口可以一期闭合；皮瓣向近端和掌侧旋转覆盖虎口及拇指屈侧的皮肤缺损。在关节皱褶处的神经血管束表面行全厚皮片移植术的效果差，应该尽量避免此种操作。植皮时应选用全厚皮片移植术。皮肤切口的设计应满足显露拇指、松解皮肤挛缩和可以置入供区组织等条件。

（二）拇收肌、鱼际肌起点松解术

自腕横韧带上松解鱼际肌起点，可以使第1掌骨脱离手掌平面。平行于鱼际纹做切口，逐步进行松解。通过此切口，可以显露拇收肌两头、鱼际肌起点处的掌侧筋膜和增厚的纤维组织。注意保护正中神经掌皮支和鱼际支。自腕横韧带上仔细剥离拇短展肌和拇短屈肌起点，注意保护韧带的完整性。围绕于拇长屈肌腱的滑膜和纤维鞘管可以分别作为松解浅层鱼际肌的桡侧和背侧标志。牵开拇长屈肌腱，可以显露拇短屈肌深部纤维和拇对掌肌。将拇长屈肌腱轻轻牵开到拇收肌的神经肌支，用剪刀将拇收肌横头从第3掌骨骨膜上游离。掌深弓和尺神经终末支位于拇收肌两头之间，必须将其显露清楚并予以保护。以同样的方法游离拇收肌斜头。这样可明显改善拇指腕掌关节和掌指关节的被动外展和背伸情况。

拇收肌、鱼际肌起点松解术的一个优点是保留了掌指关节的稳定性，因为肌肉的止点完好无损。保护神经的完好，可使肌肉在新的起点上仍能发挥作用。掌侧小的皮肤缺损可以用示指皮瓣转移覆盖，或者可以保持切口开放，于二期手术时再处理。此处的皮肤移植并非必需。

（三）外在肌腱功能重建术

外在肌腱异常包括拇长屈肌挛缩、发育不良甚至缺如，一根或多根外在伸肌发育不良。拇长屈肌腱异常可表现为功能正常，也可表现为完全没有功能。对于挛缩的拇长屈肌腱，通过在前臂对肌腱进行Z形延长，可改善外形，同时保留肌腱的连续性。对于拇长屈肌腱严重发育不良甚至缺如的患者，可通过在一期手术时行肌腱移位术或重建术来恢复拇长屈肌腱的功能。

虽然通过一期手术来矫正扣拇畸形是最理想的，但有时因为需要重建外在伸肌的功能而不得不进行二期手术。松解挛缩的组织时，要松解至拇指可被动伸直。松解鱼际肌和虎口时，探查伸肌结构可以为制订下一步手术方案提供参考。

单纯性拇短伸肌缺如常常不需要行肌腱移位术。若拇指的外在伸肌全部缺如，建议使用肌腱移位术进行重建。可使用示指固有伸肌腱进行移位。另外，也可使用小指固有伸肌腱进行移位，但其力量较弱。可将示指指总伸肌腱的一束移位至拇指，同时将另一束与中指指总伸肌腱缝合；也可选用指浅屈肌腱进行移位。然而，关节挛缩症及相关疾病患者的指浅屈肌腱往往也有异常。

（四）掌指关节屈曲挛缩的治疗

对于Ⅰ、Ⅱ型扣拇畸形的掌指关节挛缩的治疗，通过解决皮肤和肌腱问题即可。对于Ⅲ型扣拇畸形，通过单纯皮肤松解和肌腱移位并不能解决掌指关节的挛缩状态。对于这类患者，可以在一期手术时融合掌指关节，但保留近节指骨的骺板（可称之为软骨融合术）。将掌指关节固定于伸直位，使之适应握持功能（图3-11-8～图3-11-11）。

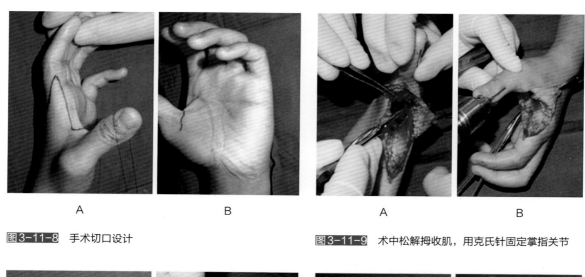

图3-11-8　手术切口设计

图3-11-9　术中松解拇收肌，用克氏针固定掌指关节

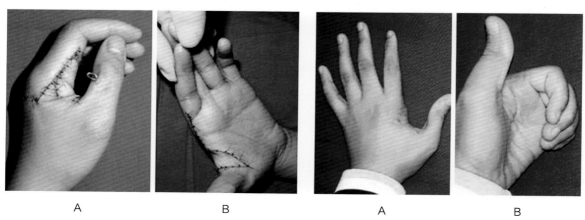

图3-11-10　术后外观

图3-11-11　术后3个月随访时外观

七、疗效评定

扣拇畸形的病情复杂，常涉及拇指的多种结构和组织的畸形。由于其具有多样性和复杂性，因而治疗方法也不一。对于Ⅰ、Ⅱ型扣拇畸形，通过手术解决皮肤及肌腱问题，术后再配合支具固定，效果尚可；对于Ⅲ型扣拇畸形，由于其合并骨与关节病变，因此术后可能出现皮肤、肌腱及活动度的问题，总体效果不佳。

八、常见并发症和预防

（一）肌腱、神经、血管损伤

术前充分评估挛缩组织的情况，术中仔细辨认解剖变异，可降低肌腱、神经、血管损伤的概率。

（二）皮肤破溃，肌腱外露

挛缩明显的手指，术后常见皮肤溃疡。一旦发生皮肤缺损，可能需要通过其他手术来处理外露的肌腱，如用邻指皮瓣来覆盖。

（三）术后畸形复发

术后用克氏针固定及佩戴支具是减少术后畸形复发的重要方法。

九、存在的问题和未来的方向

（一）存在的问题

扣拇畸形属于先天性疾病，无有效预防措施，早诊断、早治疗是目前防治本病的关键。在手术治疗后，配合支具固定及专业的康复训练可显著增强本病的治疗效果。

（二）未来的方向

应从基因学角度进一步了解发病原因，从源头上进行处理和预防。

（丛锐　张航）

第四节
先天性高肩胛症

　　先天性高肩胛症是一种较少见的先天性畸形，却是肩部最常见的畸形。它的特征是肩胛骨处于较高的位置，患侧肩部高于健侧，患肢上臂外展、上举活动受限，常合并先天性脊柱侧凸、半椎体、楔形椎、椎体缺如等颈胸椎畸形。本病于1863年由Eulenberg首先描述；1891年，Sprengel报告了4例病例，并讨论了病因，故本病又称Sprengel畸形。文献报告，女性发病率高，男女发病率之比为1∶3～1∶4。患侧以左侧多见，1/3病例的患侧为双侧发病。

　　目前认为本病是各种因素在胚胎早期尤其是在颈椎及上肢芽发育和肩胛骨下降阶段产生的影响，导致肩胛带下降不全。肩胛带在胚胎时期是颈椎旁的一个肢芽，在胚胎3个月末才逐渐从对应的C_4～C_5的位置下降至第2～7肋间。如果肩胛带下降过程受阻，就会形成先天性高肩胛症。本病可发生在一侧或双侧。目前，本病的真正病因不明，有多种学说，如：①与遗传因素有关；②与羊水量过多引起宫内压力过高有关；③与肌肉组织缺损或肩胛骨和椎体间的异常关节有关。

一、病理改变

　　胚胎发育过程中，肩胛带随之下降，同时肩胛骨的横径与垂直径的比率逐渐减小。但由于下降过程中断或受阻，肩胛骨会处于胸廓后较高处，其正常发育受到影响，因而发生了形态变化。常见的病理改变可分为骨和肌肉两个方面：①骨的变化。肩胛骨发育不良。肩胛骨位置高，最高可与枕骨相接触。肩胛骨旋转，上部向前弯曲并超过胸廓顶部，呈钩状，内缘及下角向脊柱内移，甚至与相邻的颈椎及上胸椎的棘突有骨性、软骨性或纤维性连接。形成全部骨性连接的肩胛骨称为肩椎骨

（omo-vertebral bone）。肩胛骨上角与颈椎棘突、横突之间的一纤维束和软骨或骨性的束带，称为肩椎骨桥。除肩胛骨畸形外，先天性高肩胛症可合并脊柱侧凸、脊柱缺如、肋骨融合及肋间隙变窄等畸形。②肌肉的变化。肩胛骨部位的诸组肌肉部分或完全缺损，肩胛提肌和菱形肌变得纤细，并有不同程度的挛缩或纤维化。

二、分型

功能障碍取决于畸形的程度。Cavendish 对 100 个病例的肩关节的形态和功能障碍进行了广泛的研究，并根据其程度将畸形分为 4 级。1 级（很轻度）：畸形不明显，双肩齐平，着装后外观接近于正常。2 级（轻度）：双肩齐平或几乎齐平，但着装后仍能发现颈蹼处有隆起的包块。3 级（中度）：肩部上抬 2~5cm，畸形很容易被发现。4 级（重度）：严重畸形，患肩很高，肩胛骨上角几乎与枕骨相抵，常合并短颈畸形。畸形的分级对治疗有一定的参考意义。Rigault 等根据 X 线片上肩胛骨上角与椎体的投影关系，将畸形分为 3 级：①1 级，肩胛骨上角位于 T_2 和 T_4 横突之间；②2 级，肩胛骨上角位于 C_5 和 T_2 横突之间；③3 级，肩胛骨上角位于 C_5 横突以上。

三、临床表现

临床表现主要为外观畸形和功能障碍。外观畸形由肩胛骨抬高和旋转引起，在患者 1 岁之后即能发现患肩抬高。"高"是就肩胛骨与胸廓的相互关系而言的。患者有耸肩短颈的外形，肩胛骨小，上、下径变短，横径变宽，下角内旋通常达到中线附近。功能障碍是由肩关节活动范围不同程度的减少和肩胛带肌肉发育不良引起的。由于胸廓肩胛联合活动受限和肩盂下倾，肩关节外展功能明显受限，外展通常小于 90°，从而影响患者的日常生活。本病可能合并一种或多种相关的畸形，其中脊柱侧凸是最常见的。在两个系列（112 例和 75 例）的先天性高肩胛症的病例报告中，分别有 35% 和 55% 的病例合并脊柱侧凸。其次是肋骨畸形，占 16%~48%。其他的还有 Klippel-Feil 综合征、脊柱纵裂等。

在 X 线片上可见患侧肩胛骨较小，下角升高，上界可超过胸廓高度，肩胛骨的腋缘与脊柱缘之间（横径）宽度增加（正常范围为 1.42~1.56，平均为 1.49），肩胛骨与脊柱之间有骨桥相连，以及有其他的胸颈椎畸形及肋骨畸形。CT 可用来明确相关的畸形如先天性脊柱侧凸和颈肩连接，对于明确肩椎骨，尤其是其与脊柱的关系有帮助。在为严重病例进行术前评估时，也可以用 CT。CT 三维重建对于进一步评估复杂的病理解剖情况和合并的畸形很有必要。

四、治疗时机

患者最好在 8 岁前得到治疗。有报告称，8 岁以后患者软组织的柔韧性降低，导致臂丛神经牵拉损伤增加，同时组织发育接近成熟、缺乏延展性，对肩胛骨位置变化的适应性差，故在功能改善方面收效甚少，此时应慎重考虑是否进行手术。而 2 岁以前进行手术，技术难度很大。因此，理想的手术时机为 2~8 岁。

五、治疗原则

本病的治疗原则是改善肩关节的功能和外观，使肩部和颈部在着装后不显现明显的畸形，并增强肩关节联合外展的功能。关于外观，关键是要区分形态异常是因为 Sprengel 畸形，还是因为脊柱侧凸、Klippel-Feil 综合征、胸壁畸形或其他病变。否则，手术结果可能会让医生、患者及其家属都失望。对于畸形不严重、功能障碍不明显的患者，可不考虑手术治疗，通过做被动和主动的上肢活动，如外展、上举、下压及内收，伸展并牵引短缩的肌肉，可改善和增强肩的外展和上举功能。对功能障碍不明显、仅有外观畸形的患者，可不考虑手术治疗。对于双侧畸形患者，如畸形对称，可不考虑手术治疗。如本病合并其他脊柱及肋骨严重畸形，估计术后功能改善的效果不明显，则不应进行手术治疗。手术治疗适用于畸形严重、功能障碍明显的患者。

六、手术方法

先天性高肩胛症的手术原则是松解肩胛骨周围软组织，使肩胛骨下降至正常位置，切除阻碍肩胛骨下降的骨性、肌性连接，并注意避免血管、神经的损伤。关于本病的治疗，有很多手术方式，总体上可分为 4 类。

（一）肩胛骨内上部的肩椎骨桥切除术

全麻，俯卧位，在患侧肩胛冈上做一横行切口，将肩胛骨内上缘上方的斜方肌分离并牵开，显露肩胛骨的上部和肩椎骨桥。在肩胛骨上切断肩胛提肌和菱形肌附着点。肩胛骨切除多少因患者而异，原则是切除部分必须包括肩胛冈上部、肩胛冈内侧端和突出在肩胛骨内侧缘的结节，因该结节可能与棘突相抵触。切除部分肩胛骨时，必须连同骨膜一并切除，以防骨质再生，影响术后疗效。最后切除肩椎骨桥。将维持肩胛骨高位的软组织切断后，肩胛骨可以有不同程度的下降。这种术式对于改善功能作用不大，但对治疗大年龄段患者的轻度畸形有一定作用。

（二）肩胛骨下移固定术

主要步骤是切断附着于肩胛骨上诸肌及肩胛骨内上角的骨桥及骨突，将肩胛骨下移并固定。此法目前在临床上使用较多，Green 术、Putti-Plattif 术和 Petrie 术是这类手术的代表。全麻，俯卧位，自第 1 颈椎棘突至第 9 胸椎棘突做一正中切口，于棘突上切断斜方肌和大、小菱形肌的起点，然后翻开游离的肌肉瓣，显露出肩胛骨的肩椎骨桥或附着于肩胛骨上角的纤维束带，将肩椎骨桥连同骨膜切除。如无肩胛骨桥，则切断纤维束带或挛缩的肩胛提肌，须注意防止损伤肩胛上神经与肩胛横动脉。肩胛骨内上角如向前弯曲超过胸廓顶部，应将肩胛骨内上角凿除。经以上处理，肩胛骨可比较容易地被推动下移至接近正常的位置，使术侧肩胛冈与健侧肩胛冈达同一水平高度。此时，可将钢丝经肩胛冈引至下角，最后固定在髂后上棘或肋骨骨膜上。在此矫正位置稳定肩胛骨后，再将斜方肌、菱形肌缝回原起点以下的棘突，斜方肌的下部应有过剩的部分。术后用肩-肱绷带包扎患肢。2～3 周后，逐渐进行肩关节活动。内固定的钢丝可在肩胛骨位置稳定之后抽除。

（三）Woodward 术

俯卧位，双肩消毒、铺巾，将双侧上肢用无菌巾包裹，置于手术野内，便于术中检查双侧肩胛骨位置及移动肩胛带。切口位置位于第1颈椎棘突至第9胸椎棘突正中。分离皮肤及皮下组织至肩胛骨内缘，在切口远端钝性分离斜方肌外侧缘，从棘突上锐性分离斜方肌起点的筋膜鞘。将大、小菱形肌的起点也从棘突上锐性分离出来。游离菱形肌和上部斜方肌，使其与前方胸壁肌肉分离。向外侧牵开游离的肌肉瓣，显露出肩胛骨桥或附着在肩胛骨上角的纤维束带。在骨膜外分离、切除所有的肩胛骨桥，如无肩胛骨桥，则应切除所有的纤维束带或挛缩的肩胛提肌。操作时，注意避免损伤支配菱形肌的副神经和颈横动脉。如果肩胛骨的冈上部分畸形，则应连同骨膜一起将其切除，这样可以松解肩胛提肌，使肩胛带的活动更加灵活。在第4颈椎处水平横向切断斜方肌狭窄的附着点，此时可将肩胛骨连同附着其上的肌肉层向下推移，使肩胛冈与对侧肩胛冈处于同一水平高度。将肩胛骨维持在矫正位置后，缝合斜方肌和菱形肌的腱膜至原起点之下的棘突上。在切口远端、斜方肌下端起点处将过剩部分重叠缝合。术后用肩-肱绷带包扎固定2周。

（四）肩胛骨垂直截骨术

肩胛骨截骨可改善肩盂位置，是由威尔金森和坎贝尔最早描述的。手术时，患肢朝上，半俯卧位。垂直切口位于肩胛骨内侧缘的偏外处。切开覆盖冈下肌的筋膜，切开骨膜，向两侧掀起。显露肩胛骨，沿肩胛骨内侧缘1cm处由肩胛骨下角向上截骨。在骨膜外游离所有附着于肩胛骨上角的肌肉和纤维束带，切除肩椎骨。然后将肩胛骨内侧部分用力往下拉，钝性分离肩胛下肌和胸廓之间的任何纤维束带。在肩胛骨的两个相对边缘钻孔，用丝线缝合，止血后关闭创口。术后用吊带固定6周，然后开始功能锻炼。

七、疗效评定

几项研究都发现，术后患者的肩外展活动度从术前的90°～120°提高到术后的143°～150°。几乎所有患者的畸形程度都至少提高了一个Cavendish等级。存在翼状肩或者外观达Cavendish 4级的病例，其术后的改善情况和患者的满意度最低。

八、常见并发症和预防

并发症会降低患者及其家属的满意度。肥厚性瘢痕增生，特别是上部切口处的肥厚性瘢痕增生在早期的报告中是常见的并发症，发生率为26%～64%。注意切口的缝合后，其发生率下降。术中肩胛骨下移时可能压迫臂丛神经。据报告，臂丛神经损伤的发生率为6%～11%，虽然大部分为暂时性的损伤，但是有必要通过切断锁骨来预防臂丛神经损伤，特别是对大年龄段（大于8岁）的病例和那些需要大幅度改善畸形（Cavendish 4级）的病例来说。另外，术中可以通过肌电图监测预防这种损伤。理论上，骨膜外切除有降低臂丛神经损伤发生率的可能性。翼状肩的发生率为4%～17%，患者对这种外观不满意，而且肩胛骨的功能也没得到改善。Carson注意到1例术前有翼状肩的患者在术后对功能和外观均不满意，因而Carson建议术前存在翼状肩的病例应避免手术。术后关节脱位也有个例报告。

（蒋良福）

第五节

扳机拇（指）

扳机拇（指）又称儿童扳机拇（指）、儿童狭窄性腱鞘炎。累及拇指的称扳机拇，累及其他四指的称扳机指。该病是由屈肌腱和腱鞘不匹配所致，患者手指活动时呈扳机状态或屈曲固定状态。扳机拇的发病率为0.1%～0.3%，扳机指的发病率为扳机拇的10%～20%，但扳机指的病因更为复杂，常与系统性疾病或解剖畸形有关。自1936年Jahss首次描述该病以来，关于该病的病因学争论一直存在。有不少关于同卵双生和兄弟同时罹患扳机拇（指）的报告，该病符合常染色体遗传规律，可能存在一定的遗传易感性。近期共对13535例新生儿进行筛查，没有发现1例扳机拇或扳机指，而1岁儿童的扳机拇（指）的发病率为0.33%。因此，儿童扳机拇（指）更倾向于后天获得。

一、病理改变

对于扳机拇（指）的病理改变，目前仍有争议。一般认为扳机拇是由于拇长屈肌腱的发育与腱鞘的大小不匹配所致，腱鞘的直径略小于肌腱的直径。但B超研究未发现患者的拇长屈肌腱或腱鞘有异常改变，该病的确切病理生理改变仍不明。大体观可见拇长屈肌腱有纺锤样增生，其产生的结节可在掌指关节掌侧触及，这种结节称为Notta结节。Khoshhal等通过检查儿童扳机拇A_1滑车的标本，发现了肌成纤维细胞和收缩蛋白质，于是认为扳机拇可能是A_1滑车纤维组织持续增殖的结果。未发现腱鞘或肌腱有炎症或退变表现，因此不太可能有感染、炎症或退行性变。扳机指A_1滑车近侧至A_2滑车之间的指浅屈肌腱或指深屈肌腱呈纺锤样增厚，部分扳机指上并不存在水肿或结节，而是存在解剖异常，如A_1滑车近侧指浅屈肌腱交叉、蚓状肌起于指浅屈肌腱、指浅屈肌腱与指深屈肌腱关系异常。

二、分型

根据临床严重程度，Sugimoto将扳机拇分为4期：Ⅰ期（结节型），可扪及结节，而主、被动活动时无扳机现象；Ⅱ期（主动扳机型），在主动伸拇过程中可观察到扳机现象；Ⅲ期（被动扳机型），不能主动伸拇，被动伸拇过程中可观察到扳机现象；Ⅳ期（僵硬型），指间关节不能被动伸直，固定屈曲位。另外有类似的分类则把初期分为两个亚型，对其他3期的描述相同：0A（伸直超过0°），0B（伸直达到0°）；1期（主动伸直有扳机现象）；2期（被动伸直有扳机现象）；3期（不能主动或被动伸直，如有交锁现象）。

三、临床表现

儿童扳机拇多发于1～4岁儿童，以1～2岁儿童最为常见，男女发病率相当，25%～30%的病例为双侧发病，左右手的发病率相似。患者通常因被家属发现其拇指指间关节固定于屈曲位或拇指屈伸时有扳机现象而就医，在患者拇指掌指关节的掌侧常可扪及结节。与成人的扳机拇不同，儿童在被动伸直拇指时可能有不适感，但通常无明显疼痛。儿童扳机指有一半以上于患者6个月大以前发病，并且累及双手的情况比较常见。儿童扳机指的主要表现为弹响，交锁现象不明显。需要注意的是，儿童扳机指常由其他系统性疾病引起，如黏多糖贮积症、幼年型类风湿关节炎、唐氏综合征、中枢系统疾病（如运动发育迟缓）。体格检查有助于定位扳机位置，如确定是A_1还是A_3位置。根据病史和查体一般可以做出诊断，无须进行X线检查。

四、治疗时机

对于扳机拇（指）的治疗时机，仍然存在争论。儿童扳机拇（指）有自然愈合倾向，因而要讨论其治疗时机，必须结合自然史。Waters报告1岁以上患者的自愈率低于10%，所以基于这个原因，他建议手术治疗。Dinham等建议：①如果是出生时即出现的扳机拇（指），可以观察到1岁，因为有30%的自然缓解率。②如果是6～30个月内出现的扳机拇（指），可以继续观察6个月，有12%的自然缓解率。③如果手术推迟至4岁，常会残留指间关节屈曲畸形。他们建议如果患者大于3岁，应及时手术。Jung等基于4年的随访，发现被动伸拇功能锻炼的疗效显著，且延迟手术不影响结果。他们建议如果无致不良后果的危险因素，手术可推迟至患者上学的年龄（7岁）。Baek等随访了67个病例（85个扳机拇），在至少5年的随访中发现自愈率超过75%且无残留畸形，大部分的自发性愈合发生在4年内，因此大部分手术可以不做或延迟至4年后。手术时机是否恰当还依赖于多个方面的因素，包括患者的年龄、症状的严重程度、麻醉风险的大小、潜在的发育畸形风险、家庭的耐受程度等。在患者3岁之后手术，可能遗留关节屈曲畸形，如指间关节桡偏和近节指骨头屈曲发生在3～5岁之间。另外，敏感性分析显示，在患者2.5岁以前首次手术，该病的复发率更高。因此，建议保守治疗至3岁。3岁之后发病的，建议保守治疗半年；保守治疗无效的，行手术

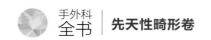

治疗。另外，若扳机拇（指）患者感觉疼痛明显、有掌指关节过伸的情况，或家属无法忍受长时间的观察，那么可及时手术。

五、治疗原则

先观察或保守治疗，经保守治疗无效后，可采用手术切开或切除 A_1 滑车等方法治疗。

被动伸直锻炼适用于Ⅲ期（被动扳机型）以下的患者（有80%的缓解率），而Ⅳ期有交锁现象的患者只有25%的缓解率。Koh 使用夜间支具矫正扳机拇，病例平均使用22周，其中有92%完全缓解；如使用伸指间关节同时防止掌指关节过伸的支具，则效果更明显，缓解时间更短。而单纯观察的病例，平均59周后只有60%完全缓解；使用支具的患者，缓解后再无复发。8例在8岁以后手术的患者，术后效果良好，无残留畸形或后遗症。扳机拇（指）的保守治疗效果同样显著，使用支具的病例有67%缓解，而单纯观察的病例仅有30%缓解。用支具固定腕掌指关节，使远、近侧指间关节保持伸直位，每天至少固定3小时，于夜间入睡或白天小睡时佩戴。扳机拇（指）支具需佩戴至少6个月，因为最早开始缓解的病例在佩戴5个月左右才开始缓解。防止拇指掌指关节过伸非常重要，这样可以使伸直的力量有效地传递至指间关节，避免掌指关节过伸畸形。掌指关节过伸畸形是保守治疗的常见并发症。局部封闭在成年狭窄性腱鞘炎的治疗中有确切的疗效，但在儿童扳机拇（指）的治疗中鲜有报告。笔者采用确炎舒松进行局部封闭治疗，平均随访14个月，82%的患者获得缓解，2周内起效，疗程明显缩短。

六、手术治疗

经皮松解治疗成人扳机拇（指）越来越流行，其疗效与开放手术相似，神经损伤率小于1%。但在儿童中较少开展，因为儿童手指细小，可操作的空间更小。若要采用经皮松解治疗，那么只有具有丰富的成人经皮扳机拇（指）松解经验的手外科医生才能胜任。经皮松解扳机拇时，前臂旋后，保持拇指过伸，采用18～20gauge 的注射器针头，自拇指掌指纹处刺入3～5mm，进入拇长屈肌腱，然后屈拇，以确定针头已刺入肌腱；慢慢将针头退出肌腱，纵向平行、自近向远滑动切开 A_1 滑车，确定松解完全。针头滑动时始终与拇长屈肌腱中线一致，可最大限度减少神经损伤。在最近报告的15例经皮松解病例中，切开探查发现有30%松解不完全，而且80%有屈肌腱刺伤的情况。尽管没有发现血管、神经的损伤，但是经皮松解的针头和桡侧指神经的距离仅为2.5mm。这些都意味着儿童扳机拇（指）采用经皮松解治疗不是很合适。而且手术时患者仍然需要全麻，不似成人的经皮松解治疗一样在门诊即可方便开展，这也阻碍了该治疗方法的开展。

经皮松解扳机拇时，通常采用横切口。经典的手术切口位于掌指纹处，但该处血供较差、皮肤菲薄，不利于创口愈合。之后，又有人提出切口应位于掌指纹近侧。以拇指中线和钩骨钩连线为拇长屈肌腱投影中心，若切口偏桡侧，容易损伤桡侧指神经。对于某些病例，单纯切开 A_1 滑车可能不够，还需要进行更远侧的松解，甚至切开一半斜行滑车才能让拇长屈肌腱完全滑动，无须处理 Notta 结节。扳机指的手术可采用 A_1 滑车表面 Bruner 切口，辨明和保护神经血管束后，切开并松解

A₁滑车。若牵引A₁滑车近侧肌腱仍出现扳机或交锁现象时，应仔细检查肌腱的附属结构有无畸形，尤其是有无指浅屈肌腱交叉。若肌腱的病变（如结节或增厚）累及一侧的指浅屈肌腱，可切除该侧的指浅屈肌腱；若无异常，可切除指浅屈肌腱尺侧束。松解A₃滑车，甚至还可切开部分A₂滑车。

七、疗效评定

手指伸直至0°，若无疼痛和弹响，说明完全愈合。一篇包括17项回顾性研究和1项前瞻性研究的文章提到：手术治疗的患者中，有95%完全恢复指间关节活动、无扳机；支具治疗的患者中，该比例为67%；而功能锻炼的患者中，该比例为55%。可见，手术治疗的结果最为可靠。

八、常见并发症和预防

手术治疗后，扳机拇（指）复发并不常见，因为术中可以检查是否彻底松解。Wilkerson等介绍了术中确定松解是否完全的方法：首先最大限度地背伸腕关节，使拇指掌指关节和拇指指间关节处于轻度屈曲位，再用手指轻柔挤压前臂远侧1/3的拇长屈肌肌腹，如果松解完全，拇指会进一步屈曲。然后极度屈腕，屈曲拇指掌指关节，如果拇指指间关节完全伸直，则表示松解完全。过分松解可能导致弓弦样表现。另一个潜在的并发症是神经损伤。由于拇指相对于手掌处于旋前状态，所以切口容易偏向桡侧，从而容易损伤桡侧指神经。拇指桡侧外展时，记住使拇长屈肌腱投影位于拇指指腹中央至钩骨钩处。支具治疗或者手术治疗均可出现指间关节屈曲不全、掌指关节过伸的现象。McAdams等对30例先天性扳机拇患者术后进行平均15年的随访发现，虽然没有复发现象，但是23%的病例指间关节活动范围减少（平均减少16°），17.6%的病例有掌指关节过伸现象（平均为25°）。

九、存在的问题和未来的方向

越来越多的证据表明，扳机拇（指）是在后天发育过程中获得的，其自然史、自发恢复率、保守治疗效果以及手术治疗的时机都是今后的研究方向。

（蒋良福）

第六节
先天性风吹手畸形

先天性风吹手畸形又称非骨性偏指畸形、先天性尺偏手畸形、先天性手指手掌挛缩畸形，是一种少见而复杂的先天性畸形。手指屈曲挛缩、掌指关节尺侧偏，以及拇指屈曲、内收挛缩的组合称为风吹手。其表现为拇指内收、屈曲，虎口狭小，手掌挛缩，手指掌指关节或指间关节屈曲，拇伸、拇展和指伸功能障碍，手指发育不良，以明显的手指掌指关节屈曲和尺偏为特征，前臂旋后功能常常受限。这种手部先天性畸形病因不明，常有家族发病史。

早在1897年，Emile Biox 就已经描述了风吹指（windblown fingers）畸形的特点，但有些学者认为这个名称不能反映手指偏转的方向。1976年，Powers 等开始用先天性手尺侧偏斜或先天手指挛缩来描述这一畸形，这种描述逐渐被学界接受。Zancolli 在1984年将此畸形命名为先天性尺偏手畸形。这种先天性手部畸形可为某些综合征的症状之一，其中最为著名的是 Freeman-Sheldon 综合征，主要表现为颅部、手部及足部畸形。1963年，Burian 描述了吹笛面容综合征，该综合征的症状也包含了先天性风吹手畸形。

一、病理改变

关于先天性风吹手畸形的病理基础，有很多不同的学说。1974年，Fisk 认为过强的手部屈肌腱造成了手指的屈曲畸形及尺偏畸形，有的患者还伴有上肢肌肉萎缩（往往单侧发病），这是先天性风吹手畸形的另一个病理原因。1983年，Malkawi 对先天性风吹手畸形患者的标本进行检测后发现，患者的肌肉组织内存在脂肪浸润、纤维化的情况，并有弥散性肌肉萎缩。最主流的学说有以下几种。

（一）软组织挛缩学说

Zancolli等认为先天性风吹手畸形是软组织分化障碍引起的继发性改变。手的皮肤或掌中筋膜等的分化障碍，使手掌部及手指间形成厚而不规则的皮下挛缩条索，这些异常的皮下条索及短缩手指的掌部皮肤会造成肌腱、关节和骨的继发性改变，是掌指关节屈曲畸形及手指尺偏畸形的主要原因。

（二）肌肉异常学说

Lanz和Teoh等认为，异常的肌肉作用于近节指骨尺侧是造成先天性风吹手畸形的病理基础，手术中需去除这些异常的肌肉。2004年，Grunert提出了更加大胆的设想，他认为先天性尺偏手畸形的病理基础是一种返祖现象，是胚胎发育过程中暂时出现的部分肌肉退化不全。

（三）手部支持和动力结构分化不良学说

王炜等认为，先天性风吹手畸形是由手及前臂的支持结构（骨、骨关节、韧带、筋膜、腱膜）、动力结构（肌肉、肌腱）以及相应的血管、神经和皮肤的不同程度、不同组合的分化障碍所致，临床上以掌腱膜挛缩，指伸肌腱、拇伸肌腱尺偏、手指发育不良为特征。

二、分型

王炜等根据病变的严重程度，将先天性风吹手畸形分为3种类型（表3-11-7）。

表3-11-7　先天性风吹手畸形的病理分型

类型	特征
轻	以皮肤、筋膜、掌腱膜挛缩为主，以手掌、手指屈曲挛缩为主要特征
中	除了皮肤、筋膜、掌腱膜挛缩以外，尚有手内在肌、手外在肌发育不良
重	除了皮肤、筋膜、掌腱膜挛缩，手内在肌、手外在肌发育不良以外，还伴有骨与关节的严重畸形

三、临床表现

（一）轻型先天性风吹手畸形

轻型先天性风吹手畸形以皮肤、筋膜、掌腱膜挛缩为主，以手掌、手指屈曲挛缩为主要特征。当腕关节屈曲时，手指掌指关节和指间关节的屈曲畸形明显减轻，手指掌指关节和指间关节可在低张力下被动伸直，手指掌指关节轻度尺偏畸形（小于20°），虎口轻度狭窄，拇指轻度内收、屈曲畸形，拇指可在低张力下被动外展，指伸肌、拇伸肌、拇展肌肌力在4级以上。

（二）中型先天性风吹手畸形

中型先天性风吹手畸形除了皮肤、筋膜、掌腱膜挛缩以外，尚有手内在肌、手外在肌发育不良。手掌、手指严重屈曲挛缩和尺偏，以掌指关节屈曲畸形为主，有军礼手样畸形。当腕关节屈曲、手指被动伸直时，肌力高亢，拇指严重内收、屈曲畸形，拇指常内收于手掌心，虎口严重狭窄，拇指被动外展时阻力大，手指掌指关节严重尺偏畸形（大于20°），拇伸肌和（或）指伸肌发育不良，拇伸肌、拇展肌肌力在4级以下（图3-11-12）。

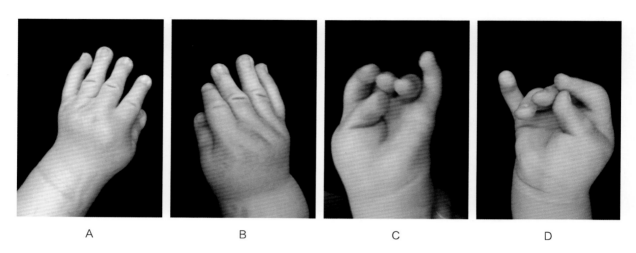

A   B   C   D

图3-11-12 中型先天性风吹手畸形

（三）重型先天性风吹手畸形

重型先天性风吹手畸形除了皮肤、筋膜、掌腱膜挛缩，手内在肌、手外在肌发育不良以外，还伴有骨与关节的严重畸形，需要进行骨关节矫正才能达到治疗效果。

四、治疗时机

早发现、早治疗。可在患者学龄前（2～4岁）进行手术治疗。手术前使用支具或石膏矫正手指的屈曲畸形及尺偏畸形，以减少矫正手指屈曲挛缩时的张力。这应成为常规的治疗前准备（图3-11-13）。

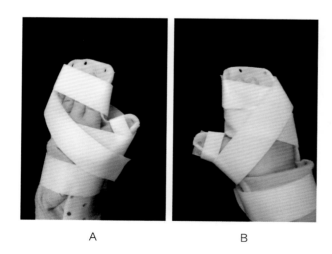

A   B   **图3-11-13** 术前用支具固定

五、治疗原则

先天性风吹手畸形是一种表现为多功能解剖缺陷的综合征。目前对于先天性风吹手畸形的研究还有许多空间。对于每一位患者，都应该为其细致查体，综合分析并评估手的功能，分析其动力结构及病理解剖特点。其治疗目标是矫正屈曲畸形，减少组织张力。治疗须遵循以下原则：

1. 对于轻型先天性风吹手畸形的治疗，应遵循早发现、早治疗的原则。尽早给予保守治疗，如佩戴支具等，减少矫正手指屈曲挛缩时的张力。

2. 对于发育受影响的中型先天性风吹手畸形患者，若佩戴支具有效但不能达到治疗目标，可尽早行软组织松解术及肌力平衡术。

3. 对于重型先天性风吹手畸形且涉及骨与关节畸形的患者，建议等到骨骺基本停止发育后再进行处理。

4. 术后建议佩戴支具并进行专业的康复指导训练。

六、手术方法

（一）拇指屈曲及内收畸形的矫正

同扣拇畸形的治疗。

（二）手指屈曲畸形及指蹼过浅的蹼状畸形的矫正

手指屈曲畸形及指蹼过浅的蹼状畸形与手掌及手指掌侧皮肤短缺、神经血管束短缩有关。手指屈曲畸形的矫正可采用手指掌侧Z字成形术或再施加V-Y成形术，给予皮肤缺损区域以游离植皮修复。蹼状畸形的矫正可采用类似于并指分指的治疗方案。

（三）掌指关节尺偏及内旋畸形的矫正

对于掌指关节尺偏及内旋畸形的矫正，轻的可调整伸肌装置，即将伸肌腱腱帽中心化，把因脱位而滑入掌骨头之间的伸肌腱复位，并固定到掌指关节的中线位。

（四）青少年及成年患者的治疗

青少年及成年患者往往伴有骨与关节韧带的畸形，因此保守治疗往往无效，需要通过手术改善患肢的外形及功能。除了以手术松解的方式进行拇指屈曲及内收畸形的矫正，手指屈曲畸形及指蹼过浅的蹼状畸形的矫正，以及掌指关节尺偏及内旋畸形的矫正等软组织矫正外，还需要进行骨与关节的处理。骨的处理主要是在掌骨头下行楔形截骨术，术后用钢板或克氏针固定掌骨，并配合支具固定。

（五）异常肌肉所致的先天性风吹手畸形的治疗

Lanz等于1994年报告了3例先天性尺偏手畸形，发现其异常的肌肉均止于掌指关节的尺侧。手术中应切除这些异常的肌肉，以后的二期手术包括手内在肌的交叉换位，术后配合支具固定。

七、疗效评定

先天性风吹手畸形涉及手的多种结构、多种组织，患者的病情复杂。由于此畸形的多样性和复杂性，治疗方法也不一，但治疗效果总体不佳。

八、常见并发症和预防

（一）肌腱、神经、血管损伤

术前充分评估挛缩组织的情况，术中仔细辨认解剖变异，可降低肌腱、神经、血管损伤的概率。

（二）皮肤破溃，肌腱外露

挛缩明显的手指，术后常见皮肤溃疡。一旦发生皮肤缺损，可能需要通过其他手术来处理外露的肌腱，如用邻指皮瓣来覆盖。

（三）骨质不愈合

重型先天性风吹手畸形患者在行截骨术后，骨质不愈合。

（四）术后畸形复发

术后用克氏针固定及佩戴支具是减少术后畸形复发的重要方法。

九、存在的问题和未来的方向

（一）存在的问题

先天性风吹手畸形属于先天性疾病，无有效预防措施，早诊断、早治疗是目前防治本病的关键。手术治疗后配合支具固定及专业的康复训练，可显著增强本病的治疗效果。

（二）未来的方向

应从基因学角度进一步了解发病原因，从源头上进行处理和预防。

（丛锐）

参考文献

[1] RIGAULT P, POULIQUEN J C, GUYONVARCH G, et al. Congenital elevation of the scapula in children. Anatomo-pathological and therapeutic study apropos of 27 cases [J]. Rev Chir Orthop Reparatrice Appar Mot, 1976, 62 (1): 5-26.

[2] ROSS D M, CRUESS R L. The surgical correction of congenital elevation of the scapula. A review of seventy-seven cases [J]. Clin Orthop Relat Res, 1977, (125): 17-23.

[3] FARSETTI P, WEINSTEIN S L, CATERINI R, et al. Sprengel's deformity: long-term follow-up study of 22 cases [J]. J Pediatr Orthop B, 2003, 12 (3): 202-210.

[4] MCMURTRY I, BENNET G C, BRADISH C. Osteotomy for congenital elevation of the scapula (Sprengel's deformity) [J]. J Bone Joint Surg Br Vol, 2005, 87 (7): 986-989.

[5] ANDRAULT G, SALMERON F, LAVILLE J M. Green's surgical procedure in Sprengel's deformity: cosmetic and functional results [J]. Orthop Traumatol Surg Res, 2009, 95 (5): 330-335.

[6] AHMAD A A. Surgical correction of severe Sprengel deformity to allow greater postoperative range of shoulder abduction [J]. J Pediatr Orthop, 2010, 30 (6): 575-581.

[7] SIU K K, KO J Y, HUANG C C, et al. Woodward procedure improves shoulder function in Sprengel deformity [J]. Chang Gung Med J, 2011, 34 (4): 403-409.

[8] HARVEY E J, BERNSTEIN M, DESY N M, et al. Sprengel deformity: pathogenesis and management [J]. J Am Acad Orthop Surg, 2012, 20 (3): 177-186.

[9] KIM J K, CHO T J, LEE K, et al. Atlantoaxial rotatory subluxation after surgical relocation of Sprengel deformity: a case report [J]. J Pediatr Orthop B, 2012, 21 (3): 276-279.

[10] RODGERS W B, WATERS P M. Incidence of trigger digits in newborns [J]. J Hand Surg, 1994, 19 (3): 364-368.

[11] VAN HEEST A E, HOUSE J, KRIVIT W, et al. Surgical treatment of carpal tunnel syndrome and trigger digits in children with mucopolysaccharide storage disorders [J]. J Hand Surg, 1998, 23 (2): 236-243.

[12] BUCHMAN M T, GIBSON T W, MCCALLUM D, et al. Transmission electron microscopic pathoanatomy of congenital trigger thumb [J]. J Pediatr Orthop, 1999, 19 (3): 411-412.

[13] TORDAI P, ENGKVIST O. Trigger fingers in children [J]. J Hand Surg, 1999, 24 (6): 1162-1165.

[14] CARDON L J, EZAKI M, CARTER P R. Trigger finger in children [J]. J Hand Surg, 1999, 24 (6): 1156-1161.

[15] MOORE J S. Flexor tendon entrapment of the digits (trigger finger and trigger thumb) [J]. J Occup Environ Med, 2000, 42 (5): 526-545.

[16] WATANABE H, HAMADA Y, TOSHIMA T, et al. Conservative treatment for trigger thumb in children [J]. Arch Orthop Trauma Surg, 2001, 121 (7): 388-390.

[17] MOON W N, SUH S W, KIM I C. Trigger digits in children [J]. J Hand Surg, 2001, 26 (1): 11-12.

[18] SHIM V C, ADMIRE A A, HEIDENREICH R A, et al. Autosomal dominant inheritance pattern for trigger thumb [J]. Plast Reconstr Surg, 2002, 109 (1): 240-242.

[19] MCADAMS T R, MONEIM M S, OMER G E Jr. Long-term follow-up of surgical release of the A(1) pulley in childhood trigger thumb [J]. J Pediatr Orthop, 2002, 22 (1): 41-43.

[20] WATANABE H, HAMADA Y, TOSHIMA T. Conservative management of infantile trigger thumb: indications and limitations [J]. Tech Hand Up Extrem Surg, 2003, 7 (1): 37-42.

[21] WANG H C, LIN G T. Retrospective study of open versus percutaneous surgery for trigger thumb in children [J]. Plast Reconstr Surg, 2005, 115 (7): 1963-1972.

[22] KIKUCHI N, OGINO T. Incidence and development of trigger thumb in children [J]. J Hand Surg, 2006, 31 (4): 541-543.

[23] BAE D S, SODHA S, WATERS P M. Surgical treatment of the pediatric trigger finger [J]. J Hand Surg, 2007, 32 (7): 1043-1047.

[24] OGINO T. Trigger thumb in children: current recommendations for treatment [J]. J Hand Surg, 2008, 33 (6): 982-984.

［25］WORRISSEY S L，WEINSTEIN P. Lovell and Winter's pediatric orthopaedics ［M］. 6th ed. Philadelphia：Lippincott Williams and Wilkins，2006：960.

［26］CHEUNG J P，FUNG B K，MAK K C，et al. Multiple triggering in a girl with Ehlers-Danlos syndrome: case report ［J］. J Hand Surg，2010，35（10）：1675-1677.

［27］BAEK G H，LEE H J. The natural history of pediatric trigger thumb: a study with a minimum of five years follow-up ［J］. Clin Orthop Surg，2011，3（2）：157-159.

［28］KOH S，HORII E，HATTORI T，et al. Pediatric trigger thumb with locked interphalangeal joint: can observation or splinting be a treatment option? ［J］. J Pediatr Orthop，2012，32（7）：724-726.

［29］KHOSHHAL K I，JARVIS J G，UHTHOFF H K. Congenital trigger thumb in children: electron microscopy and immunohisto-chemical analysis of the first annular pulley ［J］. J Pediatr Orthop B，2012，21（4）：295-299.

［30］SHIOZAWA R，UCHIYAMA S，SUGIMOTO Y，et al. Comparison of splinting versus nonsplinting in the treatment of pediatric trigger finger ［J］. J Hand Surg，2012，37（6）：1211-1216.

［31］JUNG H J，LEE J S，SONG K S，et al. Conservative treatment of pediatric trigger thumb: follow-up for over 4 years ［J］. J Hand Surg Eur Vol，2012，37（3）：220-224.

［32］VERMA M，CRAIG C L，DIPIETRO M A，et al. Serial ultrasound evaluation of pediatric trigger thumb ［J］. J Pediatr Or-thop，2013，33（3）：309-313.

［33］PATEL R M，CHILELLI B J，IVY A D，et al. Hand surface landmarks and measurements in the treatment of trigger thumb ［J］. J Hand Surg，2013，38（6）：1166-1171.

［34］DOLAN R T，SEOIGHE D M，CRONIN K J. Triggering siblings: a congenital aetiology? ［J］. J Hand Surg Eur Vol，2014，39（7）：777-778.

［35］FARR S，GRILL F，GANGER R，et al. Open surgery versus nonoperative treatments for paediatric trigger thumb: a systematic review ［J］. J Hand Surg Eur Vol，2014，39（7）：719-726.

［36］MASQUIJO J J，FERREYRA A，LANFRANCHI L，et al. Percutaneous trigger thumb release in children: neither effective nor safe ［J］. J Pediatr Orthop，2014，34（5）：534-536.

［37］WILKERSON J A，STRAUCH R J. A simple technique for confirmation of complete release in surgical treatment of pediatric trigger thumb ［J］. J Hand Surg，2014，39（11）：2348-2349.

［38］EAMSOBHANA P，KAEWPORNSAWAN K，TANTITHAWORNWAT S. Results of surgical release in pediatric trigger thumb ［J］. J Med Assoc Thai，2014，97（Suppl 9）：S39-S43.

［39］REKHA Y B. Delayed case of congenital bilateral trigger thumb: a case report and review of literature ［J］. J Orthop Case Rep，2014，4（1）：24-27.

［40］EDWARDS D S，RICHARDS R H. Risk stratification for the recurrence of trigger thumb after surgical release in the paediatric patient ［J］. Eur J Orthop Surg Traumatol，2016，26（6）：587-590.

［41］SIEGERT J J，COONEY W P，DOBYNS J H. Management of simple camptodactyly ［J］. J Hand Surg，1990，15（2）：181-189.

第 十 二 章

皮肤及其附属结构
分化障碍

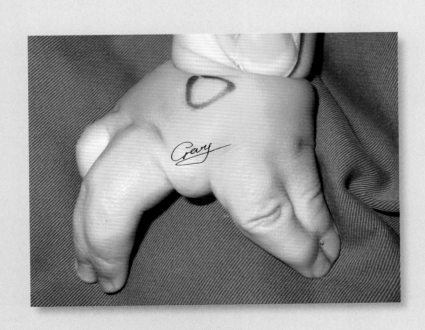

皮肤及其附属结构包括皮肤、指（趾）甲、毛发、皮脂腺和汗腺。这些结构若出现分化障碍，将造成各种不同的畸形，或影响外观，或影响功能，也可能同时影响外观和功能。

在胚胎学上，皮肤来源于外胚层，覆盖整个体表。不同部位的皮肤若发育不良，则出现不同的临床表现。在上肢，肢体的发育过程中有背腹转位的过程，如果出现转位异常，可表现为背腹结构的错位，如指甲的反位。汗腺发育不良会导致无汗症。临床上最为常见的皮肤及其附属结构分化障碍当属指（趾）分化障碍，表现为并指（趾）畸形。

（高伟阳）

第一节
并指（趾）畸形

一、概述

并指（趾）畸形（syndactyly）是两个或两个以上指（趾）及其相关组织因先天性病理相连而导致的畸形。由于并指畸形和并趾畸形在发生学和临床表现方面有密切的关联性，所以在这里将两者一起进行描述。

并指畸形的报告在我国最早可追溯到 12 世纪的宋朝，由太医局刊行的《儿童卫生总微论方》对并指畸形已有叙述，但是并没有给出治疗方法。西方对并指畸形的描述最早起自安达卢西亚的外科医生 AL-Aahrawi，而后在 16 世纪，安布鲁瓦兹·帕雷也介绍了并指畸形。

并指畸形的外科治疗最早可追溯到 1810 年，奥地利人 Rudtorffer 应用皮肤挂线法进行分指手术。同年，奥地利人Zeller首次应用背侧皮瓣重建指蹼。而后，并指畸形的治疗方法不断改良。1943年，美国学者Cronin首次描述了采用指间的锯齿样切口进行分指手术以预防术后瘢痕挛缩，该方法逐渐被学者们认可，原来直行的指间分指术被淘汰。从1810年Zeller提出背侧皮瓣重建，到1834年Dieffenbach提出四边形皮瓣重建，再到1881年Norton提出掌背侧双三角形皮瓣以及各种局部皮瓣外形改良，指蹼重建的方法被不断提出。1932年，Kanavel提出用植皮术进行指蹼重建，但是植皮后的瘢痕明显影响了指蹼的外观，指蹼爬移也同样明显。1989年，Colville首次采用岛状皮瓣进行指蹼重建，之后指蹼重建的方法中出现了各种岛状皮瓣的改良。指尖的简单分指逐渐被指尖皮瓣转移重建甲皱襞所替代。随着仪器设备的发展，镜下减脂术也逐渐成为并指畸形分指手术的一项基本技术，它有效地减少了植皮的面积，甚至让部分病例无须植皮。指蹼成形技术作为并指（趾）治疗的关键技术，已经发生了根本的改变。

二、流行病学

并指（趾）畸形是肢体先天性畸形中最多见的病种之一，国外文献报告本病在新生儿中的发生率为3/10000～10/10000，其中并指畸形的发生占所有手部畸形的20%。国内通过对围产儿的全国性大样本监测（1987—2001年，除1994年、1995年外），发现我国并指（趾）畸形的总发生率为3.09/10000。其中，单发并指（趾）畸形的发生率为1.32/10000，综合征性并指（趾）畸形的发生率为1.77/10000，同时累及上下肢的发生率为0.21/10000。男性围产儿并指（趾）畸形的发生率为3.42/10000，女性为0.21/10000。《中国出生缺陷防治报告（2012）》中提到，出生缺陷病种繁多，已知有8000～10000种，总发生率约为5.6%，每年新增出生缺陷约90万例。全国出生缺陷监测数据表明，并指（趾）畸形的发生率已由1996年的3.08/10000升至2011年的4.88/10000（表3-12-1）。

表3-12-1　围生期出生缺陷发生率顺位(1/10000)

顺位	1996年	2000年	2005年	2010年	2011年
1	总唇裂 (14.50)	总唇裂 (14.07)	先天性心脏病 (23.96)	先天性心脏病 (28.82)	先天性心脏病 (40.95)
2	神经管缺陷 (13.60)	多指（趾） (12.45)	多指（趾） (14.66)	多指（趾） (15.91)	多指（趾） (16.73)
3	多指（趾） (9.20)	神经管缺陷 (11.96)	总唇裂 (13.73)	总唇裂 (13.17)	总唇裂 (11.43)
4	脑积水 (6.50)	先天性心脏病 (11.40)	神经管缺陷 (8.84)	神经管缺陷 (6.48)	脑积水 (5.47)
5	先天性心脏病 (6.20)	脑积水 (7.10)	脑积水 (7.52)	脑积水 (6.00)	马蹄内翻足 (5.17)
6	肢体短缩 (5.21)	肢体短缩 (5.79)	肢体短缩 (5.76)	马蹄内翻足 (5.08)	尿道下裂 (5.03)
7	马蹄内翻足 (4.69)	马蹄内翻足 (4.97)	尿道下裂 (5.24)	尿道下裂 (4.87)	并指（趾） (4.88)

续表

顺位	1996年	2000年	2005年	2010年	2011年
8	尿道下裂 （3.08）	尿道下裂 （4.07）	马蹄内翻足 （5.06）	并指（趾） （4.81）	神经管缺陷 （4.50）
9	并指（趾） （3.08）	并指（趾） （3.95）	并指（趾） （4.94）	肢体短缩 （4.74）	肢体短缩 （4.09）
10	小耳 （2.86）	直肠肛门闭锁 或狭窄 （3.43）	小耳 （3.60）	小耳 （3.09）	小耳 （2.79）

数据来源：全国出生缺陷监测系统

在侧别方面，国外文献报告并指（趾）畸形患者中约有半数为双侧性并指（趾），而国内资料显示并指（趾）畸形发生于单侧的多见；上肢与下肢畸形的发生率无显著差异，躯体左侧和右侧畸形的发生率也无显著差异；仅累及上肢或下肢的并指（趾）畸形，单侧多见；同时累及上肢和下肢的并指（趾）畸形，双侧多见。在单纯性并指（趾）畸形中，以单侧多见；在综合征性并指（趾）畸形中，以双侧多见。

并指（趾）畸形存在指别差异。国外文献显示中环指（趾）并指（趾）畸形的发生率最高，在单纯性并指（趾）畸形中约占57%（图3-12-1），拇示指（趾）并指（趾）畸形最为少见。目前未发现有关多个手指并指畸形发生率的报告，但多个手指并指畸形在临床上并不少见。

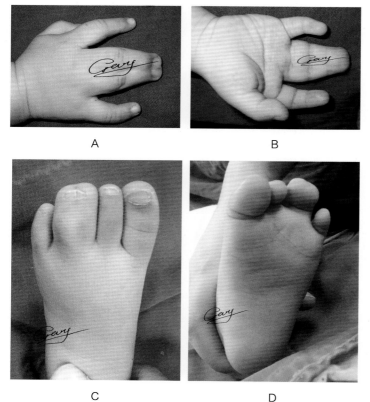

A   B

C   D

图3-12-1　真性并指（趾）畸形
发病位置

　　并指（趾）畸形存在性别和种族差异。在性别方面，多数国外资料显示男女发生率之比为2∶1，国内资料显示男女发生率之比为3∶2。在种族差异方面，白人的发生率是黑人的10倍。从现有资料来看，我国并指（趾）畸形的发生率与欧美国家并指（趾）畸形的发生率相当。

　　并指（趾）畸形可以是独立发生的疾病，也可以是300余种畸形综合征的表现之一。代礼等的研究显示，在围产儿中，57.2%的并指（趾）畸形以综合征性并指（趾）畸形的形式出现。在多种先天性手发育不良，如Apert综合征、分裂手、短指畸形、多指畸形，以及在许多综合征中都可见到并指（趾）畸形。

三、应用解剖

　　正常指蹼没有毛发生长，存在一个由近端至远端、由背侧至掌侧的斜坡，锐利的远端向两侧延长至近节指骨中央部分。侧面观，正常指蹼与水平面存在一个约45°的角，远侧指蹼比近侧指蹼宽，如此结构有利于毗邻的两指外展。指蹼掌侧缘在近节指骨中点，而在指内收时形成的背侧缘皱褶点在近节指骨的近1/4处，由于2～5指近节指骨长度的差异，指蹼掌侧缘与掌指横纹的连线呈向远端凸出的弧线，顶点在第3指蹼中指侧（图3-12-2）；对于指蹼的正常宽度，目前缺乏确切的数据，一般而言，第1指蹼（即虎口）最大，第2指蹼（示、中指间）和第4指蹼（环、小指间）比第3指蹼（中、环指间）略大；对于指蹼的正常形态，不同学者有不同的描述，Flatt认为示、中指的指蹼和环、小指的指蹼是长方形的或U形的，中、环指的指蹼是正方形的或V形的。我们观察发现，由于掌骨间距相对恒定，所以指蹼近端的宽度也是相对恒定的，指蹼的几何形态主要取决于指蹼掌侧缘的宽度与形态，因此指蹼有3种基本形态：指蹼缘呈不同程度弧状的梯形、倒梯形及矩形（图3-12-3）。只有对正常指蹼有充分正确的认识，才可能重建出令人满意的指蹼。

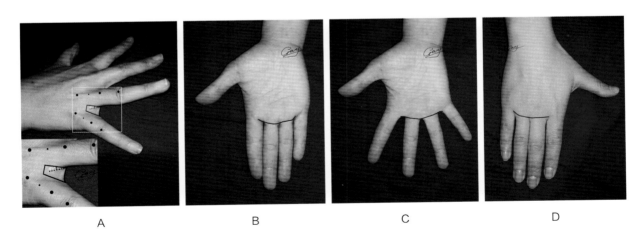

|　A　|　B　|　C　|　D　|

图3-12-2　正常指蹼的高度、坡度与弧度

A. 指蹼掌侧缘在近节指骨的中点，背侧缘在近节指骨的近1/4处，指蹼掌侧缘与背侧缘的指根部的连线与手指掌面呈45°　B、C. 指蹼掌侧缘与掌指横纹的连线在各指内收与外展时均通过各指近节中点平面形成向远端凸起的弧线　D. 在各指内收时，指蹼背面形成皱褶点，皱褶点间的连线同样形成向远端凸起的弧线，大致在各指近节指骨近1/4处形成的平面上

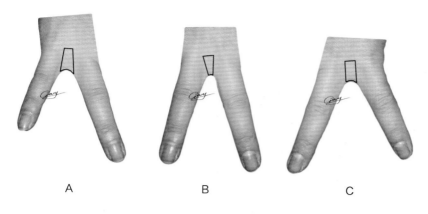

图3-12-3 正常指蹼的形态

A. 环、小指的指蹼呈梯形 B. 中、环指的指蹼呈倒梯形 C.示、中指的指蹼呈矩形

手指截面接近半圆形，四周以皮肤覆盖，指根部形成指蹼。相邻指体并指后，指根部的指蹼消失，指侧面皮肤融合。这种改变可以使两指周圈的皮肤覆盖比正常减少约20%，这种皮肤覆盖的减少在指蹼区和指甲区的表现尤其明显。在行分指手术时，应充分了解皮肤的缺损情况。

手部的皮肤，掌面紧张，背面松弛。可以利用手部皮肤的这个特点来修复并指畸形分指手术后的指蹼和指侧方皮肤缺损，以减少植皮面积或者避免植皮。

正常手指的指蹼动脉距指蹼游离缘约**12.5mm**，其体表投影相当于位于掌骨头连线中点至指蹼游离缘的远1/3处（图3-12-4）。指蹼动脉在背侧与掌背动脉吻合，在掌侧与指掌侧总动脉主干和分叉吻合。指蹼动脉存在多个分支，走向指蹼区皮肤的穿支正是学者们设计不等比例局部皮瓣的依据，指蹼动脉的穿支也让指蹼重建的皮瓣由任意皮瓣变成了轴型皮瓣，使学者们可以随心设计局部皮瓣。

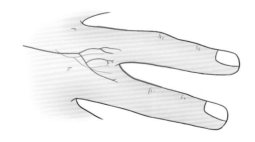

图3-12-4 指蹼动脉解剖示意图

四、病因

并指（趾）畸形是胚胎发育异常造成的。截至目前，至少有8个突变基因以及11个突变位点被定位，包括位于染色体2q31.1的基因 *HOXD13*（OMIM 142989），22q13.31的基因 *FBLN1*（OMIM 135820），6q22.31的基因 *GJA1*（OMIM 121014），7q36.3的基因 *LMBR1*（OMIM 605522），11p11.2的基因 *LRP4*（OMIM 604270），15q13.3的 *GREM1*（OMIM 603054）和 *FMN1*（OMIM 136535），以及位于 Xq21.1的 X 染色体隐性遗传基因 *FGF16*（OMIM 300827）。但仍然有大量的家族型以及散发型并指（趾）畸形的突变原因未能确定。由于基因的异质性以及以往检测技术的局限性，单纯利用传统的连锁分析不能明确全部的遗传疾病问题并对基因加以确切定位，因而仍有大量有关并指（趾）畸

形的基因值得遗传学家去挖掘、研究。同时，并指（趾）畸形的形式多变，同个基因突变也可表现出不同的临床表型，因此关于基因型-表型的研究仍需得到极大的关注。

大约有10%的并指（趾）畸形患者有家族史。在独立发病的并指（趾）畸形中，除了两种常染色体隐性遗传和1种X染色体隐性遗传外，大部分为常染色体显性遗传。具有多变的外显率及表达量的常染色体显性遗传，被认为可能是本病以男性多见的原因之一。

五、分型

对于并指（趾）畸形的分型，有很多方法。有基于解剖改变的临床分型，还有基于表象和胚胎学的分型，以及基于临床并结合基因和分子学的分型。临床上常常混用前面两种分型，而基于临床并结合基因和分子学的分型对于基因研究有着重要的意义。

（一）基于解剖改变的临床分型

以并指（趾）的程度及是否同时伴有骨性融合为主要判断指标。

1. 简单并指（趾） 在指（趾）间仅有皮肤软组织融合，影像学显示各指（趾）的骨与关节是相互独立的。根据皮肤软组织融合的范围又分为不全并指（趾）和完全并指（趾）：皮肤软组织融合未达到指（趾）尖为不全并指（趾）（图3-12-5），从指（趾）根到指（趾）尖皮肤软组织完全融合为完全并指（趾）（图3-12-6）。

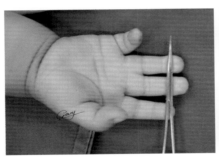
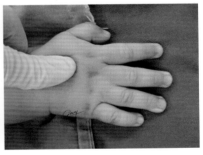

A　　　　　　　　　　　　　　　　B

图3-12-5 不全并指

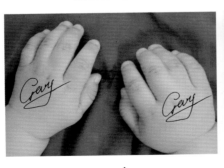
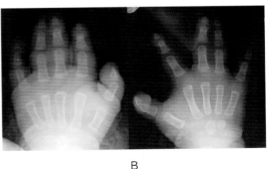

A　　　　　　　　　　　　　　　　B

图3-12-6 完全并指

2. 复杂并指（趾） 这类畸形的特点是除了相邻指（趾）的皮肤、结缔组织相连外，还有骨、神经、血管，或肌肉、肌腱相连。临床表现为并指（趾）畸形伴有指（趾）屈曲畸形、侧弯畸形，指（趾）关节粘连及短指（趾）、指（趾）节骨融合畸形，并伴有骨成分发育不良等。常有两种以上畸形出现在一只手上。复杂并指（趾）又分为普通性复杂并指（趾）和复合性复杂并指（趾）。

（1）普通性复杂并指（趾）：指（趾）骨或掌骨侧面完全或部分骨性融合（图3-12-7）。

（2）复合性复杂并指（趾）：表现为多指（趾）不同平面、不同形式的骨性融合（图3-12-8）。

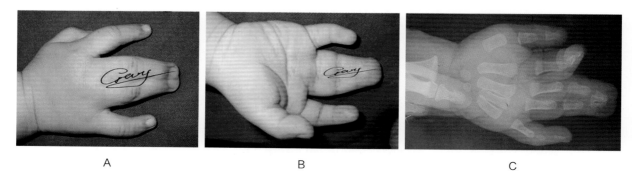

A　　　　　　B　　　　　　C

图3-12-7　普通性复杂并指

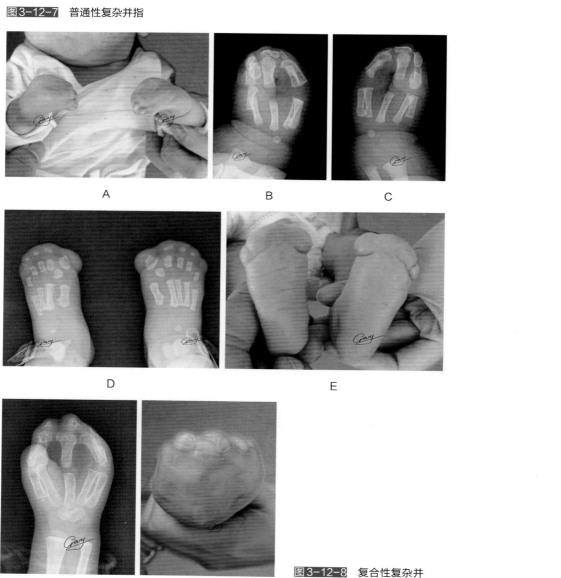

A　　　　　B　　　　C

D　　　　　　　　　E

F　　　　　G

图3-12-8　复合性复杂并指（趾）

（二）基于表象和胚胎学的分型

1. 轴前型并指（趾）　拇示指（趾）并指（趾）（图3-12-9）。

2. 中轴型并指（趾）　第2～4指（趾）并指（趾）（图3-12-10）。

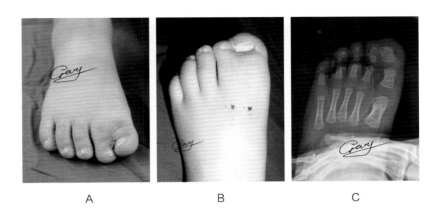

図3-12-9　轴前型并趾

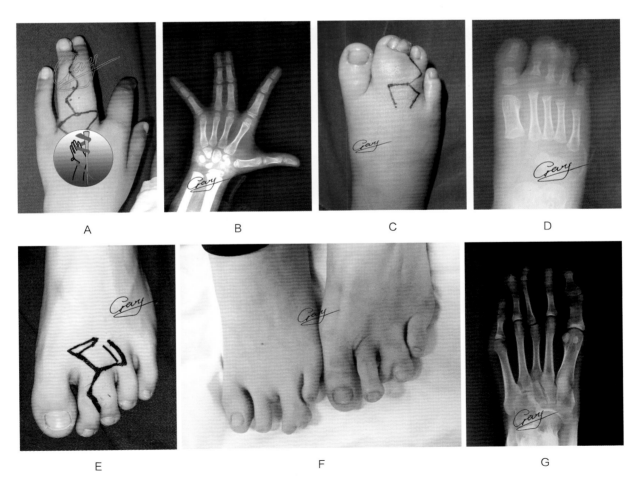

図3-12-10　中轴型并指（趾）

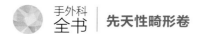

3. 轴后型并指（趾）　环小指（趾）并指（趾）（图3-12-11）。

4. 混合型并指（趾）　混合以上3种类型并指（趾）中的两种及以上（图3-12-12）。

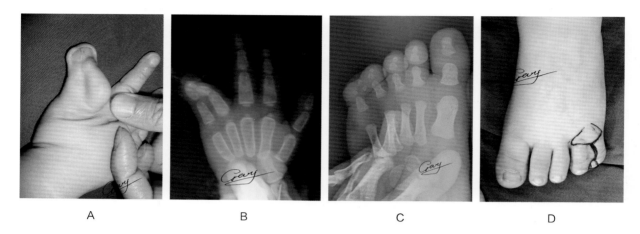

A　　　　　　　　　　B　　　　　　　　　　C　　　　　　　　　　D

图3-12-11　轴后型并指（趾）

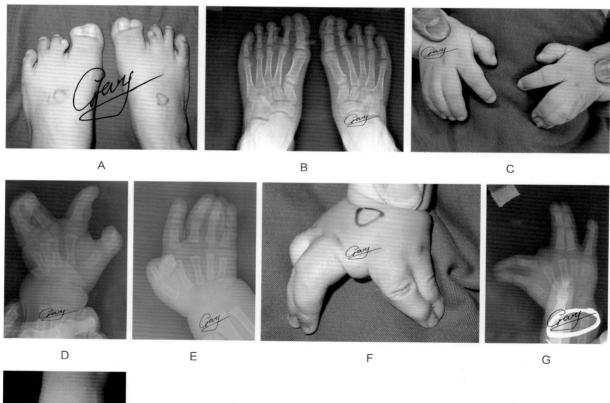

A　　　　　　　　　　　　　　　B　　　　　　　　　　　　　　　C

D　　　　　　　　　E　　　　　　　　　F　　　　　　　　　G

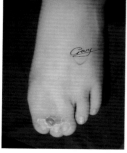

H　　　　　　　**图3-12-12**　混合型并指（趾）

（三）基于临床并结合基因和分子学的分型

Malik 于2012年提出的扩大版Temtamy-McKusick分型是目前对于并指（趾）畸形最为完整的综合分型，内容涵盖了各型的表型，并结合了基因和分子学相关内容（图3-12-13，表3-12-2）。

1. Ⅰ型　在所有已知的非综合征性并指（趾）中，Ⅰ型并指（趾）是最常见的类型之一。它表现为中轴型并指（趾）：第3、4指（趾）融合，和（或）第2、3指（趾）融合。在此类型中，有多种表型和遗传变异现象。

（1）Ⅰa型（Weidenreich型；zygodactyly；第2、3趾并趾畸形）。这种常染色体显性遗传病最初由Weidenreich命名为zygodactyly，是轻微和不显见的一种类型，在临床实践中常常被忽视。估计其患病率为4/10000，占所有非综合征性并指（趾）畸形病例的70%。该型以双侧第2、3趾皮肤性并趾而不涉及手为特征，在极少数情况下，其他趾也会受到影响。双足的表现通常是一致的。此型表现不明显时，可仅仅表现为第2、3趾之间趾蹼略有上升，甚至只能通过异常皮纹检测出来。但在最为明显的病例中，趾间的融合可以达到趾尖，两趾趾甲紧密相连，第2趾有内翻倾向。

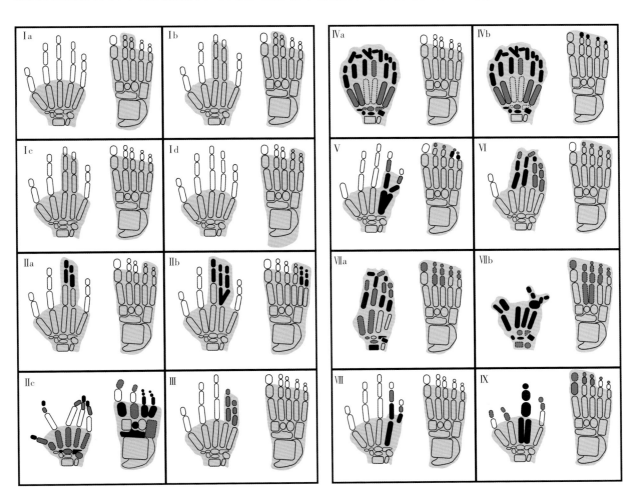

图3-12-13　扩大版Temtamy –McKusick分型示意图

（2）Ⅰb型（Lueken型；第3、4指并指和第2、3趾并趾畸形）。此亚型以双侧第3、4指并指同时伴有双侧第2、3趾并趾为特征。并指可以表现为指间的骨性融合。严重的病例可以累及第2～5

指和第1~5趾。任何融合指（趾）的多倍体都不具有这型的特征。

（3）Ic型（Montagu型；第3、4指并指畸形）。这是一种少见的常染色体显性遗传病，以双侧第3、4指皮肤性或骨性融合而双足正常为特征。有学者报告了在中国一个大型家族中有23个受影响的个体，呈现不同程度的双侧第3、4指或第3、4、5指的骨性融合。只有1例同时表现为第3~5趾的部分并趾。

表3-12-2　目前分类明确的并指类型

ID	类型（描述）	OMIM	手指并指	足趾并趾	遗传	位点（基因）
Ia	ZD1；zygodactyly；Weidenreich type	609815	正常	仅第2、3趾	AD	3p21.31
Ib	SD1；Lueken type	185900	第3、4指，皮肤性或骨性	第2、3趾，皮肤性	AD	2q34-q36
Ic	Montagu type		仅第3、4指，皮肤性或骨性	正常	AD	
Id	Castilla type		正常	仅第4、5趾，皮肤性	AD	
IIa	SPD1；Vordingborg type	186000	SPD，中轴（第3、4指）	SPD，轴后（第4、5趾）	AD	2q31；HOXD13
IIb	SPD2；Debeer type	608180	SPD在正中或轴后	轴后型并趾多趾	AD	22q13.3；FBLN1
IIc	SPD3；Malik type	610234	SPD在正中	轴后型并趾多趾	AD	14q11.2-q13
III	SDTY3；ODDD；Johnston-Kirby type	186100	第4、5指并指，第5指短指	正常	AD	6q21-q23；GJA1
IVa	SDTY4；Haas type	186200	所有手指并指，轴前型或轴后型多指，杯状手	正常	AD	7q36；ZRS（LMBR1）
IVb	Andersen-Hansen type		所有手指并指，轴前型或轴后型多指，杯状手	变化的足趾并趾合并多趾		
V	SDTY5；Dowd type	186300	第4、5指并指合并掌骨融合；第4、5掌骨发育不全	中轴型并趾	AD	2q31；HOXD13
VI	Mitten type		第2~5指并指	第2~5趾	AD	
VIIa	Cenani-Lenz type；spoon-hand type	212780	全手指骨性并指伴掌骨融合；勺型手	全足骨性并趾伴跖骨融合	AR	11p12-p11.2；LRP4
VIIb	oligodactyly type		畸形手指	变化的足趾并趾	AD	15q13.3；GREM1、FMN1
VIIIa	Orel-Holmes type	309630	第4、5掌骨融合	正常	X-R	
VIIIb	Lerch type		第4、5掌骨融合	正常	AD	
IX	MSSD；Malik-Percin type	609432	中轴型骨性并指伴指骨减少	轴前型并趾，末节趾骨发育不良	AR	17p13.3

注：AD，常染色体显性遗传；AR，常染色体隐性遗传；X-R，X染色体隐性遗传；SPD，并指多指畸形。

（4）Ⅰd型（Castilla型；第4、5趾并趾畸形）。此亚型为双侧第4、5趾皮肤性并趾，发病率为0.22/10000，位居非综合征性并趾第二位。其遗传学类型和外显率还未探明。

2. Ⅱ型〔Vordingborg型；第3、4指和第4、5趾并指（趾）多指（趾）；synpolydactyly，SPD〕 临床和遗传学上表现最多样化的类型之一。其标志性的特征是第3、4指和第4、5趾皮肤性或骨性融合伴有并指（趾）间在影像学上出现部分或完全的指（趾）多倍体。这是唯一的伴有中轴型多指（趾）的并指（趾）类型。有3种临床表现类型：

（1）典型的SPD。

（2）轻微变种。

（3）不常见类型。

SPD属于外显率较低的常染色体显性遗传病。已发现3个SPD位点（*SPD1*、*SPD2*、*SPD3*），但只有与*HOXD13*相关联的*SPD1*有详细的临床和基因突变的数据。

3. Ⅲ型（Johnston-Kirby型；第4、5指并指） 这种类型的并指影响第4、5指。小指中节指骨发育不良。环指常见尺偏畸形，尤其是在完全性并指时。并指的指甲融合均匀。可见远节骨融合。足一般都不受影响。为不完全外显的隔代常染色体显性遗传病。除了眼、耳和口面部畸形外，第4、5指并指也是眼齿指（趾）发育不良（oculo-dento-digital dysplasia，ODDD）的一个临床特征。Schrander-Stumpel等提出，ODDD和单纯Ⅲ型并指（趾）畸形是一种连续基因缺失综合征变量表达的相应临床表现。因为分子生物学研究表明，Ⅲ型并指（趾）畸形和（或）ODDD由一种间隙连接蛋白基因*GJA1*突变所致。

4. Ⅳ型（Haas型；所有手指的完全并指） Haas型并指畸形的患病率为1/300000，为隔代常染色体显性遗传病。表现为所有手指（包括自身手指和表现为轴前型或轴后型多指）完全的皮肤性并指。指甲可能会完全融合或有一凹槽能分辨出各个指甲。半屈状态的各个手指和连续的手指皮肤使手呈杯状外观。指骨像一堆骨骼聚合一样融合，但是掌骨不融合。临床上Ⅳ型并指也可分为两个亚型：

（1）Ⅳa型。典型的Ⅳ型，不涉及足。

（2）Ⅳb型。完全融合的所有手指伴有不同变化的1～5趾并趾。

Ⅳ型并指的调控基因已被证明与三节拇畸形的调控基因是等位基因，只是三节拇畸形是比较轻微的终端表现。两者均由位于7号染色体q36（*LMBR1*）区间的ZRS位点突变所致，而这个区间包绕着一个SHH的远程调节器。

5. Ⅴ型（Dowd型；第4、5掌骨融合） 这种类型的特点是第4、5掌骨融合。还可以表现为第4、5掌骨短缩融合，第2～5指尺侧偏斜，第3、4指间分叉，小指屈曲，远端指骨短小，受累手指远侧指横纹缺失。足部可表现为第1跖骨过度发育，第2～5跖骨缩短，导致跖骨内翻和足趾外翻。Ⅴ型并指（趾）畸形为一种常染色体显性遗传病，有学者在中国一个家庭中首先证明了这种类型是*HOXD13*同源结构域的错义突变所致。

6. Ⅵ型（手套型；第2～5指并指伴第2～5趾并趾） 一般为单侧性，第2～5指完全并指，常见末节骨性融合。同时伴有足部并趾，以第2、3趾常见。为常染色体显性遗传病。

7. Ⅶ型（Cenani-Lenz并指畸形，CLS；所有手指的严重骨性融合和畸形手） 为常染色体隐性遗传病，影响所有手指。它的特点是手部所有骨骼广泛混乱，以至于无法定义出明确的指骨。腕骨、掌骨和指骨显示不规则的骨性融合，给人"袜中手"的印象。这种异常可能累及桡骨和尺骨，即可以表现为尺骨、桡骨的融合，也可以表现为尺骨、桡骨的短缩或退化，并因此导致桡骨小头脱位和前臂短缩。此型表现出严重的常染色体隐性遗传实体的所有指体异常。下肢有与上肢类似的表现，并存在某些趾体缺失。偶尔可能出现颅面部的改变，甚至有神经病学的特征。Harpf 等指出，Cenani-Lenz 型存在两种具有显著不同临床特点的形式：（a）勺头型；（b）oligodactyly 型［少指（趾）型］。Li 等则证明，这两种类型的 CLS，不论伴有或不伴有肾脏畸形，均为 *LRP4* 突变所致，涉及 WNT/β-catenin 信号通路。但 Dimitrov 等的分子研究表明，伴有肾功能缺陷和听力损失的 Cenani-Lenz 型和另一种常染色体显性遗传的非综合征性的类 Cenani-Lenz 少指（趾）型，由位于 15 号染色体 q13.3 区间的 *GREM1*、*FMN1* 基因组重排所致。

8. Ⅷ型（Orel-Holmes 型；第 4、5 掌骨融合；X 连锁隐性）　它的特点是第 4、5 掌骨融合和小指显著尺偏，其他没有异常。短缩的第 4、5 掌骨末端极度分离，使患指不能与其他手指保持平行。一般认为此型属 X 连锁隐性遗传病，也有认为其为常染色体显性隔代遗传的报告。

9. Ⅸ型（Malik-Percin 型，伴有中轴型少指的第 3、4 掌骨融合和轴前型并趾）　Percin 和 Malik 等描述了某近亲家庭，其中的显性个体表现为中轴型少指：第 3、4 掌骨融合，最终形成一个单一的指体。拇指畸形，小指发育不全并呈屈曲畸形。此外，还有轴前型并趾和所有末节趾发育不全的表现。在临床上，这种类型比 CLS 的严重程度要轻，因为它不累及腕骨、跗骨，而且不以手部和足部骨骼的异常排列为特征。此型为常染色体隐性遗传病，调控基因位于 17 号染色体 p13.3 区间。

六、病理改变与临床表现

以并指畸形为例。

（一）皮肤粘连和皮肤短缺

并指可以表现为从指端到指根部皮肤完全粘连的完全并指和只有部分指体皮肤粘连的部分并指。部分并指又可以表现为从指根部向远端延伸的不同程度的部分皮肤粘连，也可以表现为指端不同程度的皮肤粘连，甚至可表现为两指间有多个相隔的间隙。皮肤粘连的范围可以是第 1～5 指中的任意 2 指、任意 3 指，以及 4 指和 5 指的并指。不管是哪种类型，并指手指相邻两侧的皮肤常常较正常者少。有学者计算，并指两手指的周圈皮肤覆盖较正常手指少 22%（图 3-12-14）。在临床上，皮肤的短缺程度是不尽相同的，手指基底部的指蹼区皮肤短缺最为明显。并指畸形的种类和程度不同，皮肤缺损的情况也变化多端。不全并指的皮肤缺损较少，完全并指的皮肤缺损较多，指骨和掌骨融合性并指的皮肤缺损则更多。

（二）骨骼畸形

单纯并指的指骨、掌骨及相应的关节均正常。复杂并指的骨骼畸形分为原发性骨骼畸形及继发性骨骼畸形（图 3-12-15）。

1. 原发性骨骼畸形　表现多样，有两并指间的骨融合，指骨和（或）掌骨发育不良，指间关

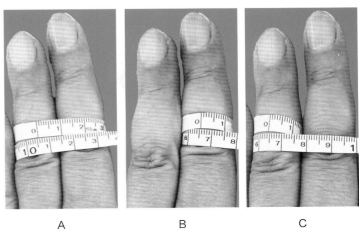

图3-12-14 正常手指中、环指周径

这是笔者的左手，中、环指中节在合并的情况下周径为10.5cm，单指的周径均为6.5cm左右，即中、环指周径的总和约为13cm，比合并时多约2.5cm

A

B

C

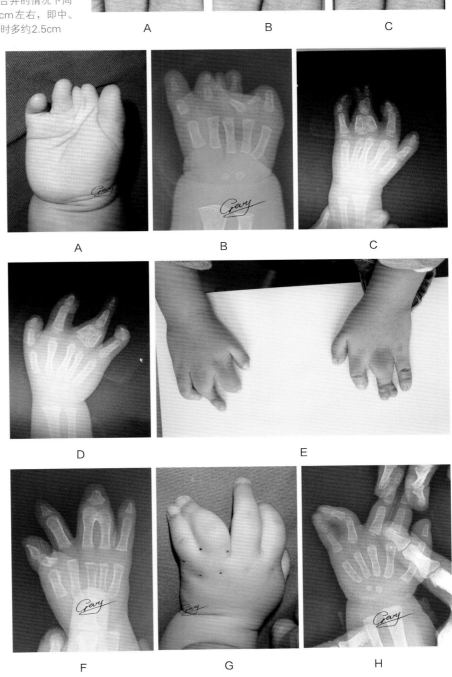

A

B

C

D

E

图3-12-15 复杂并指的
骨骼畸形

F

G

H

节融合或强直，或有三角形指骨存在，或有多指存在，或在两并指指骨间或掌骨间有骨桥相连。后者多见于分裂手伴有并指畸形，以及多种综合征中的手部畸形。

2. **继发性骨骼畸形** 由于指骨或掌骨畸形，引起静立性或动力性的力量影响，使骨的生长受到限制。这种影响可以使骨融合，造成指骨生长迟缓或生长方向改变，或因软组织牵拉影响指骨、掌骨的生长，造成指骨、掌骨长度不足，关节侧弯或屈曲畸形等。

（三）血管、神经畸形

不全并指很少发生血管、神经畸形。完全并指由于并指畸形的组织结构和病理解剖变化多端，因此发生血管、神经畸形的规律性难以恒定。并指的血管、神经有时正常存在，或一侧缺如，有时血管、神经畸形呈迷路分布。因此，在进行多个手指并指的分指手术时，不能一次分离多个手指，以防因血管畸形造成分离手指坏死。如果是铲形手（Apert综合征）或无指手套并指，通常先分离边缘手指的指蹼，然后再分离中间的并指。即使是单纯性并指，也可能存在血管畸形。血管畸形会造成手指分离手术后手指末端指尖坏死，且这种血管畸形较难在术前被查出。采用激光多普勒、超声多普勒MRI指动脉的物理检查，有助于确定相并连手指的动脉状况。手外科医生以及整形外科医生在手术矫正并指畸形前，应对并指畸形的血管、神经畸形有所认识，并向患者及其家属解释可能出现并指血管、神经畸形（图3-12-16）。

（四）手部其他结构畸形

并指畸形可表现为皮肤、骨骼、血管、神经畸形等。在复合性并指畸形中，常合并有关节、关

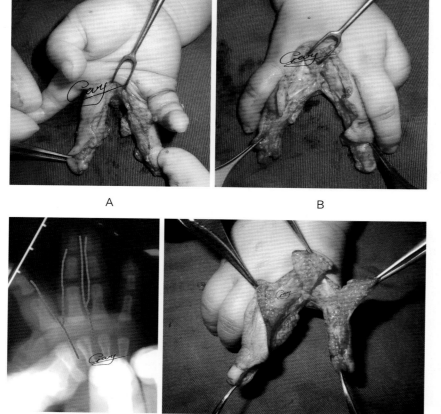

A   B

C   D

图3-12-16 并指血管、神经畸形

节囊、关节周围的支持结构（如韧带、腱膜、筋膜）及肌腱和肌腱周围的支持结构的发育不良和畸形。而且这些结构的发育不良和畸形对手指畸形造成的功能影响，较单纯性皮肤相并连造成的手功能损害更为严重。

一般而言，单纯的并指畸形仅仅表现为皮肤的短缺。能够涵盖上述4种表现的，不是单纯的并指畸形，较为典型的是以并指畸形为主要表现的其他手部先天性畸形。

（五）全身其他部位畸形

文献记载，有超过300种综合征的临床表现伴有并指畸形，而且新的综合征还在不断被发现。并指畸形是多种综合征的临床表现之一，这些综合征的病理变化和临床表现都是并指畸形的伴发病理变化和症状。Apert综合征、Poland综合征、先天性环状缩窄综合征、多发颅面综合征是最为常见的伴有并指的综合征。

七、治疗

以并指畸形为例。

（一）治疗原则

并指畸形的外科治疗基于美容和增强手功能两个基本目的。并指畸形是明显的手部缺陷，虽然有些病例的手部功能可能并未受到显著影响，患者不进行分指手术也可平安地过完一生，但其对外观也会有影响，而这种对外观的影响仍然会让多数患者受到或多或少的心理影响。人们对生活质量也有追求，即使只是对手部美观的追求，也会促使多数的患者或者其家属产生治疗并指畸形的要求。对并指进行分指手术已有两百年的历史，随着经验的积累和外科技术，尤其是显微外科技术的成熟，许多原则一直在改进。但下面所列的仍然是目前需要遵循的基本原则：

1. 指蹼区虽然可以通过植皮使得创面闭合，但通过植皮重建的指蹼在术后因皮肤挛缩导致的爬移是难以避免的，所以必须采用皮瓣来进行指蹼重建，皮瓣通常取自指背侧或掌背侧。

2. 手指的侧方需要用Z字成形术，所以指间的分开切口应当采用锯齿样设计。

3. 所有创口必须无张力闭合，而闭合前的去脂术有利于创面的无张力缝合。去脂的重点在指侧面，应沿着神经血管束仔细剔除脂肪，必要时去脂的范围可以扩大到指背侧直至背面侧缘。

4. 如果创面不能无张力缝合，那么对于皮肤缺损的区域，应当采用全厚皮肤移植。

5. 如果存在骨骼畸形，应当争取在一期手术中予以纠正。

6. 一次只能分开一个手指的一侧。

7. 精细的技术是必不可少的。应在放大镜下进行手术，缝合皮肤时应使用整形缝合线或眼科肠线。

8. 对于综合征性并指，应当在可能影响手术安全性的手部以外的伴发畸形获得治疗后再进行分指手术。

（二）分指次序

与仅有两个手指发生并指的病例相比，多指并指的患者各指间可能存在不同大小的并指范围，且多指会相互影响，这就使得手术方式的选择受到不同程度的牵制。在手术实施过程中，必须考虑如下问题：分指的次序；可能需要采取的不同的指蹼重建方式以及如何协调各种式式间可能出现的冲突；设计指间切口时如何做到使相对重要的指或一指相对重要的一面获得良好的覆盖，以使术后能获得最大限度的功能恢复。

对于多指并指，尤其是完全并指，分指手术时应防止一次分开全部手指。一次分开全部手指会影响到手指的血运，可能造成手指部分或全部坏死。因此，分指手术时需要考虑顺序问题。

1. **五指并指** 第一步是分离拇、示指指蹼和中、环指指蹼。3～6个月后，再分离示、中指指蹼和环、小指指蹼。

2. **四指并指** 优先分开边缘的指蹼，即第1～4指并指时，先进行拇、示指和中、环指分指，二期手术行示、中指分指；第2～4指并指时，应先分离示、中指指蹼和环、小指指蹼，二期手术时分离中、环指指蹼。二期手术在一期手术3～6个月后进行。

3. **三指并指** 对于拇示中指并指，应在第一次手术时分开拇、示指；对于示中环指并指，先分离示、中指指蹼；对于中环小指并指，先分离环、小指指蹼。

（三）治疗时机

并指畸形的分指手术看似简单，但要达到使畸形手指接近正常的分指手术效果并不容易。如果说临床上对于并指的手术指征极少有争论的话，那么临床上对于手术时机的掌握却存在极大的分歧。而这种分歧与其说是究竟该什么时候进行手术，不如说是究竟有多长时间可以等待。手的空间定位、抓握、对捏等基本动作属大脑皮层功能，功能发育从1岁前开始直到3岁。所以从总体上讲，早期手术有利于手部抓握、对捏等基本功能的发育，并因此确保了手部骨骼和肌肉的正常发育，同时也能有效防止继发畸形的发生。但早期手术在技术和安全性上有一定的难度。有综述文献报告，20世纪60年代以前，在并指畸形的分指手术中，如果患者手术时的年龄小于18个月，那么术后并发症出现的概率和术后不满意度会很高。但随着显微外科技术和儿童麻醉技术的发展，即使是初生儿的并指畸形的分指手术，在技术和安全性上也还是有一定保证的。所以在20世纪80年代以后，早期进行分指手术的报告明显增多。经验丰富的医生甚至可为出生后不久的患者行并指畸形分指术。综合考量，首先，并指畸形的治疗时机应根据并指的指别和数量、并指的复杂程度和手部功能的损害程度来决定；其次，患者的全身健康状况、麻醉的安全性，以及家属的要求、医生的经验和技术掌握等也会影响手术时机的选择。

1. **第2～5指中两指的简单并指** 如单纯皮肤性并指，尤其是皮肤性部分并指，预计不会影响到发育。为降低指蹼爬移、瘢痕挛缩等手术并发症发生的风险，手术可选择在患者12～18个月大时进行，最迟应在3岁以内进行。

2. **第1～5指中两指以上的多指并指** 由于并指的关节不在一个平面上，影响手部功能的发挥，同时也容易产生继发畸形，所以应争取在早期（患者4～9个月大）进行手术。

3. **拇示指并指** 不管是完全并指还是不全并指，都影响手部功能的发育，需要在早期分开并指，手术最好在患者约6个月大时进行。对于有经验且熟练掌握显微外科技术的医生，可以考虑更早时间为患者进行手术。

4. **复杂并指** 如骨性并指或其他预计会影响到发育的并指，因为可能会出现成角、旋转、屈曲等继发畸形，所以宜尽早为患者手术。

5. **不论何种类型的并指** 如果由于其他原因需要推迟手术，应尽可能在患者学龄前完成手术。

（四）手术方法

并指畸形的手术治疗包含3个关键点：指端成形、指间分离和指蹼重建，指蹼重建是重中之重。锯齿样切口是指间切口设计的基本形式。预计分指后的创口能直接缝合，应考虑中心设计的切口；预计分指后的切口不能直接闭合，植皮不可避免时，可以考虑偏中心设计的切口，以保证一个手指的切口能获得直接的闭合，只需在另一个手指上进行植皮。

1. 指端成形技术　对于简单完全并指，因远节指骨间有软组织分隔，所以在分离时为保护好皮下组织、避免指骨外露，可以通过植皮来使指端侧面获得良好的闭合，也可以设计一个掌侧皮瓣，使其中一指的指端侧面获得直接的闭合，对于另一指则采用全层植皮法。对于复杂完全并指，由于指端存在骨性融合，分指后指端侧面的骨外露不可避免，所以应做好指端成形，使指端创面获得良好的闭合。

（1）指端舌状皮瓣。在并指指端分别设计两个舌状皮瓣，依照图示转位（图3-12-17），分别修复分指后指端侧方的甲皱襞。在一个指端同时设计两个皮瓣，皮瓣长度要足以重建侧方的甲皱襞，那么为了利于指端切口的闭合，要求皮瓣的远端不宜宽。

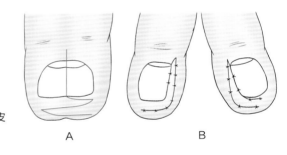

图3-12-17　双指端舌状皮瓣分离并指指端示意图

A　　　　B

（2）指端舌状皮瓣加指背舌状皮瓣。分别在并指末节指背及并指指端设计舌状皮瓣，依照图示转位（图3-12-18），分别修复分指后指端侧方的甲皱襞。此法的优点是皮瓣来自两个互不影响的供区，且此法容易掌握。缺点是指背皮瓣由于受蒂部的牵制，其覆盖区域会受到影响，因而要通过掌面切口的偏中心设计来补偿。

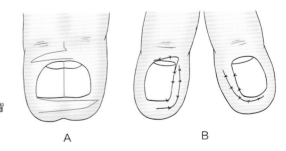

图3-12-18　指端舌状皮瓣加指背舌状皮瓣分离并指指端示意图

A　　　　B

（3）指腹皮瓣联合筋膜瓣。指间Z字成形延至指端的时候，在掌面局部设计，形成一个皮瓣（图3-12-19）及一个皮下筋膜瓣，分别覆盖两个骨外露的创面，然后在皮下组织瓣上施行游离植皮术。此法是完全骨性并指指端侧面修复的常规修复手段，容易掌握。推荐每个初涉并指畸形分指术的医生首先掌握这个方法，在积累一定的经验后再逐渐尝试其他的方法。

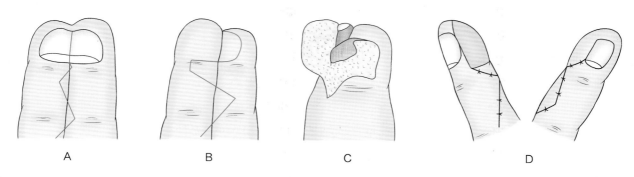

图 3-12-19 指腹皮瓣联合筋膜瓣分离并指指端示意图

（4）指端舌状皮瓣结合指腹皮瓣。处理指端皮肤覆盖，在指端设计舌状皮瓣，覆盖一个手指侧方；在另一手指的掌侧设计指腹皮瓣，推移覆盖侧方皮肤缺损（图3-12-20）。由于此法在指端只形成一个皮瓣，且形成的皮瓣与指端舌状皮瓣法形成的舌状皮瓣相比可以达到一定的宽度，从而提高了血供的安全性。而掌侧皮瓣由于基底部有神经血管束通过，可视为轴型皮瓣，所以血供无异常。在这种术式中，指端皮瓣和指腹皮瓣的覆盖能力是此消彼长的，所以这种术式对设计精度的要求比较高。

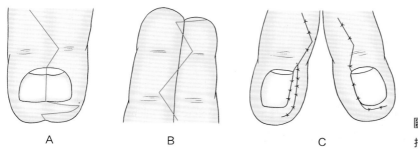

图 3-12-20 指端舌状皮瓣结合指腹皮瓣分离并指指端示意图

2. **指蹼重建技术**　对于并指畸形来说，指蹼重建是手术的重中之重。指蹼重建的效果是评判手术疗效的最重要的指标。指蹼重建的目标是有足够的深度和宽度，并且有接近正常的指蹼形态，即指蹼掌面有足够的宽度且边缘锐利，指蹼背面呈45°～50°的坡度。

（1）局部成形术。通过在局部对皮肤成形，起到加深和扩大指蹼的目的。适用于指蹼高度不超过近节指骨远侧3/4平面的轻度的并指畸形和指蹼重建后的指蹼爬移。最为常用的为Z字成形术和五瓣成形术。

1）Z字成形术（图3-12-21）。以并指指蹼缘线为Z字成形轴，在两侧各做一斜行切口（称为臂），轴与双臂形成方向相反的两个三角形皮瓣。切开皮肤后，制成两个对偶三角形皮瓣，将两个三角形皮瓣互相交换位置后缝合。此法能延长轴线距离，既松解了张力，又达到了解除并指畸形的目的。两个皮瓣的角度以60°为最佳，这样易位后延长的距离最长，可延长75%；45°角可延长50%，30°角可延长25%；超过90°的对偶皮瓣相互转位较困难。Z字成形术中的两个三角形皮瓣的角度可相等，也可不等。形成两个角度不等的三角形皮瓣的Z字成形术，称为不对称的Z字成形术。

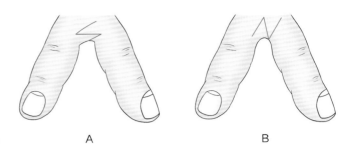

图3-12-21　Z字成形术示意图　　　　　　　　　A　　　　　　　　　　　B

2）五瓣成形术（图3-12-22）。在指蹼中部设计以Y形切开皮肤，以V形缝合皮肤，增加纵向的皮肤长度；在Y-V字成形的两侧，各设计一个单Z字成形，增加横向的皮肤长度，达到加深和扩大指蹼的目的。Z字成形术与五瓣成形术较多被应用在指蹼爬移及局部瘢痕形成的再次矫形手术当中。

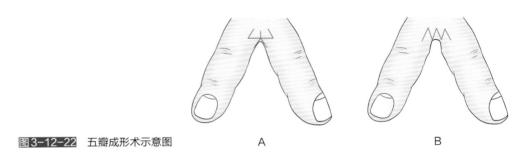

图3-12-22　五瓣成形术示意图　　　　　　　　　A　　　　　　　　　　　B

（2）局部皮瓣。指蹼高度超过近节指骨远侧3/4平面时，须利用皮瓣重建指蹼。

1）双三角形皮瓣（图3-12-23）。在并连手指基底部的掌侧及背侧各设计一个等腰三角形皮瓣，背面皮瓣的基底在MP平面，皮瓣的顶点达到或略超过正常指蹼掌面的高度（约在近节指骨中点），掌面皮瓣的基底不超过正常指蹼掌面的高度，皮瓣的长度与背面皮瓣相当。沿掌背侧三角形皮瓣远端做指间Z形切口，掌侧和背侧Z形切口的方向相反。此手术简单、易掌握，适合任何类型的并指畸形。但指蹼区的植皮不可避免，因此此手术有较高的指蹼爬移率。

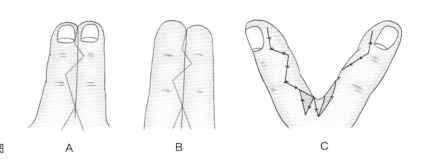

图3-12-23　双三角形皮瓣示意图　　　　A　　　　　　　　B　　　　　　　　C

2）矩形皮瓣（图3-12-24）。在并连手指基底背侧设计皮瓣，形成远端稍窄的皮瓣，蒂部位于两掌骨头间，长度为近节指骨的1/2。在掌侧指近端横纹处（正常指蹼平面）做横行切口，在指间并连皮肤做Z形切口，掌侧和背侧Z形切口的方向相同。

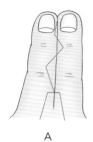
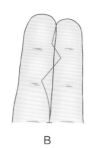
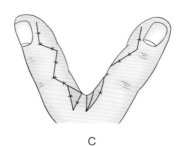

图3-12-24 矩形皮瓣示意图

3）背侧沙漏样推进皮瓣（图3-12-25）。对矩形皮瓣进行变形改良，依据正常指蹼结构及生理倾斜角进行设计。皮瓣基底位于掌指关节处，远端延伸到近节指骨长度的2/3处，在掌侧指近端横纹处做横行切口，推进皮瓣后将皮瓣与掌侧创口缝合，重建指屈纹（图3-12-26，图3-12-27）。

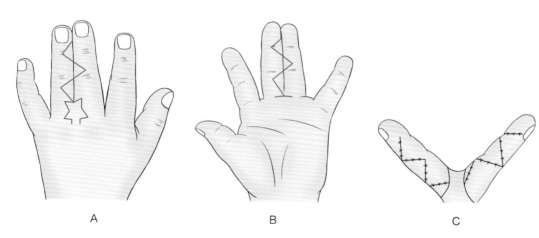

图3-12-25 背侧沙漏样推进皮瓣示意图

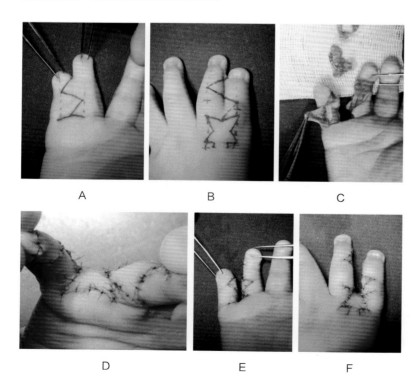

图3-12-26 背侧沙漏样推进皮瓣典型病例

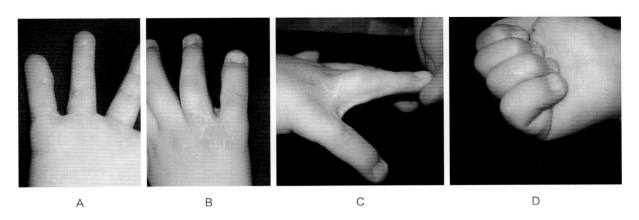

A   B   C   D

图3-12-27 背侧沙漏样推进皮瓣典型病例随访

4）背侧双翼皮瓣（图3-12-28）。同样是对矩形皮瓣进行改良，皮瓣蒂部在掌骨头连线中点水平处，宽度为掌骨头中点连线宽度的1/2。蒂部两侧分别带三角形皮肤，皮肤大小根据指根部并连皮肤的紧张度而定，皮肤尖端角度不超过60°，皮瓣长度为近节指骨长度的1/2，尖端呈凸V形（图3-12-29）。于掌侧指蹼对应处设计锚形切口，其凹V形的底部与双翼皮瓣的凸V形尖端对合。从锚形切口正中切开后，形成两个侧方小皮瓣，将小皮瓣向指侧方推进，关闭指蹼两侧靠掌侧的创面，用皮瓣蒂部两侧三角形皮肤关闭指蹼两侧靠指背侧的创面（图3-12-30）。

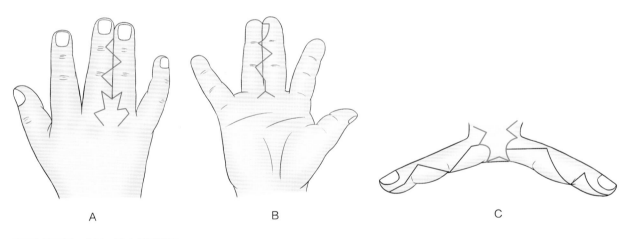

A   B   C

图3-12-28 背侧双翼皮瓣示意图

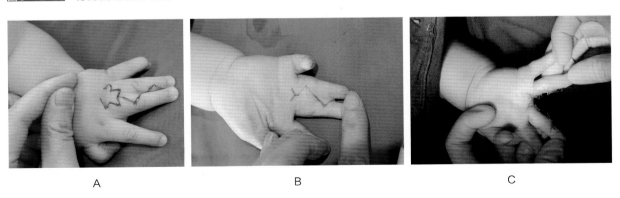

A   B   C

图3-12-29 背侧双翼皮瓣典型病例

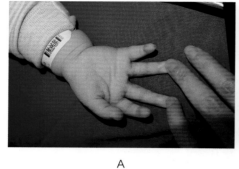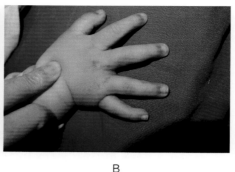

图3-12-30 背侧双翼皮瓣典型病例术后效果

A　　　　　　　　　　　　　　　B

3. 岛状皮瓣　根据指蹼动脉穿支设计的岛状皮瓣。采用掌背皮瓣的基本目的是避免指蹼区的植皮，减少指蹼爬移和瘢痕挛缩的发生。其缺点是会在掌背遗留手术瘢痕。由于对指蹼形态的理解存在差异，导致皮瓣的形态设计有不同的变化。V-Y掌背岛状皮瓣：Sherif直接利用掌背动脉皮下分支设计了V-Y掌背岛状皮瓣，用于并指分离后指蹼的重建（图3-12-31）。Aydin等利用掌背动脉的皮下分支设计了掌背岛状旋转皮瓣（图3-12-32），通过将旋转皮瓣转移至指蹼区来重建指蹼区的皮肤缺损，能更充分地利用掌背皮瓣蒂以近的皮肤。Wafa报告的沙漏样掌背岛状皮瓣也是基于掌背动脉的皮下分支设计的，该设计通过皮下隧道将皮瓣转移至指蹼区来重建指蹼（图3-12-33）。

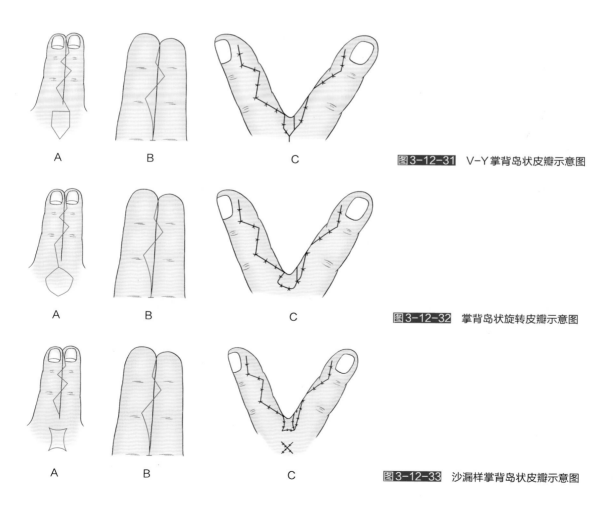

A　　　　　　　　B　　　　　　　　C　　　图3-12-31 V-Y掌背岛状皮瓣示意图

A　　　　　　　　B　　　　　　　　C　　　图3-12-32 掌背岛状旋转皮瓣示意图

A　　　　　　　　B　　　　　　　　C　　　图3-12-33 沙漏样掌背岛状皮瓣示意图

（五）笔者的方法

笔者采用指背五边形皮瓣对指蹼进行重建。指蹼皮瓣设计在近节指骨背侧，形状近似正五边形，皮瓣顶角在两指间正常指蹼掌侧缘平面（近节指骨中点），两侧角在两指间正常指蹼背侧缘平面（近节指骨近1/4处），两底角在掌指关节背侧中心，顶角与并指处的Z形切口接合，掌侧Z字形切口至指近端横纹处。皮瓣分离深度达伸肌腱膜，于其表面由两侧向中心掀起皮瓣两侧角，将远侧缘略朝近端斜着向深部分离，直至见到细小的从深部向皮肤走行的指蹼间穿支血管，则停止分离皮瓣。直接推移皮瓣至指蹼区，推移后皮瓣两侧角覆盖于指蹼侧壁及毗邻两指的基底部。皮瓣推移后，将手背部的AC线与OC线直接缝合，将BD线与OD线直接缝合（图3-12-34）。

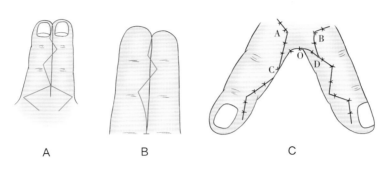

图3-12-34 指背五边形皮瓣设计示意图

五边形皮瓣可以理解为在传统矩形皮瓣或双三角形皮瓣的两个腰部附加两个三角形皮瓣，以修复指根部的皮肤缺损，而这两个三角形皮瓣从指背移向指根部侧方的过程，则如同V-Y推移。由于指背部皮肤在纵向上有较大的松弛度，易于直接缝合，而指背创面的直接缝合又正好缩小了指根部创面的面积，最终形成了一个五边形的创面。本设计的优点在于：第一，利用指背部皮肤的纵向松弛度来修复横向的指蹼皮肤缺损，更符合整形外科原则，而且不受并指间皮肤横向松弛度的影响。第二，由于皮瓣可以包含指蹼穿支，所以在血供上又属于轴型皮瓣，具备良好的血供，利于形态的设计。第三，由于皮瓣在局部可直接形成，而且无须植皮，因而手术操作简便、快捷、容易掌握。第四，本术式除适用于单一指蹼重建外，还适用于同时重建两个相间的指蹼，甚至适用于在二次手术时用同样的方法进行第三个指蹼的重建。

在设计和切取五边形皮瓣时应注意保护指蹼动脉穿支，以防影响血供。因儿童的指蹼间穿支细小，所以我们并不需要刻意分离指蹼间穿支。将皮瓣的两翼贴着伸肌腱表面向中间分离，使皮瓣远端略斜向近端，向深部分离，尽量将皮瓣下指蹼间的组织完整保留，既能使皮瓣在无张力情况下与受区缝合，又能保证指蹼间穿支不受损伤。

八、常见并发症

并指畸形分指术的早期并发症主要包括血管危象、感染、创口裂开及植皮坏死；晚期并发症主要包括因不合适的皮瓣设计和长轴上手指基底的瘢痕而促成的指蹼爬移、皮肤瘢痕挛缩及其最终所致的关节挛缩，骨性并指引起的指甲畸形，侧副韧带不足所致的关节不稳定。一旦出现上述并发

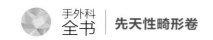

症，通常需要再次手术进行矫正。

九、存在的问题和未来的方向

指蹼重建仍然是并指（趾）畸形治疗中的重要部分，如何获得一个解剖指蹼仍是各位学者的追求。在用各种方法重建指蹼后，指蹼爬移导致的再次手术的概率仍然较高。对于指蹼区皮肤的全面理解和认识以及对用不同区域皮肤替代的认识，也许在将来指导指蹼重建方面会有突破。创缘的瘢痕增生和挛缩也同样会影响手指的功能，所以对瘢痕增生及挛缩的预防和治疗同样也会是将来并指（趾）畸形治疗的一个突破。

尽管我们对于并指（趾）畸形的了解，包括综合征的表现，基因学、病因学的研究等越来越深入，但是目前我们的治疗对策仍然只有手术。在未来，基于基因层面的治疗方法以及基于人体组织工程方面的治疗方法也许会逐渐出现，但是目前手术治疗仍然是最现实的和风险最低的。

（高伟阳　王安远）

先天性指甲畸形

指甲属于皮肤附属结构。在胚胎学上，指甲来源于外胚层；在胚胎发育过程中，各种原因会影响外胚层发育，可能累及指甲发育，进而导致各种不同的先天性指甲畸形。指甲的解剖在组织学上属扁平、有弹性的角质化表皮，呈半透明的长方形硬板状，覆盖于手指末端背面，有支持作用。其外露的与下层皮肤相连的部分称为甲体，甲体远端与皮肤脱离的部分称为自由缘，甲体近端隐蔽于皮肤下的部分称为甲根。甲体基部有半月形的区域，色白，称为甲半月。掩盖甲周的皮肤皱襞称为甲廓或甲襞，覆盖甲根的皮肤皱襞称为上甲皮或甲皱襞，甲外缘与甲襞之间的沟称为甲窦，甲自由缘下方的表皮称为下甲皮。甲床是甲体下方皮肤，由未角化的表皮和真皮形成。甲床是由胚芽甲床根即微白色的弧形区和无毛甲床组成的，其与甲体板和远节指骨骨膜相连。人类指甲不仅有支持与保护功能，还是一个重要的美容器官，各种形式的指甲畸形对人类都具有重要的心理学、社会学影响。

先天性指甲畸形相对于其他手部先天性畸形比较少见，但种类繁多，往往伴有其他畸形、其他系统疾病或紊乱，因此可以为我们了解与诊断一些严重的全身性系统疾病提供重要的线索。

一、病因

先天性指甲畸形可单独存在，但多数往往伴有掌指骨畸形、颅面骨畸形、全身性综合征及皮肤病等，而这些骨骼畸形及综合征往往提示染色体异常或缺陷，还有些关于家族性病例的报告显示本病与遗传因素相关。轻微损伤和一系列感染、药物、环境污染等，也可能是指甲外观变化的原因。

Cooks等于1985年报告了一个双手与双足远端指（趾）骨都发育不良或缺损的家庭病例。受影响的家庭成员表现出渐进的指甲发育不全，无甲，及所有的趾甲缺损。甲营养不良、无甲、第5指短指、拇指多指，以及手足远端指（趾）骨缺失和（或）发育不全是该病的特征。该病可能是常染色体显性遗传病。

Stirling 等于1994年报告了1例先天性遗传性角膜内皮营养不良（congenital hereditary endothelial dystrophy，CHED）伴甲发育不良（nail hypoplasia）的幼儿病例，在幼儿出生后不久即发现其双侧角膜浑浊，伴双侧手足指（趾）甲发育不良（图3-12-35）。幼儿于4岁时做了穿透式角膜移植术，视力得到改善。

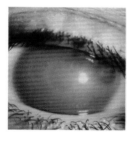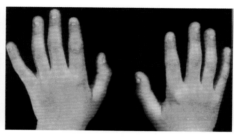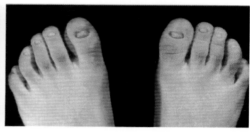

A   B   C

图3-12-35 先天性遗传性角膜内皮营养不良伴甲发育不良

A. 角膜浑浊   B. 指甲发育不良   C. 趾甲发育不良

Mira Genzer-Nir 等于2010年报告了一种乳房-指（趾）-甲综合征［Mammary-digital-nail（MDN）syndrome］。在男性与女性中均表现为无甲、甲营养不良、远节指（趾）骨发育不良或骨缺失；在青少年女性中，还伴随乳房肥大的特征性表现（图3-12-36）；遗传性状呈常染色体显性遗

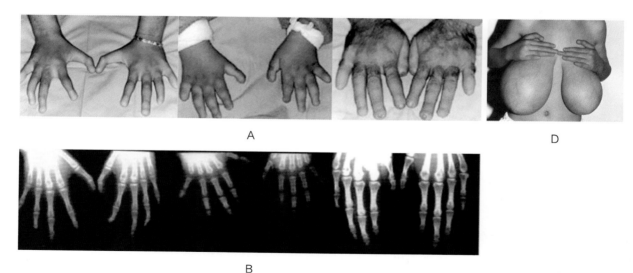

A

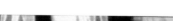

B

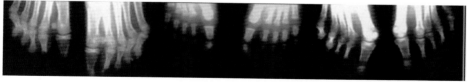

图3-12-36 乳房-指（趾）-甲综合征

A. 无甲或指甲发育不良 B. 远节指骨发育不良或骨缺损 C. 末节趾骨发育不良或骨缺损 D. 女性乳房肥大

C

传模式，伴随外显率降低或生殖系嵌合体；通过全基因与单倍体型分析，确定异常基因在22q12.3—q13.1区间，该染色体区间在之前的乳房与肢体遗传性疾病中并没有涉及。这些信息提示了存在一种可能影响人类四肢和乳腺器官形成的新信号通路。

长甲畸形是Marfan综合征和Ehler-Danlos综合征患者的临床特征表现。

遗传因素在家族性黄甲综合征发病中起重要作用。该病患者的特点是伴有营养不良、增厚、生长缓慢的黄色指甲，以及胸腔积液、下肢水肿和低蛋白血症。

二、分类与临床表现

对于正常指甲，其外形、大小、甲板光滑度、色彩、周围组织形态（甲后襞、甲沟等）等都应正常。晏丹等于2005年报告了指甲的测量方法及指甲大小的正常范围。他们通过测量255例大学生指甲的长、宽，以及手的长、宽等15项指标，并对结果进行统计学分析，计算出男、女性各项指标的测量值，发现各均值的性别差异有统计学意义，各指甲长之间、各指甲宽之间均呈正相关，而指甲长与手长之间无相关关系，由其余各指推算拇指甲长的回归方程是可靠的。正常的指甲以中指为标准等分为超短宽型、短宽型、四方型、修长型和特修长型5型。男性指甲的长、宽均大于女性，男、女性最长的指甲均为拇指甲，示、中、环指甲次之，小指甲最短。

先天性指甲畸形没有具体的分类标准。临床上该病种类多，表现各异，可以单独存在，但多数情况下常合并指骨畸形、其他疾病，或是全身某个综合征的其中一个临床表现。对于该病的分类，按指甲数量分，可分为无甲（甲缺失）畸形、多甲畸形、重甲畸形；按指甲大小分，可分为巨甲畸形、小甲畸形、长甲畸形、短甲畸形；按指甲形态分，可分为裂甲畸形、环甲畸形、钳甲畸形、爪甲畸形、杵状指甲、反甲畸形、蛤甲畸形、跳雪板甲畸形等。

三、治疗

对于患先天性指甲畸形但对外观影响不大的患者，或即使影响外观但不愿手术的患者，可以不手术，可用一些非手术治疗方式如苯酚、CO_2激光或电凝等来治疗某些指甲畸形，如钳甲畸形。对于影响外观甚至伴随功能障碍的，均需要考虑手术治疗。在手术时机的选择上目前还有争论，大多数学者认为手术时机在患者2周岁至学龄前为宜。

手术方法：①游离甲床片移植术，用于治疗无甲症；②各种方式的指甲延长术，用于治疗短甲畸形；③皮瓣或骨皮瓣移植术，用于治疗多种指甲畸形，如蛤甲畸形、爪甲畸形、鹦鹉喙样甲畸形等；④游离踇甲瓣或甲瓣移植术，用于治疗无甲症或小甲畸形；⑤指甲矫形术，用于治疗巨甲畸形、大甲畸形、杵状指甲等；⑥甲床修补术，用于治疗裂甲畸形；⑦单纯指甲切除术，用于治疗重甲畸形、异位指甲畸形。

（陈星隆）

第三节
翼蹼畸形

翼蹼畸形是指患侧肢体腋前部的皮肤皱襞在上肢外展时呈弓弦样紧张（图3-12-37）。查体时皮下可触及多条索状物，由于索状物的存在，皮肤缺乏弹性或发生挛缩，在腋前拉紧形成皱襞。该病常合并Poland综合征。

一、分型

于前臂伸直位下，肩关节主动外展、上举至做大活动范围，测量最大外展角（肱骨与躯体轴线间的夹角），>90°为轻度，60°～90°为中度，<60°为重度。

二、治疗

对于单纯翼蹼畸形患者，可行Z字成形术，解除翼蹼畸形对肩关节活动的限制。手术操作简单，效果良好。

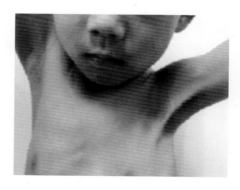

图3-12-37 翼蹼畸形

（高伟阳）

参考文献

［1］SHERIF M M. V-Y dorsal metacarpal flap: a new technique for the correction of syndactyly without skin graft ［J］. Plast Reconstr Surg，1998，101（7）：1861-1866.

［2］洪光祥，王炜. 手部先天性畸形 ［M］. 北京：人民卫生出版社，2004：85-90.

［3］顾玉东，王澍寰，侍德. 手外科手术学 ［M］. 上海：复旦大学出版社，1999：788-790.

［4］DAO K D，SHIN A Y，BILLINGS A，et al. Surgical treatment of congenital syndactyly of the hand ［J］. J Am Acad Orthop Surg，2004，12（1）：39-48.

［5］AYDIN A，OZDEN B C. Dorsal metacarpal island flap in syndactyly treatment ［J］. Ann Plast Surg，2004，52（1）：43-48.

［6］MALIK S，SCHOTT J，ALI S W，et al. Evidence for clinical and genetic heterogeneity of syndactyly type I: the phenotype of second and third toe syndactyly maps to chromosome 3p21.31 ［J］. Eur J Hum Genet，2005，13（12）：1268-1274.

［7］FLATT A E. Webbed fingers ［J］. Proc（Bayl Univ Med Cent），2005，18（1）：26-37.

［8］MALIK S，ABBASI A A，ANSAR M，et al. Genetic heterogeneity of synpolydactyly: a novel locus SPD3 maps to chromosome 14q11.2-q12 ［J］. Clin Genet，2006，69（6）：518-524.

［9］WAFA A M. Hourglass dorsal metacarpal island flap: a new design for syndactylized web reconstruction ［J］. J Hand Surg Am，2008，33（6）：905-908.

［10］TONKIN M A. Failure of differentiation part I: syndactyly ［J］. Hand Clin，2009，25（2）：171-193.

［11］GAO W，YAN H，ZHANG F，et al. Dorsal pentagonal local flap: a new technique of web reconstruction for syndactyly without skin graft ［J］. Aesthetic Plast Surg，2011，35（4）：530-537.

［12］MALIK S. Syndactyly: phenotypes, genetics and current classification ［J］. Eur J Hum Genet，2012，20（8）：817-824.

［13］JORDAN D，HINDOCHA S，DHITAL M，et al. The epidemiology, genetics and future management of syndactyly ［J］. Open Orthop J，2012，6：14-27.

［14］BULIC K. Long-term aesthetic outcome of fingertip reconstruction in complete syndactyly release ［J］. J Hand Surg Eur Vol，2013，38（3）：281-287.

［15］田晓菲，邱林，傅跃先，等. 双翼皮瓣成形指蹼修复先天性并指畸形 ［J］. 中华整形外科杂志，2014，30（2）：96-98.

［16］NI F，MAO H，YANG X，et al. The use of an hourglass dorsal advancement flap without skin graft for congenital syndactyly ［J］. J Hand Surg Am，2015，40（9）：1748-1754.

［17］王斌，高伟阳，刘波，等. 先天性并指畸形诊疗的专家共识 ［J］. 组织工程与重建外科杂志，2017，13（6）：303-309，312.

［18］COOKS R G，HERTZ M，KATZNELSON M B，et al. A new nail dysplasia syndrome with onychonychia and absence and/or hypoplasia of distal phalanges ［J］. Clin Genet，1985，27（1）：85-91.

［19］STIRLING R，PITTS J，GALLOWAY N R，et al. Congenital hereditary endothelial dystrophy associated with nail hypoplasia ［J］. Br J Ophthalmol，1994，78：77-78.

［20］NALLEGOWDA M，YADAV S L，SINGH U，et al. An unusual nail presentation in Marfan's syndrome ［J］. J Dermatol，2002，29（3）：164-167.

［21］晏丹，范松青，李素云，等. 指甲的测量与临床意义 ［J］. 解剖学杂志，2005，28（1）：92-94.

［22］GENZER-NIR M，KHAYAT M，KOGAN L，et al. Mammary-digital-nail (MDN) syndrome: a novel phenotype maps to human chromosome 22q12.3-13.1 ［J］. Eur J Hum Genet，2010，18（6）：662-667.

［23］MUHAMMET U，MURAT L，NACI K. Congenital nail abnormalities ［J］. Ann Plast Surg，2014，73（3）：346-351.

［24］马炜，田文. Poland综合征56例严重度评级分析 ［J］. 中国骨与关节杂志，2016，5（9）：661-668.

［25］代礼，周光萱，朱军，等. 中国围产儿并指与并趾畸形的流行病学特征 ［J］. 中华妇产科杂志，2004，39（7）：436-438.

第 十 三 章

骨与关节分化障碍

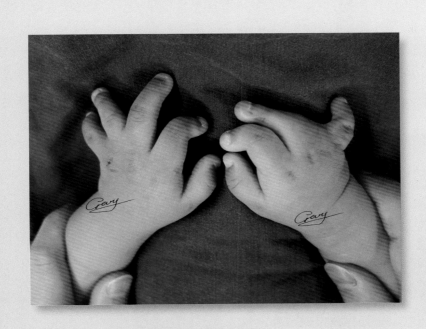

第一节
先天性肘关节融合

先天性肘关节融合是指上肢3根长骨的多种形式的融合：肱桡尺骨（图3-13-1）融合、肱桡骨融合、肱尺骨融合、桡尺骨近端融合。该病是由于上肢在发育过程中骨化核分离失败所致。男女发生概率均等。当为单独的畸形出现时，先天性肘关节融合常为单侧发病；当合并其他畸形时，该病常累及双侧。先天性肘关节融合患者中，桡侧发育不良更为常见，发生率是尺侧发育不良的8～10倍。在桡侧组中，肱骨到尺骨端的融合并不常见，除非是在发育不良非常严重的情况下才发生。尺侧发育不良的情况少见，但是肘关节融合的发生率非常高。在这类患者中，桡骨融合到肱骨。所有这些患者都存在受累肢体短缩、肩关节发育不良、手部不完全正常的情况。大多数患有综合征合并肘关节融合的患者，其肘关节融合属于桡尺骨近端融合，其中许多患者伴有颅脑先天性畸形。

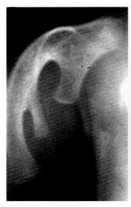
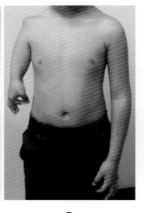

A   B

图 3-13-1　先天性肘关节融合

A. 患者女，3岁，上肢平片提示肩胛骨、肱骨、桡骨、尺骨融合。此种融合常出现在海豹肢征患者中　B. 患者男，8岁，出现3根长骨融合，并有发育不良的肩胛骨性关节，考虑是尺侧纵列形成失败导致的。手指发育不良，尤其是尺侧的小指缺失，上臂僵直位。斜方肌及肩胛肌缺失。没有肘关节活动度。尽管有这些限制，其上肢还是有功能辅助的肢体

一、分型及临床表现

上肢的3根主要的管状骨融合，是非常罕见的变异，最常并发于海豹肢征中。有些患者因盂肱关节直接与发育不良的肩胛骨相接触，从而出现显著的Sprengel畸形和僵直的上肢。患者的肩关节从来都没有正常的近端，手总是缺失重要的部分，如纵列远端部分。

肱桡骨融合分为两型。Ⅰ型：肘关节固定在伸直位。Ⅱ型：在屈曲90°位融合。Ⅰ型更为常见，发生率是Ⅱ型的3倍（图3-13-2）。肱桡骨融合常合并严重的尺骨缺失，常为双侧发病，可能并发髌骨缺失和肩胛带畸形，常常合并桡尺骨融合，并存在尺骨短缩。尺骨远端与腕关节之间有纤维状原基连接，加重了腕关节的尺偏（图3-13-3）。最经典的骨融合表现在肱骨与尺骨之间的区域。这些短的上臂通过正常的适应和生长发育能获得部分功能（图3-13-4）。患者出生早期，许多这种类型的肘关节在X线片上并不会表现出融合，这些肘关节并没有临床活动度和影像学骨化核。随着骨骼成熟，可预见骨化核的出现。肘关节融合常合并肢体短缩和上肢纵列发育不良（手指发育不良或缺指畸形等）。

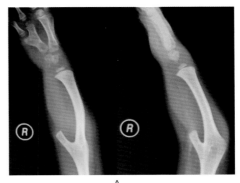

A

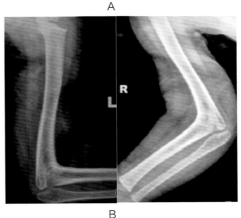

B

图3-13-2 肱桡骨融合分型

A. Ⅰ型肱桡骨融合，肘关节固定在伸展位，桡骨近端与肱骨远端融合，无肘关节活动度。上图病例仍存在少部分尺骨 B. Ⅱ型肱桡骨融合，肘关节屈曲呈90°

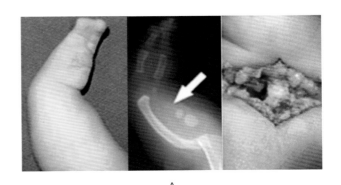

A

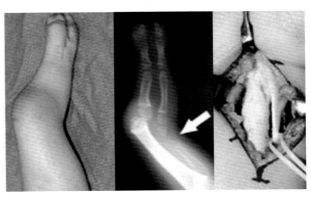

B

图3-13-3 尺侧纵列形成失败伴纤维状原基

A. 患者有肱桡骨融合合并前臂弯曲。白色箭头指的是紧张的纤维软骨带，该组织牵拉导致手和腕关节尺偏 B. 另一个患者的背面观，可以看到同样的结构，黄的橡皮条包绕的是尺神经，白色的是粗大的纤维状原基

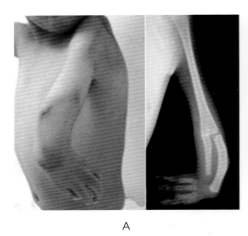
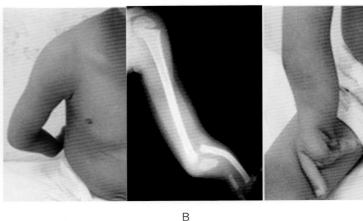

图3-13-4 肱桡骨融合、肱尺骨融合

A. 患者双侧肘关节融合，左侧融合桡骨，尺骨与肱骨分离，通过软骨桥连接，最终将骨性融合。腕关节侧偏继发于桡骨短缩。手部有一个拇指和两个手指　B. 右侧短小的尺骨及远端的栓系导致桡骨弯曲和前臂旋后畸形，形成缺陷严重的两指手

（图片来源：Dr A. Alharthy）

　　肱尺骨融合比肱桡骨融合少见。在桡骨发育不良的一些患者中会遇到这种类型的病例，例如VACTERAL综合征、Nager综合征、Holt-Oram综合征等。VACTERAL综合征涉及脊柱、肛门、心脏、气管、食管、肾、肢体等异常，还与许多其他病症有关。Nager综合征是一种由第1、2鳃弓发育异常引起的罕见而复杂的先天性缺陷。Nager综合征的临床表现具有高度多样性，以面骨发育不全和轴前型肢体畸形为主要表现。Holt-Oram综合征是一种常染色体显性遗传病，表现为骨骼系统及心血管系统畸形，主要包括桡骨缺失或发育不全，各种先天性心脏畸形，如继发孔型房间隔缺损、室间隔缺损。其他骨骼畸形可有上臂及肩胛骨发育不良，拇指和示指并指畸形，海豹肢畸形等。肢体畸形与心脏畸形的严重程度无明显关系。患者肢体明显短，伴随肩关节发育不良，以及腕关节和手屈曲挛缩、旋前畸形。肩关节畸形和颈部畸形存在，高肩胛姿势明显。这些患者的手和肘关节变得十分大，许多病例出现双侧前臂发育不良（图3-13-5，图3-13-6）。骨成熟时，骨融合到肘关节，将会出现发育不良的拇指以及小指或者手部尺侧纵列缺失（图3-13-7～图3-13-9）。

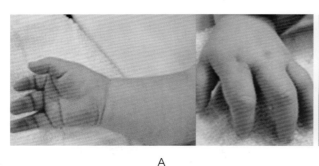
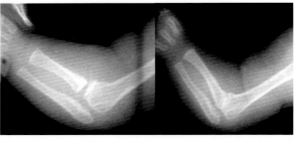

图3-13-5 肱桡骨融合病例一

A. 患者前臂僵直，手部有大拇指及其他3个手指　B. 1年后桡骨融合到肱骨，随后融合尺骨，没有临床活动度。腕关节和手没有发生畸形，功能良好

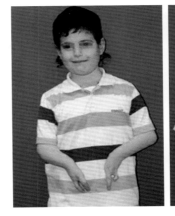
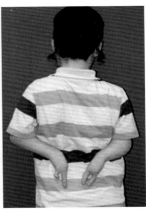

A   B

图3-13-6　肱桡骨融合病例二

患者由于显著的成角和桡骨远端旋后融合，拥有一双"背后手"。幸运的是，患者的肢体在躯干前的活动和在躯干后的活动一样。故仅仅做了并指畸形分指手术

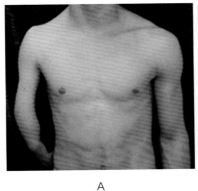
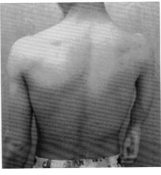
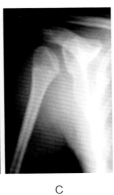
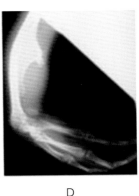

A   B   C   D

图3-13-7　肱尺骨融合病例一

A. 患者有桡侧纵列缺失合并全右上肢发育不良。胸壁肌肉正常　B. 肩胛骨发育不良，肌肉缺损，肩胛骨高耸　C. 发育不良的肱骨头　D. 完全的肱尺骨融合和手腕关节的典型桡偏及屈曲畸形。发育不良的桡骨的剩余部分在此时完全骨化

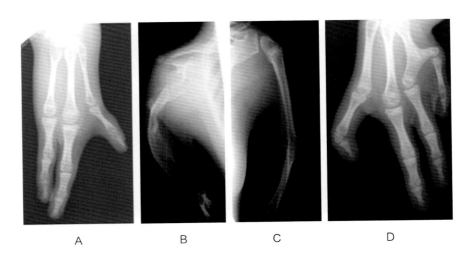

A   B   C   D

图3-13-8　肱尺骨融合病例二

患者有Nager综合征，X线片显示双上肢发育不良。左侧肩关节发育不良较右侧严重。3根长管状骨在肘关节水平融合。可以看到拇指鱼际肌发育不良的程度和尺侧纵列缺失。肩关节和腕关节活动度非常有限

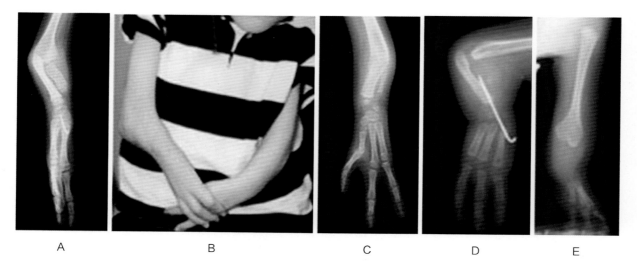

A   B   C   D   E

图3-13-9 肘关节融合

相似类型的肘关节融合在患有VACTERAL综合征的患者身上可见到。患者出生时右侧仅尺骨可见，10岁时见到尺骨与肱骨相融合。出生时左侧未见到前臂骨骼，10岁时见到肱桡骨融合和发育不良的尺骨。双手表现为拇指发育不良和尺侧纵列缺失。这类患者常出现腕骨融合

  桡尺骨融合（图3-13-10）是最常见的类型，由于纵向阶段分割错误，导致桡尺骨之间的间质持续存在，桡尺骨并不分开，因此在经历软骨化、骨化后，桡尺骨最终融合。接近50%的病例是双侧发病，男女发病率均等。前臂常融合在功能位、中度旋前位，患者通过内旋肩关节补偿丢失的部分旋前功能。桡尺骨融合已有几个分类系统，但没有任何一个被广泛接受。被大多数人接受的桡尺骨融合分类是从桡尺骨之间的纤维连接带到完全骨性融合。

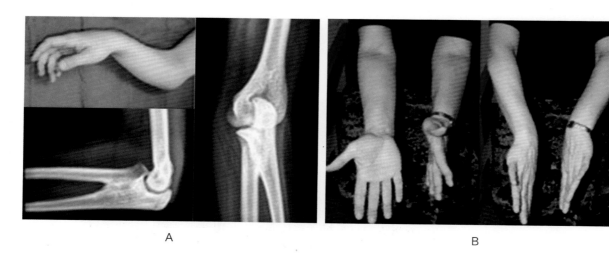

A   B

图3-13-10 桡尺骨融合病例一

A. 患者男，9岁，桡尺骨融合，前臂位于完全旋前的位置，X线片提示发育良好的肱骨小头和桡骨头的前方尺骨相融合 B. 为成年患者，双手同样存在桡尺骨融合在前臂中立位，通过腕关节活动，前臂可以完全旋前，但是不能通过前臂代偿旋后

  桡尺骨融合（图3-13-10～图3-13-12）可能合并拇指发育不良、腕骨融合、跗骨融合、马蹄足、Madelung畸形、多指畸形和并指畸形（图3-13-13）。常合并的并发症有：Apert综合征、Crouzon综合征、Pfeiffer综合征、Nievergelt-Pearlman综合征。一项研究报告了桡骨头脱位骺和上桡尺

融合之间的发育关系，这项研究支持一个事实：两种畸形能在同一个患者身上出现，也可以在拥有同样基因变异的不同患者身上出现。

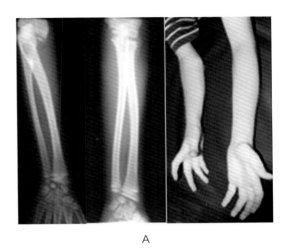

A

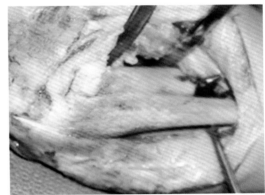

B

图3-13-11 桡尺骨融合病例二

A. 患者男，12岁，桡尺骨融合的右前臂短缩。肘关节伸直后成130°角。前臂旋转活动受限。右前臂抓握和对捏的力量是对侧的一半　B. 发育良好的桡骨头与尺骨近端侧融合

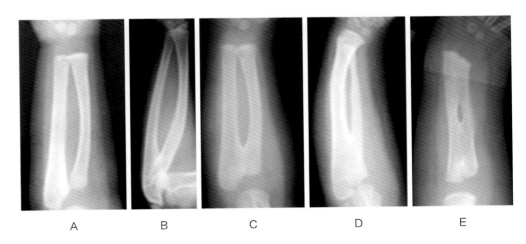

A　　　　B　　　　C　　　　D　　　　E

图3-13-12 桡尺骨融合病例三

这些X线片显示桡尺骨融合的进展情况。从左侧正常的X线片表现，到累及前臂近端1/3处，最终到最右侧的桡尺骨全长的严重融合。这类肘关节的桡骨头常融合到尺骨，表现为半脱位或脱位状态。最右侧的X线片为合并Holt-Oram综合征的儿童患者，其骨间区域几乎完全骨化

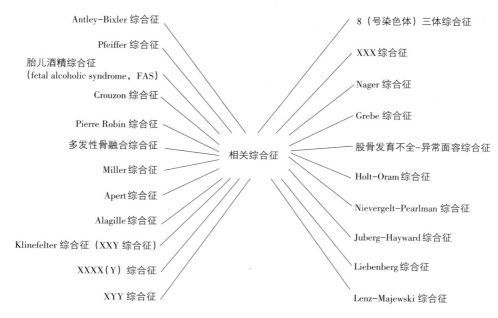

图3-13-13 相关综合征

二、治疗

对于肘关节融合，需要制订个体化治疗策略。肘关节融合导致肘关节僵硬（肱尺骨、肱桡骨融合等），且合并腕关节桡偏畸形时，手术矫正腕关节桡偏畸形将严重影响患者手部功能。如果患者肘关节屈伸功能良好但合并腕关节侧偏畸形，1岁以下可以考虑用支具治疗，防止腕关节畸形加重；1岁以上可以考虑通过手术切除纤维状原基，松解腕关节尺侧关节囊，将尺侧或桡侧腕屈肌腱松解或转位，中置腕关节。对于前臂及腕关节旋前畸形，可以通过桡尺骨截骨，旋转前臂及腕关节至功能位，改善患者术后手部旋后功能，提高其生活质量。肘关节融合常合并上臂或前臂短缩，若短缩明显，严重影响患者上肢功能或外观，可通过肱骨或桡尺骨延长手术治疗。尽管短缩的上臂和前臂的活动受限，但这侧肢体仍能成为重要的辅助肢体。手部常有由发育不良的拇指和1～2个其他手指形成的并指。可通过最少的手术操作，使患者的症状得到改善并使患者的手部获得显著的功能。但是，有些患者非常适应这种异常，不需要任何手术处理。肱尺骨融合相比肱桡骨融合，从手术治疗中获得的潜在益处少，预后更差，尤其是在后者中，肱尺关节发育相对好时。先天性桡尺骨融合的治疗请参考第十三章第二节。

（李旭　谭为）

第二节
先天性桡尺骨融合

先天性桡尺骨融合也称先天性上尺桡关节融合、先天性桡尺近侧关节融合，是一种罕见的先天性畸形，由胚胎期骨纵向分节发育障碍所致。在胚胎发育过程中，尺骨和桡骨均源于中胚层。在胚胎第5周时，尺骨和桡骨以软组织相连，此时前臂处于中立位；第8周时，因动脉支的方向与桡骨的生长方向不一致，前臂向前旋转，但由于纵列发育障碍，尺骨和桡骨间仍有软组织桥，日后会发展为桡尺骨融合，可能是纤维性融合，也可能是骨性融合。国外学者通过对该病的家族史进行调查，认为该畸形可能来自父系，为常染色体显性遗传病。

一、病理改变

先天性桡尺骨融合表现为桡尺骨骨性或者纤维性融合，伴有或者不伴有桡骨小头脱位。该病既有骨性畸形，又伴有筋膜组织挛缩、纤维方向异常、骨间膜挛缩，以及旋后肌缺陷或者挛缩等软组织异常。Kanaya等通过治疗7例桡尺骨融合的病例，对该畸形的解剖特点进行了详细描述。术中他们测得桡尺骨融合的长度为3~5cm，宽度为1~1.5cm，7例有关节囊发育，3例没有环状韧带。此外，部分病例存在软骨融合，这一点需要切开关节确认。掌侧血管以及神经等未见明显异常，所有患者的旋前肌以及旋后肌均发育不良。在矢状面上可观察到桡骨小头呈圆锥形，在水平面上可观察到桡骨小头呈矩形，小头发育不良。部分病例在术前就出现桡骨小头脱位，还有部分病例在旋转截骨后尝试复位时出现桡骨小头脱位。

二、分型

（一）Wilkie分型

Ⅰ型融合中，尺骨和桡骨的髓腔贯通；桡骨近端畸形，与尺骨有数厘米的融合；桡骨比尺骨长、粗，骨干向前弯曲。

Ⅱ型融合中，桡骨基本正常，但是桡骨近端前脱位或者后脱位，并与尺骨近端融合，融合得既不广泛也不紧密。Wilkie报告Ⅱ型畸形常发生于单侧，有时合并多指、缺指或者并指等其他畸形。

（二）Tachdjian分型

Ⅰ型：桡骨头缺如，近端骨性融合。

Ⅱ型：桡骨头脱位，近端骨性融合。

Ⅲ型：近端纤维性融合，导致前臂旋转困难。

（三）Cleary-Omer分型

Ⅰ型：纤维性融合，非骨性融合，桡骨小头形态正常，桡骨发育较短。

Ⅱ型：骨性融合，其他无明显异常。

Ⅲ型：骨性融合，桡骨头发育欠佳，伴桡骨小头后脱位。

Ⅳ型：骨性融合，桡骨头较短且呈蘑菇形，伴桡骨小头前脱位。

三、临床表现

1965年，Mastromarino描述了该病的病例。患者上肢有严重畸形，X线片可见桡尺关节骨性融合，常常伴有桡骨小头脱位，因此患者前臂丧失旋后功能，固定于旋前形态，不伴有疼痛，大多数不伴有肘关节、腕关节伸屈活动障碍。可为双侧发病，也可为单侧发病。即使为单侧发病，另一侧前臂也往往存在旋转障碍。因病情严重程度不同，患者前臂僵直的位置存在差异，前臂僵直在旋前60°或者60°以上的位置时，对患者的功能影响较大。患者往往抱怨无法使用汤勺，无法接住小的物体如硬币，无法做运动、抛球等。

四、治疗时机

关于治疗时机，不同作者的观点略有不同，笔者认为差异的存在源于术式的不同。目前大部分观点认为若单纯行截骨矫形术，应该在患者学龄前开展。这样术后患者的运动技巧进展较多，加之肩关节、肘关节、腕关节有代偿能力，患者对术后功能的恢复满意。若在患者学龄后手术，畸形前臂影响前臂肌肉以及筋膜发育，同时因骨性畸形和软组织挛缩可增加手术并发症的发生风险。Kanaya和Ibaraki认为手术时机应该是4~12岁。他们在截骨矫形术的基础上，将游离的带血管筋膜-脂肪瓣移植于桡尺关节之间。他们认为若患者小于4岁，桡骨截骨和固定以及显微吻合困难；若患者大于12岁，旋前肌以及旋后肌萎缩，如果重建旋转动力，需行肌腱移位。此外有报告行桡尺骨截骨术以及桡骨小头置换术的个例，患者年龄已经达到或者超过18岁，但缺乏长期随访结果。

笔者认为对于先天性桡尺骨融合而言，在有明确手术指征的前提下，应该尽早开展手术，否则前臂软组织的挛缩会增加手术的难度。此外，前臂旋转肌肉尤其是旋后肌的挛缩或者萎缩也会导致术后前臂旋转功能恢复不佳。

五、治疗原则

先天性桡尺骨融合的治疗方案大体分为保守治疗和手术治疗两种。前者适用于前臂中立位或者轻度旋前位的患者，以及腕关节、肩关节能代偿部分功能的患者。当患者前臂僵直的位置不佳，为严重旋前位，肩关节、腕关节不能代偿部分功能，日常生活受到严重影响，如不能吃饭、写字等时，则需手术治疗。目前无论是医者还是患者，一致认为前臂旋前60°及以上，严重影响肢体功能时，需要手术治疗。有些作者认为旋前15°以下时不需要手术治疗，旋前15°～60°是手术的相对适应证；有些作者认为旋前30°以下时不需要手术治疗，旋前30°～60°是手术的相对适应证；笔者认为应该在综合评估功能是否受限，肩关节和腕关节的代偿能力，前臂旋前的角度以及患者的职业和诉求的基础上，探讨是否需要手术。

关于手术治疗的目的，部分学者认为任何导致功能障碍的旋前或者旋后畸形均应进行截骨矫正，将前臂置于功能位，以满足患者日常生活需要。截骨后，前臂旋转矫形的角度是确定手术效果的关键。然而不同学者之间对此还有不同意见，Green主张将双侧病例的优势侧前臂置于旋前30°～45°位，将非优势侧前臂置于旋后20°～35°位，将单侧病例的前臂置于旋后10°～20°位。Murase等建议将优势侧前臂置于旋前0～20°位，将非优势侧前臂置于旋后0～20°位。Ramachandran等将6例病例的前臂（无论是否为优势侧）都旋后10°，并认为这样有助于发挥肩关节和肘关节的代偿作用。

虽然通过截骨矫正使前臂达到功能位能极大地改善肢体的功能，但是将骨性连接进行分离，也存在术后再僵硬的现象。再僵硬的主要原因是尺骨和桡骨分离后，空腔内发生纤维化，甚至再次出现骨性连接。避免再僵硬的难点，在于如何分隔分离后的桡尺近侧关节，以及如何填塞两骨之间的空腔。几代医生努力探索，发现了在分离的尺骨和桡骨之间置入脂肪、肌肉、筋膜、人工膜、筋膜脂肪瓣等方法。最后，部分作者认为重建前臂旋转功能的手术是最为理想的治疗方法，他们尝试行人工关节成形术合并综合康复治疗、肘关节重建、桡骨近端截骨术加桡骨小头置换术。

鉴于桡尺骨融合的病例罕见，我们自己的经验也有限，因而复习了文献。文献结果表明，手术治疗的目的应该以分离融合的桡尺骨、将前臂置于功能位、避免术后前臂再僵硬于非功能位为原则。至于术后前臂的旋转功能能否改善以及如何改善，这与诸多因素相关，比如手术时机、前臂软组织挛缩情况、旋后肌的发育情况等。

六、手术方法

（一）Lin 两期矫正严重前臂旋转畸形的技术

此技术经皮钻孔辅助桡尺骨截骨，10天后将前臂置于预期的功能位（图3-13-14）。不使用内固定器或者外固定器。用长臂管型石膏固定6～8周。作者报告了采用该技术为26例患者进行手术

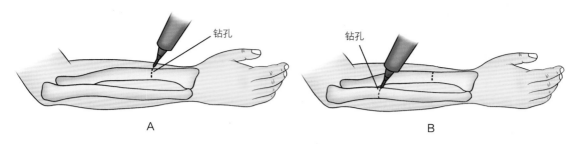

图3-13-14 经皮钻孔辅助桡尺骨截骨矫正先天性桡尺骨融合示意图

A. 辅助桡骨截骨矫正先天性桡尺骨融合　B. 辅助尺骨截骨矫正先天性桡尺骨融合

治疗，其中12例为先天性桡尺骨融合，有25例获得功能改善，尽管活动度无显著提高，但患者可以获得一个更适于手掌功能位的活动弧。Dalton采用该技术治疗了69例患者，发现截骨后桡尺骨不愈合或者延迟愈合的有21例（30%），但先天性桡尺骨融合患者的骨愈合率高于臂丛损伤患者或者其他疾病患者。其他影响骨愈合率的因素包括患者年龄、经皮技术和尺骨近端截骨的位置。

　　具体手术方法如下：上止血带，沿桡骨远端1/3背外侧做1～2cm的切口。骨膜下剥离，穿过两侧皮质钻数个孔标记截骨处。在尺骨近侧1/3做一小切口，以相同方法显露、钻孔。用骨刀完全切断桡骨和尺骨，此时不要改变前臂的位置，去止血带，充分止血，冲洗后关闭切口，包扎后用长臂管型石膏固定。10天后，于全身麻醉下去除长臂管型石膏，将前臂旋前或者旋后至预期位置。拍摄前臂前后位和侧位的X线片，确认截骨的对位、对线情况。一般情况下，应将主要受累侧前臂置于旋前20°～30°位，将非优势侧前臂置于旋后20°位。检查脉搏，密切注意肢体情况，避免产生挤压综合征。用长臂管型石膏固定8周，直至截骨处完全愈合。

　　（二）一期旋转截骨内固定术

　　每个术者进行旋转截骨的位置略有差异，但手术要点基本相似：①旋转截骨后应将患肢纠正到最合适的功能位；②骨膜下截骨，避免损伤桡神经深支；③截骨后应该放松止血带，观察患肢血运，如有血液循环障碍，应该减小旋转角度，以免发生缺血性肌挛缩；④如果存在旋转障碍，可短缩骨骼，一方面可改善旋转功能，另一方面可降低神经损伤以及骨筋膜室综合征等并发症的发生率。

　　具体手术方法如下：

　　1. **桡骨粗隆下截骨术**　朱国太、孙海浪等人于1997年5月到2005年8月，对11例先天性桡尺骨融合患者施行了桡骨粗隆下截骨术。

　　2. **桡尺骨旋转截骨术**　魏新军等于2002年10月到2005年4月，对6例患者实施了桡尺骨旋转截骨术，以矫正旋前畸形。术中在前臂上段前外侧3cm做一纵行切口，在桡尺骨骨性连接处下方2cm做桡骨截骨，然后于尺骨上1/3处截断尺骨，用克氏针固定，将前臂旋后直至桡动脉搏动消失，此处即为最大矫正位。他们认为在一个平面上旋转截骨，因旋转点集中，易引起血管、神经牵拉扭转，损伤较大。故他们在不同平面上分别截断尺骨和桡骨，术中将旋转应力分散于两点。在术中将前臂旋后时，血管、神经的应力分散，比在一个平面上截断的旋转应力要小，血管、神经和肌肉等软组织损伤可降至最低。桡骨截骨部位选在融合处以下1～2cm处，远离桡神经深支；尺骨截骨部位选在上 1/3 处，便于旋转和固定。

3. **陈文术式** 桡尺骨旋转截骨的位置应该位于桡尺骨中段，截骨后桡尺骨短缩 2cm，避免损伤桡神经深支。尺骨发育较差，表现为皮质薄而脆，髓腔细，近端发育好，因此尺骨截骨部位应该在中段偏上，这样便于固定尺骨；桡骨截骨部位宜在中段，前臂中段桡尺骨位置表浅，中段截骨可避免损伤桡神经深支，截骨操作容易进行，速度快，可为复位创造条件。

（三）一期旋转截骨外固定术

Seitz、Gordon、Konsens 报告了 1 例相关病例，患者为一名 2 岁先天性桡尺骨融合儿童。在为其进行旋转截骨后，采用小外固定器固定。他们认为该技术可以进行精确的旋转矫正和牢固的固定。

（四）截骨术合并桡尺骨融合部分分隔术

桡尺骨融合手术治疗还是很具挑战性的，即使我们将骨性连接进行分离，术后再僵硬的现象仍会存在。手术难点在于如何分隔分离后的桡尺近侧关节，以及如何填塞两骨之间的空腔。再僵硬的主要原因是，尺骨和桡骨分离后，空腔内发生纤维化甚至再次出现骨性连接。

Kanaya 报告了用血管化的脂肪筋膜瓣移植法分隔融合的桡尺骨近端，以防止再僵硬。该法取得了良好的效果。Tajima 报告了用硅胶膜分隔桡尺骨的方法，Yabe 使用肘肌分隔桡尺骨。国内徐飞等人于 2010—2012 年收治了 5 例该病病例，他们报告在桡骨粗隆下截骨的基础上结合可吸收的防粘连生物膜，能有效防止桡尺骨粘连或者再次融合。还有其他作者介绍可在尺骨和桡骨间置入脂肪、肌肉、筋膜甚至有机玻璃、金属柱。

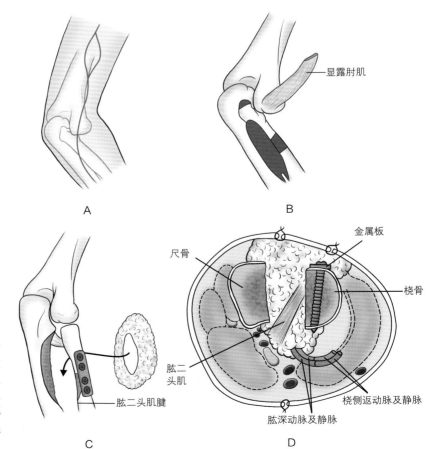

图3-13-15 Kanaya 技术步骤的示意图

A. 背侧切口 B. 根据肘肌显露情况判断桡尺骨的融合范围 C. 切取同侧上臂的游离筋膜–脂肪瓣，将其填塞在分离的桡尺骨之间 D. 重建后上臂截面观，剥离的肱二头肌插入桡骨骨皮质背侧，游离筋膜–脂肪瓣由掌侧向背侧插入分离的桡尺骨之间，肱深动脉与桡侧返动脉吻合

这里介绍Kanaya的技术（图3-13-15）。他们将游离的带血管筋膜-脂肪瓣用于先天性桡尺骨融合的治疗中，防止关节强直。移植物来源于上臂的外侧。他们报告供区极少产生并发症，且缝合并不困难。7例患者的旋前和旋后功能均得到了显著改善。平均随访4年，没有患者出现关节强直或游离筋膜-脂肪瓣丢失。他们还发现进行桡骨截骨可以防止桡骨头脱位并可增大活动弧度（未截骨的患者，肘关节活动弧度为40°；截骨的患者，肘关节活动弧度为83°）。

手术时机为患者4～12岁时。若小于4岁，桡骨的截骨和固定以及显微吻合困难；若大于12岁，旋前肌以及旋后肌萎缩，如果重建旋转动力，需行肌腱移位。

患者平均年龄为8.7岁，腕关节、肘关节屈伸正常，前臂僵硬于30°旋前位至80°旋后位。所有患者均存在桡骨小头脱位，4例患者已经行融合切开术、桡骨小头切除术，平均随访4.4年。术后随访两年的结果：平均旋转幅度为70°，旋后24°，旋前55°。

手术方案（图3-13-16）：分离融合的桡尺骨，桡骨截骨，软组织重建，游离筋膜-脂肪瓣移植。

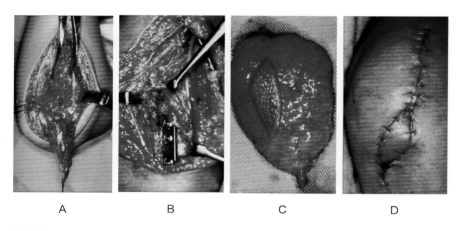

A	B	C	D

图3-13-16 手术方案

A. 背侧入路分离融合的桡尺骨，剥离肘肌，于掌侧分离肱二头肌，将其向前臂背侧牵拉　B. 旋前肌、旋后肌之间进行桡骨截骨，矫正桡骨过长以及成角畸形，采用钢板内固定　C. 切取同侧上臂的游离筋膜-脂肪瓣　D. 游离筋膜-脂肪瓣由掌侧向背侧插入分离的桡尺骨之间

1. 分离融合的桡尺骨　前后双入路，先开始后侧入路。辨认肘肌，保留其在尺骨骨膜的附着骨膜，判断桡尺骨融合的范围，可以用细针判断融合范围。骨间返动脉在桡尺骨融合的远端从前向后走行，因此该动脉是骨间融合的远端标志线。骨间融合长度为25～50mm。桡骨小头和尺骨近端软骨融合。

切开骨性连接时，位置要达到远端以远1cm处，需要根据三维CT确定切开的方向。病例桡尺骨融合的长度为3～5cm，宽度为1～1.5cm，所有病例均有关节囊发育，3例没有环状韧带。关节切开术可以判断桡骨小头和尺骨之间是否存在软骨融合。软骨融合以远的桡尺骨也会影响关节的旋转，因此需要对其进行修整。

掌侧切口可显露桡动静脉、桡侧返动脉、正中神经、桡神经，以及肱二头肌、旋前肌、旋后肌。没有发现血管以及神经异常。所有患者的旋前肌以及旋后肌均发育不良。肱二头肌止于骨融合的掌侧，需要从尺骨桡侧分离肱二头肌，以完成骨融合的分离。

在矢状面上可观察到桡骨小头呈圆锥形，在水平面上可观察到桡骨小头呈矩形，小头发育不良。在矢状面上将桡骨小头修整为扁平，在水平面上将桡骨小头修整为半环形。使用风钻时避免暴露软骨下骨。此时前臂旋转达到80°，但是出现了桡骨小头脱位。

2. **桡骨截骨** 分离后的桡骨比尺骨长而且更弯，因此桡骨小头旋转时容易脱位，需要对桡骨进行短缩成角截骨术（shortening angulation osteotomy）。截骨量需要在术前预测、术中调整。本组病例切除了3～22mm的梯形骨块（wedge of trapezoid bone），以重建桡骨曲线形态以及对桡骨小头进行减压。截骨部位位于旋前肌和旋后肌之间，前脱位时，切除伸侧短的梯形骨块；后脱位时，切除屈侧短的梯形骨块。因尺侧骨皮质已去除，所以于尺侧放置钢板困难。若在伸侧截骨，在前方放置钢板；若在屈侧截骨，在后方放置钢板。钢板为四孔钢板。

3. **软组织重建** 应尽量修复存在的关节囊和环状韧带，但是如果缺如，则不予以重建。将肱二头肌向背侧牵拉并缝合于桡骨背侧，作为旋后肌。将肘肌向前方牵拉，缝合于肱肌，填充前臂近端1/4的间隙并分隔融合的桡尺骨。通过上述操作，前臂旋转可达100°，桡骨小头无脱位。

4. **游离筋膜-脂肪瓣移植** 使用同侧游离的带血管筋膜-脂肪瓣，以肱深动脉营养游离皮瓣。将受区缝合于桡侧返动脉。组织瓣长5～10mm，足以填塞空腔。将皮瓣由掌侧塞到背侧。

（五）前臂旋转功能重建术

前臂旋转功能重建术包括桡尺骨分离术以及人工关节成形术，合并综合康复治疗以及桡骨近端截骨术加桡骨小头置换术。患者在儿童期往往没有接受过手术治疗，有些学者尝试使用上述方法为18岁及以上的患者改善肢体功能，但是开展数量较少，甚至仅为个例报告，且缺乏长期随访结果。

七、常见并发症和预防

常见并发症有血管损伤，桡神经深支损伤，桡骨小头骨骺损伤，尺骨冠状突损伤，前臂缺血性肌挛缩，伤口感染，骨骼不愈合、畸形愈合或者延期愈合，骨骺早闭。

预防方法包括在骨膜下截骨，避免损伤桡神经深支。截骨位置应与桡尺骨近端有一定距离，防止损伤桡骨小头骨骺以及尺骨冠状突。截骨后应该放松止血带，观察患肢血运，如有血液循环障碍，应该减小旋转角度，以免发生缺血性肌挛缩。如果存在旋转障碍，可短缩骨骼，一方面改善旋转功能，另一方面降低神经损伤以及骨筋膜室综合征等并发症的发生率。固定方法为采用2枚克氏针或者钢板进行坚强内固定，术后用石膏常规固定6周。

八、存在的问题和未来的方向

先天性桡尺骨融合是一种罕见的先天性畸形，目前对其无法完成大宗病例的研究和报告，因此无法系统评估手术效果和预后。总结既往文献的相关内容，笔者认为在有明确手术指征的前提下应该尽早开展手术，避免长期挛缩增加手术难度以及旋转肌肉挛缩或者萎缩导致手术欠佳，并不提倡患者在成年后进行人工关节置换等手术。手术的目的应该以分离融合的桡尺骨、将前臂置于功能位、避免术后前臂再僵硬于非功能位为原则，在此基础上再争取重建前臂的旋转功能。不过影响预后的因素较多，比如手术时机、前臂软组织挛缩情况以及旋后肌的发育情况。

　　笔者在众多术式中推崇Kanaya技术，即通过截骨纠正前臂至功能位，在桡尺骨间置入游离的筋膜-脂肪瓣防止前臂再次挛缩。此外，在松解挛缩的肌肉等软组织结构的同时，通过重建肱二头肌至前臂背侧，重建前臂旋后功能。这样，即使旋后肌等组织发育欠佳，也无须行功能重建术。

　　对于用截骨术治疗桡尺骨融合，目前毫无争议，然而对于截骨的平面以及截骨后将前臂置于什么位置，仍有争议。部分病例前臂旋前受限以及桡骨小头脱位情况的改善欠佳，此外截骨后的固定方式仍不属于坚强固定，因而术者往往需要用石膏固定6周，这样做不利于其功能的恢复。因此，仍需不断摸索截骨的位置以及截骨后的固定方式，并加强患者的康复治疗及功能训练等。

（丁健）

第三节
先天性腕骨融合

先天性腕骨融合（carpal coalition）是指先天的两块或多块腕骨完全或部分骨性或非骨性融合。这里所说的先天性融合（coalition）不同于后天的融合（fusion），后者多是两块单独的腕骨在创伤后骨性愈合在一起，或通过手术将相邻的腕骨骨性愈合在一起。先天性腕骨融合既可以单独出现，也可以作为全身性综合征的一部分。单独发生的非综合征性腕骨融合多是同一排相邻的两块腕骨融合在一起，最常见的是月骨和三角骨完全融合，其次是头状骨和钩骨融合。综合征性腕骨融合往往累及多块腕骨（图3-13-17）。

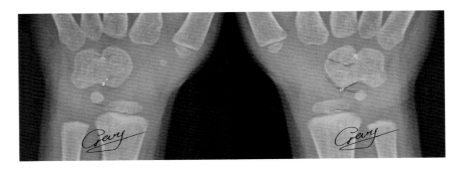

图3-13-17 头状骨和钩骨融合

由于先天性腕骨融合的病例多以个案报告的形式出现，因此无法准确统计其真正的发病率，据估计为0.1%～9.5%。在以白人为主的人群中，该病的发生率为0.07%～0.1%。在尼日利亚人群中，该病的发生率高达8%。2013年，Defazio等曾对其所在的美国的一家医院内发现的腕骨融合的病例进行统计，发现在非洲加勒比地区黑人中，该病的发病率最高，约为0.5%。2017年，日本学者Ong发现亚洲人先天性腕骨融合的发生率约为0.048%，远低于该病在其他人种中的发生率。

一、病因

先天性腕骨融合是典型的肢体分化障碍。腕骨的形成是在胚胎发育的第4～8周。腕骨间由3层组织构成，两侧的致密层形成骨软骨，中间的疏松层形成滑膜和关节囊组织。腕骨融合的程度由中间疏松层的缺失程度决定，如中间疏松层分化完全障碍，会导致腕骨完全骨性融合；而中间疏松层发育不全，则会导致部分融合。但是豌豆骨和钩骨的融合与此不同，一般认为豆钩骨融合是尺侧腕屈肌腱止点和豆钩韧带骨化造成的。

二、分型

根据融合的性质不同，先天性腕骨融合分为2种基本类型：骨性融合和非骨性融合。骨性融合是指邻近的腕管因骨性连接形成一块腕骨，而非骨性融合是指受累的腕骨之间由纤维软骨桥（fibrocartilaginous bridge）固定在一起。

1952年，Minnarr将最常见的先天性月三角骨融合分为4种类型：Ⅰ型，尚能形成可活动假关节的不完全的骨性融合；Ⅱ型，有不同深度切迹存在的不完全的骨性融合；Ⅲ型，完全的骨性融合；Ⅳ型，完全的骨性融合，同时伴有其他腕骨异常。虽然Minnarr对于先天性月三角骨融合的分型也可以扩展至其他腕骨，但此分型仍有局限，比如Ⅰ型和Ⅱ型也可以伴有其他腕骨异常，因此Singh等在2003年根据腕骨形态和融合的具体部位提出了更为复杂和全面的分型（表3-13-1，图3-13-18），此分型可更好地描述腕骨融合的情况。但在临床上，能够简单地归为其中一种类型的病例很少。

表3-13-1　先天性腕骨融合的Singh分型

类型		临床表现
Ⅰ	融合腕骨的形状	保持原有形状
		扭曲的形状
Ⅱ	融合的部位	掌侧融合（横断面观）
		背侧融合（横断面观）
		中央部融合（横断面观）
		近端融合（冠状面观）
		远端融合（冠状面观）
		中心融合（冠状面观）
		完全融合

类型	临床表现
Ⅲ	周围融合而中心留有空隙
Ⅳ	非骨性融合

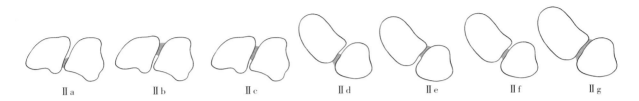

图 3-13-18 先天性腕骨融合的 Singh 分型中的 Ⅱ 型示意图（以月三角骨融合为例）

三、临床表现

虽然在理论上融合的腕骨会导致腕关节动力学上的改变，但是由于融合的腕骨失去的活动功能能够被其他腕骨所代偿，所以大部分先天性腕骨融合的患者没有症状，仅在体检时发现异常。2017年，Hoorn 等曾报告对 1119 例腕关节进行 X 线检查的结果，发现先天性腕骨融合并不罕见（发生率约为 9%），同时也证实腕骨融合并不会增加腕关节疼痛的发生率。

疼痛是有症状患者的常见主诉，一般认为是非骨性融合的腕骨间缺乏关节软骨导致退行性关节炎而诱发的，多在骨折、关节炎和腕关节不稳后发生，而远近排腕骨间的融合发生疼痛的概率更高。发生在尺侧的腕骨融合，如豆钩骨融合偶尔会出现尺神经支配区麻木的症状。

从腕关节正侧位片上可发现腕骨融合（图 3-13-19），以月骨和三角骨融合最常见，其次是头状骨和钩骨融合，其他腕骨也可以发生先天性融合。CT 和 MRI 有助于判断融合的部位和类型。

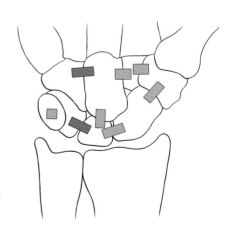

图 3-13-19 常见的先天性腕骨融合的部位示意图

先天性腕骨融合既可以单独出现，也可以作为全身性综合征的一部分出现（表 3-13-2）。

表3-13-2　一些合并先天性腕骨融合的综合征

综合征	腕骨畸形	其他畸形
Ellis-van Creveld 综合征	头状骨、钩骨融合；多块腕骨融合	软骨外胚层发育不全。其特征为离心性四肢短缩性侏儒，轴后型多指，指甲、毛发和牙齿等外胚层、软骨发育不良和以心房为主的心脏异常
hand-foot-genital 综合征	大多角骨、舟骨融合；舟骨形状异常	双侧拇指（趾）短、示指（趾）尺偏、小指（趾）弯曲和短指（趾）畸形，输尿管移位、尿道下裂等生殖系统畸形
指（趾）关节粘连	多发腕骨融合，以三角骨、钩骨融合最常见，也可并发舟骨畸形	完全或部分指（趾）间关节缺失
先天性多发性关节挛缩症	多发腕骨融合；腕关节尺偏固定畸形	肩关节内收，向内旋转；肘关节过伸；腕关节、指间关节屈曲；下肢也有畸形存在，常伴随其他畸形（包括小头畸形、腭裂、隐睾、泌尿道畸形）
Holt-Oram 综合征	形状异常的舟骨和其他腕骨融合，角骨和舟骨间隙大多变窄；副腕骨	上肢的多指和并指畸形；心血管系统畸形，如房间隔缺损；消化系统畸形和泌尿系统畸形
oto-palato-digital 综合征	舟骨和其他腕骨融合；腕骨间融合；横位头状骨；逗号形状的小多角骨	仅男性发病，以多发性骨发育异常为基础，常见拇指（趾）短小、扁平，中间三指（趾）末节增大，小指（趾）向外弯曲
Turner 综合征	月三角骨融合；近排腕骨形状异常	仅女性发病，表现为身材矮小、肘外翻、性幼稚、卵巢萎缩等

四、治疗

无症状或仅有轻微症状的先天性腕骨融合患者不需要特殊治疗。若患者有持续或重度的腕关节疼痛，则需手术治疗。手术基本方式是将部分骨性融合或非骨性融合的腕骨进一步融合，以达到完全的骨性融合，患者多可获得满意的效果。对于有症状的豆钩骨融合患者，如果经保守固定不能缓解疼痛，可将豌豆骨切除。

（崔树森）

先天性第4、5掌骨融合

先天性掌骨融合是指因胚胎发育过程中的分化障碍而导致的相邻掌骨异常连接，是一种少见的先天性畸形，在大样本的先天性手部畸形中的占比从0.02%到0.07%不等。在先天性掌骨融合中，第4、5掌骨融合（MF4；MIM#309630）最为常见。Buck-Gramcko和Wood曾统计109例掌骨融合的病例，第4、5掌骨融合占74%，第3、4掌骨融合占10%，第1、2掌骨融合占7%，其他掌骨融合仅占9%。掌骨融合累及近端基底，有时伴有掌指关节尺偏旋转畸形，患者表现为小指发育不良、小指外展畸形。有60%~80%的病例为双侧受累。先天性掌骨融合可单独存在，也可与其他复杂的先天性畸形，如中轴型多指、桡侧列缺如、尺侧列缺如、分裂手和Apert综合征合并存在。

一、病因

先天性掌骨融合属于肢体分化障碍。Ogino和Ohshio曾在动物模型中使用白消安（二甲磺酸丁酯），发现其可导致掌骨融合和多指畸形。他们推测在肢芽发育中外胚层-中胚层作用异常导致的分化障碍是该病的主要原因。先天性掌骨融合患者有一定的家族史，在大部分家系中为性染色体连锁，在少部分家系中为常染色体遗传。Laurell等于2014年对3个先天性第4、5掌骨融合家系进行了基因分析，发现成纤维细胞生长因子家族中FGF16外显子变异可导致X染色体连锁的先天性第4、5掌骨融合。

二、分型

Buck-Gramcko和Wood将先天性掌骨融合分为3种类型：Ⅰ型，掌骨近端融合，掌骨发育正常或掌骨轻微畸形；Ⅱ型，融合累及掌骨一半的长度，小指短小，尺偏畸形；Ⅲ型，融合累及掌骨超过一半的长度，往往累及全长。根据掌指关节是否异常，Ⅲ型又分为两个亚型：Ⅲa，环指和小指分别有独立的掌指关节；Ⅲb，环指和小指共用一个掌指关节。与Buck-Gramcko和Wood的分型不同，Foucher等人根据掌骨融合的形状，将本病分为I型、U型、Y型和K型，每型包括若干亚型（表3-13-3，图3-13-20）。

表3-13-3　先天性掌骨融合的Foucher分型

类型		特点
I型	I型	一个增大的掌骨
	Id型	两个单独的掌指关节
	If型	一个融合在一起的掌指关节
U型	U型	两个平行的掌骨
	Us型	掌骨长度对称
	Ua型	掌骨长度不对称
	Ut型	两个细小的掌骨紧密融合在一起
Y型	Y型	掌骨远端分叉
	Ys型	掌骨的两个分叉对称
	Ya型	掌骨的两个分叉不对称
K型	K型	掌骨的分叉相互靠拢，外侧第5掌骨短小；手指分叉呈括号形；指蹼异常

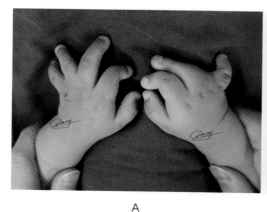
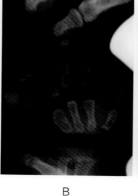
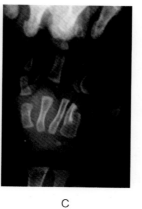

| A | B | C |

图3-13-20　第4、5掌骨融合

患者女，1岁，两手第5掌骨融合，左侧属Buck-Gramcko和Wood分型中的Ⅲb型，Foucher分型中的If型；右侧属Buck-Gramcko和Wood分型中的Ⅱ型，Foucher分型中的Ua型，同时伴有指骨融合

2014年，国内刘波等依据掌骨干间成角角度和小指指列发育不良程度的不同，将第4、5掌骨融合分为3种类型（表3-13-4）。掌骨间角的测量在X线正位片上进行，此角为经第4、5掌骨头骺线两垂线的夹角（图3-13-21）。A型，掌骨间角正常，掌骨干平行或融合成一体，远端只有一个掌指关节；B型，融合的掌骨远端向外分叉，掌骨间角增大；C型，掌骨近端融合，远端向内分叉，掌骨间角为负值。每型又分为2个亚型，小指指列发育正常或轻度不良为1亚型，小指指列严重发育不良、指列短小为2亚型。此分型简化了Foucher分型，有助于指导临床治疗。

表3-13-4　先天性掌骨融合的刘波分型

类型		第4、5掌骨间角	严重的小指指列发育不良	畸形的外观特点
A型	A1型	正常	无	无明显畸形或有轻微畸形
	A2型		有	
B型	B1型	增大	无	手掌变宽，指蹼增宽，手掌尺侧骨性突起，小指外展受限
	B2型		有	
C型	C1型	为负值	无	手掌宽度正常，小指外展畸形
	C2型		有	

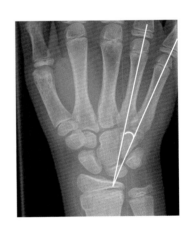

图3-13-21　掌骨间角的测量

三、临床表现

先天性第4、5掌骨融合的临床表现各异，有的明显的畸形在患者出生后即可被发现，而有的畸形在患者青春期后才逐渐变明显。典型的临床表现是小指发育不良、小指外展畸形。握拳时手指叠摞。掌骨间角增大的病例会出现手掌变宽，环、小指间指蹼增宽，小指外展受限。由于第5掌骨头尺偏和小指桡偏，手掌外侧可触及骨性突起。小指严重发育不良的病例会有手指屈伸障碍，影响抓握功能。

先天性第4、5掌骨融合可合并其他上肢畸形，如Apert综合征、中轴型多指、屈指畸形、短指畸形、拇指发育不良、桡侧列发育不良或缺如、尺侧列发育不良或缺如。

四、治疗

对于轻微的畸形和功能障碍，可不予特殊治疗。手术治疗的目的是改善外观和功能。手术的基本方法是分离融合的掌骨，采用开放性截骨、植骨术矫正异常的掌骨间角并部分延长短缩的掌骨（图3-13-22）。对于发育不良的小指指列，如患者接受，可在二期手术时采用骨延长的方法。刘波等报告了对9例B1型患者、6例C1型患者采用开放性截骨、植骨术矫正，除1例B1型患者掌骨间角的矫正角度不够外，其余患者均获得了外形和功能上的改善。

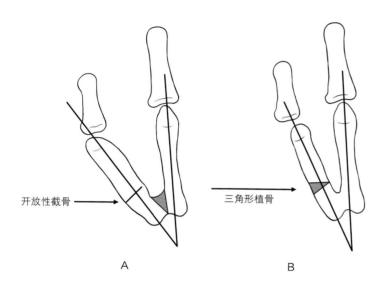

开放性截骨 →

三角形植骨 →

A

B

图3-13-22 采用开放性截骨、植骨术矫正异常的掌骨间角示意图

（崔树森）

第五节

Apert 综合征

Apert 综合征（Apert syndrome）又称尖头并指综合征Ⅰ型（acrocephalosyndactyly，type Ⅰ），为散发的常染色体显性遗传病，由法国神经学家Apert于1906年首先报告。Apert综合征为罕见疾病，发病率约为1/65000，男性与女性的患病率相等。该病系位于10q26区间的成纤维细胞生长因子受体2（*fibroblast growth factor receptor 2，FGFR2*）基因突变所致，是以尖头、短头、面中部发育不良及并指（趾）为特征的一种综合征，主要表现为颅缝早闭所致的头颅畸形、面中部发育不良、突眼，以及手、足并指（趾）畸形，多数患者伴有智力发育落后。

一、病理改变

本病的病理改变为颅缝早闭、骨性结合、关节融合和骨发育不全。

颅缝早闭是一种颅缝在大脑发育成熟前提前闭合的病理状态。目前已证实Apert综合征由成纤维细胞生长因子受体点突变引起，突变造成头颅扁骨膜内成骨障碍，进而引起头颅骨缝过早闭合。成纤维细胞生长因子受体点突变不仅影响颅盖骨骨组织的发育，还影响颅盖骨软骨组织的发育，导致两侧的颅骨发生骨性结合。基因突变引起了蛋白质结构的改变，使信号持续延长，导致手、足关节融合和骨发育不全。

二、分型

Apert综合征在四肢的表现主要是复杂的并指（趾）畸形。

Apert综合征的并指畸形的表现在临床上分为5种类型，主要分型依据是手指并连的范围及严重程度。Ⅰ型：环、小指与邻近手指没有并连，示、中指完全或大部分皮肤性并连。Ⅱ型：拇、小指没有并连，示、中、环指完全或大部分皮肤性或骨性并连，部分手指的指甲融合。Ⅲ型：拇指独立，示、中、环、小指完全或大部分皮肤性或骨性并连，部分手指的指甲融合。Ⅳ型：拇指至小指完全并连在一起，骨性或皮肤性并指，示、中、环、小指并连于一个平面，拇、示指的并连平面与其他手指的并连平面垂直，手掌卷曲在拇、示、中指之间，形成一个深的凹陷，除拇指外，其他并连手指的指甲可完全融合或部分融合在一起。Ⅴ型：拇指至小指完全骨性或皮肤性并连，手指末端紧密地聚拢在一起，拇指进一步外展旋前，与其他手指甚至小指密切接触，手掌形成一个较深的近乎闭合的腔隙，所有手指的指甲融合为一体。

Apert综合征的并趾畸形的表现在临床上分为2种类型。Ⅰ型：第1～5趾完全并连，足趾的趾甲可融合或不融合，前足扁平、宽大，足弓浅，末节趾骨宽厚，中节趾骨可缺如。趾间关节或跖趾关节发育不良、纤维粘连或骨性融合。第1趾短、宽大、偏斜，趾骨严重畸形，趾间关节脱位或半脱位。Ⅱ型：第1、5趾独立，第2、3、4趾并连，骨关节畸形与足部Ⅰ型相似，但相对轻。

三、临床表现

1. 颅面骨畸形　颅面部的症状与Crouzon综合征相似，表现为颅缝早闭所致的头颅畸形，多为尖头和短头，前额陡峭，26孕周的胎儿也可出现三叶草状颅骨缝闭合畸形。婴儿时期，患者前额部明显扁平和后倾，前囟膨凸，枕部扁平、无正常突起。中面部严重发育不良，表现为额部很高，中面部凹陷（图3-13-23）。成年患者面部有典型的痤疮。

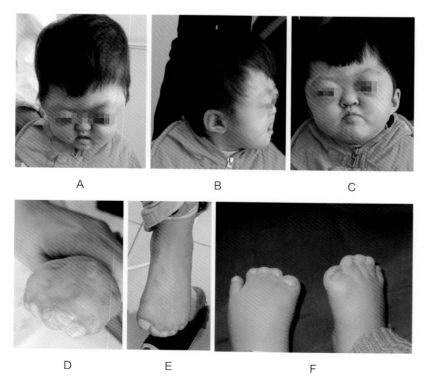

A　　　　　　B　　　　　　C

D　　　　E　　　　F　　　　　　图3-13-23　颅面骨畸形

2. 手足畸形　手和（或）足的并指（趾）畸形，常发生在第2、3、4指（趾），带1个指（趾）甲，手指短小、X线片显示有骨融合。与单纯的并指（趾）相比，Apert综合征的并指（趾）有3个特征性表现，即拇指（趾）短宽伴有桡偏，指（趾）甲广泛融合，骨性并指（趾）伴有第2节缺损。

3. 眼症　轻度突眼，可伴有中度的眶距增宽症，且眼眶水平轴线的外侧向下倾斜，外眦下斜。视神经因在视神经孔处受压，可出现视盘水肿，常继发视神经萎缩。

4. 口颌系统畸形　上颌骨发育不足致错颌畸形，下颌稍显前突，鼻梁低平。腭盖高拱，可有腭裂，牙列拥挤及开腭形或反腭形。有25%～30%的病例患有软腭裂或悬雍垂裂。

5. 中枢神经系统异常　多数患者有轻至中度智力发展迟缓；颅缝早闭，严重者有颅内压升高的相应症状。

6. 其他畸形　如低位耳、脊柱裂、关节粘连、心血管系统异常等。

四、治疗时机

应在患者6个月至3岁时进行早期手术治疗。当患者的功能性症状如眼症稳定时，可每年随访1次，根据Apert综合征的治疗标准和患者的个体化情况，制订和调整治疗方案。出生4个月以内的新生儿需接受多个学科专家的跨学科的系统评估，通过X线、CT、MRI、心电图等进行全面检查，评估全身重要器官的情况。此时宜行手术治疗，解决颅缝早闭。出生后4～6个月，Apert综合征患者的诊治重点是颅骨和脑组织发育情况。6～7岁时，Apert综合征患者一般接受纠正面中部凹陷的治疗，治疗时多采用整体骨前移术或者Le Fort Ⅲ型截骨术。近年来采用骨延长器技术治疗的患者逐渐增多。

五、治疗原则

1. Apert综合征的治疗呈现多元化和个体化趋势，具体的治疗方案需要由多学科专家组成的团队参与评估。

2. 以早期手术治疗为主；患者饮食上以清淡为主，注意合理饮食、规律饮食。

3. 手外科治疗的基本原则：以治疗并指畸形及拇指侧偏畸形为主。对于手部畸形Ⅰ型，可单次手术，完成并指畸形分指手术；对于其余各型，可遵循多指畸形、并指的分指原则。对于拇指偏斜畸形，可行近节指骨截骨矫形；对于Ⅰ、Ⅱ、Ⅲ型，拇指截骨术可与分指手术同期进行；对于Ⅳ、Ⅴ型，可在分指手术结束后行拇指截骨术。足趾分趾手术应遵循分期手术原则。

六、手术方法

1. 对于颅面部畸形，一般主张进行早期手术治疗。对于儿童患者，可行额眶前移术，也可行颅面联合前移的扩大Le Fort Ⅲ型截骨术，同期行中面部劈开去骨术，以矫正眶距增宽症。对于成人，可选择不同术式，主要包括 Le Fort Ⅲ 型截骨术和 Monobloc 手术。

2. 对于并指（趾）畸形，可按照分指（趾）的整形原则进行一期或分期的分指（趾）手术，如 Z 字成形、植皮等（参见第十二章第一节）。

3. 神经外科治疗颅缝早闭的原则：脑发育期间，在颅骨间制造人工颅缝，以达到减压的目的。诊断确定后，如果患者身体情况允许，应该尽早做手术，以尽快解除收缩的颅骨，以利于脑组织的发育。手术多在患者出生后 4 个月内进行，基本的手术方法是在患者 4～6 个月大时，行前部眶骨前移手术；在 6 个月至 1 岁时，行后颅延长术。

七、常见并发症和预防

（一）常见并发症

1. 中枢神经系统异常　可有脑水肿改变。患者常有头痛、惊厥，不同程度的智力低下，嗅觉、听觉消失，继发性视神经萎缩，颅缝早闭等症状，严重者有颅内压升高的相应症状。症状严重程度因人而异，严重者可出现偏瘫失语、植物状态、脑疝等。

2. 脑积水　脑积水是 Apert 综合征患者的严重并发症之一，危害极大，可引起精神、智力发育迟缓及婴儿早期死亡。测量头围无法很准确地评估颅内容量，早期的三维影像检查和重建对诊断很有必要。脑积水同时可合并肾脏、心脏等重要器官的病变，如心脏缺陷。

3. 脊柱和四肢发育不全　表现为椎骨融合（尤其是 C_5、C_6 椎体）、脊柱裂；可伴有短颈畸形，肩部和肘部常有骨性结合和关节固定，骨骼肌异常；身材矮小。

4. 术后主要并发症　术后主要并发症有死亡，脑脊液鼻漏或脑膜膨出，伤口感染，失明或视力减退，血肿或血清肿，眼部损伤或颅脑损伤。

5. 其他并发症　其他并发症包括睑下垂、斜视、眼眶不齐、移植的鼻骨外露、角膜擦伤、呼吸道不畅、睡眠呼吸暂停低通气综合征等。

（二）预防

可通过产前超声检查和羊水分子生物学检查对 Apert 综合征进行产前诊断。产前超声诊断 Apert 综合征对孕妇的遗传咨询和胎儿出生后的手术治疗有重要的指导作用。不建议本病患者进行婚配生育，因为患者很少能存活到成年。对于颅骨闭合过早的，为防止智力障碍和视力障碍的发生、发展，可在婴儿早期施行颅骨切开减压术，常用手术方法为颅骨直线形、十字形切开术，或双侧颅骨骨瓣成形术。对于并指畸形，应尽可能在患者 6 个月至 1 岁时进行松解，并让患者练习用手指抓物；对于并趾畸形及颜面异常，可施行矫形术。

八、存在的问题和未来的方向

目前，对 Apert 综合征的诊断主要依据其典型的形态学表现。对于 *FGFR2* 的突变类型与表型的对应关系，还需进一步研究。遗传学家尚难以准确解释该综合征及其他有颅缝早闭表现的综合征的临床表现与基因表型之间的对应关系，比如相同的基因突变型可出现不同的临床表现，或不同的基因突变型可出现相似的临床表现，未来需进行更多的遗传学研究以明确该病的发病原因。

部分患者术后仍残留拇指短，指间关节、掌指关节发育不良，手指僵硬或手指侧偏畸形，肘关节发育不良等诸多问题，严重影响手功能的发挥。对于短拇畸形是否可以通过植入延长架进行指骨延长术，手关节发育不良造成的屈伸功能严重障碍是否可以行关节成形术或功能位截骨融合术，以及手术时机等，均有待于不断研究和探讨。

（李志杰）

第六节
先天性斜指畸形

先天性斜指畸形（congenital slanting deformity of the finger）又称先天性指侧弯（clinodactyly），表现为手指向桡侧或尺侧成角畸形。多数情况下，斜指畸形只是某一种先天性畸形或综合征的一个临床体征，最为常见的为多拇畸形（图3-13-24）。在并指畸形（图3-13-25）、巨指畸形（图3-13-26）、屈指畸形（图3-13-27）、指关节粘连、畸形足、手中央缺如、尺侧畸形手等中，都可以见到斜指的发生。有30种以上的综合征可以出现斜指畸形，如在Apert综合征（图3-13-28）、Poland综合征、Turner综合征（图3-13-29）、发育不全性侏儒（distrophic dwarfism）、Holt-Oram综合征、Rubinstein-Taybi综合征和Cenani-Lenz并指畸形等中，都可出现斜指畸形。斜指畸形也可以孤立存在，第1～5指均可以发生斜指畸形，以小指末节最为常见（图3-13-30，图3-13-31）。本节主要

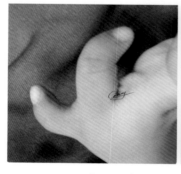 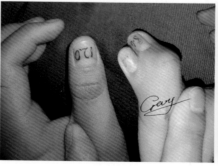 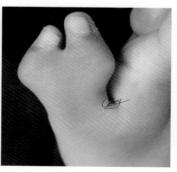

A B C

图3-13-24 多拇畸形常见的指间侧偏畸形类型

讨论在第2～5指孤立发生的斜指畸形。发生在拇指的斜指畸形主要见于三节拇畸形（图3-13-32），请参阅第十三章第九节。

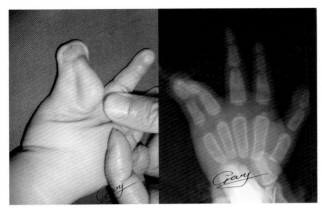

图3-13-25 轴后型并指畸形伴环指斜指畸形

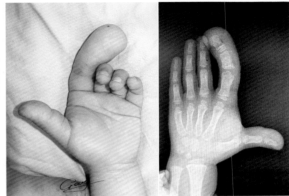

图3-13-26 示指巨指畸形伴斜指畸形

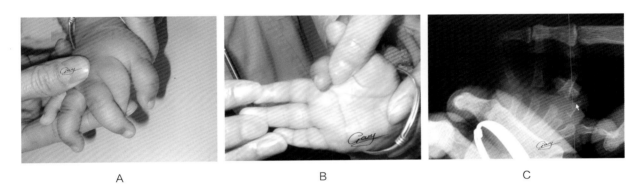

A   B   C

图3-13-27 屈指畸形伴斜指畸形

A. 背面观，示指与中指呈交指畸形，第2～4指屈曲   B. 掌面观，指纹间距变小，末节指纹变浅   C. X线片显示示指近节指骨头部变形

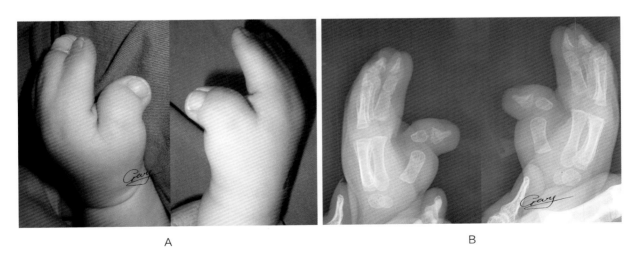

A   B

图3-13-28 Apert综合征

拇指短小、宽大并且向桡侧偏斜是特征表现之一

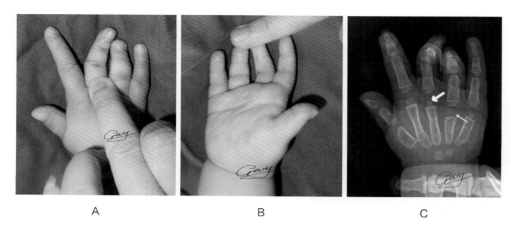

A　　　　　　　　B　　　　　　　　C

图3-13-29　Turner综合征伴中环指斜指畸形

A、B. 患者女，3岁，术前外观，中指近指间关节向尺侧偏斜，环指近指间关节向桡侧偏斜，同时中、环指显示短缩、交指畸形　C. X线片，中、环指相向偏斜；第3掌骨短缩，骨化中心小；第4掌骨细短，掌骨头部骨化中心未出现，近端铅笔征

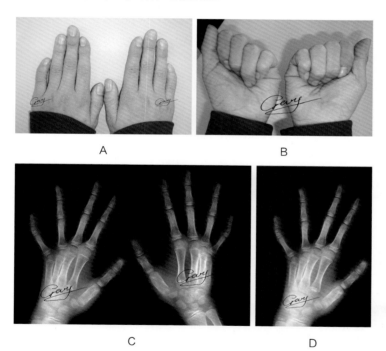

A　　　　　　　　　　B

C　　　　　　　　　　D

图3-13-30　双小指斜指畸形

A、B. 手部外观，两侧小指远节向尺侧偏斜，功能良好　C、D. 手部X线片

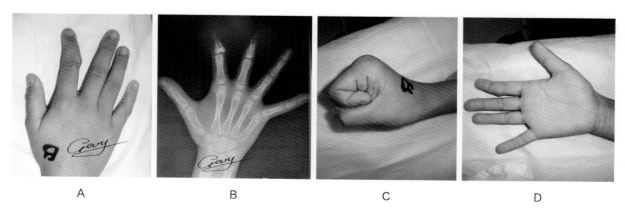

A　　　　　　B　　　　　　C　　　　　　D

图3-13-31　示指斜指畸形

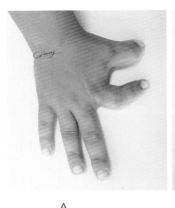 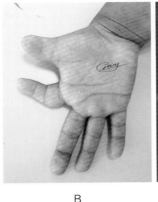 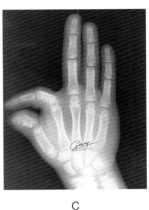

A　　　　　　　　　　　　B　　　　　　　　　　　　C

图3-13-32　拇指、示指斜指畸形

　　单纯的小指斜指畸形对外观有影响，但很少造成实质性的功能障碍，这极大地影响了患者的就诊意愿，所以斜指畸形的真实发病率很难确定，报告的数据为1%～19.5%。该病的具体病因尚不清楚。对于该病，有散发的报告，也有家族性报告。在家族性报告中，该病属于常染色体显性遗传病。累及双侧小指的斜指畸形多具有家族性遗传的特点，属于常染色体显性遗传病（图3-13-33）。

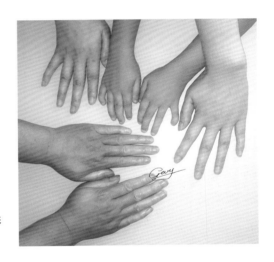

图3-13-33　遗传性小指斜指畸形
三代人均有双侧小指斜指畸形

　　Delta骨是斜指畸形中常见的病理改变，由Delta骨导致的斜指畸形也称为Delta指（图3-13-34）。这种畸形在总人群中的发生率尚不清楚，且具体病因尚不清楚，但是44%的患者有明显的家族史，表现为常染色体显性遗传。三角形指骨很少孤立出现，常伴有多指畸形、并指畸形、指关节粘连、畸形足、三节拇畸形、手中央缺如、尺侧畸形手、Apert综合征、Poland综合征、发育不全性侏儒和Holt-Oram综合征。David和Burwood于1972年报告的3000例手部先天性畸形的患者中，此种畸形占1/410。Vickers于1987年报告，由于基因谱的不同，Delta指的发病率也不同。在澳大利亚常见Delta指合并小指并指畸形。Flatt的报告也是如此。也有报告称Delta指只能发生在近端有次级骨化中心的骨骼上，常发生在小指中节、拇指近节或三节指骨拇指的中节指骨。然而，Delta指也有发生在所有手指的近节、中节指骨和掌骨的病例，Jaeger和Refior于1971年报告在掌骨和跖骨中发现Delta指。该畸形也存在更复杂的形式，如发生在Rubinstein-Taybi综合征和Cenani-Lenz并指畸形中的双Delta骨或相吻Delta骨（图3-13-35）。对于Delta骨导致的斜指畸形，除影响外观外，多数病例无症状和功能障碍，也无须治疗。

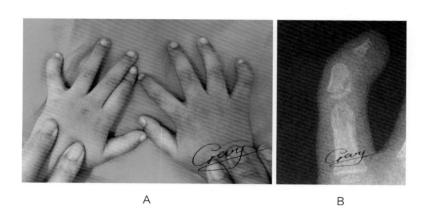

A   B

图3-13-34 Delta骨导致的斜指畸形

双侧小指斜指畸形，家族性。X线片显示小指中节指骨骨骺在桡侧向远端延伸，呈C形，小指远节指骨向纵向骨骺一边（桡侧）偏斜

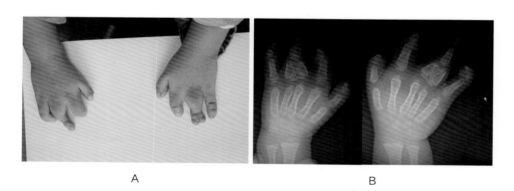

A   B

图3-13-35 并指畸形中的相吻Delta骨

（图片来源：南方医科大学第三附属医院儿童骨科谭为）

    Kirner畸形除小指远节指骨向桡侧倾斜外，同时伴有远节指骨向掌侧弯曲，是先天性斜指畸形中的特殊类型（图3-13-36）。1927年，Kirner首次描述了这种特殊类型的小指斜指畸形（注：《格林手外科手术学》等将Kirner畸形单列描述，区别于斜指畸形。在此，我们将其归类为斜指畸形中的特殊类型）。Kirner畸形常为双侧发病，常合并屈指畸形、并指畸形或巨指畸形，可伴有Cornelia de Lange综合征或Turner综合征。Kirner畸形较为罕见，发生率为0.15%～0.25%，女性发生的概率要比男性高1倍。病程常常缓慢发展，开始时可出现远节指骨的无痛性肿胀，后逐渐出现远节指骨向桡掌侧弯曲，指甲向背侧隆起，整个病程可持续8～12年。这是一种常染色体显性遗传病，但有不完全的外显率，也就是说下一代不一定会表现出Kirner畸形。

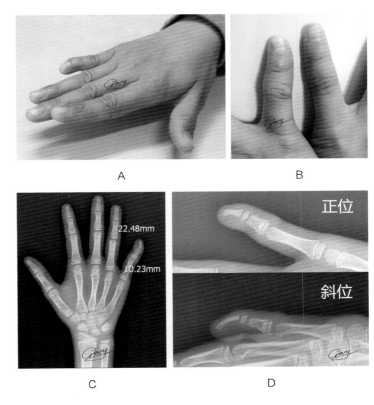

图 3-13-36　11岁 Kirner 畸形女患者

A、B. 外观　C、D. X 线片

一、分型

先天性斜指畸形常根据病因或病理改变进行分类，目前最常用的分类方法是 Cooney 所提出的分类法（表3-13-5）。

表 3-13-5　斜指畸形的 Cooney 分类法

类型	畸形部位	成角畸形	伴发畸形
单纯型	中节指骨	<45°	—
单纯复杂型	中节指骨	>45°	—
复合型	骨和软组织	<45°	并指畸形
复合复杂型	骨和软组织	>45°	多指畸形或巨指畸形

按 Swansqn 的分类，斜指畸形属于肢体分化障碍。从骨结构表现来分，可分为3种类型：轻度成角畸形，指骨长度正常；轻度成角畸形伴有指骨短缩；明显的成角畸形，存在 Delta 骨。从临床治疗和病理改变的角度分类，可以分为3种类型：Ⅰ型，倾斜角度<15°，手指关节屈伸功能良好，手部功能与外观影响小，属于轻度单纯型斜指畸形；Ⅱ型，倾斜角度≥15°，手指屈伸时可发生邻指重叠或对捏受限，明显影响手部功能和外观，属于重度单纯型斜指畸形；Ⅲ型，合并其他畸形如并指畸形、多指畸形或巨指畸形等，属于复合型斜指畸形。

二、病理改变

近侧关节面（指骨头部）倾斜是斜指畸形的基本病理改变，关节面的倾斜可以独立存在，但多数情况下这种关节面的倾斜与C形骨骺（Delta骨）或其他形式的骨骺异常同时存在。在学龄前儿童，尤其是婴幼儿的X线片上，由于次级骨化中心未出现，而骨骺软骨不显影，因此只能看到偏心存在的骨干部分，形态可以是三角形、D形、梯形或不规则的四边形（图3-13-37）。随着骨化中心的出现，骨骺可以出现不同的表现形式。在学龄儿童的X线片上，C形骨骺可以清晰地显示，表现为指骨近端的骨骺软骨与骨化中心同时在指偏斜一侧向远端延伸，直至指骨头部（图3-13-38）。而整节骨骼的形态似希腊字母δ，因此C形骨骺又称Delta骨。由于整个骨骺像托架一样承托指骨更短的一侧，所以Light和Ogden又称此畸形为纵向骨骺托（longitudinal epiphyseal bracker，LEB）。这种不对称的次级骨化中心不断骨化，造成了手指偏斜弯曲（图3-13-39）。这种畸形最常见于伴有三节指骨拇指的近节指骨和小指的中节指骨，其次是环指的近节指骨。

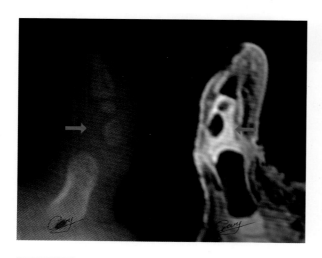

图3-13-37 婴幼儿Delta骨的X线片与MRI

患者女，12个月，X线片显示远节指骨偏斜；中节指骨骨化中心偏心，偏斜侧显示空虚（蓝箭头）；MRI同样显示远节指骨偏斜，中节指骨骨化中心偏心，偏斜侧有明显的纵向骨骺软骨（蓝箭头）

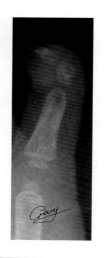

图3-13-38 学龄前儿童的C形骨骺

指骨近端的骨骺软骨与骨化中心同时在指偏斜一侧向远端延伸，直至指骨头部

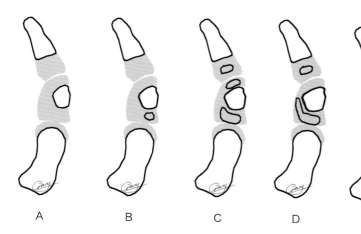

图3-13-39 Delta骨发育模式示意图

在婴幼儿中，次级骨化中心未出现，一级骨化中心（骨干）部分表现为三角形或D形。随着次级骨化中心的出现及发展，在指骨短的一侧呈现纵向骨骺托，骨干进一步发育后，其形态可以变为梯形或不规则的四边形

除了C形骨骺，锥形骨骺与假骨骺异常在斜指畸形中也经常出现（图3-13-40）。这些骨骺异常不仅导致关节偏斜，还经常导致指骨的纵向发育迟缓，进而表现为指骨短粗，尤其是小指，常合并短指畸形。拇指粗短并向桡侧偏斜则是Apert综合征的固有表现。在一些病例中，指骨头部的形态发育异常无疑是导致关节偏斜的病理基础。皮肤软组织的不对称的过度发育或迟缓发育，可能是继发斜指畸形的原因。斜指畸形最为常见的是环、小指完全性并指时的环指斜指畸形，也可见于巨指畸形。

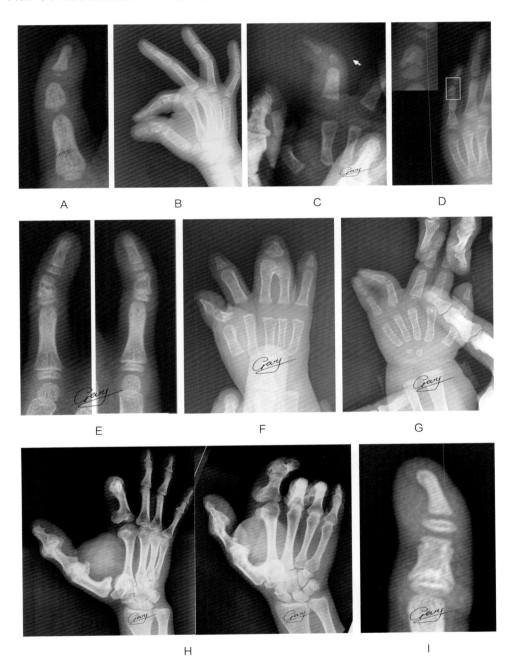

A   B   C   D

E   F   G

H   I

图3-13-40 斜指畸形的多样化骨骺改变

A. 关节面偏斜导致的斜指畸形 B. 以指骨头部发育异常为主要表现的斜指畸形 C. Delta骨导致的示指短指畸形与斜指畸形 D. 存在锥形骨骺的斜指畸形伴有短指畸形 E. 存在假骨骺的斜指畸形 F. Apert综合征中的拇指偏斜 G. 并指畸形导致的斜指畸形 H. 巨指畸形继发的斜指畸形 I. Kirner畸形的天使骨骺

三、临床表现与诊断

先天性斜指畸形常见单个手指向一侧倾斜，可以发生在任何一个手指上，但以小指远节指骨向环指方向倾斜多见。在学龄儿童及成人的X线片上，可以清楚地显示指骨畸形发生的部位和特征。值得注意的是，学龄前儿童，尤其是婴幼儿的X线片显示的骨形态与成人有较大的差别，并不能提供准确的骨形态与结构信息（参阅第四章第一节）。MRI比X线检查能提供更多的信息。

发生在小指的斜指畸形多数只影响外观，鲜见影响功能的情况发生（图3-13-41）。示指向桡侧偏斜的轻度斜指畸形对功能大多无影响，但严重的偏斜则不仅影响外观，而且影响功能（图3-13-42）。发生在中指和环指的斜指畸形，即使偏斜不严重，也可能由于出现交指畸形而影响手部的功能（图3-13-43）。

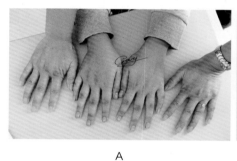
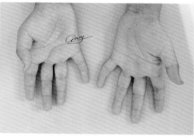
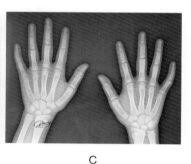

A　　　　　　　　　　　B　　　　　　　　　　　C

图3-13-41　小指偏斜畸形

A. 患者女，9岁，有家族史，无功能影响。患者与母亲的手部外观　B. 患者手部掌面观　C. 患者的X线片显示小指中节指骨头部关节面偏斜，无C形骨骺

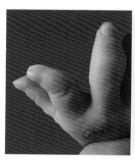
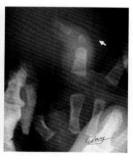

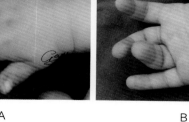

图3-13-42　示指斜指畸形

A. 患者男，1个月，示指重度偏斜　B. X线片显示示指中节指骨为Delta骨且明显短小

A　　　　　　　　　　　B

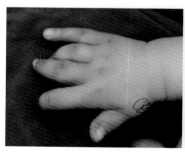
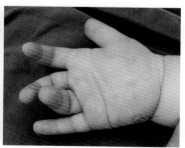

图3-13-43　中环指斜指畸形

患者女，3岁，因存在明显的交指现象而影响功能

A　　　　　　　　　　　B

Kirner畸形的特征性表现为小指呈鸟嘴样改变，伴指甲进行性隆起，指尖向桡侧和掌侧弯曲，X线片显示骨骺变宽和干骺端不规则（图3-13-44）。

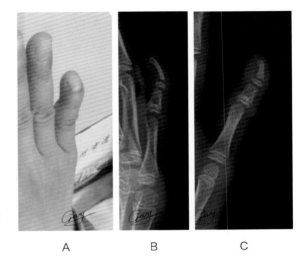

图3-13-44 Kirner畸形

A. 外观，小指远节指骨屈曲，指甲隆起 B、C. X线片显示指尖向掌面弯曲呈鸟嘴样，骨骺变宽，干骺端显得与骨骺宽度不匹配

根据病史、手指是否存在偏斜以及影像学检查，不难做出斜指畸形的诊断。值得注意的是，目前临床上除了斜指畸形分类中的家族性的小指斜指畸形与Kirner畸形常常独立发病外，斜指畸形是其他先天性畸形或综合征的一个临床体征，需要鉴别。

四、治疗原则

斜指畸形的治疗由畸形指骨的外形、长度、畸形程度、患者年龄以及家属的意愿决定。单纯支具固定即使对于轻度的斜指畸形也难以达到纠正偏斜的目的。手术治疗是纠正偏斜的唯一手段，但需要遵循手部先天性畸形的手术治疗原则，即在改善功能的前提下矫正手指的畸形。对于只影响外观而无功能障碍的斜指畸形，即使患者或家属有进行手术矫正的愿望，但由于瘢痕以及存在关节僵硬的风险，应当慎重手术。由Delta骨引起的手指中度以上成角畸形，不仅手指笨拙、难看，如果出现交指畸形，还会影响手部功能，因此应当手术治疗。手术治疗应以矫正偏斜、破坏骨骺的异常部分为主要目的。对于有明显横向扩展的Delta骨，应同时考虑缩窄Delta骨。

手术时机与手术方法的选择目前仍存在争议，有的主张早期干预，有的主张成年后待骨骺发育成熟再手术。一般认为，在患者5岁前，对Delta骨的纵向骨骺进行横向切开，并进行脂肪填塞，能自动矫正成角畸形，使指骨能够获得良好的纵向生长。而在患者5岁以后，除了需要切开Delta骨的纵向骨骺外，还必须进行截骨矫正。我们认为，对于影响功能和美观的严重斜指畸形（Ⅱ、Ⅲ型），在综合考虑患者的心理发育因素后，也可在患者2～7岁（学龄前）时进行手术治疗，但建议术前进行常规MRI检查，正确评估患指的骨骺情况，术中注意彻底切除纵向骨骺畸形，同时要注意保护横向骨骺，以免影响指骨的发育。另外，术前应与患者家属充分沟通，若术后骨骺发育引起继发畸形，可能需进行二次矫形手术。因此，在患者学龄前选择矫形手术要慎重。但对于三节指骨拇指的Delta骨，其小三角骨块的切除手术可以安排在患者1岁以内进行。

五、手术方法

斜指畸形的手术是通过截骨纠正手指力线来矫正异常的骨骼，对于Delta骨则必须切除纵向的括弧形骨骺，以使手指较短一侧的生长潜力得以释放。

（一）Delta骨的手术方法

1. **小三角骨块切除术**　对于多余的Delta骨（常见于三节拇畸形与Ⅶ型多拇畸形），可在Delta骨一侧指间关节侧方做纵行切口，切开关节囊韧带，显露远指间关节。仔细辨认小三角骨块，确认无误后将其切除，缝合关节囊韧带，缝合皮肤。用克氏针固定关节，或术后用铝板或支具固定3周（图3-13-45）。

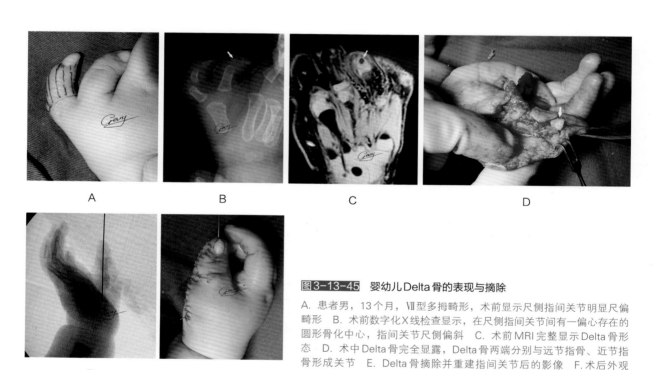

A　　　　　　　B　　　　　　　C　　　　　　　D

E　　　　　　　F

图3-13-45　婴幼儿Delta骨的表现与摘除

A. 患者男，13个月，Ⅶ型多拇畸形，术前显示尺侧指间关节明显尺偏畸形　B. 术前数字化X线检查显示，在尺侧指间关节间有一偏心存在的圆形骨化中心，指间关节尺侧偏斜　C. 术前MRI完整显示Delta骨形态　D. 术中Delta骨完全显露，Delta骨两端分别与远节指骨、近节指骨形成关节　E. Delta骨摘除并重建指间关节后的影像　F. 术后外观显示拇指轴线完全矫正

术中应仔细区别小三角骨块和远节指骨骨骺，特别是不能错将骨骺切除，以免影响手指发育。

2. **骨骺峡部切除术**　切除骨骺的峡部（纵向骨骺），进行脂肪填塞，使指骨的横向生长消失，并防止两端骨骺再次生长相连（图3-13-46）。此方法适合5岁以内，尤其是纵向骨骺仍未骨化的患者。

手术方法（以小指为例）：采取基础麻醉加臂丛神经阻滞麻醉，于小指桡侧中节指骨处做S形切口，切开皮肤、皮下组织，充分显露Delta骨的近端骨骺及其连接部，用手术刀或咬骨钳将峡部去除。骨骺峡部务必清除干净。同时，于前臂切取一脂肪组织块，填充并缝合于腔隙内。充分止血后，缝合并包扎伤口。

3. **翻转楔形截骨术**　以Delta骨的纵向骨骺一侧为顶点，以对侧皮质为底边，设计楔形骨块。

切取楔形骨块后，翻转植入骨折端，用克氏针从远指间关节和近指间关节对近节指骨进行固定（图3-13-47）。

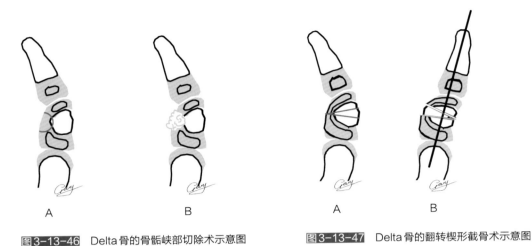

图3-13-46 Delta骨的骨骺峡部切除术示意图　　　　图3-13-47 Delta骨的翻转楔形截骨术示意图

4. 截骨矫形术　对于没有Delta骨或骨骺线闭合的偏斜畸形，如果指骨没有明显短缩，可采用闭合截骨术。术前在X线片上容易预测截骨的角度，截骨后固定稳定，愈合较快。由于Delta骨导致的斜指畸形常常伴有指骨的短缩，因此开放截骨更利于维持指骨的长度，但矫正的角度较难把控。虽然开放间隙植骨或不植骨均能获得良好的骨愈合与矫正角度，且都有文献支持，但笔者认为植骨有利于断端的稳定以及矫正角度的维持。对于Delta骨，不论是开放截骨，还是闭合截骨，都应同时对峡部进行充分的切除与必要的阻隔。在开放截骨时，还要评估偏斜侧的软组织张力，必要时应进行局部的皮瓣成形（图3-13-48）。

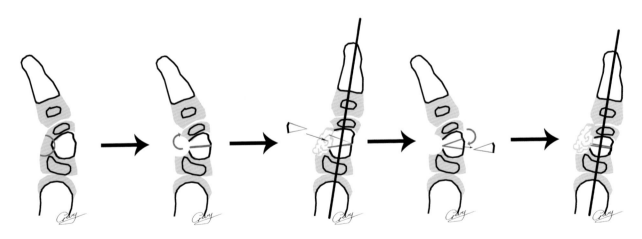

图3-13-48 Delta骨的截骨矫形术示意图

（二）Kirner畸形的手术方法

可以根据情况采用截骨矫形术、截指术、Carstam-Eiken手术等。

1. 截骨矫形术　上臂缚止血带，在患指桡侧正中做纵行切口，切开皮肤、皮下组织，于骨膜下显露畸形的指骨。在相应的部位行楔形截骨术，矫正骨轴线，并用克氏针固定，必要时可反向植入三角形骨块（见图3-13-47）。术前应在X线片上精心测量指骨的倾斜角度及截骨的角度。术中保留指骨掌侧骨膜的完整性有助于控制骨段的旋转，避免截骨矫形不彻底或矫枉过正。冲洗伤口，止血后缝合，必要时可放置橡皮引流条。包扎后，用石膏托或铝板进行外固定，直至骨愈合。

2. 截指术　对于有严重畸形且截骨矫形术不能矫正者，可考虑行截指术。在患指的掌、背侧做鱼嘴样切口，切开皮肤及皮下组织，从畸形的关节处离断，去除关节面，将指神经自远端牵拉出少许后用利刀切断，以同法切断指屈肌腱、指伸肌腱，结扎两侧的指动脉，冲洗伤口，止血后缝合并包扎。

3. Carstam-Eiken手术　于远节指骨桡侧做正中切口，于骨膜下显露远节指骨，在骨干掌侧3/4处做两处截骨，保留指骨背侧骨膜的完整性，将克氏针纵行穿过指骨和远指间关节，固定（图3-13-49）。骨膜完整有助于控制旋转。弧形指甲可能阻挡畸形的完全矫正，应在截骨前拔除指甲。冲洗伤口，止血后缝合并包扎。

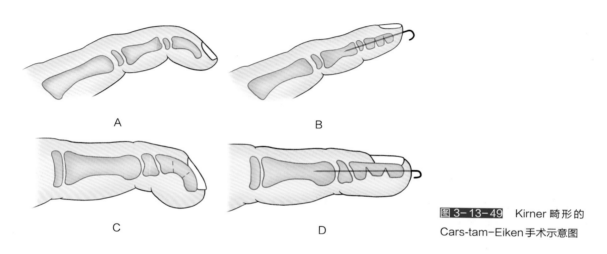

A　　　　　　　B

C　　　　　　　D

图 3-13-49　Kirner 畸形的 Cars-tam-Eiken手术示意图

斜指畸形的手术治疗应以截骨矫形术为首选。截骨时应特别注意矫正的角度，避免矫枉过正或矫正不足。用克氏针固定时要牢靠，固定6～8周至骨愈合后，去除支具或石膏托，行功能锻炼。

六、常见并发症

手术治疗的并发症包括感染、不愈合、复发、关节或手指僵硬、矫枉过正或矫正不足等，但因先天性斜指畸形的发病率较低，所以该类手术并发症的报告并不常见。特发性斜指畸形的截骨矫形手术还存在伸肌腱、屈肌腱粘连的可能。Delta骨的骨骺峡部切除术往往会出现矫正不足现象，需要在二期手术时再行截骨矫形术。Piper等报告在2003—2013年为9个小指斜指畸形病例（共13个小指）进行了开放截骨矫形手术，所有患指均得到明显改善（平均纠正达32°）。随访25个月，有1例出现畸形复发，有3个小指出现远指间关节僵硬。

（杨晓东　高伟阳）

第七节
骨纤维结构不良

骨纤维结构不良（osteofibrous dysplasia）又称骨纤维异常增殖症、Albright 综合征或 McCune-Albright 综合征（MAS）。该病最早由 McCune 和 Albright 描述，是一种骨生长发育性病变。临床上，骨骼损害、性早熟和皮肤色素沉着为该病的三大主征。病变常发生在四肢骨，以下肢多见，上肢相对少见，少数患者还合并其他内分泌功能异常。

一、病因和病理改变

骨纤维结构不良可能与胚胎原始间充质发育异常有关。组织学检查可见病灶主要由成熟程度不同的纤维组织和新生的骨组织组成。

自 1994 年以来，该病的病因学研究有了突破性的进展。Malchoff 和 Shenker 等人首先通过对骨纤维结构不良患者进行细胞分子生物学检测，发现患者细胞内广泛存在的鸟核苷酸结合蛋白（guanine nucleotide binding protein，G 蛋白）中的刺激性 G 蛋白（Gs）的 α 亚基发生了基因突变（Gs 由 α、β、γ 3 个亚基组成）。当 Gs 的功能受损时，细胞内的 cAMP 堆积，导致细胞内 cAMP 水平增高，其结果是：①激活依赖 cAMP 作用的受体（如 ACTH、TSH、FSH、LH 受体），使相关激素直接作用于某些靶器官、靶细胞的功能增强。例如，使黑色素细胞分泌的黑色素增多，造成皮肤色素沉着。②机体对多种激素产生抵抗，如对甲状旁腺素（PTH）抵抗导致骨质软化和佝偻病。③活化的 Gs 下调骨钙素水平，促进骨原细胞增殖，使其分化受到抑制，导致骨纤维发育不良，形成骨组织构象畸形。

近年又有学者通过逆转录-聚合酶链反应，用等位基因特异性引物、等位基因特异性寡核苷酸

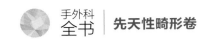

杂交和DNA测序，测得Gs的α亚基上的突变位于基因编码的R201C或R201H部位。而引起突变的原因是GTP酶的活性增强，损伤了介导的受体活性。

二、临床表现

女性较多见，男女发病率之比为1∶2～1∶3。患者一般在幼年时期发病，至儿童或青少年时出现症状。病变发展缓慢，病程可达数十年，患者成年后病灶有自行静止或痊愈趋势。最常见的症状为局部畸形或伴有疼痛。根据受犯骨的多少和有无骨骼系统以外的症状，临床上将本病分为3种类型：

1. 病变仅侵犯一骨者为单骨型。

2. 病变侵及多骨者为多骨型，最常见。

3. 除了骨骼病变外，还有皮肤棕色色素沉着、性早熟（女性多见）及骨骼发育、成熟加速。血磷、血钙和血碱性磷酸酶（ALP）一般都正常。

骨纤维结构不良可发生在任何骨骼上。单发性四肢病损常见于近侧骨端，可局限分布或向骨干扩散，多发于股骨、胫骨、腓骨和骨盆，常偏向一侧肢体。对于双侧受累者，病损并不对称。上肢病损常见于肱骨及桡尺骨。对于上肢有病损者，病损往往同时见于颅骨。

最常见的症状是骨病损。病损症状的轻重常与年龄、病程及受损部位有关。年龄越小，症状越重。在大多数早期病例中，本病可存在多年而无症状，继而出现疼痛、功能障碍、弓状畸形或病理性骨折。有学者报告，多达2/3的病例发生病理性骨折，近半数病例有多次骨折病史，有些病例以此为首发症状，特点是常由轻度外伤引起，骨折部位疼痛、肿胀、有功能障碍，但很少移位，绝大多数可在制动后愈合。长骨受累时，常出现膨胀、弯曲畸形；掌跖骨受侵者，肢端隆起。深部的病损一般很难在早期发现。

皮肤色素沉着也是较多见的体征，特点是色素沉着散在腰、臀、大腿等处，偏患侧且以中线为界，呈点状或深黄色片状，或为黄棕色皮斑，不隆起，边缘呈齿状，形态不规则，大小不等，但组织结构与正常皮肤相似。

性早熟仅发生在少数骨骼受损较严重的病例中。绝大多数患者为女性，表现为阴道出血（但不是月经），严重者在3～4个月大时即出现，第二性征出现较早，外阴变大，乳房发育较早，腋毛和阴毛过早出现，偶尔有智力减低和其他内分泌症状。半侧多骨广泛病变、皮肤色素沉着合并性早熟，为骨纤维结构不良的表现。

三、诊断与鉴别诊断

（一）诊断依据

具有下列第1项或第2项，则诊断可成立；如具有第3项，应高度考虑可能是骨纤维结构不良。

1. 具有骨损害、皮肤色素沉着和性早熟三大主征。

2. 具有骨纤维结构不良的X线片表现，皮肤有牛奶咖啡斑（cafeaulait斑），年龄在30岁以下，伴有内分泌或非内分泌异常。

3. 具有第1项中的两种或一种主征，且伴有内分泌或非内分泌异常的年轻患者。

（二）实验室检查

生化检查或放射免疫检查。检查结果的改变与该病合并内分泌异常有关。如合并甲状旁腺功能亢进症，则血钙升高，尿磷升高，血磷降低，碱性磷酸酶增高；合并性早熟，则血清雌激素、孕激素或雄激素水平增高；合并肢端肥大症和高泌乳素血症，则促生长素（GH）或催乳素（PRL）增高。因病程缓慢，个别病情轻者也可无生化异常。

（三）影像学检查

1. X线检查　骨纤维结构不良的骨组织被异常增生的纤维组织所取代，表现为不同程度的骨膨胀；骨皮质虽变薄，但完整；骨密度可均匀降低。在X线片上，骨组织或呈毛玻璃样，或可见条索状、斑点状致密影。国内总结X线片上的改变后，将X线改变分为4种类型：

（1）囊状改变：分单囊改变和多囊改变，囊边缘硬化，囊内常见条状骨及斑点状致密影，常见于管状骨和肋骨。

（2）毛玻璃状改变：髓腔囊状膨胀呈毛玻璃状，内可有条状骨纹和斑点状钙化。

（3）丝瓜筋状改变：骨小梁粗大、扭曲，颇似丝瓜筋状，严重者如蛛网状，长管状骨粗大，骨纹一般和纵轴平行。

（4）虫蚀状改变：单发或多发的溶骨性改变，边缘锐利如虫蚀样，可类似溶骨性、转移性骨质破坏。

此外，脊柱和长骨常伴病理性骨折。

2. CT及MRI检查　CT检查费用虽较X线检查高，但其密度分辨率高于X线检查，对病骨内的囊变、破坏、钙化和骨化显示较X线检查更敏感、更准确（图3-13-50）。CT横断面克服了常规X线检查前后重叠的缺点，可用于头颅、脊柱和骨盆等重叠较多的部位。MRI对骨纤维结构不良的病理显示无疑较常规X线或CT检查更敏感，其能显示大部分在X线片或CT上不能显示的病灶（如坏死、液化、出血），纤维或纤维骨样组织病灶在T1和T2加权像上均呈低信号。骨干结构不良在病变的不同阶段可有不同的病理改变。如病灶内的坏死、液化在T1加权像上呈低信号，在T2加权像上呈高信号；如坏死合并出血，在T1加权像上呈高信号；病灶内的钙化和周缘的硬化在T1加权像和

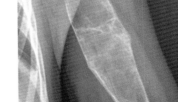

图3-13-50　左肱骨近端骨纤维结构不良病例一

患者5岁，摔伤致左上肢肿痛，肱骨正位X线片提示肱骨近端骨皮质变薄，膨胀性生长，髓腔内呈毛玻璃状改变，骨皮质不连续，青枝骨折。诊断为左肱骨近端骨纤维结构不良

T2加权像上呈明显的低信号。此外，少数病灶边缘在T1和T2加权像上呈薄带状、环状高信号，其病理机制不清。某些病灶在T1加权像上呈不均匀的中低信号，在T2加权像上则呈现X线片上所见的丝瓜筋状纤维结构不良。液化的病灶在T1加权像上呈中低信号，而在T2加权像上呈均匀的高信号。

（四）鉴别诊断

主要与畸形性骨炎和神经纤维瘤病（von Recklinghausen病）鉴别。

1. **畸形性骨炎**　骨纤维结构不良的骨病表现不典型时，易与畸形性骨炎相混淆，但畸形性骨炎无性早熟，也无色素沉着的牛奶咖啡斑表现，而血ALP明显升高，可资鉴别。

2. **神经纤维瘤病**　此病累及骨骼，常合并皮肤牛奶咖啡斑，不合并内分泌异常，可与骨纤维结构不良类似。神经纤维瘤病有皮下结节或软性色块改变，且多发性神经纤维瘤也无性早熟表现。

四、治疗方案

（一）保守治疗

目前较为流行的观点是本病在患者骨骼成熟前应该以保守治疗为主。对于活泼好动的儿童来说，反复发作的病理性骨折是一个严重的问题。用支具固定可以减少病理性骨折发作的可能性。系带的皮靴可以保护患者膝盖至踝关节之间的区域。本病伴发的病理性骨折多数为非移位性骨折，尽管骨折痊愈的过程较正常人慢，但多数患者仅通过石膏固定即可痊愈。本病患者不宜进行放射治疗，因为该治疗易于诱导本病恶化。

（二）手术治疗

本病的特点是行刮除术或者切除术后，复发率高。因此，多数学者认为，在患者骨骼成熟后进行手术治疗是合理的选择，这样不会增加复发的可能性。对于因病情进展迅速而导致病变扩张、骨质破坏明显或产生多发病理性骨折的患者，即使其骨骼尚未成熟，也应该给予积极的手术治疗。Campanacci和Laus认为，对该类患者应行广泛切除术、骨移植手术（图3-13-51，图3-13-52）。预防性地应用髓内针，对于经常发生病理性骨折的患者也是很好的选择，这一点与成骨不全患者的治疗有几分相似。通常认为不应该进行病变大部的切除术，因为该术式只会增加病理性骨折的风险，且对疾病的治疗没有实际的意义。

根据病变部位以及范围不同，目前的术式大致可以分为如下几种：

1. 肿物刮除，自体髂骨移植。

2. 肿物刮除，骨水泥或异体骨移植。

3. 肿物切除，腓骨或肋骨移植。

尤其值得一提的，是近些年开始进行的肿物刮除、异种松质骨加骨形态发生蛋白（BMP）移植术。此法适用于病变范围较小的病例。在彻底刮除病变组织之后植入异体骨，避免了由于取自体骨而产生的伴发畸形，因为填充骨的数量相对可以较大，也防止了由于取骨部位存在潜在的病变组织而导致复发情况的发生。植入物中含有的骨形态发生蛋白可以有效地诱导病变周围正常骨组织的再生。与传统的骨水泥或自体髂骨移植相比，此法简单易行、效果优良，且术后复发率未见增加。

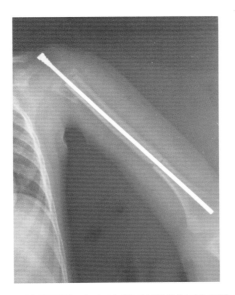

图3-13-51　左肱骨近端骨纤维结构不良病例二

切除病变部位，用大段异体骨植骨，用髓内针固定

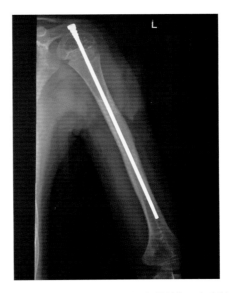

图3-13-52　左肱骨近端骨纤维结构不良病例三

切除病变部位，用大段异体骨植骨，用髓内针固定。术后1年随访，肱骨愈合良好

五、并发症

（一）复发

本病的一大特点是行刮除术或切除术后，复发率高。根据目前的报告，复发率在64%～100%。Goergen等报告，一名3岁患者以及一名6个月大的患者在切除术后多次复发。Campanacci和Laus认为，10岁以上患者手术后基本可以保证不复发。

（二）恶变

尽管本病恶变的情况很少见，但还是有文献报告。Ben Arush等人报告了到目前为止屈指可数的恶变病例之一。该患者为男性，于4岁左右发现患有骨纤维结构不良。随后，在其14岁时发现同侧腓肠肌上有滑膜肉瘤，CT检查显示肉瘤已在肺内多发转移。

六、预后

骨纤维结构不良的病程很难预计，病变的生长速度不一，病变也可能自行消失。Campanacci和Laus将其预后大致分为3类：

1. 中等速度进展，病变大多在发现后的5～10年内相继出现。
2. 高速进展，迅速造成肢体畸形和功能障碍。
3. 自行吸收、消失。

多数情况下，在骨骼尚未成熟的阶段，病变会持续进展，进展速度以小于10岁患者的为快。本病的预后以第1种情况为多见，至骨骼成熟为止。

七、展望

在病理学、临床表现以及影像学方面，骨纤维结构不良与釉质上皮瘤很相似。尽管后者有时会有低分化骨肉瘤的表现，但是骨纤维结构不良在组织学上并没有任何恶化的特征。研究显示，骨纤维结构不良与釉质上皮瘤存在某种联系。部分学者认为，骨纤维结构不良或是一种轻型的釉质上皮瘤，或是釉质上皮瘤的产物。Czerniak 及 Springfield 等已经发现骨纤维结构不良样的釉质上皮瘤可以进展为釉质上皮瘤，而这种骨纤维结构不良样的釉质上皮瘤被许多学者认为是骨纤维结构不良与釉质上皮瘤的中间阶段。Hazelbag 等的类似发现，更加支持了这种假设。第一，他们发现骨纤维结构不良的上皮细胞与釉质上皮瘤的上皮细胞一样，可以逐渐转化为原始瘤样上皮。第二，骨纤维结构不良患者与骨纤维结构不良样釉质上皮瘤患者的诊断年龄都小于釉质上皮瘤患者的年龄。第三，二者的影像学表现十分相似。第四，他们所研究的 2 名患者在术后局部复发时均表现了由骨纤维结构不良向釉质上皮瘤进展的趋势。对于本过程是否可逆，目前尚没有统一的答案，还需要进一步的试验证实。无论其结果如何，这对于临床医生的工作都具有重要的指导意义。

（李旭　谭为）

第八节
先天性Madelung畸形

Madelung畸形（Madelung deformity）是软骨、骨发育不全所致的腕部畸形，又称腕关节进行性半脱位，是一种先天性桡尺远侧关节半脱位畸形。其典型表现为桡骨远端的关节面向掌侧和尺侧倾斜，尺骨则正变异并向桡骨背侧及远端突出，腕关节的近排腕骨近端由曲拱顶形变成尖顶形。早在1829年，Dupuytren就率先报告了这种畸形。随后，Madelung于1878年对这一畸形又做了较为完整的描述，Madelung畸形便因此而得名。我国学者也陆续报告了本病的诊断和治疗方法，对本病的认识也不断深入。

Madelung畸形的具体病因尚不清楚，但已证明大约1/3的患者由遗传因素所致。常见合并Madelung畸形的遗传性综合征有Leri-Weill综合征（图3-13-53，图3-13-54）、骨发育不良、Turner综合征（图3-13-55）等，它们都存在先天性基因异常表达。另外，Madelung畸形也有可能是其他疾病如桡骨远端骨折愈合不良、佝偻病、多发性内生软骨瘤、骨感染等的并发症或后遗症，而非先天性的。

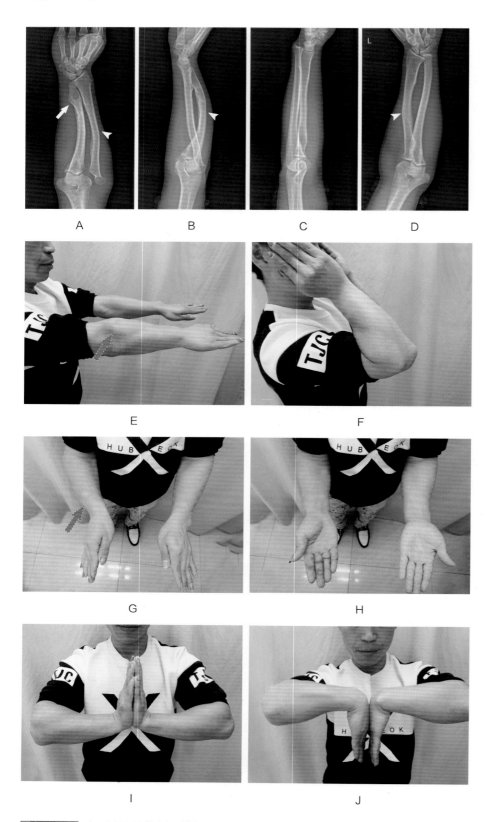

图3-13-53 Leri-Weill 综合征病例一

A～D. 患者男，30岁，X线片显示双侧腕部Madelung畸形，双侧桡尺骨弓状弯曲畸形，尺骨远端发育不全，尺骨头脱位　E～J. 肘、腕部局限性隆起畸形，但肘、腕关节活动基本正常

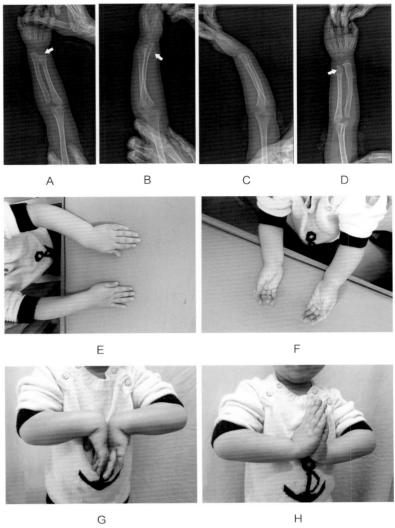

图3-13-54 Leri-Weill 综合征病例二

A~D. 患者男，4岁，与图3-13-53患者
为父子关系。X线片显示双侧腕部Madelung
畸形，桡尺骨远端骨骺发育异常　E~H.
右腕部局部隆起畸形，肘、腕关节活动基
本正常

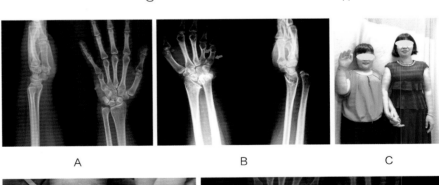

图3-13-55 Turner 综合征

A. 左侧正侧位X线片显示第5
掌骨短小畸形　B. 右侧正侧位
X线片显示第4、5掌骨短小畸
形并桡骨远端Madelung畸形
改变　C. 身材矮小（左为患
者，右为其母亲）　D. 术中所
见：桡尺远侧关节脱位、滑膜
增生合并关节软骨退变　E. 腕
关节融合后1年的随访结果
（右侧）

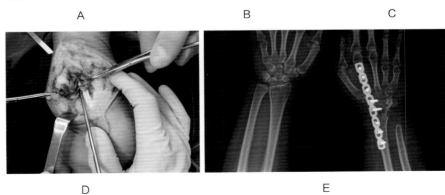

虽然这种畸形绝大多数都在患者为大龄儿童或进入青春期时才出现，但其仍被认为是一种先天性畸形。本病发病无明显的地域性，白色人种、黑色人种以及亚洲人均可发生。Linder等发现，Madelung畸形占所有手部生长畸形的1.7%。女性发病率明显高于男性，男性的发病率约为女性的1/4。双侧发病的占75%，症状多于青春期时趋于明显，经常双侧发生且严重程度不均匀（图3-13-56）。

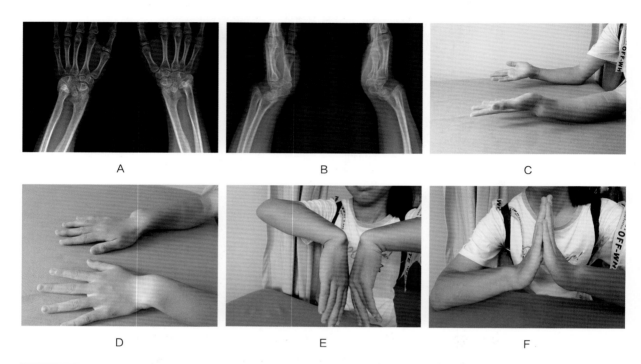

图3-13-56 Madelung畸形的典型表现

A、B. 患者女，15岁，双侧发病，双侧腕关节正侧位X线片　C~F. 腕部外观及腕关节伸屈、旋转活动基本正常

一、病理改变

Madelung畸形的主要病变位于桡骨远端骨骺的尺侧和掌侧，有时桡骨近端也可能发育不良。早期的X线片显示，病变侧桡骨骨干呈弓形弯曲，干骺端呈截肢状，骺核尖细，如被削去了一部分一样。随着患者年龄增长，桡骨干变短并向背侧及桡侧弯曲，尺骨相对增长并向远端和背侧突出，桡尺远侧关节面失去了原有的弧形表面，使关节面形成V形的锐角，桡骨远端关节面向掌侧、尺侧明显倾斜，关节面尺侧缘可见局限性密度减低区；腕骨形成以月骨为尖端的锥形排列，呈倒金字塔形并嵌入桡骨和尺骨形成的V形切迹内。病变部分主要在掌侧时，出现Madelung畸形；病变部分主要在背侧时，则会出现反Madelung畸形；如果病变发生在中间部分，畸形的临床表现则不甚明显，但是腕骨呈楔形且部分嵌于桡骨与尺骨间，月骨位于倾斜的桡骨和尺骨之间的顶端。

软组织的发育往往出现异常，月骨近端与桡骨的掌侧之间出现一异常坚韧的Vicker韧带（图3-13-57），且弥漫性不规则增厚。此外，大量的纤维组织、结缔组织增生出现在月骨近端，并与这一韧带相连。与起源于骺的韧带不同的是，该韧带起源于桡骨远端干骺端，并形成一条跨越掌尺骨生理线的系带。由于异常的Vicker韧带与纤维组织、结缔组织的机械性牵拉，限制了桡骨远端掌侧和尺侧骨骺的生长，因而随着身体其他部位的生长，桡骨的变形程度会随桡骨倾斜度的增加而增加。未受影响的尺骨继续伸长，产生一个渐进的尺骨正变。最终，桡尺远侧关节不能正常形成，尺骨远端半脱位或向背侧移位。这也是Madelung畸形发生的主要原因之一。

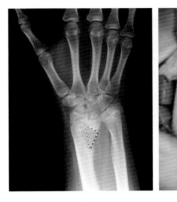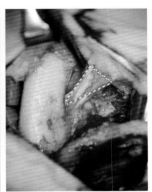

图3-13-57 Vicker韧带

A. 患者女，17岁，患有Madelung畸形伴显著尺骨突出，X线片显示桡骨倾斜度增大，尺骨正变。注意桡骨干骺端的放射密度，与Vicker韧带（虚线三角形所示）的存在相一致 B. 手术发现有明显增厚的Vicker韧带（虚线三角形所示）

A B

二、临床分型

根据桡尺关节桡骨远端关节面的方向，Madelung畸形分为典型及非典型两种。典型Madelung畸形：手向掌侧半脱位，尺骨远端向背侧突出，桡骨远端关节面向掌侧倾斜达80°，向尺侧倾斜可达90°。由于桡骨短缩，桡骨茎突与尺骨茎突在同一水平面，腕关节活动受限，尤其是背伸和尺偏活动明显受限。前臂旋前活动和旋后活动也受限，尤其是旋后活动明显受限。非典型Madelung畸形：桡骨远端关节面向背侧倾斜，尺骨远端向掌侧移位，腕关节掌屈活动减少，背伸活动增加，前臂旋前活动明显受限。此型非常罕见。

目前还没有国际上公认的对Madelung畸形的治疗有指导意义的临床分型。

三、临床表现

在儿童时期，由于腕部骨骼生长发育较慢，Madelung畸形的早期症状往往不明显。当患者生长到12岁左右时，因发现尺侧隆起、手向尺侧偏斜，有时候出现腕部疼痛，才去医院就诊。Madelung畸形常见的临床表现为腕关节疼痛、乏力，在外观上常表现为腕关节宽大、桡偏畸形，腕关节不稳定，其活动也会受限，多以背伸、尺偏、旋前、旋后活动受限为主，且活动后腕关节疼痛症状会加重。腕关节畸形较轻者可无症状，但畸形较重者其腕关节可能会疼痛。在腕关节畸形初期，腕关节活动较多时会疼痛，经休息后疼痛缓解。随着腕关节畸形加重，疼痛将更为明显。在诊断上应将Madelung畸形与骨的发育不良、继发性腕关节畸形，如外伤、佝偻病、腕关节类风湿性关节炎、桡骨远端骺板尺侧感染等区别开来。

1. **畸形** 畸形是Madelung畸形的主要症状，尺骨远端常向桡背侧及远端突出，在腕尺背侧有明显的骨隆起，桡骨远侧关节呈脱位表现，手部偏向尺侧。

2. **疼痛** 腕关节长期处于非功能位，关节软骨的发育不正常，长期承压处的关节面遭受过度磨损与破坏后易造成创伤性关节炎，活动时疼痛症状会加重。

3. **腕关节不稳** 大多数严重畸形者桡骨远端的关节尺偏角度大于45°，手如同悬挂在桡骨远端，尺骨关节脱位，腕关节不稳。由于腕关节不稳，导致手部乏力，且症状会缓慢加重。

4. **运动障碍** 腕关节的活动受到限制，多以背伸、尺偏、旋前、旋后活动受限为主，且活动后腕关节疼痛症状会加重。

5. **X线片表现** X线片的基本特征为正位片上桡骨远端关节面和骨骺向尺侧倾斜，内侧部分骨骺闭合，桡尺骨远端失去正常的弧形关节面，而以一个角代之。近排腕骨近端由曲拱顶形变成尖顶形，腕骨排列呈倒金字塔形。腕骨远端的前突形成桡骨弯曲。侧位片上，前臂和手呈刺刀状改变，同时手向桡侧偏斜。典型表现为：桡骨干变短并向背侧及桡侧弯曲，桡骨远端关节面向尺侧倾斜，关节面尺侧缘见局限性密度减低区；桡尺骨间隙增宽，尺骨远端向背侧移位；近端腕骨排列呈倒三角形，月骨位于尖端。但这些表现多为中、晚期症状，不适合用于早期诊断，因此临床上通过将结果进行量化分析来诊断，即观察桡骨远端关节面的内倾角及前倾角。正常人桡尺骨远端关节面夹角为150°、腕骨角为131.5°，而Madelung畸形患者桡尺骨远端关节面的夹角和腕骨角变小或呈锐角。X线检查对Madelung畸形的早期发现具有重要的临床意义，也可以借助X线在术前预测畸形的可纠正程度，定量比较手术前后的变化等。

6. **CT表现** CT扫描可以全面了解桡腕关节，尤其是桡骨远端关节面的畸形程度。冠状面上，桡骨远端失去平滑关节面，凹凸不平，尺偏角增大（图3-13-58A）；矢状面上，除显示关节面的整体平滑状况及发育状况外，可定量评估掌倾角增大的程度（图3-13-58B）。

7. **MRI表现** 在冠状位MRI图像上，可显示异常增厚的Vicker韧带和掌桡三角韧带（弥漫性不规则增厚）；在矢状位MRI图像上，Madelung畸形患者的腕部向掌侧移位，前臂呈刺刀状外观，同时尺骨头向背侧突出（图3-13-59）。MRI图像可以显示Madelung畸形的形态，对软组织及骨骼异常的诊断有很大帮助。MRI图像上发现的Vicker韧带、掌桡三角韧带及三角纤维软骨复合体弥漫性增厚等畸形，可以为临床诊断及治疗提供一些新的思路及方法。

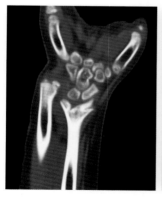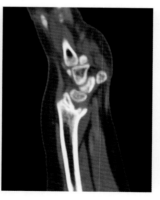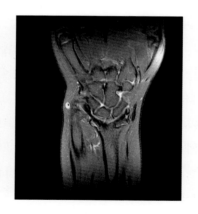

A   B

图3-13-58 Madelung畸形的CT表现

A. 冠状面上，桡骨远端失去平滑关节面，凹凸不平，尺偏角增大
B. 矢状面上，除显示关节面的整体平滑状况及发育状况外，可定量评估掌倾角增大的程度

图3-13-59 Madelung畸形中Vicker韧带在MRI图像中的表现

四、治疗时机及治疗原则

Madelung畸形的治疗分为手术和非手术两种，应根据患者症状的轻重程度来进行相应的治疗，许多患者并不需要外科干预。对于年龄较小的儿童Madelung畸形患者，如骨骺未闭合，且X线片显示畸形程度较轻，患者常常功能良好，只伴轻微疼痛，首先应采取保守治疗。用手法整复及连续石膏外固定或单纯地吊起腕部，在尺骨茎突处加一压垫或固定腕部可减轻症状，但一般治疗效果并不理想。对于那些伴有渐进性畸形或持续疼痛并有相当生长潜力的年轻患者而言，为避免畸形持续恶化，应考虑手术治疗。目前，关于Madelung畸形的具体手术指征尚未达成临床共识，主要根据患者的畸形程度、腕关节活动情况、疼痛状况以及患者的主观意愿进行综合考虑。对于先天性进行性Madelung畸形儿童患者，可考虑通过手术治疗来预防症状持续恶化。对于成年患者，因骨骺已闭合，畸形严重，症状明显，且患者对腕部的外形有较高的要求，所以须行畸形矫正手术治疗。

五、手术方法

（一）麻醉与体位

若为成年人，选用臂丛神经阻滞麻醉。若为儿童或因其他原因不宜使用臂丛神经麻醉阻滞的患者，可选用全身麻醉。患者取仰卧位，患肢外展，置于侧方手术台上，上臂缚气囊止血带。

（二）腕关节（Vicker韧带）松解术

腕关节松解术适用于发病早期，松解以后可以使桡骨的发育得到改善，从而减轻畸形。

手术方法：于前臂掌侧横纹近端约1.5cm处做横行切口，于腕关节上方正中处做纵行切口。切开皮肤、皮下组织后显露掌长肌腱、桡侧腕屈肌腱、正中神经，并将其向桡侧牵开；显露指屈肌腱，并将其向尺侧牵开，注意保护正中神经；向深部钝性分离，显露旋前方肌，切开远侧的旋前方肌，显露位于桡骨远端的异常肥厚的Vicker韧带和其他异常的软组织，将其从桡骨上剥离、切断，将腕关节松解后复位。如桡骨远端关节面由于发育畸形而使月骨不能完全复位，可切除部分桡骨关节面，将腕关节复位（图3-13-60）。

手术注意事项：术中松解异常增厚的Vicker韧带时，应注意避免损伤正中神经和指屈肌腱；切开旋前方肌时，注意避开骨间掌侧动脉。术毕放松止血带，彻底止血，防止术后因血肿引起肌腱粘连。

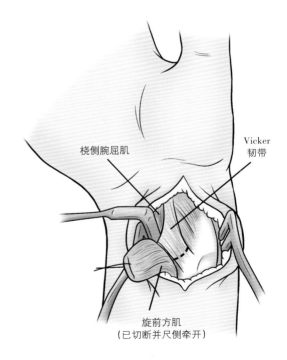

桡侧腕屈肌

Vicker韧带

旋前方肌
（已切断并尺侧牵开）

图3-13-60　腕关节（Vicker韧带）松解术示意图
按标示线切断Vicker韧带，并行周围关节囊松解术

（三）尺骨远端、骨间背侧神经切除术

手术方法：在前臂远端 1/3 处尺侧做倒 L 形切口，在纵切口内切开皮肤、皮下组织，从尺侧腕伸肌和尺侧腕屈肌之间进入，显露尺骨近端。切开尺骨尺膜，钝性分离，在距尺骨茎突约 4cm 处截断尺骨，将其远端切除，使腕关节能够被动旋转。为了使切除尺骨远端后的腕关节保持稳定，可将尺侧腕屈肌肌腱从其止点处劈开一半，向近端切取适当长度，将其环绕尺骨侧断端缝合，并在此切口内于桡尺骨骨间膜处找到骨间背侧神经远侧部分，将其切除 2cm 左右，以减少腕部疼痛。冲洗创口，彻底止血，放置引流条后缝合伤口。用石膏托将前臂于旋后位固定。手术 24 小时后拔除引流条，3 周后拆线、拆除石膏托，进行功能锻炼。

手术注意事项：尺骨远端不能切除太少，以免因切除范围不够而导致术后旋转功能未改善；若腕部疼痛不严重，可不必切除骨间背侧神经；术中勿损伤尺神经手背支；桡腕关节的关节面已被严重破坏或有创伤性关节炎时不宜行本手术，可行桡腕关节融合术；本手术不能改善腕关节的稳定性。

手术的优缺点：可消除腕痛，改善腕关节功能，尤其适用于中老年患者，但不能纠正腕关节不稳定的症状。

（四）桡骨远端闭合楔形截骨并 Darrach 尺骨远端切除术

手术方法：取前臂远端背侧纵行切口，从桡骨上剥离覆盖指总伸肌的伸肌支持带，将伸肌支持带和小指伸肌肌腱向尺侧反转。如果患者骨已发育成熟，则暴露桡尺远侧关节，将尺骨远端切除 1cm。如果患者骨尚未发育成熟，则暴露尺骨干，按 Milch 描述的方法行适当袖状切除（cuff recession），然后平行于桡骨远端关节面截骨，在近侧桡骨断端截除以桡侧和背侧为基底的楔形骨块，对合截骨面，用克氏针固定截骨处，使桡骨关节面与桡骨长轴向掌侧形成 0°～15° 角，向尺侧形成 60°～70° 角。常规关闭切口，用长臂石膏固定。手术 4 周后去除克氏针和长臂石膏，开始腕部主动功能锻炼。截骨处用石膏固定或用夹板保护，直至临床和 X 线检查证实骨完全愈合，再逐步恢复正常活动。最终去除石膏后，可能需要应用保护性夹板固定至术后 8～10 周。

手术注意事项：术前应设计好楔形截骨的角度；截骨时，应将桡骨尺侧的少许骨皮质及骨膜完整保留，以免完全截断后造成手术困难或侧方移位；截骨面对合不严时，可将所截骨块切碎后回置。

（五）桡骨远端楔形截骨、尺骨短缩术

手术方法：分别在桡骨、尺骨两侧做纵行切口，在尺侧腕屈肌和尺侧腕伸肌之间显露尺骨远侧段，在距尺骨茎突 4～6cm 处截除一段尺骨，截骨多少以维持尺骨零变异为准。应使尺骨头与桡骨远端关节面的尺侧缘相平行，然后在相应位置做桡骨的楔形截骨术。截骨术后可采用钢板内固定。冲洗伤口，彻底止血，两侧各放置引流条一根，缝合伤口，包扎后用石膏托固定。手术 24 小时后拔除引流条，2 周后拆除缝线，视骨折愈合情况拆除内固定，进行功能锻炼。

手术注意事项：术中注意保护桡动脉，避免损伤。术中必须反复透视，以矫正桡骨远端旋转的方向和角度，确保恢复桡尺远侧关节的解剖学关系。本法适用于尺骨头向远侧突出不太明显的青少年或儿童患者，能明显矫正畸形，解除疼痛，保持腕关节的稳定性，改善腕关节的功能。但术后桡尺远侧关节仍不稳定，桡尺关节重建的效果不明确，且易发生创伤性关节炎。

手术优缺点：可明显矫正畸形、消除腕痛、改善功能和保持腕关节的稳定性，适用于儿童及青少年患者。但对桡尺远侧关节的重建效果尚不明确，且易发生创伤性关节炎。

（六）桡尺远侧关节融合、尺骨假关节形成术（Sauve-Kapandji手术）

手术方法：在前臂远端1/3处尺侧做倒L形切口，在前臂尺侧显露尺骨，于尺骨近端2cm处切除尺骨（连同尺骨骨膜）1.5~2cm，形成骨缺损。将尺骨头近端回缩至桡骨切迹处，将桡骨切迹和尺骨头行骨性融合，用克氏针或螺丝钉固定。在尺骨下方形成假关节。冲洗伤口，彻底止血，放置引流条一根，缝合后包扎伤口。手术24小时后拔除引流条，2周后拆线。可在早期进行功能锻炼。

手术注意事项：防止尺骨重新愈合，术中所造成的尺骨缺损应在1.5~2cm。如果桡尺远侧关节已经愈合，或尺骨移位不多且很稳定，则不必重新固定。如果桡骨远端关节面尺偏角度太大，可同时做桡骨楔形截骨，以矫正畸形，改善腕关节的桡偏角度。

手术优缺点：本法可以明显矫正畸形，保持腕关节的稳定性，消除疼痛并改善旋转功能；保留了桡腕关节整体解剖结构的完整性，有利于患者尽早回归社会。适用于对腕关节功能要求高，而桡尺远侧关节发育差的中青年患者。

（七）桡尺远侧关节置换术

尺骨头切除术虽然可以缓解大部分患者的桡尺远侧关节疼痛，但仍有少数患者存在桡尺关节疼痛的症状，并可能出现前臂旋前活动及旋后活动受限。桡尺远侧关节置换术是在切除尺骨头的基础上再置入一个半限制性的桡尺关节假体，这样可以有效缓解疼痛并保留前臂的旋转功能。但是目前报告的相关病例较少，缺乏远期随访资料。

六、疗效评定

评定标准：参考顾玉东等的手腕关节功能评定标准。①优：临床疼痛症状消失，畸形矫正，腕关节屈伸功能正常，桡、尺偏功能正常；②良：临床疼痛症状消失，畸形矫正，腕关节屈伸功能正常，桡、尺偏功能有减损，腕关节功能减损<10%；③可：临床症状有轻度不适，畸形部分矫正，腕关节屈伸功能及桡、尺偏功能均有减损，腕关节功能减损<25%；④差：临床疼痛症状、畸形存在，腕关节功能减损>25%。

七、常见并发症和预防

手术失误包括关节松解不完全，造成桡骨尺掌侧生长完全停滞，进而加重畸形；不恰当位置的楔形截骨，造成无法重建桡腕关节或尺腕关节的正常解剖结构；远端截骨矫形不充分，导致畸形修复失败、截骨端不愈合和持续的尺骨撞击等并发症。这些手术并发症大多数可以通过仔细进行术前方案设计和严格地按照方案进行手术来避免。合理的术中透视，特别是对于严重的畸形，将会大大减少截骨误差，降低截骨端对合不良的发生率。此外，由于术后患者的腕伸肌腱相对正常人有所延长，可导致腕关节背伸时出现不同程度的无力症状，而且改变腕关节正常的解剖结构后，后期会出现疼痛、握力下降、关节不稳等症状，严重者会进一步发展成桡尺远侧关节的创伤性关节炎。根据

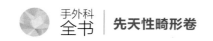

患者的不同情况进行合理分析，选用合适的手术方式，术后让患者积极参加康复功能锻炼，对改善患者的腕关节功能会有所帮助。

八、存在的问题和未来的方向

对于 Madelung 畸形的最早描述出现在 1878 年，距离今天已经有将近一个半世纪的历史了。对于 Madelung 畸形，无论是在病因分析、临床诊断上，还是在临床治疗上，我们都有了长足的进步。影像学的发展，使我们从最初只是通过外形描述 Madelung 畸形，到今天能通过影像学检查对 Madelung 畸形的角度进行划分、测量。骨科学、手外科学的发展，使 Madelung 畸形的治疗方法不断增多、优化，手术治疗的效果也可以从多个角度权衡，如疼痛的减轻、畸形的矫正、功能的恢复以及瘢痕的长度都被考虑在内。康复医学的发展，更是给术后患者腕关节功能的恢复增加了筹码。总之，用发展的眼光来看，微创手术将是手术治疗的重要发展方向，康复医学将成为术后功能恢复的桥梁。

治疗效果取决于患者的年龄、畸形的程度、症状的严重程度。轻微的无症状畸形需要一段时间的非手术治疗与一系列的 X 线检查，因为其自然发展是不可预测的。许多患者并不需要外科干预。对于那些伴有渐进性畸形并有相当生长潜力的年轻患者而言，为避免持续恶化，可能必须行 Vicker 韧带和桡骨干骺端的松解。对于年龄较大的儿童患者，其出现的晚期、无症状且不可接受的腕关节畸形或有症状的腕关节畸形是手术的指征。桡骨远端楔形截骨术可以对畸形进行三维矫正。有报告称桡骨远端楔形截骨术后的影像学结果和临床结果是积极的。

附：先天性 Madelung 畸形常见综合征

一、Turner 综合征

（一）流行病学

Turner 综合征（Turner syndrome，TS）又称先天性卵巢发育不全综合征，是女性部分或完全缺失 X 染色体所导致的病理状况。患者染色体的典型核型为 45，X 或 45，XO，其发生率约为 0.5‰。无明显地区和文化区域差异，其在活产女婴中的发病率为 0.25‰～0.4‰。该综合征由美国内分泌学家亨利·特纳（Henry Turner）于 1938 年首先描述，并以他的名字命名。在欧洲，该综合征通常被称为 Ullrich-Turner 综合征，甚至 Bonnevie-Ullrich-Turner 综合征，以承认其早期病例也被欧洲医生所描述。

（二）病因

Turner 综合征通常不是由父母直接遗传下来的，而是由染色体异常导致的，通常患者的一个 X 染色体出现全部或部分的缺失或改变。查尔斯·福特博士和牛津郡哈威尔的同事以及伦敦的盖伊医院于 1959 年首次在一个 14 岁的患有 Turner 综合征的女孩血样中发现了 45 的染色体核型。1964 年，该综合征被确定是由染色体异常造成的。正常人群中的绝大多数人有46条染色体，而TS患者通常只有45条染色体（图3-13-61）。染色体异常可能只存在于一些细胞中，这种情况被称为TS镶嵌现象。在这种情况下，患者症状通常较轻，甚至完全正常。Turner综合征的诊断基于体征和基因检测。

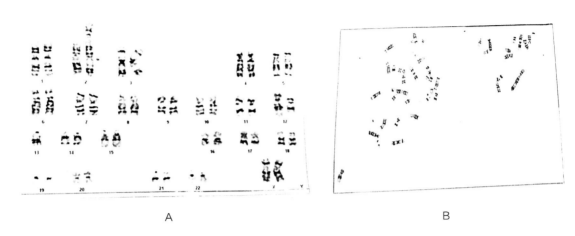

A   B

图3-13-61 Turner综合征的染色体检测报告（45，XX）

（三）临床表现

由于遗传物质受累程度不同，导致患者的体征和症状各不相同。通常情况下，个体可能有以下常见症状的任何症状组合，但不可能具有所有症状。出生时会出现的短的蹼状脖子，低位耳朵，脖子后面的低发纹，矮小的身材，新生儿手脚的淋巴水肿（肿胀），宽阔的胸部（盾胸）和宽的乳头，低的后发际线，不孕不育，卵巢发育差，原发性闭经，肥胖，第4、5掌骨缩小（见图3-13-55A、B），小指甲，桡尺骨远端发育障碍（Madelung畸形，见图3-13-55B），马蹄肾，视力障碍，注意力缺陷，多动症，心脏病（主动脉瓣狭窄、主动脉缩窄及二尖瓣主动脉瓣等）、糖尿病和甲状腺功能低下等。大多数TS患者智力正常，部分患者智力轻度低下。

（四）治疗

Turner综合征目前尚无法治愈，然而治疗可能有助于改善症状。儿童时期注射人生长激素可能会增加患者成年后的身高，雌激素替代疗法可以促进患者乳房和臀部的发育。通常需要医疗保健来管理与TS有关的其他健康问题。肢体畸形如不影响功能，可不予特殊处理。对于Madelung畸形，如出现腕部明显疼痛、严重影响外观的情况，可行手术治疗。根据病变程度，可行截骨矫形术或姑息性手术，如腕关节融合（见图3-13-55E）等。

二、Leri-Weill综合征

（一）病因

Leri-Weill综合征（Leri-Weill软骨发育障碍综合征，LWD）是罕见的假性常染色体显性遗传病，是一种骨骼发育不良性疾病，由André Léri和Jean A. Weill于1929年首先报告。它是由在X染色体和Y染色体假常染色体的PAR1区段中发现的SHOX基因突变引起的（Xp22.33或Yp11.32带）。

尽管许多基因在X染色体或Y染色体上都是单独存在的，但假常染色体区段中的基因却共同存在于两条性染色体上，因此通常女性（XX）和男性（XY）的每个细胞中都有两个功能性的*SHOX*基因拷贝。由于每个细胞中*SHOX*基因的缺失或突变足以导致疾病，因此认为LWD为常染色体显性遗传病。在女性中，当X染色体上的*SHOX*基因两个拷贝中的一个缺失或突变时，就会发生LWD；在男性中，当X染色体或Y染色体上的*SHOX*基因缺失或突变时，同样会发生LWD。

（二）流行病学

LWD是一种罕见的疾病，可以影响男性或女性。文献报告男女发病率之比为4∶1。确切发病率未知，但通常认为在0.5‰～1‰之间。许多患者可能会被误诊或漏诊，所以难以确定LWD在一般人群中的真实发病情况。

（三）临床表现

与LWD相关的特定体征和症状可能因人而异。一般来说，女性受到的影响似乎比男性更严重。有些Madelung畸形患者不发展和（或）可能获得正常身高。LWD的典型表现是四肢缩短，表现为前臂和小腿与上臂和大腿相比不成比例短缩，也造成手臂和腿与躯干相比不成比例短缩；身材矮小和腕部骨骼异常（Madelung畸形）。上肢桡尺骨弓状弯曲畸形，尺骨远端发育不全，桡骨和尺骨的间距增宽，尺骨头脱位（见图3-13-53，图3-13-54），下肢往往合并胫骨弯曲且一般不会累及腓骨。Madelung畸形通常发生在儿童中期至后期，并可能在青春期发展。患有这种疾病的人经常会感觉手腕或手臂疼痛，疼痛的严重程度在不同患者身上差异较大。其他可能的临床表现还有局部肌肉肥大、胫骨弯曲、肘关节畸形、脊柱侧凸和高拱形腭骨。一般患者智力不受影响。

（四）诊断

诊断该病较困难，因为该病的某些症状在患者青春期之前可能并不明显。X线片，特别是手腕X线片，可以揭示受影响骨骼的特征性变化（见图3-13-53A～D，图3-13-54A～D），对诊断帮助较大。在约70%的病例中，分子遗传学检测可以证实LWD的诊断。分子遗传学检测可以检测*SHOX*基因和（或）其他已知会导致疾病的调控元件的遗传性改变。

（五）LWD的治疗

LWD的治疗主要是对症治疗和辅助治疗。遗传咨询可能会对受影响的个人及其家属在婚育及预防等方面有所帮助。

对于未到青春期的儿童患者，建议使用生长激素治疗，以改善儿童的症状及其成年后的身高。根据医学文献可知，患者可最终增高7～10cm，且骨骼缺陷不会因治疗而恶化。建议对处于骨骼发育高峰期的患者进行定期监测。

Madelung畸形可能不需要任何治疗（见图3-13-56A～F）或可仅行保守治疗，如腕部用夹板或支具固定，特别是在疾病快速进展时期时佩戴夹板或支具。使用符合人体工程学的手腕护具可能对缓解和改善患者症状有益。如果Madelung畸形引起疼痛或不适，应适当限制腕部的剧烈活动。对于严重Madelung畸形、疼痛明显的患者，需要通过整形手术来缓解疼痛并改善功能。

（闫合德）

第九节
三节拇畸形

正常拇指的外形与其他手指相比，除了显得粗大外，最主要的特征是拇指只有2个指节，而第2~5指均有3个指节。由于拇指掌骨的二次骨化中心在近端，使拇指的掌骨更像第2~5指的掌骨，所以也有人认为人类拇指的掌骨在进化过程中发生了退化。三节拇（triphalangeal thumb，TPT），顾名思义，就是拥有3个指节的拇指。Columbi 在1559年首先报告了存在3个指节的拇指。1826年，Dubois 报告了伴有三节拇畸形的多拇畸形（图3-13-62）。

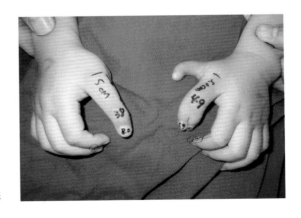

图3-13-62　三节拇畸形

Lapidus 估计在活婴中三节拇畸形的发生率大约为1/25000。三节拇畸形在所有上肢先天性畸形中占3%。超过80%的三节拇畸形病例是双侧发病的，没有具体的性别差异。虽然也有散发病例的报告，但2/3的三节拇畸形为常染色体显性遗传性状，并且几乎完全外显。大多数有阳性家族史的儿童都有双侧受累的表现，但有些可能表现为单侧畸形。三节拇畸形可以单独存在，但更多的是作为某种先天性畸形或综合征的一种临床征象，超过一半的病例合并拇指桡侧多指畸形。受影响的拇指常常是长的、发育不全的、旋转的以及成角的。本节着重阐述单纯的三节拇畸形，合并多拇畸形的三节拇属于 Wassel Ⅶ型，请参阅第十四章第二节。

一、病因

大约 2/3 的三节拇畸形患者受遗传因素影响。在欧洲，孕妇使用反应停这种镇静剂之后，该病的发生率急剧上升；孕妇在妊娠期或者孕早期（3 个月内）使用反应停后，会导致大量新生儿肢体畸形发生，其中三节拇畸形是常见的畸形。

1994 年，荷兰血统的基因分析发现，该畸形的遗传基因位于 7 号染色体长臂（7q36），但碱基对的确切位置仍未确定。

之前的研究发现，三节拇畸形患者在极化活性区调控序列区域（ZRS；chr7：156，583，796～156，584，569；hg19）发生基因突变，目前在进一步的致病基因研究中已发现 ZRS 区域的新生杂合突变（ZRS 428T＞A）。

二、病理改变

拥有第 3 指节，是三节拇畸形的特有征象。这个第 3 指节位于中节，可以有多样化的形态表现。在 X 线片上，这个额外的中节最常表现为 Delta 骨，也可以表现为梯形骨或接近正常指骨的矩形骨。Delta 骨与梯形骨必然伴有末节的尺侧偏斜畸形，矩形骨则可伴有或不伴有偏斜畸形。

拇指常常表现为比正常指长，尤其是在中节指骨表现为矩形骨时，拇指的外观与其他手指接近，表现为五指手。五指手常伴有鱼际肌发育不良，X 线片可以显示其掌骨的骨骺在远侧，与第 2～5 指的掌骨一致，就像一个长在大多角骨上的手指，所以也有人将五指手视为返祖现象（图 3-13-63）。

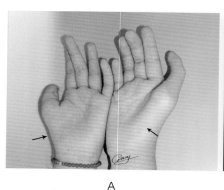
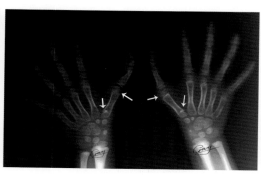

A   B

图 3-13-63　五指手

A. 患者女，10 岁，为双侧三节拇畸形，左侧已经行中节摘除。右拇指细长，两侧鱼际肌发育不良
B. 患者 3 岁时的 X 线片，双侧为三节拇畸形，左手中节呈梯形，右手中节形态接近正常指骨，两侧的掌骨二次骨化中心在远端，掌骨近端显示假骨骺。右手拇指的影像学形态近似食指

三节拇存在两个指关节，而且两个指关节均可活动。在中节表现为Delta骨时，近节的活动大多正常，远节的活动则较差；在中节表现为矩形骨时，两个指关节都可以良好地活动。在温州医科大学附属第二医院接诊的病例中，也见到个别Delta骨基本不参与关节组成的情况，末节的偏斜由近节指骨的关节面偏斜所致。

掌指关节可能稳定，也可能非常不稳定，其过展的情况是常见的。腕掌关节可以有发育不良、畸形甚至缺失的表现，导致其活动不佳或不稳定。此外，大多角骨和舟骨也可以发育不良、畸形或缺失。

多数的三节拇畸形主要影响外观，拇指的功能保持良好。但若为五指手，由于鱼际肌发育不良，拇指只能侧捏而不能对掌。掌指关节和腕掌关节异常时，其活动也会受到相应的影响。

对家族性病例的临床分析表明，三节拇畸形的病理变化往往是双侧的，但个体受影响的程度有相当大的差异，受影响儿童的两个拇指之间也有显著差异。

三节拇畸形通常也是先天性畸形或者综合征的一部分。复拇指畸形是最常见的异常，拇指的三倍体也可以发生。在合并多拇指畸形时，尺侧拇指几乎总是两个拇指中发育最好的。足蹞异常也是常见的，但无额外的趾骨畸形。典型的分裂手、先天性心脏病、Holt-Oram综合征、桡骨发育不良、血液病、消化道畸形、胫骨缺失、VACTERAL综合征相对少见。

三、临床表现与分型

Wood根据拇指中节指骨的形态特征，将三节拇畸形分为3种类型（图3-13-64）。Ⅰ型：多余指间指骨为小的三角形骨块，称Delta骨。Ⅱ型：多余指间指骨为发育较好的矩形或梯形骨块。Ⅲ型：正常的3节指骨手指代替拇指，称为五指手。

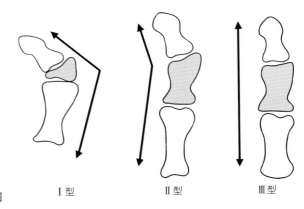

Ⅰ型　　　　Ⅱ型　　　　Ⅲ型

图3-13-64 三节拇畸形的Wood分型示意图

Qazi根据拇指是否具有对掌功能，将三节拇分为2种类型。Ⅰ型：可对掌型（opposable）。Ⅱ型：不可对掌型（non-opposable）。Ⅰ型表现为拇指轻度增长，多余中间指骨为三角形或梯形；Ⅱ型表现为拇指明显增长，为五指手外观，第1掌骨骨化中心位于远端，通常为常染色体显性遗传。

Buck Gramcko描述了中间指骨畸形的排序，其从最初小圆影的形式到发育良好的矩形骨，结合关节活动度、指蹼、内在和外在肌肉异常等对三节拇畸形进行了分型（图3-13-65）。这种分型更为全面，既遵循逻辑顺序，也很容易理解，并且与治疗方法的选择有很好的相关性。

Ⅰ型：在出生时可见拇指的指间关节桡侧有一个小的透亮影，这是其基本形式。随着时间的推移，软骨骨化。拇指远端部分向尺侧偏斜生长，而近端的腕掌关节、掌指关节以及鱼际肌是正常的。

Ⅱ型：一块短的三角骨引起拇指远节部分尺偏畸形。近端的关节以及肌肉是正常的。三角骨与远端指骨以及近端指骨形成关节，远端关节活动度较近端关节活动度小。

Ⅲ型：中间指骨发展为梯形骨，有两个关节面。近端的腕掌关节以及掌指关节是正常的，但是此时拇指在指平面上处于旋后位，同时拇指长度增加，鱼际肌发育不良或缺如，虎口紧缩。

Ⅳ型：矩形骨使拇指更长，这类拇指看起来更像是手指而不是拇指。远端部分尺偏，鱼际肌发育不良或缺如，并且掌骨常是短的。腕骨呈梯形，舟骨可能发育不全。一个完美的中间指骨的形成是与手的五指化相关联的。这里有趣的一点是：这样的拇指实际上是一个手指，而不是一个拇指。两条屈肌腱和蚓状肌起源于指深屈肌腱桡侧。

Ⅴ型：形成一个发育不良的特殊类别，在X线下可见拇指由1个掌骨以及3节指骨组成。所有的关节都是异常的，其活动都是受限的，手内在肌常常缺如。如存在并指畸形，这类拇指出现在Holt-Oram综合征和沙利度胺综合征中。

Ⅵ型：三节拇畸形合并桡侧多指畸形，为最多见的类型。

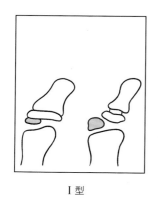 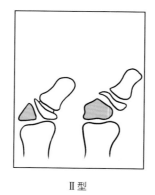 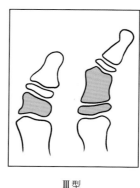 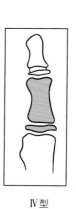

Ⅰ型　　　　　Ⅱ型　　　　　Ⅲ型　　　　Ⅳ型

图3-13-65　三节拇畸形的 Buck Gramcko 分型示意图

四、治疗时机

首次手术治疗的时间从出生后几天到18岁的都有，但是大部分手术是在患者5岁前进行的，在患者入学前完成。尽早手术可使患者在最短的时间内正确使用双手，并在大脑中形成良好的使用习惯。手术在患者小于2岁时进行，能给拇指和大脑的协调运动提供最佳的时机，甚至可避免延期手术。Wang 等人报告，为21例平均年龄为22个月的三节拇畸形患者行单纯多余指骨切除及固定，均取得了不错的外观及效果。Wood、Horii 及 Ogino 等人也报告了类似病例，并认为 Delta 骨切除对较小年龄的患者有效，截骨短缩可能适用于年龄大一些的患者。

五、治疗原则

手术的治疗目的在于短缩过长的拇指，纠正偏斜畸形，同时保留指骨的生长潜力，使关节稳定的同时最大限度地保留关节活动度。

六、手术方法

Wood 在他的论著中提到了与三节拇畸形的手术治疗有关的 5 个独立的问题，按重要性排列如下：①多余指骨的异常形态；②相关的临床畸形，特别是多指（趾）畸形；③所有手指在同一平面的五指手；④狭窄的虎口；⑤掌侧肌肉缺损。

对于不同的三节拇畸形类型，有不同的手术方法。以三节拇畸形的 Buck Gramcko 分型为例：

（一）Ⅰ型

出生时，发育不完全的中节指骨仅表现为指间关节桡侧的增宽透亮区域。若偏斜角度小于 15°，不需要治疗。一些学者推荐在早期切除这些小骨块并进行侧副韧带紧缩；另外有人认为在患者出生一年内剔除楔形骨块，关节面会在运动中重塑。作者的经验提示，重塑更取决于剔除的骨块的大小。

（二）Ⅱ型

对于 12 个月内的婴儿，可将中间小骨块或中间短三角指骨部分简单切除。这个部分常常比影像学上看到的要大。保留桡侧韧带，重新与骨和骨膜缝合，用钢针固定关节 4 周。在过去的 25 年中，按照重要程度排序，与治疗效果有关的因素有：①中间指骨的尺寸；②手术时患者的年龄；③侧副韧带的重建。近节指骨尺侧楔形截骨时可保留指间关节。

（三）Ⅲ型

梯形中间指骨有两个关节面及较大的尺寸，这使得拇指更长。掌侧手内在肌的缺陷使拇指处于旋后位，虎口内收。特定骨和软组织缺陷的修复需进行 1~2 步的手术。首先需对骨进行修复，可通过剔除中间部分指骨及部分掌骨来达到短缩的目的。指体明显短缩后，掌指关节伸肌装置紧缩，手内在肌肌腱必须前移，这一点与食指拇化手术类似。若中节指骨小，很多人倾向于截骨。大多数医生会先切除部分骨质，然后与邻近关节面融合。手术的关键在于最大限度地保留关节活动度。术中直接观察既准确又实用。近节指间关节通常活动性最大，但不绝对。软组织矫正包括虎口的开大，可选用 Z 字成形术或皮瓣转移技术。不建议用背侧皮肤移植的局部皮瓣。拇指肌肉的平衡和位置可通过指浅屈肌腱等肌腱转移来调节。

（四）Ⅳ型

中间指骨为长矩形的类型是最难治疗的类型。首先要确定患者的桡侧指体有否有显著的差异。示指与长指体的 buddy taping 试验是重要的检查。第一种治疗方法与短梯形指骨治疗相似，截骨短缩，重新平衡手内在肌，使拇指处于外展位，可能需要 1~2 次手术。第二种治疗方法是桡侧指体正式拇指化。倾向于短缩中间指骨后，将其与远端指骨融合，修复外侧屈肌腱和伸肌腱。开大虎口

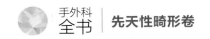

后，若用局部皮瓣修复新拇指的软组织缺损还不够，还可用骨间背动脉或桡动脉的筋膜皮瓣来修复。对有经验的显微外科医生来说，1～2岁的患者做筋膜皮瓣还是合理的。肌腱转移重建外展可以在二期手术时进行。旋转截骨加上开大虎口是更简单的选择。

（五）V型

此型的治疗最为简单。拇指软组织缺损对正常食指的活动有潜在影响，治疗方式即在早期切除发育不全的拇指，同时将食指拇指化。现在倾向于在患者12～14个月大时把这两个步骤放在一次手术中做完。是否进行肌腱转位，取决于手内在肌的大小和位置，以及调整后拇指的平衡情况。

（六）Ⅵ型

与桡侧多指畸形有关的三节拇畸形的治疗，与桡侧多指畸形的治疗一致。

七、疗效评定

对所有患者进行外观与功能视觉模拟评分表测定，评分从0分到10分。同时，用量角器测量指间关节活动度（ROM），评估指间关节的稳定性。对于儿童患者，可使用ABILHAND-kids问卷来评估手指活动度。

八、常见并发症和预防

Delta骨摘除可出现下列并发症：关节不稳、关节僵硬、指间关节活动范围受限、指骨切除不全以及继发性的偏斜畸形。Wood在1976年的报告中称，18例患者手术后有10例（55.6%）出现了偏斜畸形，可能跟韧带不稳有关。然而，Zuidam等人对17例患者的研究发现，患者仅有很少的并发症，没有关节不稳的情况，有少量的偏斜畸形（3/17，17.6%，偏斜角度最大为25°）、指间关节活动受限（5/17，29.4%，屈曲受限小于25°）。1992年，Jennings等人报告称取得了较好的指间关节活动度：平均为63°（35°～100°不等）。同时，报告中提到了很少的并发症，包括1例裂甲以及1例10°的尺偏畸形（2/15，13.3%）。

对于三节拇畸形的术后并发症之一——指间关节僵硬也有很多不同的报告。Alrabai等人认为在手术之前指间关节僵硬就经常发生。三节拇畸形的指间关节活动受限是一个常见现象，尤其是在合并拇指多指畸形的情况下。然而，这对拇指的整体功能仅有轻微的影响，因为其他关节起到了代偿作用。在一些报告中也可见到关节不稳的情况，可能是由于术中对侧副韧带处理不当所致。由侧副韧带松弛造成的中等偏斜畸形可通过重建侧副韧带来解决，而重度的偏斜畸形可能需要指骨融合。截骨部位骨不连的发生也有报告。另外，近指间关节融合时可能损伤甲床，导致指甲畸形的发生。

对于三节拇畸形未来发展的预测是困难的。所以，在通过对指骨或掌骨进行短缩或矫正时，尤其是对掌骨进行短缩或矫正时，在远期的随访中常常发现存在拇指过长的现象。

九、存在的问题和未来的方向

先天性畸形的分型通常基于临床表现和骨骼的形态学表现，但因为不同畸形类型常共同存在，使得分型变得较为复杂。通常来说，发病率和发病人数是畸形分类的主要依据，然而目前应用的分型系统在面对复杂的临床表现和各种畸形综合征时往往显得过于麻烦，使得在过去和目前报告的三节拇畸形家族的基因异质性程度上不能得出统一的结论。过去和目前报告的三节拇畸形家族在临床表现上的差异可以用基因的异质性来解释，其中临床表现的差异提示了额外的基因或环境因素的作用。这也给了我们一些启发，三节拇畸形的相关基因在手部胚胎发育过程中起到了调控作用。在之后的研究中，如果能对三节拇畸形的相关变异基因精准定位，也许能回答不同家族间基因异质性的问题，同时还能建立一个针对病因学和病理学的分类。

（王欣）

参考文献

［1］CLEARY J E, OMER G E. Congenital proximal radio-ulnar synostosis［J］. J Bone Joint Surg Am Vol, 1985, 67（4）: 539-545.

［2］BLAUTH W, VON ROTHKIRCH TH. Zur frage der operativen behandlung von isolierten, angeborenen radioulnären synostosen［J］. Z Orthop Ihre Grenzgeb, 1989, 127（06）: 631-638.

［3］ELLIOTT A M, KIBRIA L, REED M H. The developmental spectrum of proximal radioulnar synostosis［J］. Skeletal Radiol, 2010, 39（1）: 49-54.

［4］BÍRÓ A. Surgical correction of a case of congenital proximal radio-ulnar synostosis［J］. Magy Traumatol Orthop Helyreallito Seb, 1978, 21（1）: 67-69.

［5］GREEN W T, MITAL M A. Congenital radio-ulnar synostosis: surgical treatment［J］. J Bone Joint Surg Am Vol, 1979, 61（5）: 738-743.

［6］SIMMONS B P, SOUTHMAYD W W, RISEBOROUGH E J. Congenital radioulnar synostosis［J］. J Hand Surg Am, 1983, 8（6）: 829-838.

［7］DAL MONTE A, ANDRISANO A, BUNGARO P, et al. Congenital proximal radio-ulnar synostosis: clinical and anatomical features［J］. Ital J Orthop Traumatol, 1987, 13（2）: 201-206.

［8］SEITZ W H JR, GORDON T L, KONSENS R M. Pediatric update #11. Congenital radioulnar synostosis. A new technique for derotational osteotomy［J］. Orthop Rev, 1990, 19（2）: 192-196.

［9］SACHAR K, AKELMAN E, EHRLICH M G. Radio-ulnar synostosis［J］. Hand Clin, 1994, 10（3）: 399-404.

［10］LIN H H, STRECKER W B, MANSKE P R, et al. A surgical technique of radioulnar osteoclasis to correct severe forearm rotation deformities［J］. J Pediatr Orthop, 1995, 15（1）: 53-58.

［11］KANAYA F. Mobilization of congenital proximal radio-ulnar synostosis: a technical detail［J］. Tech Hand Up Extrem Surg, 1997, 1（3）: 183-188.

［12］BOIREAU P, LAVILLE J M. Rotational osteotomy technique for congenital radio-ulnar synostosis with central medullary nailing and external fixation［J］. Rev Chir Orthop Reparatrice Appar Mot, 2002, 88（8）: 812-815.

［13］MURASE T, TADA K, YOSHIDA T, et al. Derotational osteotomy at the shafts of the radius and ulna for congenital radioulnar synostosis［J］. J Hand Surg Am, 2003, 28（1）: 133-137.

［14］FUJIMOTO M, KATO H, MINAMI A. Rotational osteotomy at the diaphysis of the radius in the treatment of congenital radio-ulnar synostosis［J］. J Pediatr Orthop, 2005, 25（5）: 676-679.

［15］RAMACHANDRAN M, LAU K, JONES D H A. Rotational osteotomies for congenital radioulnar synostosis［J］. J Bone Joint Surg Br Vol, 2005, 87（10）: 1406-1410.

［16］DALTON J F, MANSKE P R, WALKER J C, et al. Ulnar nonunion after osteoclasis for rotational deformities of the forearm［J］. J Hand Surg Am, 2006, 31（6）: 973-978.

［17］朱国太, 孙海浪, 左文山. 桡骨粗隆下截骨术治疗先天性上尺桡关节融合［J］. 中国矫形外科杂志, 2006, 14（13）: 1030-1031, 1034.

［18］魏新军, 牛腾峰, 吴铁男, 等. 尺桡骨旋转截骨术治疗先天性上尺桡关节融合［J］. 中医正骨, 2006, 18（6）: 57-58.

［19］陈文, 王体沛, 邢敦凯, 等. 尺桡骨中段旋转截骨术治疗先天性上尺桡关节融合及并发症探讨［J］. 中华小儿外科杂志, 2006, 27（4）: 194-196.

［20］谭明, 赵明杰, 李志忠, 等. 肘关节重建治疗先天性上尺桡关节融合1例［J］. 广东医学, 2011, 32（16）: 2104.

［21］徐飞, 孟志斌. 桡骨粗隆下截骨结合防粘连生物膜治疗先天性上尺桡关节融合［J］. 医学信息, 2012, 25（8）: 390.

［22］GOTTSCHALK M B, DANILEVICH M, GOTTSCHALK H P. Carpal coalitions and metacarpal synostoses: a review［J］. Hand（N Y）, 2016, 11（3）: 271-277.

［23］BUCK-GRAMCKO D, WOOD V E. The treatment of metacarpal synostosis［J］. J Hand Surg, 1993, 18（4）: 565-581.

［24］沈明, 赵时敏. 成纤维细胞生长因子受体点突变与骨骼疾病［J］. 国外医学儿科学分册, 1999, 26（2）: 76-79.

［25］李正, 王慧贞, 吉士俊. 实用小儿外科学［M］. 北京: 人民卫生出版社, 2001: 1368.

［26］田文，赵俊会，田光磊，等. 先天性复合性并指畸形［J］. 中华手外科杂志，2007，23（2）：82-84.

［27］WEBER B，SCHWABEGGER A H，VODOPIUTZ J，et al. Prenatal diagnosis of Apert syndrome with cloverleaf skull deformity using ultrasound, fetal magnetic resonance imaging and genetic analysis［J］. Fetal Diagn Ther，2010，27：51-56.

［28］ALLAM K A，WAN D C，KHWANNGEM K，et al. Treatment of Apert syndrome: a long-term follow-up study［J］. Plast Reconstr Surg，2011，127（4）：1601-1611.

［29］FENWICK A L，BOWDIU S C，KLATT R E M，et al. A deletion of FGFR2 creating achimeric Ⅲb/Ⅲc exon in a child with Apert syndrome［J］. BMC Med Genet，2011，12：122-127.

［30］田文，赵俊会，田光磊，等. Poland综合征手部畸形的临床分型及治疗策略［J］. 中华手外科杂志，2012，28（4）：206-210.

［31］田文，赵俊会，田光磊，等. Apert综合征手足部畸形的形态学特点及治疗原则［J］. 中华手外科杂志，2013，29（6）：324-328.

［32］CARTER P R. Reconstruction of the child's hand［M］. Philadelphia：Lea and Febiger，1991：209-235.

［33］VICKERS D. Clinodactyly of the little finger: a simple operative technique for reversal of the growth abnormality［J］. J Hand Surg，1987，12（3）：335-342.

［34］WOOD V E，RUBINSTEIN J H. Surgical treatment of the thumb in the Rubinstein-Taybi syndrome［J］. J Hand Surg，1987，12（2）：166-172.

［35］MILLER S. Kirner deformity: a specific digital curvature abnormality［J］. Pediatr Radiol，2004，34（6）：511-513.

［36］ZHANG G，KATO H，YAMAZAKI H. Physiolysis for correction of the delta phalanx in clinodactyly of the bilateral little fingers［J］. Hand Surg，2005，10（2/3）：297-302.

［37］NORAT F，DREANT N，LEBRETON E，et al. Clinodactylies: delta phalanx and Kirner deformity［J］. Chir Main，2008，27（Suppl 1）：S165-S173.

［38］GOUDA A，DAVISON I M. Images for surgeons. Kirner's deformity of little finger［J］. ANZ J Surg，2010，80（10）：741-742.

［39］LIGHT T R，OGDEN J A. The longitudinal epiphyseal bracket: implications for surgical correction［J］. J Pediatr Orthop，1981，1（3）：299-305.

［40］GUPTA A，KAY S P J，SCHEKER L R. The growing hand［M］. St. Louis，Mo：Mosby，2000：297-299.

［41］UNGLAUB F，LANGER M F，HAHN P，et al. Malformations of hand and forearm: conspicuous postpartum［J］. Orthopade，2016，45（7）：631-642.

［42］PIPER S L，GOLDFARB C A，WALL L B. Outcomes of opening wedge osteotomy to correct angular deformity in little finger clinodactyly［J］. J Hand Surg Am，2015，40（5）：908-913.

［43］王炜. 整形外科学［M］. 杭州：浙江科学技术出版社，1999：115-120.

［44］洪光祥，陈振兵，高伟阳. 手部先天性畸形的手术治疗［M］. 杭州：浙江科学技术出版社，2016：328-338，414-420.

［45］RESNICK D，GOERGEN T G. Peroneal tenography in previous calcaneal fractures［J］. Radiology，1975，115（1）：211-213.

［46］CAMPANACCI M，LAUS M. Osteofibrous dysplasia of the tibia and fibula［J］. J Bone Joint Surg Am Vol，1981，63（3）：367-375.

［47］RICCARDI，VINCENT M. Von Reckling hausen neurofibromatosis［J］. N Engl J Med，1981，305：1617-1627.

［48］CZERNIAK B，ROJAS-CORONA R R，DORFMAN H D. Morphologic diversity of long bone adamantinoma. The concept of differentiated (regressing) adamantinoma and its relationship to osteofibrous dysplasia［J］. Cancer，1989，64（11）：2319-2334.

［49］BEN ARUSH M W，BEN ARIEH Y，BIALIK V，et al. Synovial sarcoma associated with osteofibrous dysplasia. A case report and review of the literature［J］. Am J Pediatr Hematol/Oncol，1992，14（3）：261-264.

［50］FREYSCHMIDT M J. Tumorähnliche Knochenveränderungen（"tumor-like lesions"）［M］. Springer，1993：515-552.

［51］MALCHOFF C D，REARDON G，MACGILLIVRAY D C，et al. An unusual presentation of McCune-Albright syndrome confirmed by an activating mutation of the Gs alpha-subunit from a bone lesion［J］. J Clin Endocrinol Metab，1994，78（3）：803-806.

［52］SPRINGFIELD D S，ROSENBERG A E，MANKIN H J，et al. Relationship between osteofibrous dysplasia and adamantinoma［J］. Clin Orthop Relat Res，1994，（309）：234-244.

［53］HAZELBAG H M，WESSELS J W，MOLLEVANGERS P，et al. Cytogenetic analysis of adamantinoma of long bones: further indications for a common histogenesis with osteofibrous dysplasia［J］. Cancer Genet Cytogenet，1997，97（1）：5-11.

［54］VICKERS D，NIELSEN G. Madelung deformity: surgical prophylaxis (physiolysis) during the late growth period by resection of the dyschondrosteosis lesion［J］. J Hand Surg Br，1992，17（4）：401-407.

［55］洪云飞，魏轩. 马德隆畸形治疗方法探讨［J］. 中原医刊，1997，24（7）：36-37.

［56］顾玉东，王澍寰，侍德. 手外科手术学［M］. 上海：上海医科大学出版社，1999：875-881.

［57］GUPTA A，KAY S P J，SCHEKER L R. The growing hand-diagnosis and management of the upper extremity in children ［M］. London：Mosby，2000.

［58］于胜吉，蔡锦方. 腕关节外科学 ［M］. 北京：人民卫生出版社，2002：470-472.

［59］韩金豹，陈居文，马栋梁，等. 马德隆畸形的治疗方法探讨 ［J］. 中国修复重建外科杂志，2005，19（5）：361-363.

［60］MCCARROLL H R JR，JAMES M A，NEWMEYER W L III，et al. Madelung's deformity：quantitative assessment of X-ray deformity ［J］. J Hand Surg Am，2005，30（6）：1211-1220.

［61］BENITO-SANZ S，THOMAS N S，HUBER C，et al. A novel class of pseudoautosomal region 1 deletions downstream of SHOX is associated with Léri-Weill dyschondrosteosis ［J］. Am J Hum Genet，2005，77（4）：533-544.

［62］HARLEY B J，BROWN C，CUMMINGS K，et al. Volar ligament release and distal radius dome osteotomy for correction of Madelung's deformity ［J］. J Hand Surg Am，2006，31（9）：1499-1506.

［63］GATTA V，ANTONUCCI I，MORIZIO E，et al. Identification and characterization of different SHOX gene deletions in patients with Leri-Weill dyschondrosteosys by MLPA assay ［J］. Am J Hum Genet，2007，52（1）：21-27.

［64］FUKAMI M，DATEKI S，KATO F，et al. Identification and characterization of cryptic SHOX intragenic deletions in three Japanese patients with Léri-Weill dyschondrosteosis ［J］. Am J Hum Genet，2008，53（5）：454-459.

［65］KIM H K. Madelung deformity with Vickers ligament ［J］. Pediatr Radiol，2009，39（11）：1251.

［66］MCCARROLL H R JR，JAMES M A，NEWMEYER W L III，et al. Madelung's deformity：diagnostic thresholds of radiographic measurements ［J］. J Hand Surg Am，2010，35（5）：807-812.

［67］GHATAN A C，HANEL D P. Madelung deformity ［J］. J Am Acad Orthop Surg，2013，21（6）：372-382.

［68］IMAI Y，MIYAKE J，OKADA K，et al. Cylindrical corrective osteotomy for Madelung deformity using a computer simulation：case report ［J］. Hand Surg Am，2013，38（10）：1925-1932.

［69］STEINMAN S，OISHI S，MILLS J，et al. Volar ligament release and distal radial dome osteotomy for the correction of Madelung deformity：long-term follow-up ［J］. J Bone Joint Surg Am Vol，2013，95（13）：1198-1204.

［70］BINDER G，RAPPOLD G A. SHOX deficiency disorders ［M］. Gene Reviews，2015.

［71］KOZIN S H，ZLOTOLOW D A. Madelung deformity ［J］. Hand Surg Am，2015，40（10）：2090-2098.

［72］FARR S，KALISH L A，BAE D S，et al. Radiographic criteria for undergoing an ulnar shortening osteotomy in Madelung deformity：a long-term experience from a single institution ［J］. J Pediatr Orthop，2016，36（3）：310-315.

［73］ANDREW T，LAUB D JR. Madelung deformity ［J］. Eplasty，2016，16：ic34.

［74］HEUTINK P，ZGURICAS J，VAN OOSTERHOUT L，et al. The gene for triphalangeal thumb maps to the subtelomeric region of chromosome 7q ［J］. Nat Genet，1994，6（3）：287-292.

［75］SIMMONS B P，MCKENZIE W D. Symptomatic carpal coalition ［J］. J Hand Surg Am，1985，10（2）：190-193.

［76］洪光祥，王炜. 手部先天性畸形 ［M］. 北京：人民卫生出版社，2004：279-280.

［77］RITT M J，MAAS M，BOS K E. Minnaar type 1 symptomatic lunotriquetral coalition：a report of nine patients ［J］. J Hand Surg Am，2001，26（2）：261-270.

［78］SINGH P，TULI A，CHOUDHRY R M，et al. Intercarpal fusion-a review ［J］. J Anat Soc India，2003，52：183-188.

［79］DEFAZIO M V，COUSINS B J，MIVERSUSKI R A JR，et al. Carpal coalition：A review of current knowledge and report of a single institution's experience with asymptomatic intercarpal fusion ［J］. Hand（N Y），2013，8（2）：157-163.

［80］王炜，姚建民. 手及上肢先天性畸形 ［M］. 杭州：浙江科学技术出版社，2015：386-400.

［81］GOTTSCHALK M B，DANILEVICH M，GOTTSCHALK H P. Carpal coalitions and metacarpal synostoses：a review ［J］. Hand（N Y），2016，11（3）：271-277.

［82］VAN HOORN B T，PONG T，VAN LEEUWEN W F，et al. Carpal coalitions on radiographs：prevalence and association with ordering indication ［J］. J Hand Surg Am，2017，42（5）：329-334.

［83］ONG S，SECHACHALAM S. Incidence of carpal coalition in an Asian population-preliminary findings of a study on patients from a distal radius fracture database ［J］. J Hand Surg Asian Pac Vol，2017，22（2）：156-159.

［84］OGINO T，HIKINO K. Congenital radio-ulnar synostosis：compensatory rotation around the wrist and rotation osteotomy ［J］. J Hand Surg Br，1987，12（2）：173-178.

［85］WU P F，GUO S，FAN X F，et al. A novel ZRS Mutation in a Chinese patient with preaxial polydactyly and triphalangeal thumb ［J］. Cytogenet Genome Res，2016，149（3）：171-175.

［86］FOUCHER G，NAVARRO R，MEDINA J，et al. Metacarpal synostosis：a simple classification and a new treatment technique ［J］. Plast Reconstr Surg，2001，108（5）：1225-1231；discussion 1232-1234.

［87］JAMSHEER A，ZEMOJTEL T，KOLANCZYK M，et al. Whole exome sequencing identifies FGF16 nonsense mutations as the cause of X-linked recessive metacarpal 4/5 fusion [J]. J Med Genet, 2013, 50 (9): 579-584.

[88] LIU B, ZHAO J H, TIAN W, et al. Isolated ring-little finger metacarpal synostosis: a new classification system and treatment strategy [J]. J Hand Surg Am, 2014, 39 (1): 83-90.

[89] CARLSON D H. Coalition of the carpal bones [J]. Skeletal Radiol, 1981, 7 (2): 125-127.

[90] BUCKWALTER J A, FLATT A E, SHURR D G, et al. The absent fifth metacarpal [J]. J Hand Surg Am, 1981, 6 (4): 364-367.

[91] WOOD V E. Treatment of the triphalangeal thumb [J]. Clin Orthop Relat Res, 1976, (120): 188-200.

[92] FLATT A E. The care of congenital hand anomalies [M]. St. Louis: The C. V. Mosby Company, 1977: 109-117.

[93] TEMTAMY S A, MCKUSICK V A. The genetics of hand malformations [J]. Birth Defects Orig Artic Ser, 1978, 14 (3): 1-619.

[94] CHAN K M, LAMB D W. Triphalangeal thumb and five-fingered hand [J]. Hand, 1983, 15 (3): 329-334.

[95] LAMB D W, WYNNE-DAVIS R, WHITMORE J M. Five-fingered hand associated with partial or complete tibial absence and pre-axial polydactyl. A kindred of 15 affected individuals in five generations [J]. J Bone Joint Surg Br, 1983, 65 (1): 60-63.

[96] PEIMER C A. Combined reduction osteotomy for triphalangeal thumb [J]. J Hand Surg Am, 1985, 10 (3): 376-381.

[97] BOWERS W H. The hand and upper limb, the interphalangeal joints. vol 1 [M]. New York: Churchill Livingstone, 1987: 187-202.

[98] JENNINGS J F, PEIMER C A, SHERWIN F S. Reduction osteotomy for triphalangeal thumb: an 11-year review [J]. J Hand Surg Am, 1992, 17 (1): 8-14.

[99] ZGURICAS J, SNIJDERS P J, HOVIUS S E, et al. Phenotypic analysis of triphalangeal thumb and associated hand malformations [J]. J Med Genet, 1994, 31 (6): 462-467.

[100] BUCK-GRAMCKO D. Triphalangeal thumb: a new classification depending on the operative treatment [J]. J Hand Surg Am, 1995, 12: 89-90.

[101] ZGURICAS J, DIJKSTRA P F, GELSEMA E S, et al. Metacarpophalangeal pattern (MCPP) profile analysis in a family with triphalangeal thumb [J]. J Med Genet, 1997, 34 (1): 55-62.

[102] GREEN D P, HOTSCHKISS R N, PEDERSON W C, et al. Green's operative hand surgery [M]. 5th ed. Philadelphia: Elsevier Churchill Livingstone, 2005: 1445-1468.

[103] WANG A A, HUTCHINSON D T. Results of treatment of delta triphalangeal thumbs by excision of the extra phalanx [J]. J Pediatr Orthop, 2015, 35 (5): 474-477.

[104] ZUIDAM J M, SELLES R W, DE KRAKER M, et al. Outcome of two types of surgical correction of the extra phalanx in triphalangeal thumb: is there a difference? [J]. J Hand Surg Eur Vol, 2016, 41 (3): 253-257.

[105] ALRABAI H M, FARR S, GIRSCH W. Triphalangeal thumb reduction osteotomy through a versatile spiral approach [J]. Tech Hand Up Extrem Surg, 2016, 20 (2): 54-60.

[106] 刘振江, 赵群, 张立军, 等. 双侧先天性肱桡关节融合一例报告 [J]. 中华骨科杂志, 2011, 31 (7): 817.

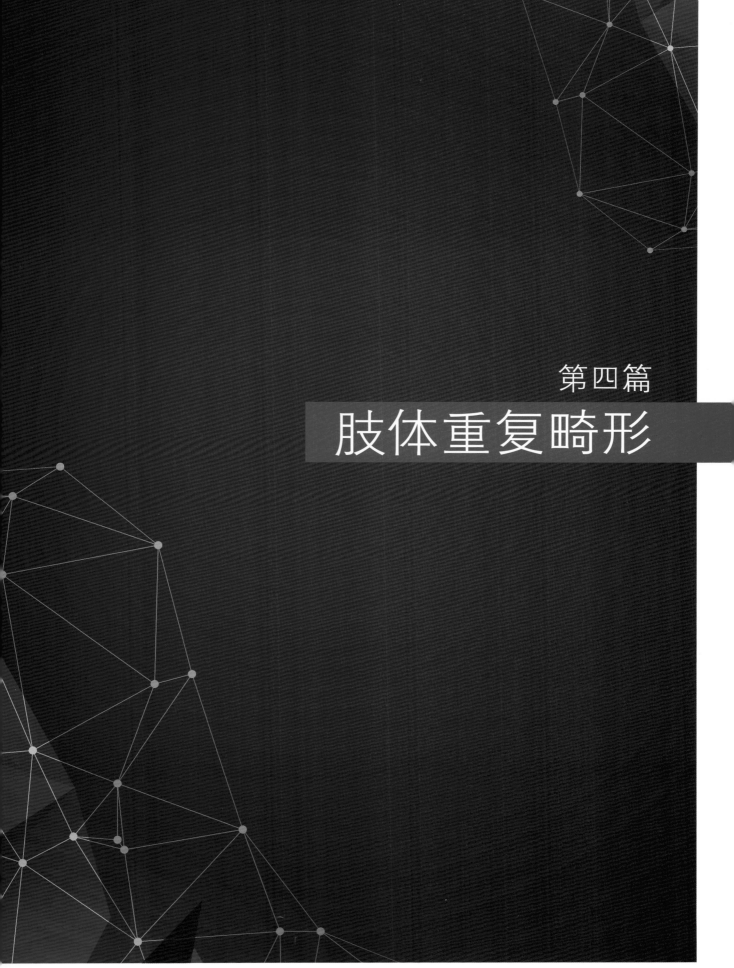

第四篇

肢体重复畸形

肢体重复畸形，又名手（足）部孪生畸形，是指构成手（足）的多种组织和结构重复出现异常，导致手（足）先天性外观和功能异常。手（足）部孪生畸形是最常见的一类先天性肢体畸形。手部孪生畸形的发生可能是因为肢芽和外胚层在早期受到特殊损害，原始胚胎部分发生分裂。常见的手（足）部先天性孪生畸形有多指（趾）畸形、镜像手、多肢畸形（如所有肢体重复畸形、肱骨重复畸形、桡骨重复畸形和尺骨重复畸形）和腕骨重复畸形（如二分舟骨）。

先天性上肢畸形占所有先天性畸形的10%，在新生儿中的发生率约为0.1%，仅次于先天性心脏病。据最近的文献报告，有些地区新生儿先天性手（足）部畸形的发生率已经超过了先天性心脏病，跃居新生儿先天性畸形发生率榜首。手（足）部孪生畸形是最常见的一类先天性肢体畸形，既可以单独存在，也可以和其他部位的先天性畸形同时存在，某些还可以是先天性畸形及综合征的临床表现。手（足）部孪生畸形可伴有心血管畸形、造血系统疾病、消化道畸形、颜面部畸形、颅脑畸形及泌尿生殖器畸形等，临床上常见部分轴前型多指患者伴有先天性室间隔或房间隔缺损。据统计，大约5%的先天性手（足）部孪生畸形是某些综合征的临床表现之一。McKusick-Kaufman综合征的表现为多指（趾）畸形伴有阴道闭锁、先天性心脏病等；Bardet-Biedl综合征表现为多指（趾）畸形合并肥胖、视网膜营养不良和性腺发育不良等；Carpenter综合征、Greig综合征、13三体综合征等也都以多指（趾）畸形为特征。手（足）部孪生畸形病例一部分为散发病例，还有一些为遗传性病例，另外有极少数病例在胚胎早期由明确的致畸剂所致。一般认为，导致手（足）部孪生畸形的因素主要是遗传因素和环境因素。可能会对胚胎发育造成影响的环境因素包括药物、放射线、疾病等。

利用动物模型，胚胎学在胚胎肢体发育方面取得了一些进展。胚胎学研究表明，早期胎儿肢体发育涉及三个空间轴向（近远轴、前后轴和背腹轴）、三个重要的信号控制中心［外胚层顶嵴（apical ectodermal ridge，AER）、极化活性区（zone of polarizing activity，ZPA）和WNT信号中心（Wingless type signaling centers）］。其中，极化活性区控制肢体在前后轴上的发育。在胚胎早期，该区的信号传导异常可导致肢体重复畸形。音猬基因（sonic hedgehog gene）是一种与极化活性相关的重要形态发生素，在正常情况下表达于胚胎肢芽后部边缘的极化活性区。若音猬基因发生突变，可导致其表达异常，从而导致肢体重复畸形，如镜像手、多指畸形等。利用小鼠模型，有人发现多器官致癌剂甲基亚硝基脲可诱发老鼠多指（趾）畸形。

（陈振兵　陈燕花）

第 十 四 章

多指（趾）畸形

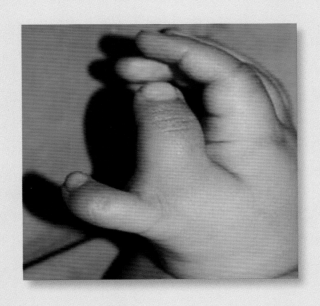

■ 第一节

概述

先天性多指（趾）畸形（polydactyly）是正常手指（足趾）以外的赘生手指（足趾）或手指（足趾）的孪生畸形。它有多种表现形式，可以合并其他部位或其他形式的畸形，也可以是某些畸形及综合征的临床表现之一。人们在研究岩石艺术和岩画的过程中发现了多指手印和多趾脚印，有些发现可以追溯到公元1000年。《圣经·旧约》里记载的迦特之战涉及一个巨人，这个巨人的每只手都有六个手指，每只脚都有六个脚趾。polydactyly一词最早由Kerckring于1670年提出。从那时起，关于多指（趾）畸形的报告层出不穷。

多指（趾）畸形是最常见的先天性手（足）部畸形，也是我国目前监测的20多种新生儿出生缺陷之一。多指畸形可以分为桡侧多指畸形、尺侧多指畸形及中轴型多指畸形；可以是单个手指多指畸形，也可以是多个手指多指畸形。多指畸形多见于拇指桡侧和小指尺侧，其次见于中指、环指，少见于示指。足部多趾畸形中常见的是轴后型多趾（足外侧多趾）畸形（占77%～85%），其次是轴前型多趾（足内侧多趾）畸形，最少见的是中轴型多趾畸形。Buck-Gramcko等报告的25年间接受手术治疗的177例多指（趾）畸形病例中，仅多指的有112例，仅多趾的有24例，同时多指和多趾的有41例；多指畸形病例中，拇指多指的占54.6%，小指多指的占28.6%；手指末端多指的有22例，远指关节多指的有22例，近指关节多指的有13例，掌指关节多指的有61例。

一、流行病学

根据人口调查，由于地域、人种的不同，各地先天性多指（趾）畸形的发生率不同，一般为

0.1%～0.2%。大部分报告显示多指畸形占先天性上肢畸形的2.4%～27.2%，也有报告显示多指畸形占先天性上肢畸形的39.9%。在东方人种中，先天性多指畸形是最常见的手部畸形，男性患者几乎是女性患者的两倍。Flatt报告的2758例各类先天性手部畸形病例中，多指畸形的有403例，占14.6%。据周光萱等报告，我国多指畸形的平均发生率为9.45/10000，存在着显著的性别和地域差异，男性患者多于女性患者，城市的发生率高于农村；右侧多指畸形多见，占45.6%，左侧多指畸形占35.0%，双侧多指畸形占19.4%。非洲人和亚洲人发生多趾畸形的概率远高于其他人种。多趾畸形病例中，累及双侧的（其中62%呈双侧对称性）占50%，合并多指或并指畸形的占56%。

二、病因学

多指（趾）畸形的确切病因至今仍不明确，大部分学者认为遗传是其主要致病因素，且多认为多指（趾）畸形是常染色体显性遗传病，但也有学者认为它是常染色体隐性遗传病。目前的研究表明，它与多条染色体上的多个基因突变、易位或异常复制有关，与之有关的热点基因主要包括*GLI3*、*SHH*、*HOXD3*和*LMBR1*等。多指（趾）畸形可以是家族遗传的，也可以是散发的。此外，环境因素在导致多指（趾）畸形中也具有重要作用，可能会对胚胎发育造成影响的环境因素包括药物、放射线、疾病等。

（陈振兵　陈燕花）

第二节
轴前型多指（趾）畸形

　　轴前型多指（趾）畸形［桡侧多指（趾）畸形（radial polydactyly）］，又常称为复拇（蹈）畸形（thumb duplication），是一种最为常见的手（足）部畸形，表现为拇指孪生，或拇指桡侧或尺侧多指（趾）。在拇指形成及发育的胚胎早期，遗传因素、全身性疾病或其他各种致畸因素都可以导致拇指畸形。轴前型多指畸形是最常见的先天性手部畸形，占多指畸形的90%左右。杨钧等报告的234例多指畸形病例中，轴前型多指畸形病例有194例，占82.9%。轴前型多指畸形病例多数为散发病例，少数为家族遗传性病例。双侧轴前型多指畸形多具有遗传性。白种人、美洲土著人和亚洲人种轴前型多指畸形的发生率明显高于非洲裔的美国人，男性发生率高于女性，右手发生率明显高于左手。轴前型多趾畸形占多趾畸形的8%～15%，且多见于东南亚地区，如马来西亚、菲律宾等。轴前型多指（趾）畸形的病因不明确，其主要致病因素为遗传因素，其次为环境因素。轴前型多指（趾）畸形涉及的结构多且复杂，包括骨关节、肌腱、血管神经、韧带、肌肉、皮肤、指甲及深部软组织等所有结构。骨骼畸形是拇指多指畸形分型的主要依据。由于轴前型多指（趾）畸形表现多样，无论何种分型方式都很难将所有轴前型多指（趾）畸形囊括在内。而且，同一种轴前型多指（趾）畸形的临床表现、手术方式、手术要点和难点也可能有差异。

一、临床表现及分类

　　轴前型多指（趾）畸形表现为拇指的桡侧存在另一个或多个手（足）指，或拇指两侧均有多指（趾）。多数病例有两个拇指，个别病例可有三个，甚至更多。轴前型多指畸形的两个拇指一般并不等大，多呈主次型；而且两个拇指均有不同程度的发育不良或畸形，多数复拇指有两节指骨，少数复拇指有三节指骨。轴前型多指（趾）畸形有复杂多样的形态，其分类方法有以下几种。

（一）轴前型多指（趾）畸形的Wassel分型

Wassel分型是目前临床上最常用的分类方法，对轴前型多指畸形的治疗有指导意义。1969年，Wassel根据相关病例的X线片和临床表现将轴前型多指畸形分为以下7种（图4-14-1）。

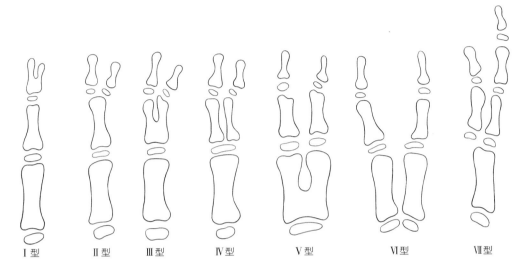

图4-14-1 轴前型多指畸形的Wassel分型示意图

Ⅰ型　　Ⅱ型　　Ⅲ型　　Ⅳ型　　Ⅴ型　　Ⅵ型　　Ⅶ型

1. Ⅰ型　两个拇指有共同的远节指骨近端，远节指骨远端呈分叉状；较正常远节指骨粗大的远节指骨与近节指骨头形成一个指间关节；两个拇指的指甲常并连生长，少数病例的两个拇指的指甲完全独立生长（图4-14-2）。

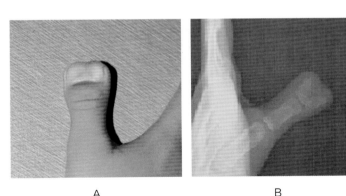

图4-14-2 Wassel Ⅰ型　　　　A　　　　　　　　　B

2. Ⅱ型　两个拇指的远节指骨完全分开，无指骨和骨骺相连，两根远节指骨与近节指骨形成两个指间关节；两个指间关节常处于同一关节囊内，少数病例有两个各自独立的关节囊。两个拇指的远节指骨可以等大，也可以一大一小；两个拇指的指甲可以相连，也可以不相连（图4-14-3）。

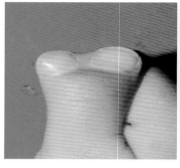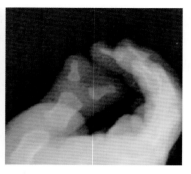

A   B   图4-14-3　Wassel Ⅱ型

3. Ⅲ型　两个拇指有各自独立的远节指骨，有共同的近节指骨近端和（或）骨骺，各远节指骨又分别与分叉的近节指骨远端形成指间关节，近节指骨近端与第1掌骨头形成一个掌指关节（图4-14-4）。

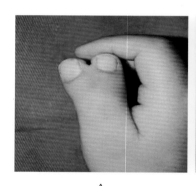

A   B   图4-14-4　Wassel Ⅲ型

4. Ⅳ型　两个拇指分别有各自独立的远节指骨和近节指骨，各近节指骨又分别与第1掌骨头形成两个掌指关节。两个掌指关节常处于同一关节囊内，少数病例有各自独立的关节囊，还有少量病例的掌指关节表现为软骨融合。而且，两个拇指的远节指骨和近节指骨可有不同程度的发育不良（图4-14-5）。

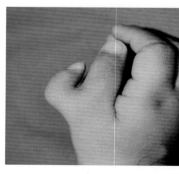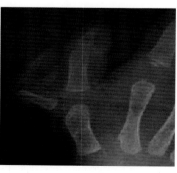

A   B   图4-14-5　Wassel Ⅳ型

Ⅳ型是最常见的轴前型多指畸形，由于结构和外观复杂多样，手术方式也各不相同。Hung等将Ⅳ型分为4个亚型，即Ⅳa~d型。①Ⅳa型（发育不良型）：桡侧拇指为一个发育不良或退化的拇指，但拇短展肌仍然可能止于退化拇指的桡侧基底部（图4-14-6）。②Ⅳb型（尺偏型）：为最常见的一种类型，尺侧拇指大小和形状良好，成角畸形不明显，桡侧拇指轻度发育不良且有明显的成角畸形，指间关节常尺偏（图4-14-7）。③Ⅳc型（分散型）：桡侧和尺侧拇指大小相同，其轴线基本正常，两个拇指呈树枝分叉样（图4-14-8）。④Ⅳd型（会聚型）：为最复杂的一种类型，两个拇指在掌指关节处分散，由于各指间关节相对偏斜，两指尖靠近，呈螃蟹甲样（图4-14-9）。

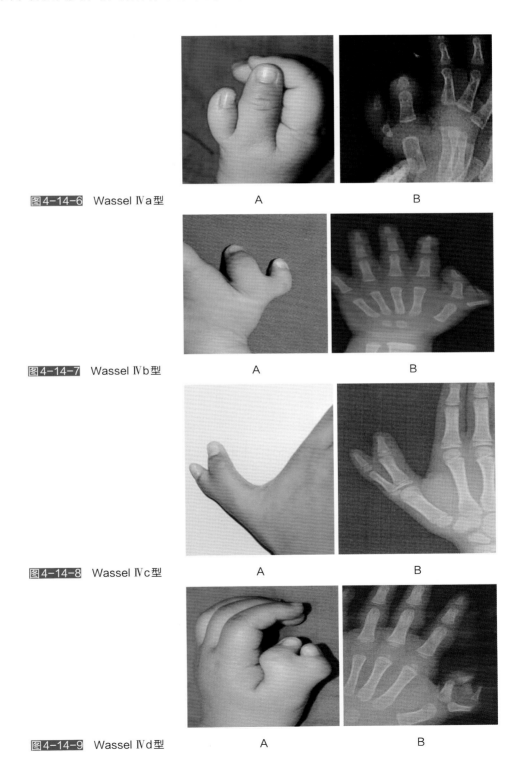

图4-14-6　Wassel Ⅳa型　　　　　A　　　　　　　　　　B

图4-14-7　Wassel Ⅳb型　　　　　A　　　　　　　　　　B

图4-14-8　Wassel Ⅳc型　　　　　A　　　　　　　　　　B

图4-14-9　Wassel Ⅳd型　　　　　A　　　　　　　　　　B

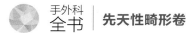
5. V型　两个拇指有各自独立的远节指骨和近节指骨，有共同的第1掌骨近端和骨骺。各近节指骨分别与远端呈分叉状的第1掌骨形成掌指关节，第1掌骨又与大多角骨形成一个拇指腕掌关节（图4-14-10）。

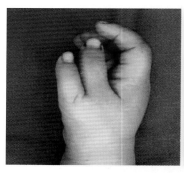
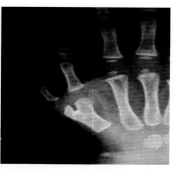

A　　　　　　　　　　　B　　　　　图4-14-10　Wassel V型

6. VI型　两个拇指已完全分开，有各自独立的指骨和掌骨，多数病例有两个拇指腕掌关节，指骨、掌骨及相应的关节发育程度各异（图4-14-11）。

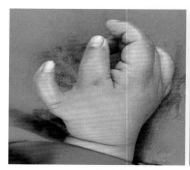

A　　　　　　　　　　　B　　　　　图4-14-11　Wassel VI型

7. VII型　三节拇畸形，可表现为一个是正常拇指，另一个是三节拇。三节拇可以出现在主要拇指，也可以出现在次要拇指，或者主、次拇指均为三节拇（图4-14-12）。

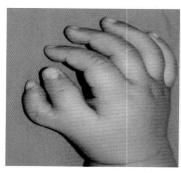
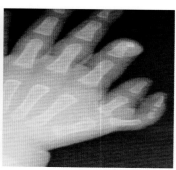

A　　　　　　　　　　　B　　　　　图4-14-12　Wassel VII型

最常见的轴前型多指畸形为Ⅳ型，约占50%；其次是Ⅱ型，约占20%；最少见的是Ⅵ型。虽然Wassel分型已经相当详细，但仍有不少病例未被包含在内。例如浮动拇指属于拇指多指畸形，此类患者伴有一个拇指极度发育不良。该极度发育不良的拇指仅为一个皮赘样的手指，其内部可有发育不良的骨骼。它与主要拇指之间没有任何骨关节，仅有细小的带蒂软组织，皮蒂内含神经血管束。这种病例的次要拇指一般悬挂于主要拇指的桡侧缘，而主要拇指的大小及功能比较正常或完全正常（图4-14-13）。

绝大多数轴前型多指（趾）畸形表现为多1个手指（足趾），可在主要拇指的桡侧或尺侧；也可表现为多2个或3个手指（足趾），而使整只手（足）有7～8个手指（足趾），形成三拇指或四拇指畸形（图4-14-14）。

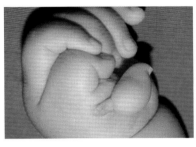 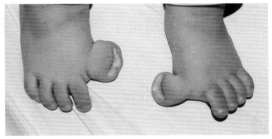

图4-14-13　浮动拇指　　　　图4-14-14　轴前型多趾畸形

（二）轴前型多指畸形的Temtamy和McKusick分型

Temtamy和McKusick根据分子遗传学将轴前型多指畸形分为4种类型。①PPDⅠ型：拇指多指畸形，即WasselⅠ～Ⅵ型。②PPDⅡ型：三节拇畸形或拇指多指伴有三节拇畸形，即三节拇畸形以及WasselⅦ型。③PPDⅢ型：示指多指畸形。④PPDⅣ型：拇指多指伴并指畸形。

二、病理改变

由于拇指的各种组织解剖异常，轴前型多指（趾）畸形的临床表现多样，常表现在以下几方面。

（一）指甲的变化

在WasselⅠ型和Ⅱ型多指畸形中，两个拇指的指甲可以完全独立生长，可以部分独立生长，也可以完全并连在一起生长。完全合并在一起的指甲宽大，但两指甲的分界线较明显（图4-14-15）。

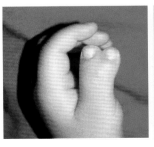 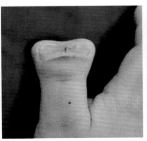 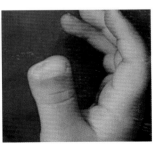

图4-14-15　轴前型多指畸形病例的指甲

A　　　　　　　　　B　　　　　　　　　C

在其他类型的多指畸形中，各拇指的指甲都是完全分开的，比对侧正常拇指指甲小。绝大多数轴前型多指畸形病例的两个拇指的指甲一大一小，两甲根形态差异显著；少量病例的两个拇指的甲床和甲根的大小、形态一样。

（二）指骨和指间关节的变化

轴前型多指畸形患者的指骨可表现为数量异常、形态异常及联合结构的解剖异常，即拇指中可有一节指骨、两节指骨或三节指骨，可有正常发育的指骨或细小、短扁、三角形的指骨，甚至没有指骨结构。相应的两节指骨可独立存在，也可相互融合，且融合的形式及范围也可不一样。指间关节可呈正常铰链式，也可以有不同程度的偏斜、脱位。两个指间关节的关节面可独立存在，也可相互融合成一个异常的关节面。两个指间关节可独立存在于不同的关节囊中，也可存在于同一个关节囊中。少数病例的X线片显示患者有正常的指间关节，而手术时发现其指间关节存在软骨融合。关节两侧的侧副韧带的健全程度及松紧程度不一致，常常表现为桡侧拇指的桡侧副韧带或尺侧拇指的尺侧副韧带较松弛或发育不良，甚至缺如，而另一侧副韧带挛缩。因此，轴前型多指畸形患者的桡侧拇指的指间关节常有不同程度的尺侧偏斜，尺侧拇指的指间关节常有不同程度的桡侧侧屈。

（三）掌骨及掌指关节的变化

轴前型多指畸形患者的掌骨可表现为数量异常、形态异常及联合结构的解剖异常。拇指的掌骨多半只有一块，但也可能有两块；可以是正常的拇指型掌骨，也可以是指骨型掌骨，即掌骨的骨化中心位于掌骨的远端，或短小的第1掌骨。如有两块第1掌骨，两块第1掌骨可能各自独立存在，也可能存在不同程度的融合。掌指关节可以是正常的，也可以表现为一块掌骨的远端形成两个掌指关节（这种情况下，掌指关节的关节面位于掌骨远端的桡侧及尺侧，关节面分别向桡侧或尺侧偏斜15°～60°，掌骨远端两个掌指关节面的中央有嵴，使两个拇指分别向桡侧或尺侧偏斜；也可以表现为软骨融合）。Wassel Ⅰ～Ⅲ型多指畸形患者的掌指关节侧副韧带常发育良好，其他型多指畸形患者常表现出桡侧副韧带松弛、发育不良或缺失。

（四）肌肉及肌腱异常

轴前型多指畸形中最常见的肌肉、肌腱异常是拇短展肌止点的异常，其异常可表现为拇短展肌止点位于桡侧的赘生拇指上，且拇短展肌伴有不同程度的松弛，这种异常多见于Wassel Ⅳ型多指畸形。拇长展肌止点的异常多见于Wassel Ⅵ型多指畸形。轴前型多指畸形的鱼际肌多发育良好，也有少量病例表现出鱼际肌发育不良；拇长屈肌腱和拇长伸肌腱多分裂为两部分，其止点多不位于远节指骨的中央，而是分别位于桡侧拇指及尺侧拇指的相邻侧；同时，拇长伸肌腱及拇长屈肌腱移位，远离指骨、掌骨的中央，偏向拇指的相对侧。因此，除了具有正常的伸屈功能外，两个拇指还能进行相对的侧屈运动。拇长伸肌腱与拇长屈肌腱间又常出现异常的腱联合或存在腱膜相连，这是轴前型多指畸形患者指侧屈曲畸形的解剖基础。

（五）皮肤软组织异常

轴前型多指畸形中皮肤软组织的异常有虎口狭窄和关节侧方皮肤挛缩。虎口狭窄常出现于Wassel Ⅳ～Ⅶ型多指畸形。皮肤挛缩常因指间关节长期显著侧偏所致。

三、治疗原则

轴前型多指畸形需手术治疗，其目的是尽可能地重建一个功能和外观良好的拇指。然而在很多情况下，手术治疗并不能达到重建一个功能和外形完全正常的拇指的目的。尽管如此，但也应尽可能使保留的拇指达到以下要求：具有良好的力线，不仅要求骨关节的轴线正常，还要求拇指外在肌和内在肌的肌力平衡及轴线正常；关节具有良好的稳定性；关节活动范围正常；拇指大小适当。

（一）治疗原则

1. 切除发育差、功能差或有三节指骨的拇指，保留功能和外观较好的拇指。

2. 对于Wassel Ⅱ型和Ⅲ型多指畸形患者，如果两个拇指大小相近、形态对称，则推荐两指合并手术（Bilhaut-Cloquet operation）；如果患者拒绝合并手术，则应根据两个拇指的形态和功能，保留其中较好的一个拇指。

3. 对于Wassel Ⅳ型多指畸形患者，切除桡侧次要拇指后，应注意保留拇指的桡侧关节囊、桡侧副韧带及拇短展肌止点，以便拇指修复、重建。这样做不仅可以使尺侧保留拇指达到力线正常、关节稳定性良好、关节外展功能正常的要求，还可以防止继发畸形。

4. Wassel Ⅱ型和Ⅳ型多指畸形患者分别有较宽大的近节指骨头和掌骨头，术中需要切除与多指相对应的近节指骨头和掌骨头的关节面、软骨及其他骨骼，使剩余的关节面与保留拇指的指骨关节面相适应，使保留拇指拥有正常的力线以及稳定性良好、活动范围正常的关节。

5. 保留拇指有显著的成角畸形者可在适当时机行截骨矫形术。

6. 注意矫正可能与轴前型多指畸形同时存在的肌腱异常。偏斜的伸肌腱、屈肌腱止点需要中心化，切除拇指的肌腱可保留，其可作为修复关节侧副韧带及肌力平衡的供体而用于移植。

7. 矫正保留拇指的细微畸形，可用切除的多指的软组织制成带神经血管蒂的岛状皮瓣，以扩充保留拇指的体积。

8. 若一个拇指外观好、功能差，而另一个拇指功能好、外观差，则可采用拇指转位术重建一个功能和外观均较好的拇指。

（二）手术时机

手术时机应根据患者的全身发育状况和手部畸形的复杂程度来定。一般情况下，对于简单的多指畸形，其他发育正常的患者可在约6个月大时手术。对于较复杂的轴前型多指畸形，如患者需行轴前型多指整合术、手指转位拇指再造术等，可根据情况在其1～2岁时手术。轴前型多指畸形可合并其他重要器官畸形，其中最常见的是心血管畸形。如有其他重要器官畸形，应首先治疗，然后治疗轴前型多指畸形。

（三）术前准备

轴前型多指畸形形态多样，十分复杂。为了选择正确的手术方法，术前必须仔细评估患者的全身状况，尤其要检查患手的外观及功能。

1. **全身状况评估** 通过全身体格检查和实验室检查发现其他系统疾病或畸形。常规检查项目包括血常规、出凝血时间、肝肾功能、心电图、心脏彩超和胸部X线检查。尤其要进行心电图和心脏彩超检查，以排除心脏等重要器官的畸形。

2. 患手的评估　对轴前型多指畸形的评估包括关节的稳定性、活动范围，肌肉和肌腱的位置、功能，拇指（包括指甲）的大小、外观，皮肤挛缩程度等。关节的稳定性比关节的活动范围重要，必要时可以牺牲活动范围来获得良好的稳定性。术前要仔细检查每个多指的腕掌关节、掌指关节和指间关节的稳定性和活动范围。关节的稳定性可以通过被动活动来评估，或者在患者接受麻醉后进行评估。关节的活动范围可以通过观察患者玩很小的物体来评估；还要充分评估鱼际肌、拇短展肌、拇长展肌、拇长伸肌和拇长屈肌止点的位置。根据关节的偏斜程度及多指的活动情况，可以判定肌腱是否有异常。由于不便直接观察患者关节的活动范围，可在其玩耍时，评估其肌腱是否有异常。最后，还要参照对侧正常拇指，比较并观察多指（包括指甲）的大小、形状，这对手术方式的选择和术后效果的评价也具有重要意义。

3. 手部X线检查　全面了解轴前型多指畸形患者的骨关节发育状况，结合临床表现正确判断分型和主、次拇指。当两个拇指大小几乎相同时，做X线检查就很有必要。

四、手术方法

决定轴前型多指畸形手术方法的因素有重复指的部位、形态和大小，以及主指的发育状况等。手术方式包括单纯多指切除术，多指切除、关节囊修复和肌腱重建术，两指合并术，多指切除、截骨、韧带及肌腱修复术，复拇移位术。大多数情况下，可依据轴前型多指畸形的Wassel分型及多指畸形的不同形态选择手术方法。

（一）单纯多指切除术

1. 适应证　两个拇指发育差别极大，保留拇指接近正常拇指，切除拇指与保留拇指之间没有骨关节和肌腱组织，仅有皮肤和筋膜组织，如浮动拇指。

2. 禁忌证　①术前有心脏、大脑等重要器官畸形者；②凝血功能不正常者；③身体其他部位有感染病灶者。

3. 手术要点　①如果浮动拇指基底部宽度小于4mm，那么多指切除术可以在新生儿期进行。局部麻醉，用止血夹或丝线在尽可能靠近浮动拇指蒂部的近端结扎，然后用手术刀在紧挨着止血夹或线结的远端切除浮动拇指。2周后，止血夹或线结将自行脱落。②如果浮动拇指基底部宽度大于4mm，那么多指切除术可以在患者3个月大后进行。全身麻醉，在浮动拇指蒂部沿皮纹做梭形切口，切除浮动拇指，切口缝合1～2针即可。

（二）多指切除、关节囊修复和肌腱重建术

1. 适应证　①两拇指不等大的各型轴前型多指畸形；②两拇指等大的Wassel Ⅰ～Ⅳ型多指畸形，且患者拒绝行两指合并术。

2. 禁忌证　①术前有心脏、大脑等重要器官畸形者；②凝血功能不正常者；③身体其他部位有感染病灶者。

3. 手术要点　保留较大的主拇指，切除较小的次拇指，但切除拇指的部分皮肤、关节囊、肌腱和肌肉止点及与其相连的软骨等组织应予以保留，重建保留拇指的关节囊、韧带和肌腱。

（1）Wassel Ⅰ～Ⅱ型。

1）手术切口。于多指（图4-14-16A）相连处和切除拇指的掌、背侧分别设计弧形切口。掌、背侧切口分别在远、近端相交后，可分别向保留拇指的桡背侧延伸，以保留下切除拇指尽可能多的皮肤，掌侧皮肤多于背侧，缝合时可再进行修整。

2）切开皮肤及皮下组织，显露出两个拇指的远节指骨、指间关节和近节指骨的远端（图4-14-16B）。将切除拇指的指间关节桡侧关节囊韧带从指骨处剥离，注意尽可能多地保留指间关节周围的骨膜等软组织（图4-14-16C）。

3）用克氏针将尺侧拇指指间关节固定于中立位，再用保留的切除拇指指间关节桡侧关节囊韧带及周围的骨膜等软组织重建尺侧拇指指间关节桡侧关节囊韧带（图4-14-16D）。

4）修整皮肤，闭合切口（图4-14-16E）。如果保留拇指较小或一侧不够饱满，可将切除拇指的皮肤软组织嵌入保留拇指，使其外观更好；如果两指甲相连，则需将切除拇指的甲床、甲根完全切除，重建甲皱襞。缝合后位于关节处的伤口不要呈直线位于掌侧或正侧方，最好呈弧形位于桡背侧，防止瘢痕挛缩导致关节侧偏畸形。

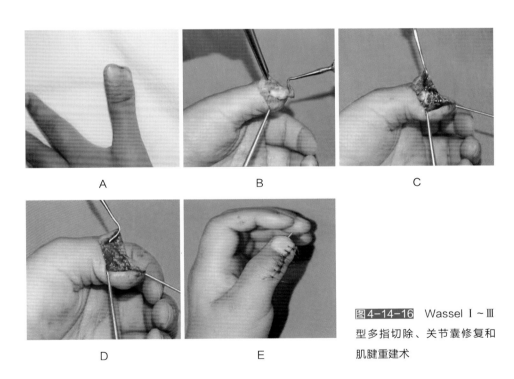

图4-14-16 Wassel Ⅰ～Ⅲ型多指切除、关节囊修复和肌腱重建术

（2）Wassel Ⅲ型和Ⅴ型。

1）手术切口：于Ⅴ型多指（图4-14-17A）相连处和切除拇指的掌、背侧分别设计弧形切口，掌、背侧切口分别在远、近端相交后，可分别向保留拇指的桡背侧延伸，以保留下切除拇指尽可能多的皮肤，掌侧皮肤多于背侧，缝合时可再进行修整。

2）Ⅲ型：切开皮肤及皮下组织，显露出两个拇指的近节指骨及其相连处，无须显露出远、近端的关节，用微型电锯在两近节指骨分叉处斜向近端将桡侧近节指骨的远端切除，修复剥离的骨膜；Ⅴ型：显露出两根第1掌骨及其相连处，无须显露出远、近端的关节（图4-14-17B），用微型电锯在两掌骨分叉处斜向近端将桡侧掌骨的远端切除，修复剥离的骨膜。注意要将保留拇指掌骨侧方的骨质修整平滑（图4-14-17C）；若留有软骨，则术后可能生长出小骨赘，从侧方凸起。

3）修整皮肤，闭合切口（图4-14-17D）。如果保留拇指较小或一侧不够饱满，可将切除拇指的皮肤软组织嵌入保留拇指，使其外观更好。缝合后位于关节处的伤口不要呈直线位于掌侧或正侧方，最好呈弧形位于桡背侧，防止瘢痕挛缩导致关节侧偏畸形。

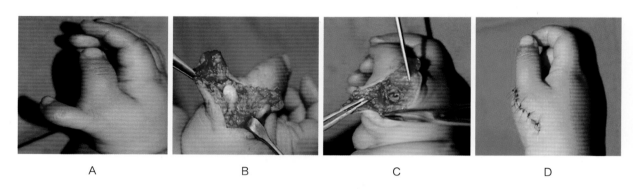

A   B   C   D

图4-14-17   Wassel Ⅲ型和Ⅴ型多指切除、关节囊修复和肌腱重建术

（3）Wassel Ⅳ型和Ⅶ型。

1）手术切口：于多指（图4-14-18A）基底部切除拇指的掌、背侧分别设计弧形切口，掌、背侧切口分别在远、近端相交后，可分别向保留拇指的桡背侧延伸，以保留下切除拇指尽可能多的皮肤，掌侧皮肤多于背侧，缝合时可再进行修整。

2）切开皮肤及皮下组织，显露出两拇指近节指骨的近端、掌指关节、第1掌骨的远端和拇短展肌在多指上的止点（图4-14-18B）。

3）若保留拇指偏斜，则要探查拇长伸肌腱、屈肌腱的走行和止点。如果肌腱行程偏斜，则需松解导致其异常的软组织，使之恢复至正常的位置；如果肌腱止点偏斜，则需行肌腱止点移位，使之中心化（图4-14-19A），或将切除拇指的肌腱缝合于偏斜的对侧来平衡肌腱止点的偏斜；如果关节囊松弛，则需行关节囊紧缩术（图4-14-19B），若关节囊挛缩，则给予松解。这样可预防和减轻后期拇指轴线异常。

4）多指切除：将掌指关节囊、侧副韧带和拇短展肌或拇收肌的止点从切除拇指上剥离，必要时可保留止点上的少量软骨，切除拟切除拇指的所有指骨和相应的第1掌骨头关节软骨（图4-14-18C），用直径为0.88mm的克氏针固定掌指关节于中立位，修复掌指关节囊韧带，重建拇短展肌或拇收肌的止点（图4-14-18D）。Ⅶ型保留拇指为三节拇，且中间指骨较小者，可行中间指骨摘除术：切开拇指远指间关节桡侧或尺侧，打开关节囊，切除远节指骨近端的三角形指骨块，将指间关节固定于中立位，缝合关节囊和侧副韧带，此时即可矫正保留拇指的远节侧偏屈曲畸形；若中间指骨发育较好，导致拇指过长，或有侧偏畸形，则可在适当时机进行矫正。值得注意的是，术中应将切除拇指的指骨或掌骨近端的骨骺和相应的指骨、掌骨头或大多角骨的关节软骨切除，以免日后因骨骺继续生长，在局部形成骨性突起。

5）修整皮肤：如果保留拇指较小或一侧不够饱满，可将切除拇指的皮肤软组织嵌入保留拇指，使保留拇指的外观更好。缝合后位于关节处的伤口不要呈直线位于掌侧或正侧方，最好呈弧形位于桡背侧，防止瘢痕挛缩导致关节侧偏畸形（图4-14-18E）。

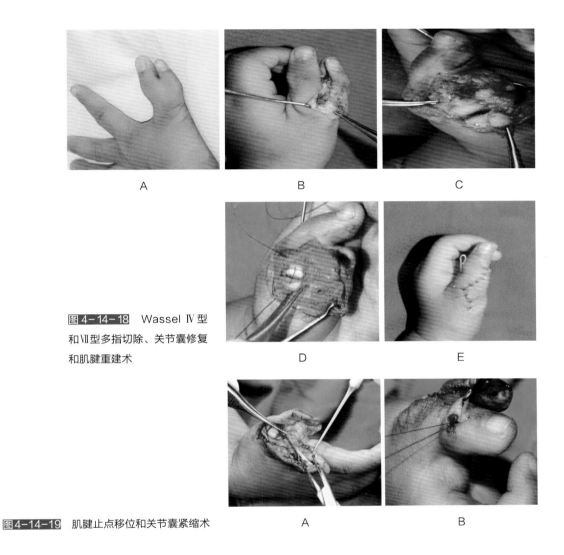

图4-14-18 Wassel Ⅳ型和Ⅶ型多指切除、关节囊修复和肌腱重建术

图4-14-19 肌腱止点移位和关节囊紧缩术

（4）Wassel Ⅵ型。

1）手术切口：于多指基底部在切除拇指的掌、背侧分别设计弧形切口，掌、背侧切口分别在远、近端相交后，可分别向保留拇指的桡背侧延伸，以保留下切除拇指尽可能多的皮肤，掌侧皮肤多于背侧，缝合时可再进行修整。

2）切开皮肤及皮下组织，显露出第1掌骨的近端、第1腕掌关节和大多角骨及拇长展肌在掌骨基底部的止点。

3）多指切除：将第1腕掌关节囊、侧副韧带和拇长展肌止点从切除拇指上剥离，并切除拟切除拇指的所有指骨、掌骨和相应的大多角骨关节软骨，必要时可用直径为0.88mm的克氏针固定第1腕掌关节于中立位，修复第1腕掌关节囊韧带，重建拇长展肌的止点。值得注意的是，术中应将切除拇指的掌骨近端骨骺和相应的大多角骨的关节软骨切除，以免日后因骨骺继续生长，在局部形成骨性突起。

4）修整皮肤，闭合切口。缝合后位于关节处的伤口不要呈直线位于掌侧或正侧方，最好呈弧形位于桡背侧，防止瘢痕挛缩导致关节侧偏畸形。

（三）两指合并术

1. 适应证　①两指发育等大的 Wassel Ⅰ 型和Ⅳ型轴前型多指畸形；②两指发育均过小的轴前型多指畸形。

2. 禁忌证　①术前有心脏、大脑等重要器官畸形者；②凝血功能不正常者；③身体其他部位有感染病灶者。

3. 手术要点　Wassel Ⅲ 型多指畸形（图4-14-20A）。

（1）手术切口：末节背侧做一Ⅴ形切口，若切口需要向近端延伸，则做Z形切口；掌侧末节切口最好偏向一侧，避免两指合并后伤口位于正中央；超过远指间关节的切口仍为Z形切口。对于两指不完全对称者，可根据对侧或正常拇指的大小、两拇指甲床的长度、两拇指指腹的形态等因素适当调整切口的大小、位置和形状。

（2）按手术设计逐层切开，暴露出甲根、甲床、指骨、骨骺、关节面和软组织（图4-14-20B）。根据对侧或正常拇指的大小，分别切除两指中适当大小的上述组织（一般为1/3～1/2），注意保留拇长伸肌腱和拇长屈肌腱的止点、两侧的指固有神经血管束。由于幼儿指骨松软，可直接用手术刀切开。注意保留的两指相对缘的甲床要等长，否则术后拇指两侧指甲长短不一；两侧骨骺相对缘的厚度也应一致，否则会导致关节偏斜畸形。

（3）将两侧的骨关节合并，用直径为0.88mm的克氏针固定（图4-14-20C）。婴儿指骨细小，可用3-0可吸收缝线缝合；注意将两侧的骨骺和关节面准确对合，关节面要平整。

（4）分别对两侧的关节囊、伸肌腱、屈肌腱予以对合缝合。

（5）缝合甲根和甲床，注意缝合平整，尽量避免形成指甲中央沟畸形（图4-14-20D）。合并两侧保留的远节指骨时，应使合并后的指骨呈向背侧轻度凸起的拱形。可用9-0 prolene缝线在显微镜下缝合两侧等长的甲根和甲床，以有效减轻术后指甲畸形。

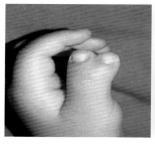 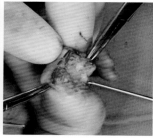 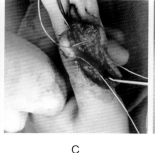 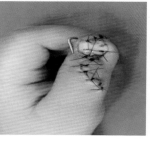

A　　　　　　　　B　　　　　　　　C　　　　　　　　D

图4-14-20　Wassel Ⅲ型两指合并术

（6）缝合皮肤时应保证没有跨关节的直线伤口，指腹的伤口应尽量位于侧方，避免位于正中央。

（四）多指切除、截骨、韧带及肌腱修复术

1. **适应证** 保留拇指有显著的成角畸形。

2. **禁忌证** ①术前有心脏、大脑等重要器官畸形者；②凝血功能不正常者；③身体其他部位有感染病灶者。

3. **手术要点** 多指切除、截骨矫形术的手术步骤与多指切除术基本一样，仅加行掌、指骨楔形截骨内固定术或掌、指骨截骨移位内固定术。

（1）楔形截骨术主要分两类。

1）若保留拇指的长度正常或过长，则于成角畸形的指骨或掌骨的凸侧截除适当大小的三角形骨块，矫正拇指轴线，并用直径为0.88mm的克氏针固定。

2）若保留拇指较正常拇指短小，则于成角畸形的指骨或掌骨的凹侧将其横行截断，从切除拇指的废弃指骨中切取适当大小的三角形骨块，将之嵌入骨折处，矫正拇指轴线，并用直径为0.88mm的克氏针固定。

（2）Wassel Ⅳ型多指截骨矫形术（图4-14-21）：保留拇指尺偏明显时，切除桡侧拇指后重建掌指关节，修复掌指关节囊及韧带，重建拇短展肌止点，在近节指骨做楔形截骨，再以钢板螺钉内固定矫正尺偏畸形。

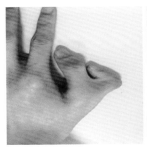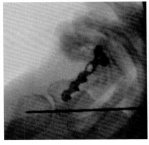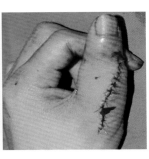

图4-14-21 Wassel Ⅳ型
多指截骨矫形术

| A | B | C |

（五）复拇移位术

1. **适应证** 保留拇指远端部分细小或弯曲畸形，且切除拇指远端部分外观较好。

2. **禁忌证** ①术前有心脏、大脑等重要器官畸形者；②凝血功能不正常者；③身体其他部位有感染病灶者。

3. **手术要点** 切除保留拇指远端细小部分，将切除拇指发育较好的远端部分移位于保留拇指的近端，使保留拇指成为一个功能和外观接近正常的拇指。

（1）根据虎口的大小、截骨平面和两拇指的皮肤软组织状况等设计切口，尽量保证虎口大小正常且表面覆盖有良好的软组织。

（2）切开切除拇指的皮肤软组织，显露出骨关节、肌腱和神经、血管，于术前确定的截骨的平面横行截断掌骨或指骨，形成仅保留指背浅静脉、双侧指固有神经血管束、伸肌腱、屈肌腱的复合组织瓣。

（3）若截骨位于掌指关节附近的平面，则将拇收肌或拇短展肌从切除拇指近端部分剥离，并切

除剩下的掌和指骨。

（4）将保留拇指远端部分从预定平面截除，并尽可能多地保留皮肤软组织。

（5）将带有神经、血管的复合组织瓣移位于保留拇指的近端，调整位置并用克氏针内固定；再将拇收肌或拇短展肌止点转移于保留拇指相对应的部位。

（6）修整皮肤，重建虎口，避免横行伤口，防止虎口挛缩。

Wassel Ⅵ型轴前型多指畸形（图4-14-22A～C）：尺侧指指骨发育良好，外形和指间关节功能较桡侧指好，但掌骨和掌指关节发育不良。桡侧指掌指关节及其远端外形和功能差，且发育不良，而掌骨发育良好。将桡侧指经掌指关节平面的远端切除，保留尺侧指掌指关节以远的部分，将其移位于发育良好的第1掌骨头上，以增强手指的稳定性，改善拇指的功能和外观。

4. 手术方法　分别于桡侧和尺侧指的两侧做倒V形切口，切口在掌、背侧相交后向近端延伸。将桡侧指从掌指关节处切除，保留拇短展肌止点和掌指关节囊。将尺侧指从掌指关节处离断，仅保留掌侧的神经血管束、指背静脉、伸肌腱、屈肌腱、近节指骨基底部的关节囊和拇收肌的止点（图4-14-22D）。游离并切除尺侧指发育不良的掌骨。将尺侧指的近节指骨移位于桡侧指的掌骨头处，形成新的掌指关节，用克氏针内固定掌指关节于中立位，修复关节囊韧带及拇短展肌的止点，修整皮肤，重建虎口（图4-14-22E）。

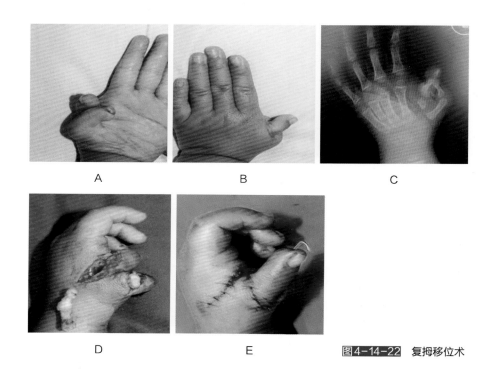

A　　　　　　　B　　　　　　　C

D　　　　　　　E　　　　　　　图4-14-22　复拇移位术

五、术后处理

对于简单的多指切除术，一般不需要外固定，2周后即可拆线，让患指自由活动。

拇指多指畸形术后拇指应处于外展对掌位，要用柔软的纱布包扎。术后常规观察拇指血运，定期更换敷料，观察伤口情况，术后2周拆线。如果术中重建了骨关节、关节囊韧带和肌腱，需用石膏托固定，保护克氏针，防止其滑脱。术后4～6周时拍X线片复查，了解骨愈合情况，待骨愈合后拔出固定的克氏针、除去石膏，再进行康复治疗。对于儿童，需要固定整个上肢，使之处于屈肘大于90°位，防止石膏托滑脱。

六、并发症及预防

常见的并发症有关节不稳、成角畸形、骨（骺）残留、外展受限、虎口狭窄、瘢痕挛缩、指甲畸形、关节僵硬、拇指坏死和皮赘。

（一）关节不稳

多指切除后关节囊韧带未重建或重建不当与两关节面不匹配可导致术后关节不稳定。采用关节软骨成形术，尽量使两关节面相匹配，并利用切除拇指的关节囊、肌腱和骨膜等软组织在关节处于正常中立位时重建保留拇指的关节囊韧带。

（二）成角畸形

掌指骨及其关节软骨先天性发育畸形，合并后的指骨两侧发育不平衡，关节周围异常的肌肉或腱性组织，拇长伸肌腱、屈肌腱行程和止点偏斜，伸肌腱、屈肌腱侧方的异常连接，关节囊韧带挛缩或松弛，拇长展肌或拇短展肌止点缺失，术后瘢痕挛缩等都可导致后期偏斜成角畸形（图4-14-23A）。预防成角畸形，首先要保证掌指骨正常的轴线和合并时两侧的骨骺与关节面准确对合，在此基础上矫正以上可导致关节偏斜的软组织畸形，再进行拇长伸肌腱、屈肌腱行程和止点的中心化，松解伸肌腱、屈肌腱间的异常连接，行关节囊松解或紧缩术，异常肌肉或腱性组织切断术，拇长展肌或拇短展肌止点重建术等，尽量避免术后瘢痕挛缩。

（三）骨（骺）残留

切除拇指的掌、指骨骨骺未能完全切除，同时伴有其近端对应的关节软骨残留，术后骨骺继续生长，导致关节侧方凸起，可有关节偏斜畸形（图4-14-23B～C）。术中暴露要充分，对于Wassel Ⅰ型、Ⅲ型和Ⅴ型多指畸形，要显露出骨干的远、近端，将骨干侧方修整平滑；对于Wassel Ⅱ型、Ⅳ型和Ⅵ型多指畸形，要显露出关节，将骨骺和近端对应的关节软骨完全切除。

（四）外展受限

外展受限常见于Wassel Ⅳ型和Ⅵ型多指畸形，多见于Wassel Ⅳ型多指畸形，是由掌指关节桡侧关节囊松弛和拇短展肌止点缺失所致（图4-14-23D）。在处理Wassel Ⅳ型多指畸形时，要在将掌指关节固定于正常中立位的同时修复桡侧关节囊韧带和重建拇短展肌止点。

（五）虎口狭窄

长期拇指外展受限和掌指关节尺偏畸形可导致虎口狭窄（图4-14-23E）。及时矫正拇指外展障碍和掌指关节尺偏可预防虎口狭窄。

（六）瘢痕挛缩

侧方和掌侧或跨关节掌侧的纵行伤口可导致瘢痕挛缩、关节偏斜（图4-14-23F）。术后缝合的伤口最好位于桡背侧或背侧，如果位于掌侧，尽量呈Z形，或为横行切口，避免直线伤口。

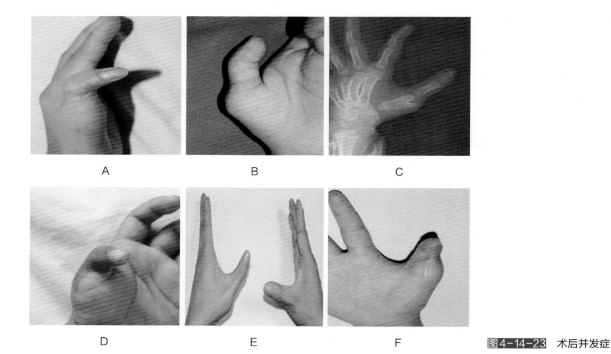

图4-14-23 术后并发症

（七）指甲畸形

两侧的甲根和甲床对合不整齐或不等长，合并的指骨中间向掌侧凹陷，缝线太粗等都可导致术后指甲畸形。术中要使两侧甲床的相对缘等长，合并后的指骨呈向背侧轻度凸起的拱形，显微修复甲床，可有效减轻术后指甲畸形。

（八）关节僵硬

关节面对合不良和新形成的两关节面不匹配可导致关节活动范围小，长期可导致关节炎和关节僵硬。两侧关节面合并后要平整，新形成的指间关节和掌指关节的两关节面也要匹配，这是预防术后关节僵硬的关键。

（九）拇指坏死

术中操作不当可能会损伤神经血管束，术后皮肤软组织缝合过紧、神经血管束牵拉卡压、伤口感染等可导致血管危象和拇指坏死。手术时操作要细致，最好在头式显微镜下进行，保证转位后神经血管束无张力、无卡压。皮肤缺损处可植皮覆盖。术后注意观察拇指的血液循环。

（十）皮赘

对浮动拇指进行简单结扎、切除时，结扎处不足够靠近保留拇指，或浮动拇指蒂部较宽，可导致术后小皮赘残留。因此，结扎线应尽可能细，且结扎处应尽可能靠近蒂部的基底部。浮动拇指蒂部较宽时，最好不要使用此方法。

七、影响手术重建效果的因素

临床上主要从两个方面来评价轴前型多指畸形术后效果：重建拇指的功能和外观。影响拇指功能最重要的因素是多指的力线和关节的稳定性，其次是关节的活动范围。拇指的大小也直接影响拇指的功能和美观。做重建手术时，外科医生必须首先考虑多指偏斜的严重程度和关节的稳定性，其次要保证适当的关节活动范围和拇指大小，在此基础上再尽可能使之接近正常拇指。

（一）多指的力线

大多数轴前型多指存在力线异常，具体表现为偏斜畸形，其严重程度不一。力线异常的主要原因有骨关节两侧发育不平衡，关节囊韧带发育不良，拇指外在肌、内在肌和肌腱发育异常。严重的偏斜畸形多见于 Wassel Ⅳ 型多指畸形，其外观呈螃蟹甲样，是由两掌指关节本身成角畸形，加上拇收肌对尺侧指的牵拉和拇短展肌对桡侧指的牵拉，拇长伸肌腱、屈肌腱的形成和止点偏向两指中间，而指间关节发生代偿性向对侧偏斜所致。观察和评估多指偏斜很容易，但判断偏斜的程度需在患者接受手术且处于麻醉状态下进行。

拇指的力线同时影响拇指的功能和外观，力线异常可导致拇指对指功能障碍，而偏斜拇指的外观比其功能更让人难以接受。因此，进行轴前型多指重建手术时，必须矫正影响功能和外观的偏斜畸形。

（二）关节的稳定性

关节的稳定性取决于关节的大小和骨干的直径。大的关节有复杂的韧带结构，以确保关节更加稳定。拇指关节的稳定性取决于关节及其周围的关节囊韧带的发育状况，关节有良好的稳定性是保证拇指能持物和拇指有力量的基础。没有稳定性良好的关节，关节活动范围正常的拇指也是没有功能的。对于大多数轴前型多指，关节的稳定性良好，但在切除次要拇指后，若保留拇指的关节一侧的关节囊韧带缺损或重建不良会导致关节不稳定。因此，重建拇指关节及其关节囊韧带是至关重要的。

可以通过被动活动关节评估关节的稳定性，关节不稳定的程度常与多指发育不良的程度相一致，但并不与关节偏斜程度完全一致。

（三）关节的活动范围

拇指有对掌、内收、外展和屈伸功能。只有拇指各关节有正常的活动范围，拇指才能拥有良好的运动功能。对于 Wassel Ⅳ 型多指，切除次要拇指后需重建保留拇指的拇短展肌或拇收肌止点，这样掌指关节才能获得正常的活动范围；对于 Wassel Ⅵ 型多指，切除次要拇指后需重建保留拇指的拇长展肌止点，这样腕掌关节才能获得正常的活动范围。

（四）多指的大小

选择手术治疗的最重要决定因素之一就是多指的大小。对于轴前型多指畸形，通常尺侧拇指较大，有较好的功能和外观，但较对侧正常拇指要小。关节的稳定性、肌腱是否异常及其功能状况，均直接与多指的大小有关。多指发育不良的程度越重，多指就越小，畸形就越严重。

八、临床效果评价

轴前型多指畸形术后效果评价的主要依据有两个方面：拇指客观功能的评价和患者或家属的满意度。对于术后拇指客观功能的评价，常用的工具是 Tada 拇指功能评分表（表4-14-1）。Tada 从三个方面评价拇指功能：拇指的力线、拇指关节的稳定性、掌指关节和指间关节的活动范围。得分

4～5分为优，2～3分为良，0～1分为差。可简单地将患者或家属的满意度分为非常满意、满意、不满意和非常不满意。Tien把患者或患者家属的主观评价加入Tada拇指功能评分表（Tien's modified Tada score）中：功能和外观都能接受为2分，功能或外观能接受为1分，功能和外观都不能接受为0分。

绝大多数拇指在术后都能有相当好的外观和功能，一般不需要再次手术治疗，患者和家属都满意。长期临床随访结果显示，轴前型多指切除术后再次手术的患者比例在10%左右，他们多为较复杂的轴前型多指畸形患者。

通过两指合并术，可以重建一个大小相对正常和关节稳定的拇指，其功能和外观良好，绝大多数患者及其家属都比较满意，但术后也会有一些患者出现并发症。两拇指完全对称的Wassel Ⅰ型和Ⅱ型多指患者行两指合并术后出现并发症的概率较低，且症状较轻；Wassel Ⅲ型和Ⅳ型多指患者行两指合并术后出现并发症的概率则较高，且症状显著。一般来说，不推荐Wassel Ⅲ型和Ⅳ型多指患者，特别是Wassel Ⅳ型多指患者行两指合并术。两拇指不完全等大和对称的Wassel Ⅱ、Ⅲ型多指患者，或想预防行两指合并术发生并发症的患者，可采用改良两指合并术（Modified Bilhaut-Cloquet operation）。

多指切除术加截骨矫形术能一次性解决拇指的偏斜成角畸形，可降低由骨关节出现问题导致的成角畸形的发生率，也可降低再手术率。绝大多数拇指术后都能有相当好的外观和功能，患者和家属都满意，但也有极少数患者拇指仍有成角畸形，需再次行截骨矫形术。

表4-14-1 Tada拇指功能评分表

项目		分数
运动范围（IP和MP关节）	>70°	2
	50°～70°	1
	<50°	0
关节不稳定	无	1
	有	0
轴向成角	<10°	2
	10°～20°	1
	>20°	0

（陈振兵 陈燕花）

中轴型多指（趾）畸形

中轴型多指（趾）（central polydactyly）畸形是指手（足）中间三指（趾）结构重复出现，其发生率较轴前型多指（趾）和轴后型多指（趾）畸形低。Wood等报告的144例多指畸形病例中，中环指多指畸形病例占15%（22例）；在22例中轴型多指畸形病例中，55%的病例有家族遗传史，常伴有并指畸形，提示中轴型多指畸形是常染色体显性遗传病，这可能与*HOXD13*基因突变有关。Tada等报告的12例中轴型多指畸形病例中，无一例有家族遗传史。而杨钧等报告的234例多指畸形病例中，中轴型多指畸形病例仅10例，占4.3%。余希临等报告的197例多指畸形病例中，中轴型多指畸形病例也只有9例，仅占4.6%。

一、临床表现和分型

中轴型多指畸形是示、中、环指的重复畸形，最多见的是环指多指畸形，其次是中指多指畸形，非常少见的是示指多指畸形。单纯性中轴型多指畸形不多见，中轴型多指畸形常合并并指畸形，且往往隐藏在并指畸形中，通过X线检查才能被发现。Wood等报告的22例中轴型多指畸形病例中，有92%的病例合并并指畸形。中轴型多指畸形表现多样，可以是一块多余的软组织块，其中没有骨关节及肌腱等组织；或一个发育不良的手指位于环指桡侧，它仅有近节和远节指骨，与环指形成骨性并指，与中指形成软组织并指（图4-14-24）；或一个发育不良的手指位于环指桡侧，其掌骨也发育不良，同时伴有近节指骨近端部分融合，导致环指向桡侧偏斜，与中指形成并指（图4-14-25）；或一个发育较好的4指节手指位于环指尺侧，它与环指一起与第4掌骨共同形成掌指关节；或更为复杂，伴有邻近手指发育不良，以及骨骼、软组织结构变异，或多个手指重叠在一起，与中轴型分裂手、并指同时存在；也可见发育不良的中轴型多指位于示指尺侧，伴有中环指完全性并指畸形。

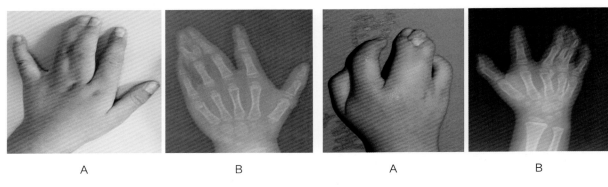

图4-14-24 环指桡侧有一个发育不良的手指 　　图4-14-25 环指桡侧有一个发育不良的手指，其掌骨也发育不良

　　Stelling和Turek根据软组织、骨骼重复发育的程度将中轴型多指畸形分为3种类型（Ⅰ～Ⅲ型），其中Ⅱ型是最常见的中轴型多指畸形。Ⅰ型仅表现为一块与手指无骨性相连的软组织，其中没有骨骼、关节软骨和肌腱；Ⅱ型表现为手指重复或部分重复，有正常的手指结构，包括分叉的掌骨或指骨，与手有骨性或关节相连；Ⅲ型很少见，表现为有完全独立的掌骨和各种软组织组成的发育良好的手指。Tada等人在此分类基础上将Ⅱ型中轴型多指畸形分为两个亚型：Ⅱa型，合并并指畸形；Ⅱb型，无并指畸形。

　　足部中轴型多趾畸形也时有发生。中轴型多趾畸形可位于不同部位，并可呈各种形态，如可位于第4趾腓侧或第2趾腓侧（图4-14-26），多趾可发育较好或严重发育不良，还可同时伴有并趾畸形。也有中轴型多趾畸形位于第3趾的腓侧，并伴有发育不良的距骨（图4-14-27）。

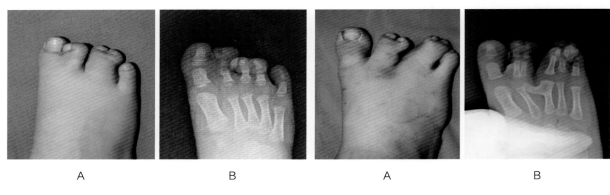

图4-14-26 位于第4趾腓侧或第2趾腓侧的中轴型多趾畸形 　　图4-14-27 位于第3趾腓侧的中轴型多趾畸形，并伴有发育不良的距骨

二、手术治疗

手术治疗中轴型多指畸形的目的是让患者获得一只外观良好及功能最大化的手。然而，用手术治疗中轴型多指并指畸形是很困难的，术后并发症多且发生率高，同时患手功能改善不明显，甚至更糟糕。对于结构复杂的中轴型多指并指畸形患者，放弃手术治疗可能更好，因为分指手术后患指很可能出现更严重的活动障碍，或导致关节不稳定。由于中轴型多指畸形形态各异，其手术方法也应根据多指的部位、类型、多指与其相邻手指的关系来定。根据患者的多指畸形和发育状况，手术最好在患者6~12个月大时进行，防止因长期发育而导致更严重的成角畸形和挛缩畸形。根据Stelling 和 Turek 分型，中轴型多指畸形的手术原则如下。

（1）Ⅰ型中轴型多指畸形仅表现为多余的软组织，其中没有骨骼及关节，因此单纯切除多指即可。

（2）若是Ⅱ型中轴型多指畸形，则应切除多指。若多指与其相对应的掌骨头形成两个关节面，则还应切除并修整掌骨头关节面。同时，应修复关节囊韧带以及多指与邻指间的掌骨深横韧带，防止手指偏斜。此外，还应在切除多指时，于指蹼间设计适当的皮瓣，重建一个较为正常的指蹼。

（3）Ⅲ型中轴型多指患者有完整的掌骨、指骨和各种软组织结构的手指，需行包括掌骨在内的指列切除术。同时，应修复多指与邻指间的掌骨深横韧带，再将相邻的两指并拢，防止手指偏斜。也应在切除多指时，适当修整软组织及皮瓣，或于指蹼间设计适当的皮瓣，重建一个较为正常的指蹼。

手术注意事项：①中轴型多指畸形可伴有并指畸形和血管、神经变异，切除多指时，注意勿损伤邻近手指的神经血管束；②如有并指，则应将并指彻底分开，并重建指蹼；③如手指偏斜为骨性结构所致，则需行截骨矫形术；④对于复杂的中轴型多指畸形，如有可能，应将所有畸形一并矫正。

三、术后疗效

中轴型多指并指多伴有发育不良的关节和软组织改变，这些改变可导致手指挛缩和成角畸形。其重建手术过程非常复杂，患者可能需要进行多期重建手术，且术后效果不佳。Wood 等报告的20例Ⅱ型中轴型多指畸形病例中，有15例接受了手术治疗。他们总共进行了90次手术，其中40%的患者获得了好的术后效果，60%的患者获得了良或差的术后效果，没有1个患者获得优的术后效果。所有患者都因为指蹼和手指屈曲挛缩而出现患手功能障碍。Tada 等报告的10例Ⅱ型中轴型多指畸形病例经手术治疗，都获得了差的术后效果。Wood 和 Tada 都建议切除发育不良的中轴型多指，保留3个功能正常的手指，这样患者能获得一只功能优良的手。

（陈振兵）

第四节
轴后型多指（趾）畸形

轴后型多指（趾）畸形是指发生在尺侧（腓侧）的多指（趾）畸形，可以表现为多种类型，包括以细小的带蒂软组织相连的多指、发育完全的指（趾）体等，多为常染色体显性遗传病。两个多指（趾）大小相似时，对于手部多指，一般桡侧的指体发育较尺侧好；对于足部多趾，一般腓侧的趾体发育较胫侧好。轴后型多指（趾）畸形可伴有其他畸形，如并指、唇裂、泌尿系统畸形、脊柱畸形、心脏畸形等。

一、流行病学

从发生率来看，多指畸形是先天性畸形中仅次于先天性心脏病的畸形。目前，我国多指畸形的发生率呈上升趋势。轴前型多指畸形患者一般以欧洲人和亚洲人居多；轴后型多指畸形患者以非洲人居多。已报告的多指畸形病例表明，不同人种该畸形的发生率有较大差异，白人的发生率是1/1339，黑人的发生率是1/143。散发病例比较多，且大多白人患者伴有全身症状。2011年的统计数据表明，我国多指畸形的发生率为16.73/10000。

上海儿童健康中心2010—2014年的数据表明，轴前型和轴后型多指（趾）畸形的发生率分别是74.7%和25.3%。依据Temtamy－Mckusick分型，可将轴后型多指畸形分为2种：A型轴后型多指畸形，比较普遍，占69.8%；B型轴后型多指畸形，占30.2%。家族性或单发病例的多指（趾）畸形一般多发生在单一肢体，一个肢体受到影响的病例占81.3%，两个肢体受到影响的病例占14.2%。一般轴后型多趾畸形的发生率比轴后型多指畸形高。

轴后型多指（趾）畸形可以单独发生，也可以是某些综合征的表现之一，一般这类综合征多是常染色体显性遗传病。如在 Ellis-van Creveld 综合征、McKusick-Kaufman 和 Bardet-Biedl 综合征等多种先天性发育不良中，可以见到轴后型多指（趾）畸形。

二、应用解剖

每只正常的手或足都有 5 个指（趾）体。多指（趾）畸形有各种不同的表型，但具有 6 个典型特征：

1. 手部和（或）足部有多余的指（趾）体。

2. 多余的指（趾）体在手部和（或）足部的一侧。

3. 多余的指（趾）体存在于肢体单侧或双侧（伴不对称居多）。

4. 多余指（趾）体常伴有骨骼。

5. 遗传或者散发。

6. 具有种族家族特性。

轴后型多指（趾）畸形是指正常的手部尺侧或足部腓侧异常发育，多 1 个或多个指（趾）体，且这些指（趾）体有恒定的血管，患手（足）感觉一般是正常的，但骨骼、肌腱等组织发育异常。由于多指（趾）属于冗余的组织，一般不存在皮肤、骨骼等组织缺损。

三、病因

多指（趾）畸形病例中，家族性遗传病例占 4.8%，单发病例占 95.2%。对于轴后型多指（趾）畸形，目前已经发现 6 个相关基因及 2 个突变基因。6 个相关基因分别是 *PAPA1*，*PAPA2*，*PAPA3*，*PAPA4*，*PAPA5*，*PAPA6*。

PAPA1（OMIM 174200）定位于染色体 7p14.1 和 7q15—q11.23；*PAPA2*（OMIM 602085）定位于染色体 13q21—q32；*PAPA3*（OMIM 607324）定位于染色体 19p13.2—p13.1；*PAPA4*（OMIM 608562）定位于染色体 7q21—q34；*PAPA5*（OMIM 263450）定位于染色体 13q13.3—q21.2；*PAPA6*（OMIM 615226）定位于染色体 4p16.3。另外，多种纤毛异常导致的综合征虽然有各种各样的临床表现，但都具有轴后型多指（趾）畸形这种表现。SHH-GLI3 通路是参与轴后型多指（趾）畸形发生的重要信号通路。GLI3 存在两种形式：GLI3A 和 GLI3R。GLI3R 是抑制物形式，主要位于肢端的前轴。正常的肢端发育中，GLI3A/GLI3R 的比例非常重要，直接与指（趾）的类型和数目有关。如果 GLI3A、GLI3R 的平衡被打破，就会导致多指（趾）畸形。若这些综合征患者体内运输 GLI3 的 IFT 蛋白结构被破坏，或细胞基底侧蛋白结构被破坏，使纤毛的结构发生了改变，则活性状态的 GLI3A 蛋白含量就会相对下降，GLI3R 蛋白含量就会相对上升，从而导致轴后型多指（趾）畸形。

四、分型

轴后型多指（趾）畸形的分型方法比较多，基于解剖学、表象、胚胎学的分型就有很多种，这里仅对基于临床解剖学改变的2种比较实用的分型作阐述。

Temtamy – Mckusick 分型比较简单和实用，其将轴后型多指（趾）畸形分为2种类型：A型，发育良好的指（趾）体附着在第5或第6掌骨上，有自己的肌腱和神经血管束等软组织结构；B型，发育不全的指（趾）体通过带蒂软组织附着在正常指体的尺侧。

Stelling – Turek 分型把轴后型多指（趾）畸形分为3种类型：Ⅰ型，为仅靠带蒂软组织相连的发育不全的指（趾）体；Ⅱ型，指（趾）部分重复，有一块分叉的或者膨大的掌骨头（跖骨头）；Ⅲ型，有完全重复的掌骨和指骨（跖骨和趾骨）。

五、病理改变与临床表现

（一）皮肤的改变

轴后型多指（趾）有冗余的皮肤，手术设计时一般不需要考虑修复皮肤缺损。

（二）骨骼畸形

轴后型多指的骨骼畸形比较多样（图4-14-28）。

Alpay Duran 对轴后型多指的骨骼畸形进行了非常全面的描述。

Ⅰ型：分为两个亚型。a型多指，为一个小的肉赘，没有骨骼、指甲；b型多指，为一个靠很小的蒂部与正常手指相连但不和掌骨成角的无功能的手指，带有指甲或者指骨。

Ⅱ型：存在一个发育不良的近节指骨。

Ⅲ型：近节指骨部位存在畸形，分为两个亚型。a型多指，有分叉的近节指骨；b型多指，有重复的近节指骨。

Ⅳ型：掌骨部位存在畸形，分为四个亚型。a型多指，其近节指骨和掌骨发生融合；b型多指，有分叉的掌骨头；c型多指，有发育不良的掌骨；d型多指，有分叉的掌骨干或者完全重复的掌骨。

Ⅴ型：是一种复杂的类型，表现为小指的三倍体、多并指综合征，或者2种表现都有。

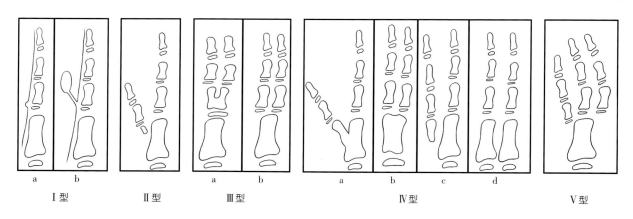

a	b		a	b		a	b		a	b	c	d		
Ⅰ型			Ⅱ型			Ⅲ型			Ⅳ型					Ⅴ型

图4-14-28 轴后型多指的骨骼畸形Alpay Duran分型示意图

通过对跖骨异常的总结，Venn-Watson对轴后型多趾的骨骼畸形（图4-14-29）进行了详细的描述，并将其分为4种类型：①Y形跖骨；②T形跖骨；③跖骨头变宽；④重复跖骨。

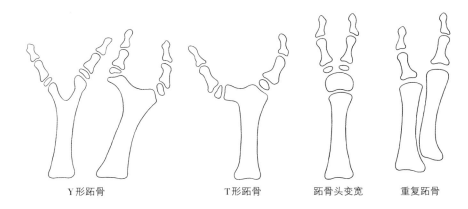

Y形跖骨　　　　　　T形跖骨　　　跖骨头变宽　　　重复跖骨

图4-14-29 轴后型多趾的骨骼畸形Venn-Watson分型示意图

（三）血管神经异常

多指中一般存在恒定血管和神经，但是在手术切除的时候，医生很少考虑血管变异的情况。轴后型多指畸形的手术方式和轴前型多指畸形不同：对于轴前型多指畸形，手术治疗时需要考虑合并指体，因为血管神经变异会给手术造成困扰；对于轴后型多指畸形，手术治疗时一般很少需要合并指体。如果有特殊情况需要合并指体以达到满意的手术效果，可以提前做血管超声。

（四）手部或足部其他结构异常

单纯的多指畸形一般表现为骨和软组织过度生长，如果合并其他畸形，可以表现为成角畸形并伴有旋转等改变，肌腱发育不良或者缺如，关节囊韧带松弛或者过紧。

多指（趾）畸形可合并全身其他部位畸形。据文献报道，临床表现中有尺侧多指畸形的综合征超过40种，而且该数量还在不断增长。在Ellis-van Creveld综合征、McKusick-Kaufman综合征和Bardet-Biedl综合征等的临床表现中都可以见到轴后型多指（趾）畸形。

六、治疗

（一）治疗原则

轴后型多指畸形的治疗目的是美化外形、改善功能和缓解疼痛。轴后型多指畸形对手部功能的影响一般不大。除了存在美观问题外，多趾患脚无法穿和健侧脚相同尺码的鞋子。行走时的疼痛感和胼胝的形成是多趾患者就诊并期望症状得到改善的原因。多指（趾）矫形术一直在进步和发展。在保证和患者及其家属无障碍沟通的前提下，参考以下基本治疗原则：

1. 切除多指（趾）后的刀口尽量留在侧方或者掌侧（跖侧）非负重区。

2. 侧方的切口呈Z形，防止侧方线形瘢痕牵拉而导致的指（趾）体偏斜和感觉障碍。

3. 分离多指神经血管束的时候，应解剖到多指基底部，辨别保留指体和切除指体的神经血管束。将血管结扎，防止出血，将神经拉出后截断并包埋在脂肪组织中。

4. 分离多指肌腱时，应解剖至多指与正常手指的分叉处，仔细辨认正常手指和多指的肌腱，采用锐性分离法。

5. 闭合切口前需要去除冗余的脂肪组织，保证切口无张力缝合。

6. 如果存在骨骼畸形，需要一期矫正。对于足部的骨骼，需看负重位时是否畸形。

7. 手术一般应该在放大镜下进行。

8. 对于综合征伴多指畸形，应请相关科室会诊，优先治疗由综合征引起的其他脏器的畸形。

（二）治疗时机

1. 多指手术一般可以在患者6个月大时进行。多趾手术应该在患者学习行走前进行，避免患者二次学习行走，而且术后护理方便。也有人推荐在患者3岁后手术。早期治疗的目的是提高神经中枢对手、足部功能的认知。

2. 影响指体发育及存在骨关节畸形的复杂型多指畸形患者，应尽早手术。

3. 对于多指（趾）畸形，美观是患者家属考虑的第一要素。但其实在患者后期的发育过程中，多指（趾）畸形会对手部或足部的功能造成一定的影响，如多指畸形会影响手拿握物品，多趾畸形会影响步态和引起疼痛。多指（趾）畸形患者应该在学龄前手术。

（三）手术方法

按照Temtamy - Mckusick分型，轴后型多指（趾）畸形分为A型和B型2种类型，其手术方式如下所述：

1. A型轴后型多指重建　A型轴后型多指的重建原则和技术与轴前型多指类似。手术应在全麻和使用止血带的情况下进行。在多余指体的基底设计一个球拍形切口，如果需要延长切口，尽量让切口呈Z形且向掌侧靠拢，避免在手掌的尺侧形成瘢痕挛缩，影响背侧外观。将皮肤掀起后，会在多余指体背侧发现分叉的或者完全重复的伸肌装置，保留从分叉的部位切除的尺侧分支，用于随后的重建。仔细辨别掌侧切口内的小指展肌。小指展肌经常附着于尺侧指体，将其从远端分离出来，标记，备用。从远端向近端游离掌指关节的尺侧副韧带和关节囊。切除多余的指体后，检查掌骨头。如果掌骨头分叉，要在掌骨头的尺侧做软骨成形术，使掌骨头结构接近正常。把保留的尺侧副韧带和关节囊缝合在保留的桡侧指体的偏掌侧，把保留的伸屈肌腱放在中央，调整肌力的平衡。切除多余的皮肤，去除冗余的脂肪组织，从背侧、掌侧和侧方观察切口，以达到满意的手术外观效果。用可吸收缝线闭合切口。用一根纵向或者斜向的克氏针固定，使掌指关节更加稳定。松开止血带，观察血供，确保切口边缘和指体的血供没有障碍。术后用无菌纱布包扎、用长臂石膏固定。

2. B型轴后型多指畸形有两种手术方式可供选择　手术方式包括早期结扎和后期进行正规的切除术。早期结扎有一些优点，如早期在新生儿室结扎时，患者不需要全身或者局部麻醉，通常手术容易成功且费用较少，术后并发症比较轻微。潜在的缺点是有感染和出血的风险，后期随着多余指体的坏死和自动脱落，手部可能会遗留下乳头和肉球样的残留组织，但它们不会影响功能，只会影响美观。行切除术时，在多余指体的根部做一椭圆形的切口，一般切口都会一期愈合。另外，行正规的切除术时，会切除神经和结扎动脉，避免由出血和末梢神经瘤形成导致的后期疼痛。行切除术时，患者需要全身麻醉及达到一定的能配合手术的年龄。虽然这2种手术方式的优缺点看似容易衡量，但是对于B型轴后型多指畸形的治疗方式，医生们还是没有达成统一的意见。

结扎技术比较简单，一般使用4-0可吸收或者不可吸收缝线，在多余指体的根部紧紧结扎。为了获得满意的效果，建议尽可能靠近指体根部结扎，结扎处皮肤应和尺侧的皮肤平齐，避免形成一个小的软组织肉球。指体坏死、脱落一般需要1~2周，其间不需要换药和做特殊处理。

切除术一般选择在患者6个月大时进行，麻醉方式选择全身麻醉，空气止血带压力为35mmHg，在多余指体的根部做椭圆形的切口。其切口的纵行直径是横行直径的2倍，以保证切口无张力缝合。在切除的过程中，充分分离皮下组织，辨别清楚多余指体的神经和血管；将牵拉指神经切断，使其回缩，避免形成末梢神经瘤。电凝止血。用6-0可吸收缝线缝合皮肤。术后用酒精纱布覆盖切口，用无菌纱布包扎。

术后处理：对于A型轴后型多指畸形，术后3~4周时拆除固定用的克氏针、石膏，手部的康复管理包括瘢痕管理和轻微活动。对于B型轴后型多指畸形，术后隔日换药，查看伤口恢复情况。2周后拆除包扎伤口用的敷料，患肢可自由活动，没有禁忌。

3. 多趾　多趾的手术方法和多指不尽相同。如仅是有带蒂软组织的简单多趾，其处理方式可以和B型轴后型多指类似，在多趾蒂部做一梭形或者球拍形切口，切断神经，结扎血管，无损伤性闭合切口。

对于复杂性多趾，需要根据骨、肌腱、皮肤情况来决定手术方式。

（1）骨异常：按照Venn-Watson分型，可将轴后型多趾分为Y形跖骨、T形跖骨、跖骨头变宽、重复跖骨4种类型。

设计跖侧Y-锯齿形切口、背侧趾蹼处V形切口，尽量把切口设计在趾蹼一侧或跖侧，背侧不留切口。术前测量足趾的趾甲宽度、趾体周长、跖趾关节平面的周长。

1）Y形跖骨、T形跖骨、跖骨头变宽：根据趾甲的宽度、趾体的外观和骨关节发育情况，切除发育不良的趾体。若发现存在严重的外翻或内翻成角畸形，可以行跖骨闭合性楔形截骨术。行楔形截骨术时，如果发现跖骨短缩较严重，可以通过填塞多余趾体的骨质来补充。跖骨成角和长度可以在术中通过和健侧比较来获得。术后注意避免填塞骨后期脱落。对于轻微成角畸形，可以先观察，术后康复时用胶带或弹力绷带旋转牵拉，大部分患者可以得到纠正。

2）若是部分或者完全重复跖列畸形，可以行跖列切除术。在足的背侧设计V形切口，足的跖侧设计Y形切口。从跖趾关节平面切断跖骨头横韧带，保护好跖趾关节、关节囊；暴露出跖侧神经血管束，横行切断并结扎；将神经锐性切断后以利多卡因封闭。可适当切除多余跖列的内在肌，保证正常足内在肌的完整性。钝性分离多余跖列，从跖跗关节处离断。

（2）肌腱异常：休息位时趾体外观正常，但负重位时趾体偏斜或者旋转严重，可以通过切断趾浅屈肌腱和紧缩趾伸肌腱来改善。

（3）皮肤异常：多趾畸形通常合并并趾畸形。切除发育不良的趾体后，需要重新修复保留趾体的一侧甲皱襞。修复方法通常有两种，一种是通过趾端舌形皮瓣向近端包绕，另一种是通过近端背侧的皮肤向远端推进包绕。这两种方法都可以，缝合时注意内翻缝合，避免造成人为嵌甲。

若是单纯多趾畸形，切口可以偏向跖侧非负重区，呈弧形或者Z形。切除合并并趾的多趾后，需注意趾体的侧方修复和趾蹼的重建。修复趾体侧方时同样设计弧形或者Z形切口。趾蹼重建的方法有很多，比较常见的是矩形皮瓣修复法、趾动脉岛状皮瓣修复法、五边形皮瓣修复法。这三种方法在手部并指中都有详细的描述，此处不再赘述。

（四）笔者的方法

1. **轴后型多指畸形** 笔者采用弧形切口设计，弧形的顶点在掌侧，基底在背侧。弧形的高度和多指的掌背侧直径一致，基底长度根据能暴露出组织和不形成皮肤皱褶的要求来设计。此切口的设计目的是尽量不让切口留在背侧。在日常生活、工作中，手背侧暴露较多，这样的设计是从美观角度出发的。此处用示例介绍笔者常用的轴后型多指畸形手术方式（图4-14-30）。

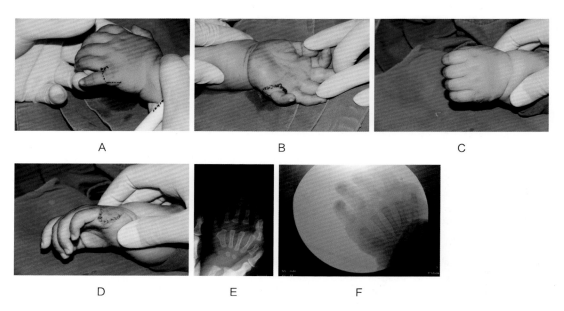

图4-14-30 常用的轴后型多指畸形手术方式

A. 背侧切口设计　B. 掌侧切口设计　C. 术后背侧外观　D. 术后侧方　E. 术前X线片　F. 术后X线片

对病例资料进行分析后发现，此患者是A型轴后型多指畸形患者，需要处理的组织包括皮肤、骨、神经、血管、肌腱等。

（1）切口设计：在多余指体背侧设计一弧形切口，弧形的顶部朝向远端，弧形的基底大致和第5掌骨纵轴线平行，贴近第5掌骨尺侧缘；弧形的高度和多余指体的掌背侧直径一致，基底长度略大于多余指体的尺、桡侧直径，根据能充分暴露、重建小指展肌和修复关节囊的要求来设计。掌侧的切口略靠近侧方，为凹面的弧形，以切口缝合后能在侧方并靠近掌侧为准。如果切口远、近端有皱褶，则可以设计小的Z形或者弧形切口，切口尽量偏向掌侧，防止侧方线形瘢痕挛缩和切口暴露在背侧。

（2）手术步骤：在头戴式显微镜的辅助下，按照设计从背侧切开，结扎或者电凝背侧静脉，暴露出指伸肌腱分叉处，确认保留指体指伸肌腱完整性、连续性良好后，从分叉基底将指伸肌腱锐性切断。游离周围软组织，从掌指关节远端近节指骨基底处分离小指展肌，暴露出掌指关节尺侧关节囊和侧副韧带，从远端向近端切开，以近端为蒂部，暴露出掌指关节和膨大的掌骨头。术中与对侧正常掌骨做对比，测量患侧手掌骨宽度，透视下摆锯切除多余部分，用骨锉磨平掌骨锐性边缘，保护好软骨面，确认关节的匹配度。多余指体一般有双侧神经血管束，在显微镜的辅助下将它们仔细分离，术间可用电凝止血法止血。将神经拉出后锐性切断，使之缩回至正常脂肪组织内，防止神经纤维瘤形成而引起后期疼痛。指屈肌腱的处理同指伸肌腱。完全游离并切除多余指体，松开止血带，充分止血。切口用生理盐水冲洗3遍后重新上止血带，用可吸收缝线修复关节囊和侧副韧带以及小指展肌，确认掌指关节的稳定性和第5指的力线，并观察握拳后第5指是否有旋转和歪斜畸形。清点器械无误后用可吸收缝线闭合切口。切口用单层酒精纱布覆盖后用无菌纱布包扎，前臂用石膏固定。

（3）术后处理：术后不使用抗生素。如果患者有喉部刺激症状，多是由麻醉、插管引起的，可用雾化吸入法治疗。术后第1、3、5、7、9、11天换药，第12～14天拆线。进行功能锻炼。

2. 轴后型多趾畸形 这里介绍几种笔者常用的手术方式。

（1）跖列重复的多趾畸形（图4-14-31）。

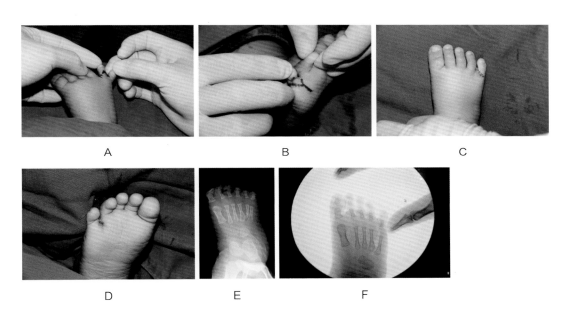

图4-14-31 常用的跖列重复的多趾畸形手术方式

A. 背侧切口设计 B. 跖侧切口设计 C. 术后背侧外观 D. 术后跖侧外观 E. 术前X线片 F. 术后X线片

多余趾体背侧和跖侧分别设计相对应的锯齿形皮瓣，一般皮瓣的高度和趾体跖、背侧直径相同，锯齿皮瓣的基底宽度根据相邻或者健侧对应趾蹼的宽度来设计。按照设计切开背侧皮肤，确认保留趾体的趾伸肌腱发育良好后切断背侧多余趾伸肌腱。如果保留趾体的趾伸肌腱发育不良，则需要分离多余趾体的趾伸肌腱并编织加固。切开多余趾体跖趾关节两侧附着的足内在肌，用骨膜剥离器沿着切口从远端向内分离跖骨周围组织，在透视下完全剥离多余趾体的跖骨。用肌腱缝线修复跖骨头间横韧带，调整趾蹼宽度，用背侧皮瓣向跖侧覆盖，重建趾蹼。如果需要截除外侧多余趾体，处理跖骨时需要保留跖骨基底，以确保跖跗关节的稳定性，同时需要把小趾展肌重建到保留趾体的近节趾骨基底处。

（2）需截骨调整成角的多趾畸形（图4-14-32）。

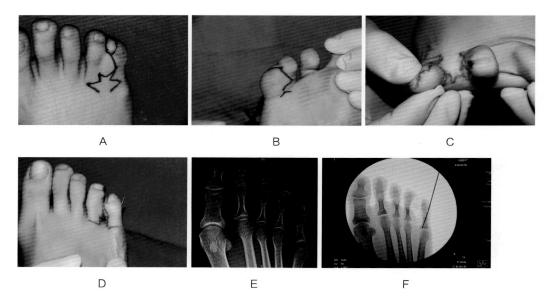

图4-14-32 常用的需截骨调整成角的多趾畸形手术方式

A. 背侧切口设计　B. 跖侧切口设计　C. 术后趾蹼　D. 术后背侧外观　E. 术前X线片　F. 术后X线片

　　背侧设计改良五边形皮瓣，设计的要点在于皮瓣顶点设计锯齿双翼，跖侧设计对应的锯齿，利用锯齿的嵌合改变皮瓣线形牵拉，使趾蹼牵拉爬行。去除多余趾体后发现患者近侧趾间关节外翻畸形，为防止其后期穿鞋行走时出现挤压疼痛感和胼胝，结合健侧趾体影像，在近节趾骨远端内侧做一楔形闭合截骨，并矫正力线，用克氏针内固定，在透视下见位置良好。修复关节囊和侧副韧带，微调足趾的旋转和侧方偏斜。

　　（3）无须重建趾蹼的多趾畸形（图4-14-33）。

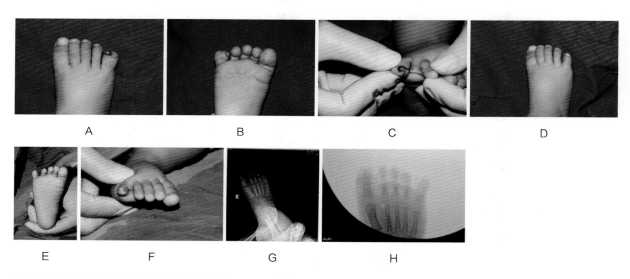

图4-14-33 常用的无须重建趾蹼的多趾畸形手术方式

A. 背侧切口设计　B. 跖侧切口设计　C. 甲皱襞设计　D. 术后背侧外观　E. 术后跖侧外观　F. 术后趾蹼　G. 术前X线片　H. 术后X线片

背侧设计三角形皮瓣，皮瓣近端靠近趾蹼基底，远端靠近保留趾体趾甲的内侧缘。三角形皮瓣顶点设计在趾体顶端，其高度以能够包绕趾体为准，顶点越过趾体侧方中线并靠近跖侧。甲皱襞可以通过背侧三角形皮瓣向前推进重建，也可以通过设计趾体远端三角形皮瓣向近端翻转重建。关于这两种方法的后期随访发现，如果背侧小部分三角形皮瓣处理不当，则会引起甲皱襞稍许隆起。此种类型的多趾会因为挤压导致第4趾向胫侧、跖侧偏斜，如果不处理，则后期负重行走时会出现胼胝和挤压疼痛感。可在术中模拟负重位，先通过紧缩肌腱进行调整。如果存在骨性偏斜，在成角最高点做楔形截骨，用克氏针固定，3~4周后将克氏针拔除。

（4）需重建趾蹼的多趾畸形。需重建趾蹼的多趾畸形的手术方法有很多，笔者多采用改良的五边形皮瓣法。其具体手术方法同"需截骨调整成角的多趾畸形"。

（五）术后康复护理

多指畸形的术后康复护理很重要，切口愈合、拆线后，需要用祛除瘢痕的药物，及用弹力绷带压迫瘢痕。如果是肌腱重建患者，需要进行主动和被动功能锻炼。足部手术后以负重位下地行走时，趾的位置可能会和休息位有所不同，需要定期随访，必要时通过康复手段进行纠正。轻微关节囊松弛和趾体旋转都可以在早期用胶带或弹力绷带牵拉来改善。

七、常见并发症

多指手术的早期并发症包括创面开裂、伤口出血感染和指体坏死等。晚期并发症包括指体侧方皮瓣设计不合理导致的瘢痕挛缩、增生，进而导致的指体歪斜；切除后关节囊松弛或者过紧导致的指体旋转或者歪斜；甲皱襞处理不当导致的指甲畸形；神经处理不当导致的末梢神经瘤或侧方切口疼痛。这些一般需要通过再次手术进行处理。

八、存在的问题和未来的方向

当多指（趾）都发育得比较完整时，保留哪个手指（足趾）是一个比较难以抉择的问题。对于手部多指，我们一般考虑去除尺侧的指体。对于足部多趾，我们需要考虑患者负重行走时的状态。在手术前，对于能行走的患者进行步态分析和足底压力测试，术中以负重位检查足趾是否旋转或者歪斜。如何决定多指（趾）畸形中手指和足趾的去留，仍然是未来轴后型多指（趾）畸形手术中的一个难点。

未来随着基因学的发展，多指（趾）畸形有望在基因层面有所突破，但目前手术治疗仍是比较合适和有效的选择。

（胡勇　汪洋）

参考文献

[1] BUCK-GRAMCKO D，BEHRENS P. Classification of polydactyly of the hand and foot [J]. Handchir Mikrochir Plast Chir，1989，21 (4)：195-204.

[2] FLATT A E. The care of congenital hand anomalies [M]. St. Louis：Mosby Company，1977：99-117.

[3] 周光萱，代礼，朱军，等. 多指（趾）畸形的流行病学分析 [J]. 四川大学学报（医学版），2004，35 (5)：708-710.

[4] MURPHY K A. A prehistoric example of polydactyly from the Iron Age site of Simbusenga, Zambia [J]. Am J Phys Anthropol，1999，108 (3)：311-319.

[5] PHELPS D A，GROGAN D P. Polydactyly of the foot [J]. J Pediatr Orthop，1985，5 (4)：446-451.

[6] UMM-E-KALSOOM，BASIT S，KAMRAN-UL-HASSAN NAQVI S，et al. Genetic mapping of an autosomal recessive postaxial polydactyly type A to chromosome 13q13.3-q1.2 and screening of the candidate genes [J]. Hum Genet，2012，131 (3)：415-422.

[7] 杨钧，路来金. 先天性多指畸形的诊治 [J]. 中华手外科杂志，1997，13 (1)：59-60.

[8] HUNG L，CHENG J C，BUNDOC R，et al. Thumb duplication at the metacarpophalangeal joint. Management and a new classification [J]. Clin Orthop Relat Res，1996，(323)：31-41.

[9] AL-QATTAN M M. The distribution of the types of thumb polydactyly in a middle eastern population: a study of 228 hands [J]. J Hand Surg Eur Vol，2010，35 (3)：182-187.

[10] TIEN Y C，CHIH T T，WANG T L，et al. Soft tissue reconstruction for type IV-D duplicated thumb: a new surgical technique [J]. J Pediatr Orthop，2007，27 (4)：462-466.

[11] TADA K，YONENOBU K，TSUYUGUCHI Y，et al. Duplication of the thumb. A retrospective review of two hundred and thirty-seven cases [J]. J Bone Joint Surg Am，1983，65 (5)：584-598.

[12] MURAGAKI Y，MUNDLOS S，UPTON J，et al. Altered growth and branching patterns in synpolydactyly caused by mutations in HOXD13 [J]. Science，1996，272 (5261)：548-551.

[13] TADA K，KURISAKI E，YONENOBU K，et al. Central polydactyly-a review of 12 cases and their surgical treatment [J]. J Hand Surg Am，1982，7 (5)：460-465.

[14] 余希临，刘海峰. 先天性多指畸形的分类及手术治疗 [J]. 中华儿童外科杂志，1999，20 (5)：301-302.

[15] RAYAN G M，FREY B. Ulnar polydactyly [J]. Plast Reconstr Surg，2001，107 (6)：1449-1457.

[16] ZHAO H，TIAN Y，BREEDVELD G，et al. Postaxial polydactyly type A/B (PAP-A/B) is linked to chromosome 19p13.1-13.2 in a Chinese kindred [J]. Eur J Hum Genet，2002，10 (3)：162-166.

[17] 顾玉东，王澍寰，侍德. 手外科手术学 [M]. 2版. 上海：复旦大学出版社，2010：1018-1024.

[18] GAO W，YAN H，ZHANG F，et al. Dorsal pentagonal local flap: a new technique of web reconstruction for syndactyly without skin graft [J]. Aesthetic Plast Surg，2011，35 (4)：530-537.

[19] WATERS P M，PAE D S. Pediatric hand and upper limb surgery [M]. New York：Lippincott Williams & Wilkins，2012：32-35.

[20] DURAN A，CILOGLU N S，BUYUKDOGAN H. A classification system for ulnar polydactyly and clinical series [J]. J Hand Surg，2015，40 (5)：914-921.

[21] XIANG Y，BIAN J，WANG Z，et al. Clinical study of 459 polydactyly cases in China, 2010 to 2014 [J]. Congenit Anom (Kyoto)，2016，56 (5)：226-232.

[22] 洪光祥，陈振兵，高伟阳. 手部先天性畸形的手术治疗 [M]. 杭州：浙江科学技术出版社，2016：69-73.

[23] VENN-WATSON E A. Problems in polydactyly of the foot [J]. Orthop Clin North Am，1976，7 (4)：909-927.

第 十 五 章

镜像手

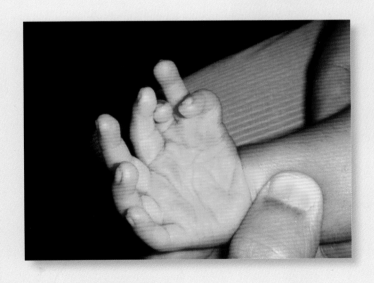

　　镜像手（mirror hand）是一种罕见的先天性发育异常的手部畸形，临床上多表现为对称的多指畸形、重复的尺骨、缺失的桡骨和拇指（图4-15-1）。由于前臂包含两根尺骨，镜像手通常又称尺骨重复畸形（ulnar dimelia）。已有文献报告的病例只有80余例。根据Swanson（1976）分型以及美国手外科学会（ASSH）和国际手外科联合会（IFSSH）采用的统一分型，镜像手属于第三组重复畸形范畴。

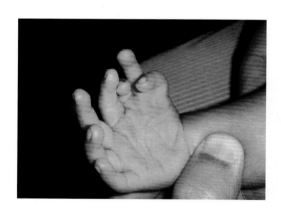

图4-15-1　镜像手

一、病因与病理机制

　　镜像手的病因可能是控制桡尺侧组织结构发育的信号中心发生重复复制。Saunders 和 Gasseling 通过动物实验将幼鸡中胚层后缘的极化活性区（ZPA）移植到前缘，导致幼鸡出现多趾镜像畸形。这是第一次从胚胎学层面对镜像手的病因进行解释。三个信号中心控制肢体发育的立体轴：外胚层顶嵴（AFP）负责肢体从近端向远端发育，极化活性区（ZPA）控制肢体从前方向后方发育（也称为桡尺发育），WNT信号中心指导肢体从背侧向腹侧发育。ZPA位于肢芽的后缘，该信号通路使肢体向桡侧和尺侧两极分化，该通路的信号分子是Shh复合物。ZPA或Shh蛋白的迁移使肢体发生镜像重复，重复的程度为计量依赖性，迁移的量越多，重复得越多。二次信号分子如*Hox*基因也被解释作用于镜像畸形的胚胎发生。在胚胎发生中，*Hox*基因编码的转录因子对肢体的形成非常关键。既往实验已经证明，*Hoxb-8*对细胞极化活性区的规范定位、异位表达是非常重要的。

二、病理改变与临床表现

镜像手（或尺骨重复畸形）的特点是尺骨重复，桡骨缺失，多指以中央为界对称。典型的手部临床特征为一个中央指，两侧各有对称孪生的三个手指，分别代表中、环、小指。由于镜像手临床表现差异较大，导致分型及治疗方法多样。通常患者手掌侧大鱼际和小鱼际肌肉缺失，手腕屈曲力量较弱，所以多数研究者描述患者腕部存在有限的主、被动活动和明显的尺偏畸形。解剖学研究也证明，此类畸形中大多数有前臂屈肌腱异常，桡尺侧没有过度发育的伸肌群。前臂为两根尺骨，每根尺骨的远端关节面和桡骨远端关节面相似；然而在肘关节平面，一个肱骨远端的鹰嘴窝需要和两个尺骨近端关节面完成旋转动作，所以肘部任何方向的活动都会受到限制，尤其是在进行旋前及旋后运动时受限更加明显。肱二头肌往往发育不全或不发育，取而代之的是纤维带。所有肩胛带肌肉明显发育不全，包括胸大肌轻度发育不良，所以肩关节存在外展半脱位的倾向。骨骼和肌肉畸形，同时伴随血管和神经异常，通常桡动脉缺失，重复的尺动脉在手掌部存在异常动脉弓，桡神经短缩，重复的尺神经有时与正中神经存在联系。

三、分型

Al-Qattan和Al-Thunayan等的研究指出，镜像手是一系列畸形的一种表现形式，该系列畸形包括少见的多手畸形（表4-15-1）。总体来说，临床工作中最常见的是1型。据文献报告，1B型的发生率比1A型的高。

表4-15-1 镜像手的分类

类型	名称	临床特点
1	尺骨重复畸形	手指镜像伴双尺骨 A型：双尺骨发育良好 B型：轴前（桡侧）尺骨发育不良
2	中间型	手指镜像伴双尺骨和单桡骨
3	中间型	手指镜像伴单尺骨和单桡骨 A型：桡骨发育良好 B型：桡骨发育不良
4	综合征型	特征性的双侧镜像足伴鼻部缺陷 A型：Sandrow综合征——双尺骨 B型：Martin综合征——单尺骨和单桡骨
5	多手畸形	包括拇指在内的孪生手，前臂正常

四、治疗

镜像手的治疗目的是尽最大可能恢复上肢的功能和外观，包括肘、腕及手的处理。由于肘部活动受限，可以选择切除重复尺骨的近端，恢复前臂旋转和肘部屈曲功能；对于严重的旋转畸形，则需要截骨以恢复前臂功能及外观。手腕通常存在屈曲尺偏畸形，可以通过延长屈肌腱、Z形调整掌侧皮肤、松解关节囊及切除近排腕骨，尽最大可能恢复腕关节的背伸功能。有时也可以将掌侧屈肌腱转位至背侧，以恢复腕关节的背伸功能。手部治疗的目的是缩减手指数到四个，再利用去除的手指之一重建拇指。手术时，重建虎口，并通过肌腱移位重建拇指的运动功能。

（许玉本）

第 十 六 章

多肢畸形

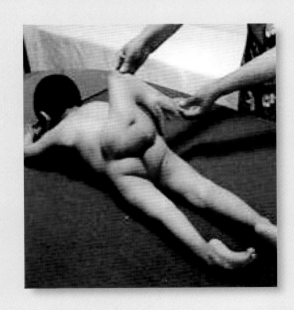

多肢畸形（polymelia）是一种出生缺陷，是指肢体重复出现，属于肢体畸形（dysmelia）。其发生原因可能是肢芽和外胚层冠在形成的早期受到特殊损害，使原始胚胎部分发生分裂。多肢畸形包括多指畸形、孪生尺骨、镜像手、上肢及下肢重复畸形等，通常根据重复的组织结构来分类。多肢畸形中，以多指畸形最常见（第十四章已介绍）。本章主要介绍上肢及下肢重复畸形。

一、病因病机

肢体发育是在基因的作用下有序进行的。正常胚胎发育是从第4周末开始的，腹前外侧壁出现两对隆起，即上肢芽和下肢芽。上肢芽位于第4～8颈肌节和第1胸肌带所在处，下肢芽位于第2到第5腰肌节处。它们分别由相应区体壁中胚层的间充质细胞局部增殖而形成。随后上肢芽和下肢芽分别发育成上肢和下肢。由于遗传缺陷，肢体发育异常而出现畸形。肢体畸形是人群中较为常见的遗传缺陷，主要包括指（趾）、掌骨、跖骨、腕骨、跗骨、肢体的长骨异常，尤其以指（趾）异常最为常见。指（趾）畸形又可分为并指、多指、并指多指、并指缺指、短指、缺指，以及指（趾）畸形伴掌骨、跖骨、腕骨、跗骨异常。肢体畸形影响肢体功能和形态美观，给患者带来极大的痛苦。已有的国内外资料中关于上述肢体畸形的报告较多，但关于多肢畸形的报告较少。先天性多肢畸形病例极少见，多为多种畸形并存的胎儿，大多数未能存活至出生，能成活者十分罕见。国内外均无确切的相关发生率数据，国内曾于1993年、1994年、2002年共报告了3例存活者，他们均为新生儿。国内关于多肢畸形成年患者的报告罕见。关于此病，目前仍缺乏权威、完整的诊断思路及治疗方案。关于此病的发病机制也尚无统一意见，有学者认为它是由遗传基因缺陷导致的先天性畸形。通过对1例多指、多趾、多下肢畸形患者的家系分析，梁全保认为多肢畸形属于X连锁隐性遗传病。目前倾向于多肢畸形系一种不等连体双胎，是由单卵双胎发育紊乱所致。其多余肢体的营养全由寄生主供应，其他内脏器官也可能有重复畸形或直接连通。连体双胞胎的胚胎在宫内分裂时，一个胚胎不完全发育，成为另一个健康胚胎上的一部分，从而导致多肢畸形。

二、治疗

唯一能治疗多肢畸形的办法是手术，将多肢彻底切除。术前必须详细了解其附属部位的连接情况，查明有无内脏器官重复与连通，这对制订治疗方案有重要意义。多肢畸形的发生率较低，治疗时应以个体化治疗为主。

1. 治疗目的　以改进功能为主，以改善外观为辅。

2. 治疗时机　随着肢体的发育会逐渐加重的妨碍发育的畸形，需要及早治疗；不妨碍发育的畸形，可推迟到患者学龄前治疗；涉及骨矫形术，手术会影响骨骼发育时，最好将手术推迟到骨骼基本发育停止后再做。

3. 多次手术　严重的畸形，常涉及手上各种重要组织。手术治疗常需随着患者的成长，有计划地分期进行，直到其成年。

4. 辅助治疗　在儿童时期，先天性畸形的手具有强大的代偿功能。因此，对某些严重畸形的手，应抱积极的态度。从幼儿时期开始，有意识地指导和训练患者，会收到良好的效果。

【典型病例】

患者男，6岁，孤儿，由某儿童福利院收养。患者以"多肢畸形、左下肢瘫和左足马蹄内翻畸形"收住院。无法获得相关的背景资料，无法知道患者父母是不是近亲结婚以及致畸因素的暴露史等。入院检查结果：患者身高65.2cm，体重14kg，言语、智力发育正常。

（一）临床查体

1. 多肢部分　位于腰骶部偏左，其骨性部分似与脊柱腰骶段相连，活动度差，自主运动能力缺乏，但皮肤感觉存在；基底中央有一假性肚脐，下方有一阴茎，尿道外口闭锁，附属阴囊内的睾丸和附睾触不到；多肢末端为外形较完整的两足；在足与基底之间有一膝关节，该关节被动不能伸直（图4-16-1）。

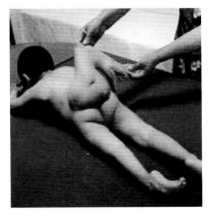

2. 下肢部分　右下肢外观、运动能力、感觉、肌力和肌张力正常；左下肢与右下肢分别长35cm、39cm；左下肢较细，感觉减退但痛觉正常；左足呈马蹄内翻畸形，僵硬；左髂腰肌的肌力为Ⅱ级，臀大肌、臀中肌及股内收肌的肌力为Ⅰ级，股四头肌、股二头肌、半膜肌、半腱肌、足内在肌，及小腿前群肌、后群肌、外侧群肌的肌力为0级。

图4-16-1　多肢畸形患者术前背面外观

3. 相关反射　膝腱反射和跟腱反射消失，病理反射未引出。

（二）影像学检查

1. X线检查　多下肢畸形，具有完整的骨骼结构；脊柱畸形，T_7、T_8、T_9半椎体，腰椎纵裂；左髋关节脱位；左足马蹄内翻畸形。

2. CT扫描及三维结构重建　多下肢畸形，约在L_3-S_3平面可见两个骨盆结构，多肢的股骨头与后方骨盆的髋臼形成关节，两骨盆之间的组织是软组织，右髋骨发育畸形（图4-16-2）。

3. MRI检查　脊柱侧凸，胸椎冠状裂，骶管内脂肪瘤伴脊髓栓系综合征。

4. 肌电图　左侧腓总神经运动神经传导速度（MCV）减慢。

（三）全麻手术

多肢两侧设计波形切口，逐层切开，骨膜下剥离并显露出双侧髂骨；将切口下端交会于L_5-S_1处，于假骨盆前面分离，去除多余骨盆及肢体；L_5-S_1处有一脂肪组织隆起，将其切除；脂肪瘤深部脑脊膜膨出，将其切开，分离粘连神经，修补包埋。术后患者恢复良好，其大、小便功能及右下肢感觉、运动功能同术前。术后随访1年，左侧内收肌和髂腰肌肌力均较术前提高一级（图4-16-3）。

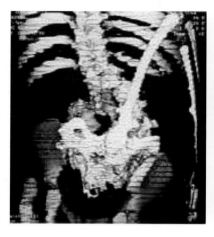 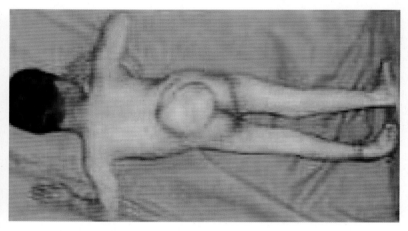

图4-16-2　多肢畸形患者术前的CT图像　　图4-16-3　多肢畸形患者术后背面外观

（许玉本）

第 十 七 章

腕骨发育异常

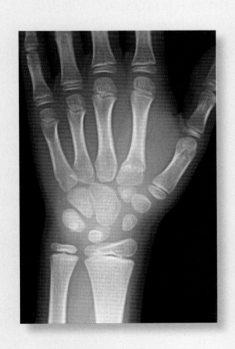

第一节

概述

腕骨发育异常（anomalies of carpal bones）主要表现为腕骨数目增加（副骨形成）、减少以及腕骨融合（carpal-tarsal coalition），是一种较为少见的先天性手部畸形。

自胚胎第 6 周开始，手板内开始形成软骨性腕骨，同时出现独立的腕中心骨。之后腕中心骨很快就与舟骨软骨融合，成为舟骨远极的一部分或舟骨的一个突起。此外，腕中心骨也可与大多角骨或钩骨融合。刚出生的孩子的腕骨仍只是软骨，6 个月大后其骨化中心才逐渐出现。一般孩子的头状骨于出生后不久开始骨化，2 岁前钩骨骨化，4 岁左右时月骨骨化，5 岁时舟骨骨化，6 岁时大多角骨骨化，7 岁时小多角骨骨化，9～14 岁时豌豆骨骨化。至此，所有腕骨都能显示在 X 线片上。在腕骨的发育过程中，受先天遗传因素、内分泌疾病和其他各种致畸因素的影响，腕骨发育异常。

腕骨数目增加，其副骨可多达 20 余种。作为比较常见的腕骨发育异常，先天性二分舟骨可以分别由两个间充质或者软骨中心形成，也可以是单个腕骨板形成的两个骨化中心相互不融合导致的先天性对分变异。二分舟骨常被误诊为腕骨骨折不愈合，或某些综合征，如 Holt-Oram 综合征、Klippel-Feil 综合征等的表现之一。同时，一些内分泌疾病如克汀病（cretinism），也可导致二分舟骨。1879 年，俄罗斯解剖学家 Gruber 等对 1800 例手腕进行解剖、分析，发现了二分舟骨、二分小多角骨。1887 年，Gruber 在 3700 例手腕的解剖研究中也发现了上述表现。德国解剖学家 Pfitzner 等对 1456 例手腕进行了解剖、分析，同样发现了二分舟骨（9 例），但未发现二分小多角骨。

1. 腕中心骨 腕中心骨是胚胎时期独立存在的软骨，之后会与舟骨、大多角骨或钩骨融合，如果不与它们融合则以单独形式存在。位于掌侧的称为掌侧中心骨，位于背侧的称为背侧中心骨。腕中心骨多为双侧性副骨。腕中心骨也可以与非结合的二分舟骨融合，位于腕背侧的舟骨、头状骨和小多角骨之间，或月骨、三角骨和钩骨之间。

2. 二分舟骨 正常的舟骨内侧或外侧可出现第2舟骨，因此舟骨有桡侧舟骨和尺侧舟骨之分。不过这种情况较为少见，但它却是二分腕骨中较为常见的腕骨变异（图4-17-1）。舟骨也可以三等分，称为三分舟骨。最初的时候，Louis对17439例手腕X线片进行了总结、分析，共发现2例舟骨有2个骨化中心，从而认为二分舟骨不是单独的实体，而是舟骨骨折不愈合造成的腕骨改变。现今认为二分舟骨就是腕骨的变异改变，且这已成为国内外临床及解剖学专家的共识。

3. 二分月骨 月骨约在胚胎发育尾芽期开始软骨化，在孩子2岁时，开始形成1个骨化中心，但也有文献报告有的孩子在此时形成2个骨化中心（图4-17-2）。男孩的月骨在1.5～7岁时骨化，女孩的月骨在1～6岁时骨化，12～14岁时男孩、女孩的月骨都已经完成骨化。与其他二分腕骨一样，二分月骨常与月骨骨折不愈合相混淆，只有意识到腕骨先天性变异时，临床医生才会考虑二分月骨。

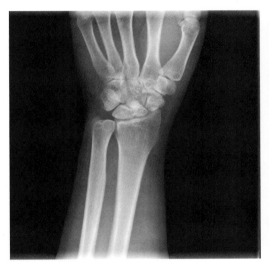

图4-17-1 二分舟骨

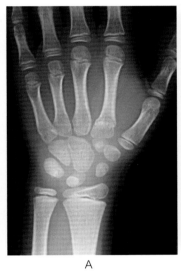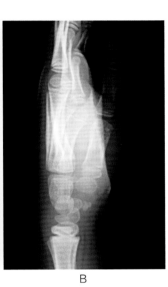

A　　　　　　　　　　　　　B

图4-17-2 二分月骨

4. 二分三角骨 在桡骨远端，尺骨茎突和月骨、三角骨之间可出现副三角骨（或称前臂中间骨），因此三角骨可分为桡侧三角骨和尺侧三角骨。

5. 二分大多角骨 大多角骨结节处有时会形成一块分离的附加骨（也称第2大多角骨）（图4-17-3）。1979年，Steinberg等首次报告了患有二分大多角骨，同时伴有拇指内收挛缩畸形的12岁女孩。Pfitzner等认为一些大多角骨的骨化中心在人成年后可以成为单独的分离骨。

6. 二分小多角骨 小多角骨上也可以出现附加骨（也称第2小多角骨，是未融合的骨骺）。小多角骨也可分为背侧小多角骨和腹侧小多角骨。孩子4～5岁时，小多角骨开始骨化；孩子10岁时，小多角骨具有容易辨认的特征形态；孩子12.5～15岁时，小多角骨的大小达到成人大小。据1879—1887年的文献报告，Gruber等在5500例手腕解剖研究中共发现2例二分小多角骨病例，而德国解剖学家Pfitzner在1456例手腕解剖研究中未发现二分小多角骨病例。2003—2013年，Burnett等对非洲、亚洲的解剖学和考古学标本进行研究，共发现6例二分小多角骨病例，其中1例累及双侧，5例来源于非洲或非洲血统人群。作者认为，非洲或非洲血统人群二分小多角骨的发生率较欧洲或欧洲血统人群更高。同二分舟骨一样，二分小多角骨也容易被漏诊。小多角骨是最不易发生骨折的腕骨，其骨折发生率低于1%。小多角骨骨折主要表现为粉碎性骨折，主要是背侧碎裂，而二分小多角骨表现为冠状的分离改变。二分舟骨的识别特征不适用于其他二分腕骨。较为显著的识别特征是：二分舟骨以双侧多见；二分小多角骨大多表现为单侧，目前仅报告了2例双侧病例。

7. 二分钩骨　由钩骨钩分离的骨化中心形成二分钩骨（或称固有钩骨）。钩骨的次级骨化中心与初级骨化中心融合发生在青春期，当融合失败时，就会形成二分钩骨（图4-17-4）。二分钩骨较为罕见，其发生率小于1%。钩骨钩的生物力学意义是作为环指和小指屈肌腱的滑轮，及作为支撑杆将尺侧神经血管束保持在最为合适的位置。若钩骨钩发生变异，如出现二分钩骨钩、钩骨钩发育不良，易导致腕管综合征。

二分钩骨常需与钩骨骨折，特别是钩骨钩骨折相鉴别，钩骨钩骨折最常见于高尔夫球手。二分钩骨有别于钩骨骨折，主要表现为无明显腕部外伤史，两分离骨块边缘圆钝，且有良好的骨皮质。

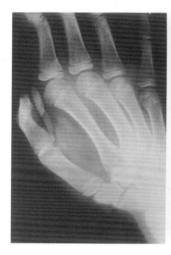 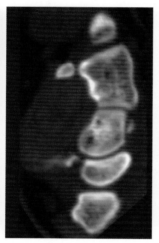

图4-17-3　二分大多角骨　　图4-17-4　二分钩骨

8. 茎突骨　位于第3掌骨茎突尖的背侧，有时由小多角骨的副骨替代而成。侧位片上易辨认出此骨。

9. Vesalius腕骨　位于第5掌骨和钩骨外侧，首先由Vesalius描述，其发生率为0.1%。

10. Gruber小骨　头状骨、钩骨、第3掌骨之间有时会出现一块罕见的掌侧小骨，称为Gruber小骨。它是一块独立的头状下骨，可能具有双侧性。

11. 其他副骨　大多角骨和钩骨之间可能有附加骨，钩骨和第5掌骨之间、第2和第3掌骨之间、大多角骨和头状骨之间也可能出现附加骨。此外，还可能有第2豌豆骨、外桡骨（舟小多角小骨）、锥上骨（大多角上骨）、月上骨、月下骨、三角上骨、外尺骨、茎突后骨、大多角旁骨、大多角前骨、茎突旁骨、第2头状骨、基钩骨等。

（高伟阳）

第二节
二分舟骨

先天性二分舟骨是较为罕见的先天性上肢腕部发育畸形，主要表现为腕舟骨数目增加。作为比较常见的二分腕骨畸形，二分舟骨可以分别由两个间充质或者软骨中心形成，也可以是单个腕骨板形成的两个骨化中心相互不融合导致的先天性对分畸形，其发生率约为0.1%。

对于二分舟骨是先天性变异还是后天舟骨骨折不愈合导致的骨分离表现，医学界还存在争论。1976年，Louis 对17439例手腕X线片进行总结、分析，发现2例舟骨有2个骨化中心，但在关于196例胎儿解剖研究中，未发现舟骨的两个分离的关节软骨前缘，从而认为二分舟骨并非单独的实体，而是舟骨骨折不愈合造成的腕骨改变。随着磁共振的发明和应用，Doman 及 Chang 等相继使用磁共振检查发现舟骨的两分离的骨块分别由关节软骨覆盖。同时，Faulkner 及 Sherwin 等在手术中明确发现两分离骨块之间存在关节软骨。这成为二分舟骨是先天性的而非后天骨折所致的强有力的证据。

二分舟骨常以单发多见，也可作为某些综合征的表现之一。1960年，英国心脏学家 Holt 和 Oram 等第一次报告了 Holt-Oram 综合征，即心手综合征。它是较为少见的常染色体显性遗传病，主要表现为上肢畸形，同时伴有心脏损害。其典型的表现为三节拇合并房间隔缺损，但是心脏和骨骼病变的严重程度因人而异，差别很大。40%为散发病例，其致病基因定位在12q24的 *TBX5* 基因上。2009年，Saccomanni 等报告了1例二分舟骨伴 Holt-Oram 综合征病例，认为单纯的二分舟骨不是孤立性的解剖变异，而是 Holt-Oram 综合征的一种散发类型。既往的病例也在一定程度上支持了这种观点。二分舟骨以双侧多见，也有单侧病例的报告。

（一）二分舟骨的诊断与鉴别诊断

Jerre 等在 1948 年以及 Bunnel 等在 1970 年分别提出了二分舟骨的诊断标准，主要是为了与舟骨腰部骨折不愈合相鉴别。具体的诊断标准如下：①既往无明显的腕部外伤史或腕部疼痛症状；②双侧均有二分舟骨骨块表现；③两骨块之间存在明显间隙，边缘轮廓清晰，接触面光滑；④两骨块大小和骨密度相等；⑤桡舟关节无退行性改变。二分舟骨以双侧多见，但单侧也可见，因此若出现单侧二分舟骨骨块表现，并不能排除二分舟骨。有文献报告，绝大多数舟骨骨折发生于青壮年的急性暴力之后。舟骨骨折的临床表现一般为鼻烟窝及舟骨结节压痛，第 2、3 掌骨叩击痛，腕舟骨平移试验阳性，而二分舟骨无明显特异性阳性特征。

影像学检查对于排除舟骨骨折不愈合尤为重要，然而目前相关文献甚少，大多数影像学检查只是为了便于诊断舟骨骨折，以免漏诊。在临床诊疗过程中，X 线检查是常规手段，可以用来确诊 70%～90% 的舟骨骨折。其优点是诊疗有效、快速，价格便宜；缺点是敏感性、阴性预测值及可靠性较差，而且特异性不强，不能显示两舟骨骨块之间的软骨情况。高空间分辨率超声检查同样可应用于隐匿性舟骨腰部骨折的诊断，其诊断标准是骨皮质中断。而二分舟骨病例中骨皮质是完全不连续的，同时超声检查提示缺乏特异的软组织信号变化，因此尚无报告高空间分辨率超声可用于二分舟骨诊治的文献。二维 CT 检查对舟骨骨折的敏感性及特异性均比 X 线检查强，CT 成像还可以用于判断骨皮质受累程度，因此 CT 检查经常被用来判断舟骨骨折后是否需要手术。不幸的是，CT 检查的敏感性相对较差，不能很好地将舟骨周围的软骨分辨开来。但可以利用更加具体的三维 CT 成像及重建，清晰、直观地显示出两舟骨骨块接触面是否光滑，界限是否清晰，以及骨块有无明显的退行性改变。舟骨骨折不愈合的三维 CT 影像学表现为两断端骨块边缘毛糙，两骨折面不光滑、不平整，而二分舟骨的两骨块边缘相对整齐、平整，接触面相对光滑，因此 CT 检查在一定程度上可以用于鉴别二分舟骨及舟骨骨折不愈合。磁共振检查（MRI）对于软骨具有较高的分辨力，已有相关文献报告了 MRI 在诊断和评价膝关节关节软骨病变上的应用。然而，应用 MRI 诊断正常软骨仍然存在一定的难度。为了更好地显示二分舟骨两骨块之间的关节软骨，需要选择合适的磁共振成像序列。这在很大程度上依赖于临床医生与磁共振技师的相互交流和配合。

（二）二分舟骨的治疗

二分舟骨是最常见的先天性二分腕骨，当患者无明显腕部外伤史或症状时，其腕骨的解剖结构与正常者无异，患者不需要进行任何处理。若患者出现临床症状，包括腕部疼痛、肿胀、活动轻度受限，可进行适当的制动，以及物理、药物治疗。2016 年，周宗伟等报告了 1 例单侧先天性二分舟骨病例，患者表现为腕部肿胀疼痛 6 个月，其间对症治疗及腕部制动的效果不佳，同时影像学检查提示有腕部关节炎表现，手术指征明确。其手术方式的选择与舟骨腰部骨折不愈合并无明显差别，均为清理二分舟骨两骨块间的关节面及炎性成分，行关节融合术。

（三）展望

随着磁共振成像序列的深度挖掘，以及 3D 打印技术的成熟与应用，在不久的将来，二分舟骨与舟骨腰部骨折不愈合的鉴别、二分舟骨的诊断及手术治疗的难度或风险将大大降低。

（高伟阳）

参考文献

［1］ LOUIS D S，CALHOUN T P，GARN S M，et al. Congenital bipartite scaphoid-fact or fiction？［J］. J Bone Joint Surg Am，1976，58（10）：1108-1112.

［2］ STEINBERG G G. Bipartite trapezium with adduction contracture of the thumb：a case report ［J］. Clin Orthop Relat Res，1979，145（145）：199-201.

［3］ SHERBOK B，GROGAN J. Bipartite carpal navicular. Case report and discussion ［J］. Colo Med，1980，77（1）：22.

［4］ DOMAN A N，MARCUS N W. Congenital bipartite scaphoid ［J］. J Hand Surg Am，1990，15（6）：869-873.

［5］ HURST J A，HALL C M，BARAITSER M. The Holt-Oram syndrome ［J］. J Med Genet，1991，28（6）：406-410.

［6］ TATE D E，GUPTA A，KLEINERT H E. Bipartite scaphoid with proximal pole osteonecrosis in a patient with Holt-Oram syndrome ［J］. J Hand Surg Br，2000，25（1）：112-114.

［7］ SCHEUER L，BLACK S，CHRISTIE A. Developmental juvenile Osteology ［M］. New York：Academic Press，2000：473-559.

［8］ HERNETH A M，SIEGMETH A，BADER T R，et al. Scaphoid fractures：e valuation with high-spatial-resolution US initial results ［J］. Radiology，2001，220（1）：231-235.

［9］ DOYLE J R，BOTTE M J. Surgical anatomy of the hand and upper extremity ［M］. Philadelphia: Lippincott Williams & Wilkins，2003.

［10］ CHOW J C Y，WEISS M A，GU Y. Anatomic variations of the hook of hamate and the relationship to carpal tunnel syndrome ［J］. J Hand Surg Am，2005，30（6）：1242-1247.

［11］ KARANTANAS A，DAILIANA Z，MALIZOS K. The role of MR imaging in scaphoid disorders ［J］. Eur Radiol，2007，17（11）：2860-2871.

［12］ SENECAIL B，PERRUEZ H，COLIN D. Numerical variants and congenital fusions of carpal bones ［J］. Morphologie，2007，91（292）：2.

［13］ NGUYEN Q，CHAUDHRY S，SLOAN R，et al. The clinical scaphoid fracture：early computed tomography as a practical approach ［J］. Ann R Coll Surg Engl，2008，90（6）：488-491.

［14］ SADOWSKI R M，MONTILLA R D. Rare isolated trapezoid fracture：a case report ［J］. Hand，2008，3（4）：372.

［15］ SACCOMANNI B. Fracture of the proximal pole of the bipartite carpal scaphoid：a probable Holt-Oram-like syndrome ［J］. Hand，2009，4（2）：140-144.

［16］ 徐达传. 手舟骨的形态血供特点及其临床意义 ［R］. 中华医学会显微外科学分会显微骨修复研讨会，2010.

［17］ LOH B W，HARVEY J，EK E T. Congenital bipartite lunate presenting as a misdiagnosed lunate fracture：a case report ［J］. J Med Case Rep，2011，5（1）：102.

［18］ UNRUH K P，SHIN A Y. Bilateral scaphotrapezium coalition with bilateral scaphoid nonunion in a patient with Klippel-Feil syndrome：a case report ［J］. Hand，2011，6（1）：106-109.

［19］ RHEMREV S J，OOTES D，BEERES F J，et al. Current methods of diagnosis and treatment of scaphoid fractures ［J］. Int J Emerg Med，2011，4（1）：4.

［20］ LEE C H，LEE K H. Symptomatic bilateral bipartite lunate：a case report ［J］. J Hand Surg-Eur Vol，2015，40（5）：539-540.

［21］ BACHOURA A，WROBLEWSKI A，JACOBY S M，et al. Hook of hamate fractures in competitive baseball players ［J］. Hand，2013，8（3）：302-307.

［22］ MULLIGAN J，AMBLUM J. Diagnosis and treatment of scaphoid fracture ［J］. Emergency Nurse，2014，22（3）：18-23，25.

［23］ TAKEMITSU Y，NAKAYAMA Y，OTA H，et al. Bilateral bipartite carpal scaphoid：a case report and literature review ［J］. J Hand Surg，2014，19（3）：427-431.

［24］ CHANG A，LEONELLO D，WEBB J. Congenital bipartite scaphoid ［J］. J Hand Surg-Eur Vol，2015，40（5）：537-538.

［25］ BURNETT S E，STOJANOWSKI C M，MAHAKKANUKRAUH P. Six new examples of the bipartite trapezoid bone：Morphology，significant population variation，and an examination of pre-existing criteria to identify bipartition of individual carpal bones ［J］. Ann Anat，2015，198：58-65.

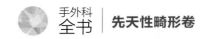
［26］周宗伟，杨良慧，高伟阳，等.先天性二分舟骨一例［J］.中华手外科杂志，2016，32（2）：89.

［27］DAVIS D L. Hook of the Hamate：The spectrum of often missed pathologic findings ［J］. AJR Am J Roentgenol，2017，209（5）：1-9.

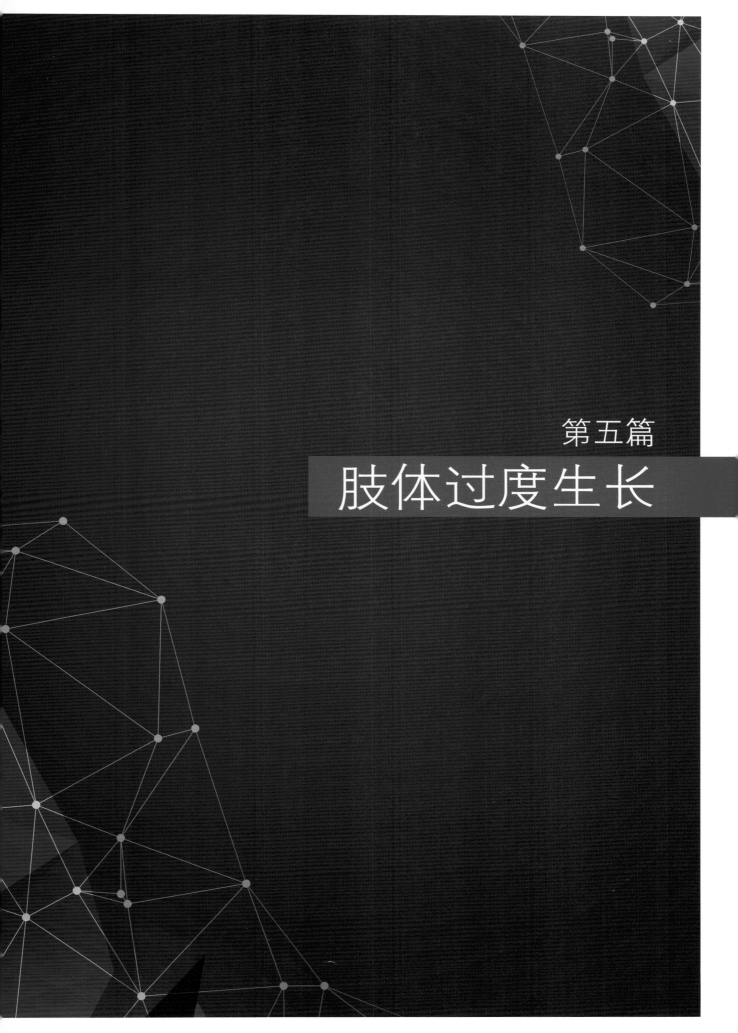

第五篇

肢体过度生长

先天性肢体过度生长在 Swanson 分类方法中属于第四类畸形，而在 OMT 分类方法中属于发育异常。先天性肢体过度生长又可细分为累及所有上肢的偏身畸形与手内、外肌发育异常，累及部分上肢的巨指（趾）症与手内在肌发育异常。

大多数先天性肢体过度生长的病因并不明确，虽有一些家系报告，但其遗传方式仍不明了。由于定义不统一、资料来源有差异等，先天性肢体过度生长缺乏确切的流行病学数据，其发生率为 1/86000～1/3000。

先天性肢体过度生长可能是所有肢体（如偏身肥大症）或部分肢体过度生长（如巨指、巨趾、长指），表观上主要是所有或部分肢体的周径与（或）长度明显超出正常发育范围。

在胚胎学上，肢体过度生长可累及肢体上的所有组织，也可以表现为以某种组织为主的改变，如骨骼过度生长而软组织正常，其他表现有过多的脂肪（如脂肪增生性偏身肥大症）、淋巴（如淋巴水肿、管瘤病等）和纤维组织，肌肉发育异常（如假性肌肥大）等。神经纤维瘤或血管瘤可在这类病例中出现。

先天性肢体过度生长可能是孤立性的，如特发性先天性偏身肥大症。但在许多综合征中，也常常能见到所有或部分肢体过度生长，甚至以过度生长为特征性表现，如变形综合征。

先天性肢体过度生长大多在患者出生时被发现，也可能在其数月甚至几岁大时被发现。一些先天性肢体过度生长，在患者出生后与其他正常组织基本以等比例速度生长，称为静止型；也可以表现为与正常组织不以等比例的速度生长，称为进展型。

（高伟阳）

第 十 八 章

偏身肥大症

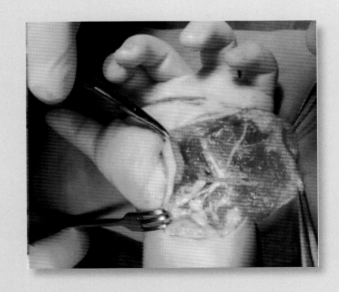

■ 第一节
概述

偏身肥大症是指身体的不对称性，其肥大程度大于正常变化所能导致的程度。身体的不对称性吸引了古希腊、古罗马的艺术家和雕塑家。1822 年，Meckel 首次提出先天性偏身肥大症。1839年，瓦格纳首次描述了这种情况。偏身肥大症患者的外形是不美观的，其对患者心理的影响可能会持续很长时间。Indridason 等（1996）报告，除了明显的外观和矫形方面的问题外，孤立性偏身肥大症还与各种腹腔内的恶性和非恶性疾病有关。孤立性偏身肥大症患者罹患肿瘤的风险增加。大多数偏身肥大症可以通过病史和体格检查确诊。

身体两侧轻微不对称是常见的，而且并不总是很明显，必须通过精确的测量来确定。偏身肥大症的最明显特征是身体两侧的不对称性，其不对称程度大于正常变化所能导致的程度。Sprayregen等（1973）报告，任意情况下，不对称差异必须大于 5%。这可能包括周长或长度的差异。Sprayregen（1973）报告，偏身肥大症可能涉及所有胚胎组织（完全性）或一个组织（有限性）。Bell 和 McTigue（1984）报告，偏身肥大症可能会影响半侧身体（复杂性）、一个肢体（节段性）、一个手指、一个乳房或阴茎的一侧（简单性）。它可能以单侧或交叉的方式出现。

由于流行病学研究者尚未确定偏身肥大症的诊断标准，一般人群中偏身肥大症的确切发病率尚不清楚。1968 年，Leck 等报告，在英格兰伯明翰，每 92404 个活产婴儿（发病率为 1/13200）中有 7个患有偏身肥大症。1969 年，Parker 和 Skalko 对 1932—1966 年美国纽约医院康奈尔医疗中心收治的86 万名患者进行了研究，确定了 10 名先天性偏身肥大症患者（发病率为 1/86000），其间排除了有血管和神经系统疾病的患者，但包括了那些有 Beckwith-Wiedemann 综合征的患者。1980 年，Higurashi 等对在东京 Yoneyama 妇产科医院连续出生的 14430 个婴儿进行了研究，确定了特发性先天性偏身肥大症、Beckwith-Wiedemann综合征和Klippel-Trenaunay-Weber综合征患者各1个。Kyi等（1995）及Sprayregen等（1973）报告，女性患者与男性患者之比为3∶2，且右侧发生偏身肥大症更常见一些。

（杨勇　田文　田光磊）

第二节
病因和临床表现

偏身肥大症的原因主要有以下几种：①特发性先天性；②家族性；③慢性充血；④神经纤维瘤病；⑤淋巴系统疾病，包括淋巴水肿、淋巴管瘤；⑥血管异常，包括血管瘤、动静脉瘘；⑦脂肪增多症；⑧骨发育不良；⑨肌肉发育异常；⑩畸形综合征，包括Beckwith-Wiedemann综合征、变形综合征（proteus syndrome）、表皮痣综合征、3半综合征、Silver-Russell综合征。

（一）特发性先天性

特发性先天性偏身肥大症病因不明，偶有发生。Kyi等（1995）及Ozonoff（1992）报告，这种情况可能是由于特有的先天性生长过剩或受精卵细胞分裂缺陷，导致两个子代细胞大小不等。Sprayregen等（1973）指出，特发性先天性偏身肥大症可以在任何年龄段首先被家属发现，但通常在患者出生时就出现了，在患者出生的最初几个月或者青春期，更容易引起关注。据Sponseller（1996）报告，患者的典型表现是软组织、肌肉及骨骼结构受累，患肢的长度和周长通常会增加，但患者的骨龄正常，两侧骨骺同时闭合。Ballock等（1997）报告，患者同侧内脏器官的大小也可能增大。

（二）家族性

Fraumeni等（1967）及Heilstedt和Bacino（2004）报告，偏身肥大症有时是家族性的。Burchfield和Escobar（1980）报告，有人提出了一种常染色体显性遗传模式。但从总体上讲，家族性偏身肥大症的病变基因与遗传模式尚不明确。

（三）慢性充血

偏身肥大症可能是由长时间血液流向生长的骨骼所引起的。Ozonoff（1992）及Tunnessen和

Roberts（1999）报告，慢性充血的原因包括正在愈合的骨折、动静脉瘘、慢性骨髓炎、慢性滑膜炎和慢性关节炎。Ozonoff（1992）研究表明，2～8岁儿童股骨近三分之一处骨折最容易导致股骨过长。

（四）神经纤维瘤病

Ⅰ型神经纤维瘤病（NF1）患者可发生偏身肥大症。丛状神经纤维瘤通常在患者出生时就存在，是由神经干弥散性增厚引起的。丛状神经纤维瘤可导致肢体过度生长。Levine（1990）报告，骨增大通常是中胚层发育不良的结果，但不能排除慢性充血的作用。

NF1是一种神经皮肤综合征，病变累及皮肤，表现为牛奶咖啡斑和多发性纤维瘤，肿瘤可能呈蒂状并沿中央和外周神经系统的走行分布。NF1为常染色体显性遗传病，受累基因位于染色体17q11.2上，编码神经纤维蛋白，可以调节细胞的生长，并在许多组织，如肾、脑、脾、胸腺中表达。新生儿NF1的发病率大约为1/3000。

弥散性丛状神经纤维瘤患者出生时皮肤病变显著，其他类型患者随着年龄的增长而逐渐出现症状。腋窝雀斑（Crowe征）通常在患者2～3岁时出现。雀斑直径小于1cm。雀斑也可能出现在乳房周围、眼睑和颈部。多发性皮肤结节出现在患者童年早期，并且可以生长在身体的任何部位，皮肤结节的数量随着年龄的增长而不断增加。牛奶咖啡斑为皮肤斑疹，在患者1～2岁时出现。其诊断标准为牛奶咖啡斑必须超过6个，且直径大于5mm（青春期前）或大于15mm（青春期后）。牛奶咖啡斑在雀斑前出现，分布在腋窝的摩擦部位和腹股沟区域（图5-18-1）。Lisch结节为虹膜黑色素细胞错构瘤，是NF1的特征性表现。NF1的恶变率为2%～5%，发生恶变的几乎均是结节性丛状或弥散性丛状神经纤维瘤，并且恶变多发生在第2、3个十年间。弥散性丛状神经瘤可能恶变为神经纤维肉瘤，其恶变率在不同的报告中存在差异，但均超过20%。恶变后，病变继续发展。这种侵袭性的恶变预后很差，患者的5年生存率和总体生存率分别为19%和28%。因此，在儿童期早期确诊非常关键。

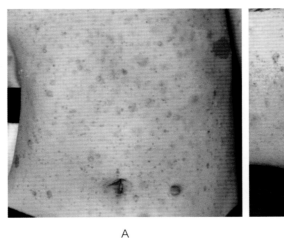
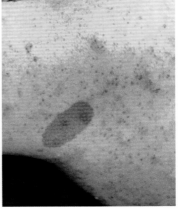

A   B

图5-18-1　Ⅰ型神经纤维瘤病患者的体表改变

A. 患者女，40岁，多发性皮肤结节出现在童年早期，出现在身体的多个部位，皮肤结节的数量随着年龄的增长而不断增加　B. 牛奶咖啡斑在患者1～2岁时出现，图示为分布在腋窝部位的牛奶咖啡斑

除了多发性皮肤病变，骨骼发育不良是神经纤维瘤最常见的表现。骨骼发育不良多表现为胫骨假关节，且该表现在下肢开始部分或完全负重时被发现。发育不良的骨骼骨折不愈合会导致骨折断端纤维愈合，从而造成活动受限。80%的儿童长管状骨假关节为NF1。患者可能出现身材矮小的症状，脊柱表现为后凸畸形，脊柱肿瘤的侵蚀会导致椎体后缘和（或）椎体出现扇贝样改变。骨骼改变和继发畸形可能出现在脊柱的任何位置，症状多在患者6~10岁时显著。

美国国立卫生研究院最终确立了NF1的诊断标准：需要满足下述任意2个或2个以上的临床特点。①有6处或6处以上的皮肤出现牛奶咖啡斑；②腋窝或腹股沟有雀斑；③有2个或更多个Lisch结节；④有2个或更多个神经纤维瘤；⑤有视神经胶质瘤；⑥骨发育不良；⑦直系亲属有NF1病史。绝大多数患者（97%）在8岁前都具备足够的临床特点以明确诊断，几乎所有患者都能在20岁前确诊。

（五）淋巴系统疾病

1. 淋巴水肿　淋巴水肿是由淋巴引流不充分引起的，发生于先天性淋巴发育不全的儿童，可能继发于遗传性淋巴水肿（Milroys病）、Meigs综合征、双行睫（distichiasis）、特纳（Turners）综合征、努南（Noonans）综合征和黄指甲综合征等。手术、创伤、肿瘤、放疗和由丝虫病或性病性淋巴肉芽肿引起的慢性淋巴管炎均可导致淋巴管结构性损伤。

2. 淋巴管瘤　淋巴管瘤（lymphangioma）是由淋巴管阻塞引起的。淋巴管瘤通常是部分可压缩的、囊性的、可波动的、半透明的。

（六）血管异常

1. 血管瘤　巨大的血管瘤可导致肢体增大。长骨干骺端或骨骺端海绵状血管瘤和内生软骨瘤相互作用会导致马富奇综合征。Phelan等（1986）报告，骨病损可引起肢体畸形和半肥大。Leung和Kao（1999）报告，Kasabach-Merritt综合征的特征是巨大的空洞型血管瘤、血小板减少症和消耗性凝血病。

2. 动静脉瘘　动静脉瘘可能是先天性的，也可能是后天形成的。后天形成的动静脉瘘可能继发于创伤。Leung等（1988）报告，慢性充血可能会导致肢体肥大。Klippel-Trenaunay综合征的特征是葡萄酒色皮肤瘤、静脉曲张和四肢过度生长导致的软组织肥大。当该综合征合并动静脉畸形时，称之为Klippel-Trenaunay-Weber综合征。

（七）脂肪增多症

Levine（1990）报告，脂肪增多症是指成熟脂肪组织过度生长，其边界不明确，呈浸润性生长，累及肢体、躯干或面部。脂肪增多症可伴骨性肥大。

肢体过度生长在患者出生时出现，或出生后不久出现。据文献报告，男、女患者之比为3：2。各病例的外观有差异，有的在出生时症状就非常明显。正中神经支配的感觉区最常受累，以第2、3指序列常见。严重者手指偏斜，关节活动受限。当手指两侧均受累时，手指无明显偏斜。多个手指受累比单一手指受累更常见。当所有手指均过度生长时，常同时出现整个肢体过度生长（图5-18-2）。

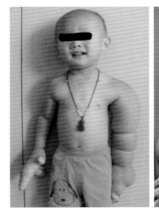
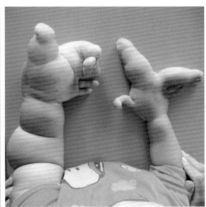

图 5-18-2 脂肪增生型巨指

A. 患者男性，1岁，双侧上肢过度增生，右侧以手部为主，左侧累及整个上肢　B. 双手拇、示、中指畸形，中指明显偏斜，功能显著受限

Delaurenzi 和 Barsky 将脂肪增生型巨指分为两类：静止型和进展型。静止型在患者出生时即可存在，受累部位与其他身体部位成比例生长。进展型患者中，有的一出生就有表现，其手指或手部与其他身体部位不成比例生长。脂肪增生型巨指患者的手指从长度和周长的角度来说均存在过度生长，当患者的骨骼发育成熟后手指也停止生长。随着患者的生长发育，其骨关节增大，关节间隙发生改变，主动和被动活动均受影响。手指的增长速度在早期很难预测，有一些患者的软组织和骨骼与其他身体部位不成比例地逐渐生长，而另一些患者的手指可能在其婴儿期就达到成人的长度。畸形的加剧主要是由于过度生长和骨骺受累。肢体过度生长可能造成任何平面的神经卡压。严重的肢体过度生长患者早期可能需要截肢。

脂肪增生型巨指的过度生长一般仅限于受累的肢体。虽然1个以上肢体受累的也有，但大多数只累及1个肢体。上肢的任何部位均可能受累。发育异常的脂肪主要集中在皮下组织中（图 5-18-3）。脂肪组织可能通过腋窝弥散性增生到臂丛神经，但患者通常无臂丛神经压迫的症状。发育异常的脂肪可沿浅筋膜扩张，肌肉内也可能存在脂肪浸润。拇指受累的特征性表现为拇指伸直，过度外展，并可见鱼际和腕部受累。手指可一侧受累或双侧同时受累，若双侧对称性增大，则不会发生继发性手指偏斜。骨骼过度生长部位早期可能发生骨关节炎。

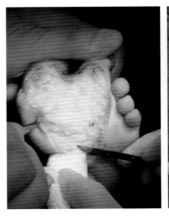
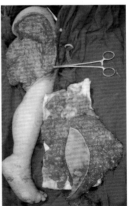

图 5-18-3 脂肪增生型巨指中异常增生的脂肪

A. 术前可见患者足底皮下脂肪组织明显增长
B. 术中可见大量异常增生的脂肪主要集中在皮下组织中，肌肉间隙也可见增生的脂肪组织

受累部位通常涉及所有组织成分，但脂肪和结缔组织异常更为显著。发育异常的脂肪与正常脂肪之间存在颜色差异，但前者包含后者中的所有成分，如 Cleland 韧带、Grayson 韧带，以及指腹部位的纤维索条。发育异常的脂肪组织质地柔软，容易和相邻结构分离，其中的血管、肌腱、韧带和滑车等结构均正常，但体积均有所增大。许多患者的神经组织并未受累，有些则表现为散发的脂肪浸润和神经明显增粗（图5-18-4）。无毛发区域的皮肤表面逐渐角化，并导致触觉功能减退。在青少年和成年时期，患者两点辨别觉减退，浅触觉消失。感觉功能还可能因为侵袭性的软组织和骨组织减容术而丧失。下肢的受累形式和上肢相似，但下肢受累的相对少见。

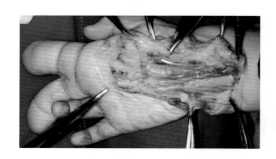

图5-18-4　脂肪增生型巨指的神经改变
术中见正中神经及其分支明显增粗

病灶的病理学表现特殊，可见大量不典型增生的脂肪组织、神经外膜和神经束膜纤维化；骨组织中可见大量的破骨细胞和成骨细胞；伴有骨重建加速的表现；动脉增粗，但肌层和内膜层均无增生表现。未经治疗的成年巨指患者通常表现出典型的血管功能不全和畏寒症状；结缔组织、韧带、肌腱和腱膜系统都随手部发育成比例地生长；患肢可在早期出现退行性关节改变。

（八）骨发育不良

Levine（1990）报告，偏身肥大症可能是由某些先天性骨发育不良，如蜡泪样骨病、进行性骨干发育不良（Camurati-Engelmann病）和半肢畸形骨骺发育不良（tarsoepiphyseal aclasis）引起的。

（九）肌肉发育异常

肌肉发育异常型偏身肥大症是以肌肉异常分布和增生为特征的肢体畸形，多累及一个肢体或一侧肢体，以及面部。新生儿的发病率为1/86000。患者一出生，该异常即可被发现，约20%的患者存在轻度至中度智力发育迟缓。患指的过度生长和淋巴管畸形已经被证实与 *PIK3CA* 基因相关。

手部的畸形包括掌横弓变平，中、环、小指屈曲挛缩，示指挛缩程度相对较轻，拇指序列过度外展。探查可见掌腱膜处存在大量的肌肉，呈返祖现象。掌短肌肥大，其他手内在肌也呈纵行或斜行位于手掌和手背上。患者的指浅屈肌较正常人肥大，随着其成长，指浅屈肌的张力逐渐提高，导致手指屈曲挛缩加重（图5-18-5）。早期神经功能正常，但可能出现腕管综合征。关节挛缩常由外在和内在因素造成，夹板治疗效果不佳。

畸形通常在青春期迅速进展，表现为腕关节过伸和掌指关节屈曲。手内在肌紧张，手指尺偏加重，腱帽和矢状束的稳定作用减弱，指伸肌腱在掌骨头处发生尺侧滑脱。掌骨头关节面平坦。示指尺偏的严重程度较中、环、小指轻。

偏身肥大症患者的患侧颅面部可能存在异常表现，但上肢或下肢肥大患者的颅面部不一定存在异常表现。患者可能伴发肾母细胞瘤，且其罹患胚胎瘤的风险较高。

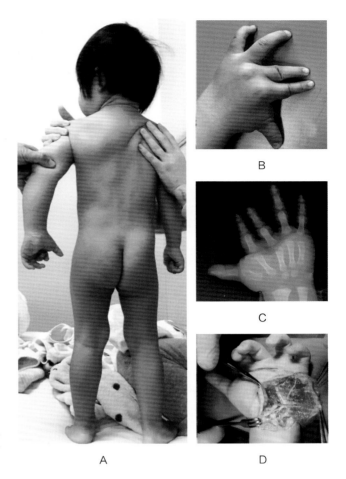

图5-18-5 肌肉发育异常型偏身肥大症

A. 患者左侧半身肢体肥大　B. 手部掌横弓变平，示、中、环、小指屈曲挛缩和尺偏畸形，拇指序列过度外展　C. X线片显示掌骨间隙增宽，掌骨及指骨未见明显增粗和增长　D. 术中探查见掌腱膜外存在大量的肌肉，呈返祖现象。掌短肌肥大，其他手内在肌也呈纵行或斜行位于手掌和手背上

（十）畸形综合征

1. Beckwith-Wiedemann综合征　Leung（1979）报告，该综合征的典型表现是巨大症、巨舌、内脏肥大、脐膨出和新生儿高胰岛素血症性低血糖。其他表现包括小头畸形，独特的耳垂裂隙，面部红肿痣，红细胞增多症，腹直肌分离症和骨龄超前。Bravo Velazquez等（1980）及Tunnessen和Roberts（1999）报告，大约15%的该综合征患者有偏身肥大症。

2. 变形综合征（proteus syndrome）　也叫普罗特斯综合征，由Wiedemann于1983年首次提出，以希腊的海神普罗特斯（Proteus）命名。这位海神可以改变形状以避免被捕。变形综合征病例罕见，据文献报告少于200例。本病的发生与染色体14q32.3上的*AKT1*基因嵌合体激活后突变有关。本病属于较为罕见的错构过度生长，累及皮肤、骨、肌肉、脂肪组织、结缔组织、血管及淋巴管。Ballock等（1997）报告，本病的临床表现多样，其特征是长骨过度生长（偏身肥大症）、巨颅、巨指（趾）、表皮痣、皮下肿瘤、足底和手掌表面增厚（脑回样改变）。

婴儿出生时多无明显异常，仅少数在出生时有异常表现。临床症状多在患者出生后1年时出现。变形综合征有复杂多样的临床表现，可累及多个系统，包括：

（1）中枢神经系统异常：脑部神经系统异常，会引起学习障碍、癫痫、视觉缺失。

（2）骨肌系统异常：主要累及肢体及脊柱，多见脊柱侧凸、肢体过度生长和巨指（趾）。

（3）皮肤及皮下组织异常：包括脂肪瘤、色素沉着、色素痣以及血管畸形；足底跖侧或手掌侧皮肤有脑回样改变和过度角化表现（可用于该病的诊断）（图5-18-6）。

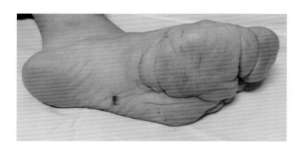

图5-18-6 变形综合征患者的皮肤改变
足底跖侧皮肤有脑回样改变和过度角化表现

（4）其余组织异常表现：软组织异常肿胀所致的颅面部异常改变，如长脸、下颌前凸、低鼻梁、宽鼻孔、开口征。上述表现在伴有中枢神经系统异常者中常见。

（5）寿命短：患者容易罹患肿瘤，多在未成年时死于静脉血栓、由血管畸形引发的肺栓塞。

与其他类型过度生长相比，本病进展更快，会导致肢体变形及毁容。本病可以局限于面和（或）四肢，也可以弥散性地累及整个胸部、骨盆和下肢。过度生长畸形通常随着患者成长而加剧，其特点是快速扩张。

本病的典型特征是不成比例的巨大上肢。手掌或足底无毛发区域皮肤过度角化所形成的脑回样特征性外观，是诊断变形综合征的绝对指标。患指增长、成角、僵直，可移动肿块影响关节活动。骨质增生往往会延伸至关节腔。软组织钙化在儿童早期不常见，但在青春期的生长发育高峰时很常见。指间关节增大和活动障碍的原因有3个：软组织阻隔、软骨肿物和指间关节变形。患者的X线片显示指间关节变平，丧失弧形轮廓。继发的关节退行性改变程度较脂肪瘤型巨指轻。脊柱侧凸发生在颈椎、胸椎和腰椎，其严重程度有较大差异。成年后，脊柱畸形可能导致严重的外源性肺损伤。盆腔和下肢变形会加重原有的脊柱畸形。

巨颅畸形多累及所有的颅面部骨骼，如下颌骨可能发生骨质增生，并会造成耳聋和失明。不同类型的骨质增生能够造成异常的骨性突起和软组织钙化。眼球表层的皮样囊肿非常常见。面部畸形多为进展型，特征性表现为面部较长、睑裂下斜、下颌前凸、开口畸形、低鼻梁和鼻翼前倾。一旦皮肤受累，会加重面部发育的不对称性，导致面部畸形更突出。然而，大多数患者并没有显著的面部皮肤病变。

有学者制定了较为合理的变形综合征诊断标准，并以分值对其进行量化。具体的诊断标准如下：偏侧肥大和（或）巨指（趾）症，5.0分；足跖和（或）手掌皮肤脑回样增生，4.0分；脂肪瘤和其他皮下肿瘤，4.0分；疣状痣（表皮痣、皮脂腺痣），3.0分；巨颅和（或）颅骨多发外生骨疣，2.5分；其他细微异常，1.0分。上述6项的总分≥13分，即可确诊。

3. 表皮痣综合征（epidermal naevus syndrome） McMullin等（1993）报告，表皮痣综合征的特征是表皮痣、半侧巨脑症、脑回畸形、智力发育迟缓、癫痫发作（尤其是婴儿痉挛），有时表现为偏身肥大症。

4. 3半综合征（3-Hemi syndrome） Sponseller（1996）报告，3半综合征的特征是半肥大

（hemihypertrophy）、半感觉（hemihypaesthesia）和半反射（hemiareflexia）。通常该病会影响四肢的周长，但不会影响四肢的长度。

5. Silver-Russell综合征　Silver-Russell综合征的特征是身材矮小，小三角脸，皮下组织稀疏，小指弯曲。在许多情况下，这些患者还有偏身肥大症。此外，这些患者在2～3岁前都有低血糖的倾向。

（杨勇　田文　田光磊）

第三节
鉴别诊断和相关肿瘤

一、鉴别诊断

偏身肥大症必须与偏侧萎缩相鉴别。Tunnessen 和 Roberts（1999）报告，偏侧萎缩可能继发于神经损伤、脑瘫、脊髓灰质炎、脊柱异常、染色体异常、骨发育不全、骨骺损伤和多发性内生软骨瘤或骨软骨瘤。Fraumeni（1990）及 Sponseller（1996）报告，偏侧萎缩患者出现智力迟钝、肌肉无力、神经系统缺陷和脊柱侧凸的概率较高。尚未发现偏侧萎缩患者有罹患肿瘤的危险。

二、相关肿瘤和异常

Ballock 等（1997）报告，与孤立性偏身肥大症相关的最常见的恶性肿瘤是肾母细胞瘤（Wilms瘤），其次是肾上腺肿瘤和肝母细胞瘤。Parker 等（1992）报告，其他较少见的肿瘤包括肾上腺皮质腺瘤、神经母细胞瘤、嗜铬细胞瘤、间质瘤与肾细胞癌。Boxer 和 Smith（1970）报告，有时肿瘤的出现时间可能早于偏身肥大症。Kyi 等（1995）报告，偏身肥大症患者可能会由于细胞分裂缺陷、胚胎中胚层发育不良和致癌潜能增加而罹患肿瘤。Fraumeni 等（1990）报告，有三分之一的研究病例的肿瘤发生在对侧，这表明瘤源性的刺激不一定侧移至肥厚侧；这种偏身肿瘤综合征的组成部分可能分布在整个谱系中。患有 Beckwith-Wiedemann 综合征的儿童，特别是在伴有偏身肥大症的情况下，有罹患 Wilms 瘤的风险。Singh（1989）、Kyi（1995）及 Indridason（1996）等报告，孤立性偏身肥大症也与多种腹腔内良性疾病，尤其是髓质海绵肾、多囊肾、卵巢囊肿、肝囊肿、肝血管内皮瘤、肝脏局灶性结节增生、间位结肠综合征（Chilaiditi 综合征）相关。Mehregan 和 Muller（1992）及 Bueno 等（1993）报告，其他已被描述的相关异常包括先天性心脏病、多指、并指、多乳头、隐睾症、尿道下裂、大脑血管畸形、先天性无痛觉、多毛症和皮肤骨瘤。

（杨勇　田文　田光磊）

第四节
临床评估和治疗

一、全面的病史和完整的体格检查是评价偏身肥大症的重要手段

(一) 病史

在患者出生后最初几个月被发现的偏身肥大症,如先天性生殖器半侧肥大或先天性淋巴水肿,可能是先天性的。由其他原因引起的偏身肥大症通常在晚些时候出现。据 Kirks 和 Schackelford (1975) 报告,75%的偏侧萎缩的病例在青春期前被发现。出生时体重过轻提示有 Silver-Russell 综合征。体重显著下降提示有潜在的恶性肿瘤。心悸、出汗、颤抖和头痛提示低血糖,这些症状可能出现在 Beckwith-Wiedemann 综合征和 Silver-Russell 综合征患者身上。某些重要的情况,如围生期窒息、出生创伤、骨折、慢性关节炎、慢性滑膜炎也应引起注意。外国旅行史和接触特定的传染源,如马来丝虫病、马来布鲁线虫或班氏吴策线虫也需要重点关注。有偏身肥大症、神经纤维瘤病或 Milroy 病家族史者可能也有相应的疾病。

(二) 体检

精确测量身高、体重、头围和受影响的身体部位是有必要的。生长不良可能是某种慢性疾病,如慢性肾衰竭或肝衰竭,某种潜在的恶性肿瘤,或 Silver-Russell 综合征的表现之一。过度增长会出现在 Beckwith-Wiedemann 综合征患者身上。进行测量前,首先应确定较小的一侧是正常的,然后以正常侧(较小的一侧)的生长参数为参照,比较两侧的差异,以区分偏身肥大症与偏侧萎缩。

生命体征可能对偏身肥大症的病因有提示作用,应认真记录。高血压提示肾脏疾病、库欣综合

征或嗜铬细胞瘤。心动过速和呼吸过速可能意味着充血性心力衰竭，提示有复杂的动静脉瘘。应注意任何畸形特征和异常的体检发现。神经纤维瘤、淋巴水肿、淋巴血管瘤病、血管瘤、脂肪增多症和畸形综合征的症状易在体检时被发现。寻找相关的异常是必要的，应做仔细的腹部检查，以找出肿大的内脏。应进行完整的神经学检查和发育检查，以排除偏侧萎缩患者可能存在的神经功能缺陷和智力迟钝。

（三）辅助检查

对肥大部位进行 X 线检查，可以发现骨骼与软组织明显增大，有时还可以发现骨骼早熟。怀疑有淋巴水肿时，需要进行淋巴管造影。腹部超声检查有助于发现腹部肿瘤和内脏肿大。据 Levine（1990）报告，计算机断层扫描和磁共振的使用使得描绘潜在病理的本质成为可能。肝、肾功能检查有助于发现潜在的肝脏或肾脏疾病。血清甲胎蛋白检测是一种筛选胚胎肿瘤的有效方法。Beckwith-Wiedemann 综合征患者应考虑进行染色体检查。

（四）并发症

从美容角度来说，偏身肥大症患者的外形是不美观的，该病可能会使患者出现社交尴尬症、自卑心理和心理压力。Cavaliere 和 McElgun（1988）报告，如果偏身肥大症严重的话，患者可能会出现衣服和鞋子不合适的情况。Cavell 和 Chopin（1984）及 Ballock 等（1997）报告，虽然偏身肥大症通常与固定性的脊柱侧凸无关，但两腿长度有差异通常与代偿性偏身肥大症相关。Cavaliere 和 McElgun（1988）报告，如果两腿长度的差异没有得到及时矫正，患者就可能出现疼痛、跛行和早期退行性骨改变。Dumitru 等（1988）报告，偏身肥大症患者外周神经很少发生卡压。

二、治疗

偏身肥大症的治疗方法主要是对症治疗，治疗期间可能会使用鞋垫、矫正鞋和矫正器。Ozonoff（1992）报告，如果两侧的大小，尤其是长度的差异很大，健侧骨延长，患侧可能有必要做骨骺阻滞术或骨骺固定术。Ballock 等（1997）报告，定期进行体检和腹部超声检查可能有助于早期发现腹腔内肿块。Clericuzio 和 Johnson（1995）报告，建议每 3 个月进行一次超声检查，7 岁后每 6 个月进行一次腹部体检，直到发育完全。此外，还需要对成人患者进行医学随访。

（杨勇　田文　田光磊）

参考文献

［1］BALLOCK R T, WIESNER G L, MYERS M T, et al. Hemihypertrophy. Concepts and controversies ［J］. J Bone Joint Surg, 1997, 79: 1731-1738.

［2］BEALS R K. Hemihypertrophy and hemihypotrophy ［J］. Clin Orthop, 1982, 166: 199-203.

［3］BELL R A, MCTIGUE D J. Complex congenital hemihypertrophy: a case report and literature review ［J］. J Pedod, 1984, 8: 300-313.

［4］BRAVO VELAZQUEZ D, TORO-SOLA M A, MUNOZ A I, et al. Two cases of Beckwith-Wiedemann syndrome, one with hemihypertrophy ［J］. Bol Asoc Med P R, 1980, 72: 238-242.

［5］BUENO I, VENTURA P, SAMPER M P, et al. Congenital hemihypertrophy ［J］. Genet Couns, 1993, 4: 231-234.

［6］BURCHFIELD D, ESCOBAR V. Familial facial asymmetry (autosomal dominant hemihypertrophy?) ［J］. Oral Surg, 1980, 50: 321-324.

［7］CARVELL J E, CHOPIN D. Infantile idiopathic scoliosis in hemihypertrophy with haemangiomatosis ［J］. J R Coll Surg Edinb, 1984, 29: 321-325.

［8］CAVALIERE R G, MCELGUN T M. Macrodactyly and hemihypertrophy: a new surgical procedure ［J］. J Foot Surg, 1988, 27: 226-235.

［9］CLERICUZIO C L, JOHNSON C. Screening for Wilms tumor in high risk individuals ［J］. Hematol Oncol Clin North Am, 1995, 9: 1253-1265.

［10］DUMITRU D, WALSH N, VISSER B. Congenital hemihypertrophy associated with posterior interosseous nerve entrapment ［J］. Arch Phys Med Rehabil, 1988, 69: 696-698.

［11］BUYSE M L. Birth defects encyclopedia ［M］. Massachusetts: Cambridge, 1990: 855-856.

［12］HIGURASHI M, IIJIMA K, SUGIMOTO Y, et al. The birth prevalence of malformation syndromes in Tokyo infants: a survey of 14, 430 newborn infants ［J］. Am J Med Genet, 1980, 6: 189-194.

［13］INDRIDASON O S, THOMAS L, BERKOBEN M. Medullary sponge kidney associated with congenital hemihypertrophy ［J］. J Am Soc Nephrol, 1996, 7: 1123-1130.

［14］KIRKS D R, SCHACKELFORD G D. Idiopathic congenital hemihypertrophy with associated ipsilateral benign nephromegaly ［J］. Radiology, 1975, 115: 145-148.

［15］KYI A, MYA G H, SAING H. Hemihypertrophy with a liver cyst: a case report ［J］. Eur J Pediatr Surg, 1995, 5: 363-364.

［16］LEUNG A K, KAO C P. Pediatric vascular lesions ［J］. Consultant, 1999, 39: 3110-3118.

［17］LEUNG A K, LOWRY R B, MITCHELL I, et al. Klippel-Trenaunay and Sturge-Weber syndrome with extensive Mongolian spots, hypoplastic larynx and subglottic stenosis ［J］. Clin Exp Dermato, 1988, 13: 128-132.

［18］LEUNG A K, MCARTHUR R G, ROSS S A, et al. Thyroxine-binding globulin deficiency in Beckwith syndrome ［J］. J Pediatr, 1979, 95: 753-754.

［19］LEVINE C. The imaging of body asymmetry and hemihypertrophy ［J］. Crit Rev Diagn Imaging, 1990, 31 (1): 1-80.

［20］MCMULLIN G P, SUPER M, CLARKE M A. Cranial hemihypertrophy with ipsilateral naevoid streaks, intellectual handicap and epilepsy: a report of two cases ［J］. Clin Genet, 1993, 44: 249-253.

［21］MEHREGAN D A, MULLER S A. Osteoma cutis and hemihypertrophy: a case report ［J］. Cutis, 1992, 49: 198-200.

［22］OZONOFF M B. Conditions associated with overgrowth of an extremity ［J］. In: Pediatric orthopedic radiology, 1992: 335-337.

［23］PARKER L, KOLLIN J, VICARIO D, et al. Hemihypertrophy as a possible sign of renal cell carcinoma ［J］. Urology, 1992, 40: 286-288.

［24］PHELAN E M, CARTY H M, KALOS S. Generalised enchondromatosis associated with haemangiomas, soft-tissue calcifications and hemihypertrophy ［J］. Br J Radiol, 1986, 59: 69-74.

［25］SINGH H, HIDAYAT R A, CHUGH J C, et al. Suprahepatic interposition of colon (Chilaiditi syndrome) and congenital hemihypertrophy. An unusual association［J］. Clin Pediatr（Phila），1989，28：541-542.

［26］MORRLSSEY R T，WEINSTEIN S L. Lovell and Winter's pediatric orthopaedics［M］. 4th ed. Philadelphia：Lippincott-Raven，1996：310-313.

［27］STOLL C，ALEMBIK Y，STEIB J P，et al. Twelve cases with hemihypertrophy：etiology and follow up［J］. Genet Couns，1993，4：119-126.

［28］TUNNESSEN W W，ROBERTS K B. Signs and symptoms in pediatrics［M］. 3rd eda. Philadelphia，PA：Lippincott，Williams and Wilkins，1999：664-668.

［29］Heilstedt H A，Bacino C A. A case of familial isolated hemihyperplasia［J］. BMC Medical Genet，2004，5：1.

［30］姜雅秋，王心怡，杨红艳，等.垂体前叶功能低下伴偏身肥大1例报告并文献复习［J］.中国实用内科杂志，2012，32（12）：961-963.

［31］安淑华，袁洁，高文杰，等.先天性交叉性肢体肥大症伴心包间皮瘤1例［J］.中国实用儿科杂志，2013，28（7）：555-556.

［32］王涌，郭磊，刘述文，等.双侧髓质海绵肾合并先天性偏身肥大一例［J］.中华肾脏病杂志，2003，19（4）：212.

［33］许汝钗.先天性偏身肥大症一例报告［J］.中国优生与遗传杂志，2004，12（5）：62.

［34］张忠辉，叶绍珍，何黎.先天性偏身肥大一例［J］.中华内科杂志，1989，28（1）：49.

［35］王秀荣，李俊芳，杨建彬，等.髓质海绵肾的诊断、治疗及护理［J］.中国中西医结合肾病杂志，2008，9（9）：824-825.

［36］杨平，郑伟，邢涛，等.成人肾母细胞瘤1例［J］.海军总医院学报，2003，16（4）：254-255.

［37］谢淑平.偏身肥大三例报告［J］.中华神经精神科杂志，1984，17（2）：116.

［38］张文显，王丽佳，杨伊帆，等.偏身肥大症四例［J］.中华整形外科杂志，2014，30（6）：468-470.

［39］冯崇仁，冯志峰.先天性交叉性偏身肥大症一例［J］.中华儿科杂志，2003，41（5）：381.

［40］谢梓建，张君铨.偏身肥大症4例［J］.中国当代儿科杂志，2009，11（11）：947-948.

［41］王文己.先天性偏身肥大畸形1例报告［J］.中国矫形外科杂志，2000，7（4）：361.

第 十 九 章

巨指（趾）畸形

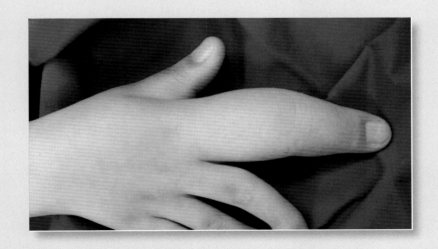

肢体过度生长可表现为整个肢体或某一部分指（趾）过度生长。巨指（macrodactyly）的书面意思是巨大的手指。巨指（趾）是描述性诊断，是一种一侧部分或全部肢体的周长与长度较健侧显著变长，或部分或全部肢体的周长与长度较同龄儿童显著变长的先天性畸形。曾用于描述这种先天性畸形的英文术语还包括megalodactyly，pachydactyly，gigantomegaly，dactylomegaly，digital gigantism，macrodactylia fibrolipomatosis，macrodystrophia lipomatosa，以及local gigantism。关于banana fingers 与 monstrous 的描述也常常与巨肢相关。

第一节
巨肢与巨指（趾）畸形分型

1. 根据肢体生长的方式分型　巨肢与巨指（趾）均可分为静止型、进展型。

（1）静止型：患者出生时即发现部分或全部肢体增大，受累肢体与非受累肢体以恒定的比例生长。

（2）进展型：患者出生时即发现部分或全部肢体过度生长，但在患者2岁左右时，患指或近端肢体开始迅速生长，受累部位不受限制地且不与非受累部位成比例生长，这种现象一直持续到骺关闭为止，并导致旋转和成角畸形。

2. 根据巨指（趾）畸形的病理基础分型　Kelikian 于1974年依据巨指（趾）畸形的病理基础将其进行分型，之后Flatt 作改良补充，将巨指分为4种类型，尔后该分型方法沿用至今。

（1）Ⅰ型：脂肪纤维瘤病性巨指。该类型最早由Feriz 于1925年提出，增大的手指内可见被脂肪浸润的粗大神经，且神经经腕管向近端延伸。该类最为常见，占手部畸形的0.5%，多累及单侧，男、女患者之比约为3:2。该类型可和其他手部畸形一并出现。术中可见皮下脂肪增多，正中神经及其分支被脂肪浸润，增粗迂曲，骨骼在各方向上过度生长。

（2）Ⅱ型：神经纤维瘤病性巨指。该类型常与神经纤维病并发，属于常染色体显性遗传病，通常累及双侧，可伴骨骼肥大，发病率为1/（2500～3300）。

（3）Ⅲ型：骨肥大性巨指。婴儿期出现关节周围软骨增生，以正中神经分布区域骨肥大为主要特征，但无明显神经粗大，手指结节状肥大、僵硬。也可伴其他骨骼异常。该类型少见。

（4）Ⅳ型：偏身肥大性巨指。巨指是偏身肥大症的症状之一。所有手指均受累，但该类型巨指畸形程度较Ⅰ型和Ⅱ型轻。多表现为手内在肌肥大或内在肌解剖异常。也可伴有手指屈曲挛缩、尺偏以及拇指内收畸形。

临床上也能见到巨指合并并指畸形者。

（郭阳　田文）

第二节
诊断与鉴别诊断

一、诊断

先天性巨指（趾）的诊断主要依靠形态学表现及影像学检查。

脂肪纤维瘤病性巨指的X线片上可见增大的软组织影，以及各向增大的骨与关节。X线检查还可用于排除其他骨肿瘤，如奥利尔病（Ollier disease）。超声检查因其无创的优势，既可用于先天性畸形产前诊断，又可用于血管瘤、动静脉瘘及其他血管畸形的鉴别，如Klippel-Trenaunay综合征。利用MRI，可见增生的纤维脂肪组织，且它们多位于掌侧或跖侧。脂肪组织在T1和T2的加权像呈高信号，在压脂像呈低信号。纤维索条组织在T1加权像呈线性低信号。肌肉组织中可见浸润的脂肪组织信号。MRI主要用于鉴别诊断，以排除继发性巨指（趾）。

神经纤维瘤病性巨指（即Ⅰ型神经纤维瘤病巨指）的诊断：至少需要满足以下7条中的2条。

1. 可见6处及6处以上牛奶咖啡斑，儿童青少年斑块直径≥5mm，成人斑块直径≥15mm。

2. 腋窝和腹股沟区可见褐色雀斑。

3. 可见2个或2个以上典型的神经纤维瘤，或可见1个丛状神经纤维瘤。

4. 有视神经胶质瘤。

5. 2个或2个以上虹膜错构瘤、虹膜斑块（Lisch nodules）（裂隙灯下检查可见）。

6. 明显的骨骼病变，如蝶骨发育不良；或长骨异常，如假性关节形成。

7. 一级亲属中有确诊的Ⅰ型神经纤维瘤病患者。

该类型的肢体过度生长与特定神经分布相关，与脂肪纤维瘤病性巨指相似，多见于双侧，但在掌（跖）、指（趾）骨骨骺区域可见异常骨软骨隆起。其骨骼的改变多表现为脊柱侧凸、脊柱后侧凸、胫骨假关节形成。X线检查可用来明确骨异常，MRI的T2加权像中可见高信号的神经纤维瘤病灶，且病灶紧邻受累神经。综合全身因素，该类型巨指（趾）易诊断。

二、鉴别诊断

1. **血管畸形**　该类畸形在肢体过度生长中常见，多引起局灶性过度生长，常见血管瘤或淋巴管畸形。静脉畸形病灶较弥散，可累及多个层面、多种组织，包括皮肤、肌腱、肌肉、神经、脂肪、骨组织等。复杂性血管畸形也可引起肢体弥散性过度生长，导致软组织与骨同时受累，如Klippel-Trenaunay综合征和Parkes-Weber综合征。该类疾病可通过超声检查、MRI、血管或淋巴管造影明确诊断。

（1）Klippel-Trenaunay综合征：该病病因不明，有假说认为是由于胎儿在宫内发育时交感神经节受损、中胚层发育不良，引起微小血管异常扩张，进而导致深静脉结构异常、静脉回流受阻、静脉高压，最终造成静脉曲张和肢体肥大。所报告的病例大多是散发的，无性别倾向，临床表现多在患者出生时或出生后不久出现。常见单侧肢体发病，多累及下肢。该综合征的主要特征有毛细血管畸形、静脉曲张、骨与软组织过度生长三个方面。在青少年时期患者的临床表现进展多较为稳定，预后较好。

（2）Parkes-Weber综合征：主要表现为动静脉瘘，在患者出生时即存在。有些患者由*RASA1*基因突变所致。此基因可调控细胞的增殖和分化，对血管系统发育有重要作用。该病可伴随常染色体遗传，多数病例是散发的。患者一出生即可有临床表现，之后该病持续发展，直至患者骨骺闭合。预后差，患者多因异常出血、心衰而死亡。

2. **Ollier氏病**　为多发内生骨软骨瘤病。其发病率为1/100000，多数病例是散发的。患者出生时无明显表现，之后该病持续发展。多引起手部及上肢畸形，常见掌、指骨畸形，包括手指局灶性隆起、增大及骺板骨化延迟。X线检查可用于明确诊断。患者易出现病理性骨折，并有恶变倾向。

3. **Maffucci综合征**　该病罕见、散发，以血管瘤、内生软骨瘤为特征。肿瘤多位于手、足及长管状骨，患者10岁以前进展明显。病灶多位于双侧。除血管瘤外，还可见淋巴管瘤和静脉扩张。血管瘤多位于邻近内生软骨瘤区域的真皮层和皮下脂肪层。X线检查、超声检查及MRI可用于明确诊断。

4. **Sotos综合征**　该综合征由Sotos于1964年首次提出。该病为常染色体显性遗传病，由*NSD1*基因突变或5q35区域缺失所致。患者在胎儿期即可出现过度生长，出生后持续保持快速生长，出生后第一年增速尤为突出。患者存在多系统改变。①四肢骨肌系统：可见不成比例增大的四肢，指甲发育不良，甲板薄、易裂，全身皮肤多褶皱，皮肤冗余，肌张力弱，关节松弛（以膝、踝关节多见），偶见扁平足，椎体发育异常。②颅面部：可见巨颅、额头凸出、高颧骨、下颌凸出、大耳、视神经萎缩、智力发育迟缓。③其他脏器：可见小肠错构瘤性息肉、阴茎多发黑色斑点、先天性心脏病、肾脏发育不全和隐睾等。因患者出生后存在多系统异常，故该病易与真性巨指（趾）相鉴别。

（郭阳　田文）

■ 第三节
治疗

一、治疗原则

1. **手术时机**　目前对于此类疾病而言，手术治疗是唯一的有效方法。虽然一些学者正在对其他治疗方法，如局部放疗、基因治疗或药物治疗等进行探索，但是这些方法的疗效并没有得到临床验证。针对巨指（趾）的手术应尽早进行。当患指（趾）过度生长，明显超过正常成年人手指或足趾预期大小时，再进行缩容术实际上是非常困难的，且效果多数不佳。相对而言，治疗效果得到较好认可的是限制肢体生长的手术。其实，无论是巨指症还是巨趾症，实际在患者刚出生的时候，细心的家属多少都能够发现异常，只不过可能有部分产科医生及家属对此类疾病的认识不足，未能及时寻求到有效的治疗方案。随着孩子年龄的增加，如到2～3岁时，家属才逐渐注意到孩子巨大的手指或足趾，这时候再寻求治疗，对于进展特别迅速的巨指（趾）症，可能就有些晚了。

2. **术前沟通**　无论进行何种手术方式，最重要的都是医生要在手术前和患者或患者的家属进行充分的沟通。如果患者是儿童，医生需要在术前与患者父母进行详细的解释，让他们对手术效果有合理的期望值。要让患者父母明白，巨指（趾）畸形的治疗异常艰难，可以说医生无法将畸形纠正至完全正常，更无法重建一个正常的手指，其间可能需要进行很多次手术，且只能减轻病情或者延缓病情的发展。另外，对于非常严重的巨指或巨趾畸形，截指（趾）或截肢永远是一种备选方案。如果巨指（趾）、巨肢畸形患者已经是成人，那么就更要注意患者特别是足部或下肢患者，对于手术后的改变，是否有心理准备和预期，因为肢体长度的改变或足部手术有可能会给人带来不适感，影响行走与步态。

3. 手术目标

（1）改善外观。

（2）限制肢体过度生长。

（3）维持正常的关节活动范围。

（4）维持正常感觉。

（5）两侧戴同尺码的手套或穿同尺码的鞋。

（6）纠正骨骼侧偏畸形。

二、手术方式及推荐术式

1. 手术方式

（1）趾足底总神经/趾足底固有神经游离深置移位术。

（2）指掌侧总神经/指掌侧固有神经游离深置移位术。

（3）胫神经/足底内侧/外侧神经切断缝合术。

（4）正中神经/尺神经切断缝合术。

（5）鱼际肌支游离移位术。

（6）腓深神经/浅神经切断切除术。

（7）腓肠肌/腓肠肌内侧头肌支/腓肠肌外侧头肌支切断切除术。

（8）闭孔神经/闭孔神经前支/闭孔神经后支切断切除术。

（9）骨间后/前神经切断切除术。

（10）增生脂肪切除术/增生皮下组织修薄术。

（11）肥大肌肉切除术。

（12）皮肤切除、断层皮回植术。

（13）趾/跖/指/掌骨侧方骨质切除术。

（14）趾/跖/指/掌骨骺板切除、骨骺融合术。

（15）趾间/跖趾/指间/掌指关节侧副韧带游离重建术。

2. 手术方式的选择

现有的手术方式可分为三类，包括减缓巨指（趾）生长、手指（足趾）减容术以及其他纠正畸形或改善症状的手术。这些手术方式可合并进行或分期进行。限制手指生长的方式包括切断并重新吻合神经，或切除过多的神经分支，包括肌支、皮肤分支、关节支或软组织分支。一般认为，巨指（趾）症的病理基础是神经脂肪浸润，而且大多数患指（趾）不会跨两个有神经分布的区域。此外，还可以在适当的时候行骺阻滞术，以维持骨的正常长度。但是，骺阻滞术不能减缓软组织的生长速度，也不能减缓骨骼的横向生长速度。减容术包括软组织减容术及骨减容术。对软组织进行减容，可减小粗大手指的体积。手术主要是切除冗余的脂肪及皮肤，还可以将增厚的皮肤切下，修薄后回植。剥离时必须注意保护皮瓣的血运。软组织减容术还涉及切除部分增大、增宽的指（趾）

甲，减小指（趾）甲大小。骨减容术，即通过缩窄或缩短指骨的方法减小骨骼体积。可采用截骨矫形术对偏斜的指骨进行骨短缩和力线纠正。截骨可以采用梯形而非楔形截骨法，以提高短缩的程度。也有报告显示，切除中节指骨或进行远指间关节融合以短缩手指，术后在近节和远节指骨间可形成稳定的关节。骨骼的切除量受软组织量的限制，切除过多骨骼，会导致软组织冗余而堆积在一起。缩窄骨骼的方法包括从两侧对指骨进行磨除，或进行纵向截骨。除以上两类手术外，其他手术还包括针对伴发的腕管卡压采用的切开减压术、单纯的截骨矫形术、瘢痕切除术等。

3. 笔者重点推荐的手术方式

（1）正中神经游离、切断、重新吻合术：巨指症多数累及桡侧手指，很少出现所有手指巨指或小指巨指表现，因此以处理正中神经更为常见。

手术技术：手指掌侧、手掌及腕掌侧行弧形加Z形切口，切口延伸至前臂远端（图5-19-1）。切开皮肤、皮下组织，掀起切口两侧皮瓣，可见脂肪浸润，显露出掌腱膜及前臂深筋膜。切开掌腱膜、前臂深筋膜及腕横韧带，显露出大部分神经病变组织。基本上所有的正中神经都是在进入腕管前增粗，在前臂的中远端其外观是正常的（图5-19-2）。向远端延长切口，并解剖分离正中神经至指总神经，同时游离掌浅弓，并予以保护。此时可见正中神经病变范围从前臂远端到远侧掌横纹，神经干内充满脂肪组织，病变组织与周围组织之间有一定界限。切开病变组织外膜，可见神经干内充满脂肪组织，脂肪组织浸润性侵犯神经束间和束内。切除病变组织过程中，分离病变组织并寻找正常神经束，找到正中神经鱼际支（图5-19-3），予以保护。以显微剪刀沿正中神经鱼际支向近端做束间分离，直至神经正常的部位，鱼际支应予以保留。将前臂远端的正中神经切断，切除冗长的病变神经组织，显露出并保留相对正常的神经束远、近端，以8-0无创缝线将离断的神经束在无张力的情况下行端端吻合。清洗伤口，放松止血带，彻底止血，缝合伤口，伤口内放置橡皮引流条，包扎伤口。

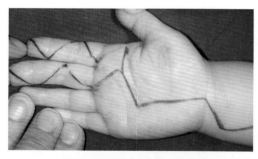

图5-19-1 手指掌侧、手掌及腕掌侧行弧形加Z形切口，切口延伸至前臂远端

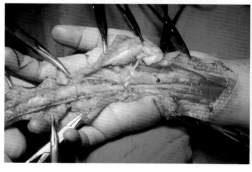

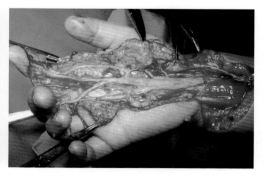

图5-19-2 正中神经都是在进入腕管前增粗，在前臂中远端其外观是正常的

图5-19-3 分离病变组织并寻找正常神经束，找到正中神经鱼际支

术后处理及手术注意事项：轻度屈曲腕关节位石膏托外固定4周。术后48～72小时拆除橡皮引流条，2周后拆除缝线。外固定拆除后，应进行康复功能训练，以恢复手功能。由于神经束长期被挤压、被动延长，切除病变组织后，远、近端神经束足够长，可直接缝合，不用再移植神经组织。小儿神经组织细小，故缝合时应尽量使用放大镜或显微镜。

（2）足底神经游离、胫神经切断、重新吻合术：巨趾症多数累及胫侧足趾，很少出现所有足趾巨趾或第5足趾巨趾表现。多数情况下要切断胫神经做吻合。

第1足趾腓侧多做Z形切口，足底做纵行切口（图5-19-4），踝关节后方做直切口（图5-19-5）。切开皮肤、皮下组织，掀起切口两侧皮瓣，可见足趾皮下组织、前足肌腱间隙脂肪增生。将足趾皮下组织剪薄，将前足肌腱间隙的脂肪切除。分离并显露出胫神经，一般来说胫神经外观都是正常的。将胫神经完全切断之后以8-0无创缝线缝合。游离足底内侧神经，第1、2足趾趾足底总神经，第1足趾腓侧固有神经，切断至周围组织的分支，仅保留至趾腹的分支（图5-19-6）。松开止血带并确定无活动性出血后将第1足趾腓侧固有神经深置，并于后足切断其趾足底总神经，然后以8-0无创缝线行端端吻合，缝合切口，放置橡皮引流条。

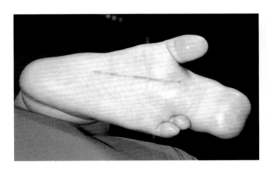

图5-19-4 足底做纵行切口

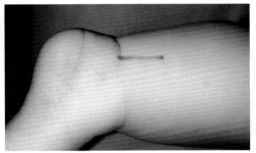

图5-19-5 踝关节后方做直切口

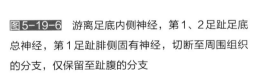

图5-19-6 游离足底内侧神经，第1、2足趾足底总神经，第1足趾腓侧固有神经，切断至周围组织的分支，仅保留至趾腹的分支

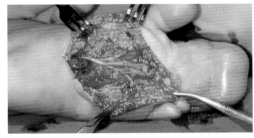

术后处理及手术注意事项：轻度屈曲踝关节跖屈位石膏托外固定4周。术后48～72小时拆除橡皮引流条，2周后拆除缝线。外固定拆除后，应进行康复功能训练，以恢复足功能。由于神经束长期被挤压、被动延长，切除病变组织后，远、近端神经束足够长，可直接缝合，不用移植神经组织。小儿神经组织细小，故缝合时应尽量使用放大镜或显微镜。

（3）肥大指缩容术、纵行截骨术、侧偏畸形截骨矫形术、骨骺融合术：手指桡侧做Z形切口，切口近端至拇指指蹼，切口远端可涉及部分指端组织及部分指甲，可根据病变范围适当向拇指桡侧延长切口。切除手指桡侧1/3甲床、甲板，中、环指远节指骨远端1/4骨质。减薄皮下组织，保留神经血管束。伤口内分离并显露出桡侧指固有神经，可见指固有神经形态及粗细基本正常，予以保留，进一步修整并切除局部脂肪组织。切开近节指骨基底之骨膜，剥离骨膜，显露出近节指骨骨骺骺软骨。确认骨骺位置无误，以电动锯或骨刀完整切除骨骺骺软骨板，核实软骨板被切除干净。中节指骨及远节指骨骨骺的切除方法同近节指骨。骨骺切除、骨端闭合后，分别以直径为1.0mm的克氏针交叉固定，术中拍片以核实骨端复位情况。卸下中指两指间关节、掌指关节桡侧副韧带起、止点，纵行切除三节指骨桡侧1/3骨质，纵穿1根克氏针以固定，然后用4-0 PDS缝线将侧副韧带起、止点缝合固定在掌、指骨桡侧断面；于环指中节指骨桡侧做楔形切骨，对合折端，纵穿1根克氏针以固定。可结合指骨长度，切除骨骺板，融合骨骺，以克氏针进行固定。术中C臂X线机透视下见折端对合紧密，固定紧实。

术后处理及手术注意事项：此术式的主要目的是阻止骨横向过度生长，减小骨的宽度，同时尽可能纠正侧偏畸形。术后以功能位石膏后托或支具固定，截骨端骨性愈合后拆除外固定。外固定拆除后，应进行康复功能训练，以恢复功能。术中应合理设计皮肤软组织的切除范围，切除过多将造成皮瓣缝合后张力过大。皮下脂肪切除或修整不能过度，以免破坏其血液循环。如指神经存在严重脂肪浸润，可将其切除，缺损处可行神经移植术，以恢复部分感觉功能。注意勿过多剥离或损伤关节周围的侧副韧带，否则将引起关节不稳定。手术分离过程中，注意保护肌腱组织，创伤过大会造成术后严重粘连。术前合理设计截骨角度，以免畸形矫正不全或过度。截骨范围应取决于用X线片测量得到的偏斜角度。

（4）巨趾截趾术：对于外观特别巨大的巨趾而言，截趾术永远是一种备选方案。巨趾与巨指治疗方案的不同之处就在于：由切除一个巨大的足趾造成的功能丧失是有限的。截趾术的优势在于能够较快解决患者穿鞋的问题，与保趾相比，截趾可以减少手术次数。

手术方案：沿拟切除足趾跖背侧设计Z形切口（图5-19-7），切开皮肤及皮下组织，结扎浅层静脉血管。

显露出第2足趾背侧趾伸肌腱，将其切断。显露出第2跖骨，在其基底部予以截断。进一步分离出第1和第2跖骨头间、第2和第3跖骨头间的横韧带及相关的骨间肌，予以切断（图5-19-8）。

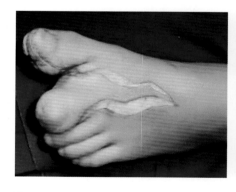

图5-19-7　足趾背侧切口

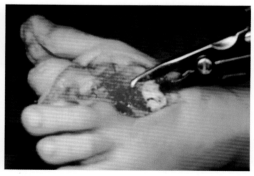

图5-19-8　切断骨间肌

显露出跖侧趾动脉神经血管束及趾屈肌腱，予以切断，结扎血管断端，将第2足趾完全截除。在第1足趾切口内分离并找到腓侧肥大增粗的趾固有神经，将其切除，同时切除伤口内浸润的脂肪组织，及部分趾端组织（包括部分趾甲），修整局部皮瓣。在切口内找到第1和第3跖骨头间横韧带残端，复位第1、3跖骨头，以2-0粗丝线紧缩缝合，缝合第1和第3跖骨头间的横韧带，充分止血后缝合伤口（图5-19-9）。

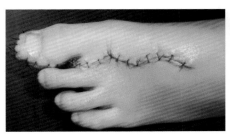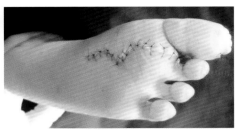

| A | B |

图 5-19-9 缝合伤口

A. 足背侧 B. 足跖侧

伤口内植入橡皮引流条，并于术后48～72小时拆除。术后2周拆除缝线。功能位石膏后托或支具固定4周后拆除外固定。外固定拆除后，应进行康复功能训练，以恢复功能。

手术注意事项：术中应合理设计皮肤软组织的切除范围，切除过多将造成皮瓣缝合后张力过大；皮下脂肪切除或修整不能过度，以免破坏其血液循环。

（5）巨指修整术、指骨截骨短缩术、侧偏矫正术、骨骺闭合术：由于多数巨指会出现尺偏畸形（图5-19-10），设计手指指间关节桡侧双排锯齿状切口，切口长度从指端至指蹼部位。根据设计，切除局部皮肤及皮下浸润的脂肪组织。伤口内分离并显露出桡侧指固有神经，可见指固有神经形态及粗细基本正常，予以保留，进一步修整并切除局部脂肪组织。切开近节指骨基底之骨膜，剥离骨膜，显露出近节指骨骨骺骺软骨。确认骨骺位置无误，以电动锯或骨刀完整切除骨骺骺软骨板，核实软骨板被切除干净。中节指骨及远节指骨骨骺的切除方法同近节指骨。骨骺切除、骨端闭合后（图5-19-11），分别以直径为1.0mm的克氏针交叉固定，术中拍片以核实骨端复位情况（图5-19-12）。之后清洗伤口，放松止血带，彻底止血后缝合伤口，伤口内放置橡皮引流条，包扎伤口。

术后处理及手术注意事项：此式式的主要目的是阻止骨纵向过度生长，缩短骨的长度，同时纠正侧偏畸形。术后以功能位石膏后托或支具固定，截骨端骨性愈合后拆除外固定。外固定拆除后，应进行康复功能训练，以恢复功能。术中应合理设计皮肤软组织的切除范围，切除过多将造成皮瓣缝合后张力过大；皮下脂肪切除或修整不能过度，以免破坏其血液循环。如指神经存在严重脂肪浸

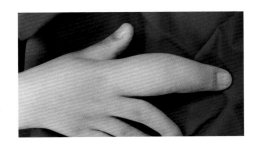

图 5-19-10 右示指粗大，中指严重尺偏畸形

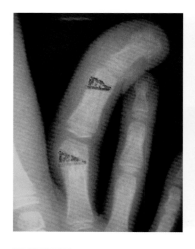

图 5-19-11　中指近节及中节指骨截骨示意图

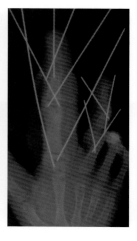

图 5-19-12　术中以X线片核实截骨情况（正位）

润，可将其切除，缺损处可行神经移植术，以恢复部分感觉功能。术前合理设计截骨角度，以免畸形矫正不全或过度。截骨范围应取决于用X线片测量得到的偏斜角度。

（6）手指软组织减容术、反取皮植皮术：拇指指端设计横行切口，经两侧正中过指蹼至掌底汇合，切口呈环形。将切口内皮肤完全切除，用刀片将其剪修成中厚断层皮备用；以组织剪修薄创面脂肪（图5-19-13）。松止血带，用单极电凝器止血，冲洗伤口，确定无活动性出血后将断层皮回植于创面，缝合后打包加压固定（图5-19-14）。术后2周拆包、拆线，门诊随访（图5-19-15）。

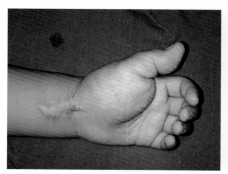

图 5-19-13　以组织剪修薄创面脂肪

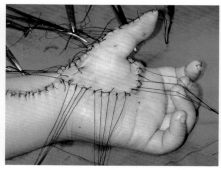

图 5-19-14　缝合后打包加压固定

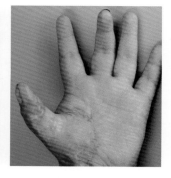

图 5-19-15　术后2周拆包、拆线

术后处理及手术注意事项：此术式的主要目的是减小皮肤软组织的体积。此术式多于将神经切断、重新吻合，以及将骨短缩、截骨之后进行。植皮之所以多采取反取皮植皮术，是因为可以避免增加供区的损伤，同时原位皮肤的耐磨性更好。术中同样要进行软组织减容术，修剪冗余的脂肪组织。此时要避免损伤感觉神经主干，因此在前期手术游离神经主干时要对神经进行深置。

（郭阳　田文）

第四节
并发症及其处理

一、早期并发症

血液循环障碍是最主要的早期并发症，其原因有处理神经时造成动脉损伤，指或趾的手术切口过多，在对软组织减容时过度修剪脂肪组织，等等。严重的血液循环障碍会造成指（趾）端坏死，较轻的血液循环障碍会使伤口延迟愈合及增加感染的概率，甚至影响骨质愈合。

二、晚期并发症

1. 切口瘢痕挛缩或增生　通常发生在指（趾）的侧方，也可能发生在重建的指蹼处。可以由皮瓣设计不合理造成。皮瓣设计不合理会导致手指侧方形成瘢痕条索或加重指蹼挛缩，甚至造成手指侧偏畸形。指蹼挛缩还与其他因素如皮瓣边缘血液循环不佳、皮片移植愈合不良、瘢痕增生等有关。第2、3足趾巨趾并趾术后患者最易发生瘢痕增生。指端软组织缺乏或瘢痕挛缩可能导致甲畸形或甲襞粘连。指间关节屈曲挛缩多由掌侧瘢痕条索引起，一般需要进一步松解瘢痕，重新植皮或行Z字成形术。指间关节不稳定常发生在复杂性并指分指后，其原因为侧副韧带功能不足。

2. 关节僵硬与关节不稳定　关节僵硬比较常见，其最常见的原因是截骨术或侧副韧带重建后对关节固定的时间过长，术后缺乏有效的功能训练。另外一部分患者由于手指（足趾）掌（跖）侧软组织增生，关节活动障碍，继发出现关节僵直。关节不稳定比较少见，多数发生在对指（趾）骨或掌（跖）骨做纵行截骨时，未对侧副韧带进行有效重建。但实际上这种情况很少发生，而过长时间的固定反而会造成关节僵硬。

总体而言，对不明原因的真性巨指（趾）的治疗非常困难。对于此类病例，国外报告的数量比较少，我国能开展此类手术的中心也不多，手外科医生对此病的认识水平不同，治疗方案也不尽相同，随访病例的比例也比较低。巨指和巨趾的治疗方案大体上是相同的，目前一般来说分三期进行手术，一期处理神经，二期处理骨骼，最后做皮肤软组织的反取皮植皮术。根据患者就诊的年龄及实际情况，这三期手术方案可重叠进行。巨指和巨趾治疗的目的也有不同：治疗足趾巨趾的主要目的是在改善外观的同时能使双足穿上同尺码的鞋；治疗手指巨指的目的除了改善外观之外，还要尽量恢复手指的屈伸功能，防止继发关节僵硬，尽量保留手指正常的感觉功能。因此，巨指的治疗要求是非常高的。特别是比较严重的巨指，往往要进行多次手术。长时间麻醉及反复手术对低龄儿童大脑和心理的影响，也是手外科医生应该重视的问题。

（郭阳　田文）

参考文献

［1］WIEDEMANN H R，BURGIO G，ALDENHOFF P. The proteus syndrome［J］. Eur J Pediatr，1983，140（1）：5-12.

［2］DELL P. Macrodactyly［J］. Hand Clin，1985，1（3）：511.

［3］AMADIO P C，Reiman H M，Dobyns J H. Lipofibromatous hamartoma of nerve［J］. J Hand Surg Am，1988，13（1）：67-75.

［4］BLACKSIN M，BARNES F J，LYONS M M. MR diagnosis of macrodystrophia lipomatosa［J］. AJR Am J Roentgenol，1992，158（6）：1295-1297.

［5］WANG Y C，JENG C M，MARCANTONIO D R. Macrodystrophia lipomatosa MR imaging in three patients［J］. Clin Imaging，1997，21（5）：323-327.

［6］SONEM，EHARA S，TAMAKAWA Y. Macrodystrophia lipomatosa：CT and MR findings［J］. Radiat Med，2000，18（2）：129.

［7］EEROLA I，BOON L M，MULLIKEN J B. Capillary malformation-arteriovenous malformation，a new clinical and genetic disorder caused by RASA1 mutations［J］. Am J Jum Genet，2003，73（6）：1240-1249.

［8］RAYANGM，UPTON J Ⅲ. Congenital hand anomalies and associated syndromes［M］. Berlin Heidelberg：Springer-Verlag，2014：245.

［9］TRAI L A，FLEING A N M. Disorders of the hand. volume 4：swelling，tumours，congenital hand defects and surgical techniques［M］. London，Springer-Verlag，2015：145-154.

第 二 十 章

与过度生长相关的其他疾病与综合征

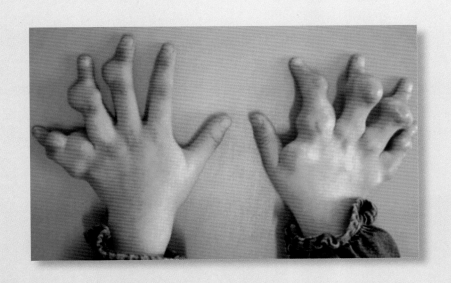

局限性或偏身性的过度生长是既往报告的许多疾病或综合征的表现之一。这些疾病或综合征的过度生长表型多变，程度不一，严重者可能因过度生长首诊。认识这些疾病有助于诊断与鉴别诊断。

一、Ollier病

Ollier病，也称多发内生软骨瘤。本病较为罕见，新生儿的发病率为1/1000000。大多数病例是散发的，但部分病例表现为外显率较低的常染色体显性遗传模式。该病可能与甲状旁腺激素受体的突变和染色体3p21-22上的甲状旁腺激素相关肽PTH/PTHrP 1型（*PTHR 1*）基因的突变有关。

其临床表现主要包括局部疼痛、肿胀，或者有可触及的骨性包块，常伴有骨或关节畸形。病变可能局限于单块骨骼、单一肢体以及单侧身体，或者广泛累及骨骼系统。四肢长管状骨是最常累及的部位。病变最早出现在患者年龄较小的时候，随着患者年龄的增长，病变持续发展，症状越来越显著。患者首诊年龄在10岁左右，部分病例可能更早。患者的X线片上可见多发、透亮、溶骨、膨大性病变。病变多累及长管状骨，也可以呈偏心性生长，该型难与外生骨疣相区分。有多处病灶的患者，容易出现肢体成角畸形、生长滞后、关节僵硬和病理性骨折等（图5-20-1）。恶性病变多出

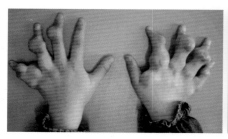

A

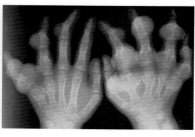

B

图5-20-1 Ollier病

A. 外观

B. 患者的X线片上可见多发、透亮、溶骨、膨大性病变。病变多累及长管状骨，也可以呈偏心性生长。有多处病灶的患者容易出现肢体成角畸形、生长滞后、关节僵硬和病理性骨折等

现在肩胛骨和肱骨近端，少见于腕骨和手部。病理性骨折多发生于成年期，儿童期少见。患者40岁时，该病恶变为低度恶性骨肉瘤的概率高达25%。骨扫描可用于监测病灶的恶性转化程度。

二、Maffucci综合征

Maffucci综合征的特征为多发内生软骨瘤合并多发血管畸形。该综合征多在儿童青少年时期发病，多为散发，表现为多发内生软骨瘤和皮肤静脉畸形。Maffucci综合征罕见，既往报告的病例大约有150例。

多数患者在出生时表现正常，在其儿童青少年时期骨骼及软组织病变逐渐发展。相较于骨骼肿瘤，血管病变可能出现得更早。静脉畸形(VMs)表现为体表有可被压缩的包块，包块可能呈单发巢状、相互连接的簇状或链状，且多累及手部、足部的背侧和掌侧或跖侧。体表静脉畸形可能为首发症状。静脉畸形多伴有血栓，并累及伴行神经，这可能是此病发病早期以疼痛为主要症状的原因。此外，静脉畸形还可能存在于骨骼病灶中。与伴有大海绵窦的弥散性静脉畸形不同，骨骼中的静脉畸形病灶分布得更为紧凑，并通过较小的管道相互关联，最终血液回流入大静脉。多发内生软骨瘤即使出现在手上，也可以有很大的体积，表现为与生长相关的畸形、病理性骨折，以及少见的神经卡压等，症状的严重程度与病灶大小、位置和数目相关。一半患者仅累及单侧。内生软骨瘤发生在颅底，常表现为头部疼痛、眼部畸形，或者生长异常。由于难以定位，病变的诊断和治疗困难。研究结果显示，多发内生软骨瘤恶变为软骨肉瘤的概率高达23%。有证据显示，Maffucci综合征发生恶变的风险高于Ollier病。其恶变结果除出现软骨肉瘤外，还可能出现脑部及腹部其他恶性肿瘤。一旦进展为肿瘤，肿瘤会以极具侵袭性的方式生长。

三、McCune-Albright综合征

McCune-Albright综合征罕见，发病率为1/1000000～1/100000。该病通常有三大特征：骨骼损害、性早熟和牛奶咖啡斑。该病是由胚胎早期合子体的GNAS1基因发生突变，特别是编码cAMP调节蛋白Gs-α的外显因子突变所致。突变的方式为嵌入（仅累及病变组织的细胞）。

临床上通常表现出三大特征中的2个或3个。受累骨骼可以变得很大，患者表现为疼痛、病理性骨折，以及脊柱、面部和下肢畸形。上肢受累较少。最常见受累的骨骼包括上颌骨、下颌骨、股骨和胫骨。患者的X线片上可见内源性膨胀性病灶伴发纤维组织充填，毛玻璃外观，膨胀性溶骨性病灶，以及皮质骨变薄。破坏性和侵蚀性的变化不占主导地位，但确诊该病需要做活检。单发病变约是多发病变的6倍。诊断本病时患者必须合并有内分泌异常。内分泌异常，尤其是男性患者性早熟，在儿童后期表现明显。肢体畸形在患者出生时和儿童期通常不明显。

四、Klippel-Trenaunay综合征

Klippel-Trenaunay综合征的主要特征为低流速血管畸形合并肢体过度生长。大多数病例为散发

式的，女性与男性的发病比例大约为2∶1。特征性表现为血管畸形三联征，即软组织和骨骼肥大，毛细血管畸形（CM）。近年来已经明确证实，受累肢体的病灶中均存在毛细血管畸形、淋巴管畸形、静脉畸形，以及三者混合的畸形。

皮肤血管瘤和肢体肥大是该综合征最早的表现。病变范围随着患者的生长发育而扩大，血管畸形也愈加明显。不对称的肢体肥大和血管畸形可能仅出现在单侧，但累及双侧的并不少见，严重者可累及四肢。患者的症状和体征与单纯静脉畸形或淋巴管畸形的表现类似，但该综合征并没有快流速血管病变。由于淋巴管残余，所有病灶均不规则，类似橡胶。若出现质地硬韧、呈结节状生长的病灶，则提示静脉血栓形成，或淋巴囊内出血。病变可能仅孤立地出现在肢体的某一小范围内，也可能随发育异常的脂肪组织呈弥散性分布。躯干区域病变少见，特征性的表现为肢体体积、质量过度增加，以及肢体轮廓异常。静脉畸形通常包括皮下组织内或肌群之间的静脉曲张或有囊状通道。患者的1个或多个手指可表现为巨指，并出现功能障碍。患者也可能伴发并指、多指和缺指。手指偏斜、手指屈曲和先天性扳机拇也曾被报告。严重的肢体过度生长不但会导致肢体功能障碍，还可能造成患者心理异常。反复发作的血栓性静脉炎和蜂窝织炎可能引起皮肤溃疡，并导致持续和反复出血。异常影像学表现包括指骨过度生长，患指的长度和周长比相邻正常手指长。

五、Parkes-Weber综合征

Parkes-Weber综合征的主要特点为快流速血管畸形合并肢体过度生长。该病为进展性疾病，主要表现为皮肤潮红（毛细血管畸形）和深部动静脉畸形（快流速血管病变），累及四肢，表现为软组织和骨骼进行性过度生长，且两侧肢体长度有差异。

Parkes-Weber综合征患者出生时即有明显表现，表现为不同形式的体表红斑，即受累肢体的毛细血管畸形。这些皮肤上的"胎记"通常为快流速血管病变。血管畸形往往在青春期、孕期及使用避孕药和月经期间加重，并且不能恢复成相对静止的流量状态。介入放射学家认为单纯的Parkes-Weber综合征畸形为微瘘。随着患者年龄的增长，症状逐渐加重，软组织与骨骼遭到浸润和破坏，巨大的病灶使患者感到极度疼痛。特征性的毛细血管畸形和潜在的快流速动静脉畸形导致受累肢体温暖，且呈弥漫的粉红色。通常可触及震颤或可听到血管杂音，病灶出血可能会致命。

当血管受累伴Brenham征阳性或心动过缓反应时，预后较差。此时，脉搏缓慢，腋动脉发生闭塞，受累肢体轴向动脉的直径可能是健侧肢体动脉直径的数倍，回流静脉增粗迂曲。少数患者（2%）会出现心脏扩张，进而造成高心排出量心力衰竭。患者的症状出现于童年时期，之后随着年龄的增长而愈加明显。

六、CLOVE综合征

CLOVE综合征也称丁香综合征。CLOVE是毛细血管畸形（capillary malformations）、脂肪瘤样增生（lipomatosis hyperplasia）、骨骼畸形（ossature deformity）、血管畸形（vascular malformation）和表皮痣（epidermal nevus）的英文首字母缩略词。该病可能是在胚胎发育早期，体细胞嵌合激活染

色体3q26上的*PIK3CA*基因发生突变导致的。

　　该病患者出生时即存在明显的异常，表现为脂肪瘤样增生，伴或不伴骨骼过度生长。肢体畸形通常为对称性，表现为毛细血管斑点伴巨大躯干肿物、深静脉畸形、淋巴管畸形，可能存在快流速动静脉畸形。肢端畸形随着患者的生长发育而逐渐加重。表皮痣多出现在头部和颈部，也可能出现在胸部和躯干。该病患者往往被误诊为Proteus综合征或半侧肢体肥大。线性表皮痣是特征性的皮肤病变，但大多数患者并没有这种表现。可见多发的局限性皮肤痣。毛细血管畸形、静脉畸形、淋巴管畸形和快流速动静脉畸形可以单独存在或同时出现。毛细血管畸形表现为大范围不规则的皮肤斑块。慢流速静脉畸形和淋巴管畸形最常见。椎旁快流速血管畸形（动静脉畸形，伴或不伴动静脉瘘）与相关的脊柱畸形和神经功能缺损关系密切。患者伴大静脉畸形时有患肺栓塞的风险。显著的上肢肢端畸形包括宽阔的铲状手，伴手指尺侧偏斜。可能存在1个或多个手指成比例的过度生长，通常该表现与神经分布无关。可能出现关节韧带松弛，该表现尤其多见于拇指MP和IP关节。所有手部的表现各具特点。过度生长累及所有组织。手掌和脚掌上无毛发区域的皮肤并无过度增生，表现基本正常。脂肪在皮下组织层过度增生，导致皮肤褶皱较明显。下肢最具特征性的畸形是足部软组织过度增生，表现为第1、2足趾间隙过大，球状足趾，足背和足底表面有脂肪包块，以及前足宽阔伴跖骨间隙增宽。

（杨勇　田文　田光磊）

参考文献

［1］FLATT A E. The care of congenital hand anomalies ［M］. St. Louis：C.V. Mosby Co.，1977.

［2］MCCARTHY J，MAY J W JR，LITTLER J W. Plastic surgery, vol 8, The hand part 2 ［M］. Philadelphia：W.B. Saunders Company，1990.

［3］GHAZI M. RAYAN，JOSEPH UPTON III. Congenital hand anomalies and associated syndromes ［M］. Berlin，Heidelberg：Springer-Verlag，2014.

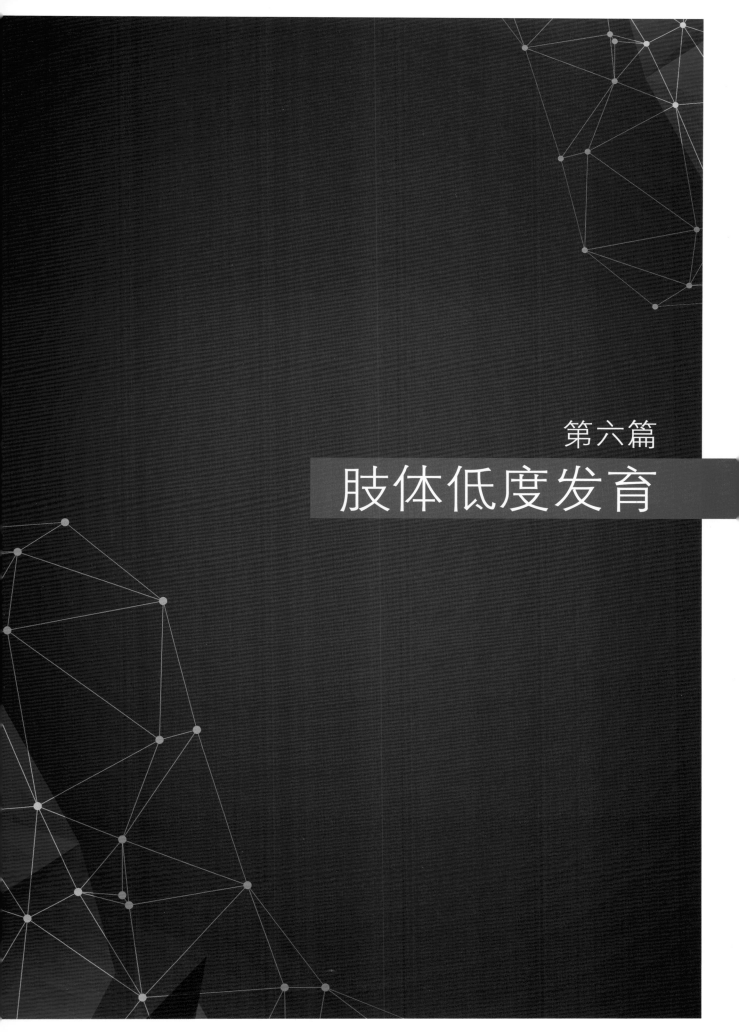

第六篇

肢体低度发育

肢体低度发育（undergrowth 或 hypoplasia）表示肢体不完全发育。Swanson 在 1983 年提出上肢先天性畸形的分类方法时，将低度发育单独列出来以区别于形成障碍，并指出两者的核心区别在于是否有骨骼缺损。可以这样理解，低度发育或发育不良是指肢体的整体结构完整或基本完整，但主要表现形态与大小较正常的小；形成障碍则表现为肢体的结构在横向或纵向上存在缺损。分化障碍导致的畸形也常常被称为发育不良，但这种发育不良也常常以组织结构的缺损为基本特征。临床上对某种畸形进行描述或分类时，区分标准常常不严格。如对于拇指发育不良、短指的分型，并不拘泥于其是否存在指体结构的缺损，而是将相应的表型均归于一类先天性畸形。出现这些差异的关键原因是 Swanson 分型着重于对胚胎发育的理解，而临床则更关注关键表型的描述及其与治疗方法的关系。

1. Swanson 的分型　低度发育可能表现在整个肢体或部分肢体。根据累及范围的不同，1983年，Swanson 将上肢的低度发育分为 4 种类型：

（1）整个肢体低度发育（图6-0-1）。

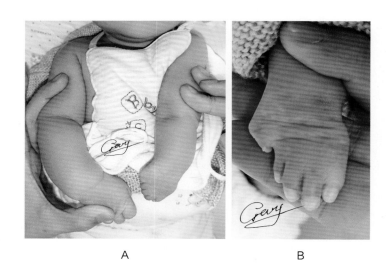

A　　　　　　　　B

图6-0-1　整个肢体低度发育

（2）整只手低度发育（图6-0-2）。

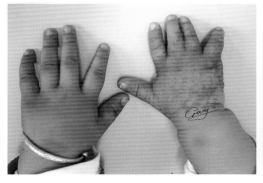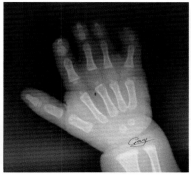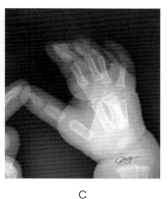

A B C

图6-0-2　整只手低度发育

（3）掌骨低度发育：掌骨短小。

（4）手指低度发育：1个手指或多个手指的1个指节或多个指
节短小。手指低度发育又可以分为5个亚型。

1）短指并指：指短小同时伴有并指。可再分为两种情况：
①无胸肌缺损；②伴有胸肌缺损的短指并指（Poland综合征）（图
6-0-3）。

2）短指：不伴有并指的短指畸形。可再分为三种情况：①中
节指骨短小畸形（brachymesophalangia）；②短指畸形，包括近节、
中节及远节指骨短小；③伴有指骨缺失的短指畸形（图6-0-4）。

临床上最常见的当属短指（趾）畸形。

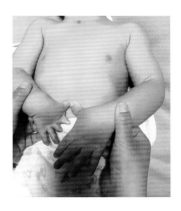

图6-0-3　伴有胸肌缺损的短指
并指

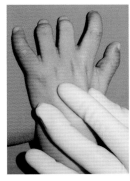

图6-0-4　伴有指骨缺失的短
指畸形

A. 手部外观　B. X线片显示左
手5个手指均较右手短小，且第
2～4指中节指骨缺失

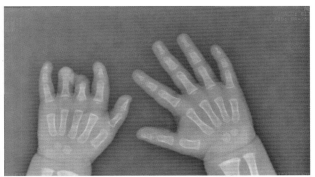

A B

2. 日本学者的分型　日本手外科学会（JSSH）则将手低度发育分为三类：

（1）小手畸形（手低度发育）：整只手低度发育，无其他部位畸形。

（2）短指（趾）畸形：短指的标准是拇指末节短于其他手指末节，或者末节跟近节的长度之比
小于1∶1.6；短小的小指（中节指骨型）中节指骨短于远节指骨。短指畸形又分为以下4类。

1）末节短指畸形（brachytelephalangy）。

2）中节短指畸形（brachymesophalangy）。

3）近节短指畸形（brachybasophalangy）。

4）短掌骨畸形（brachymetacarpia）。

（3）斜指症：远节指骨呈三角形或梯形，导致指体桡尺侧侧方偏斜。小指斜指（中节指骨型）归于这种类型（图6-0-5）（参见第十三章第六节）。

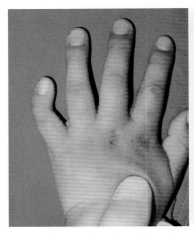 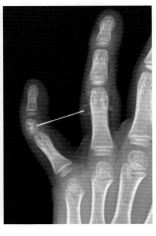

A   B

图6-0-5 小指斜指

A. 小指斜指外观 B. 小指斜指X线片

（芮永军 沈小芳）

第 二 十 一 章

短指畸形

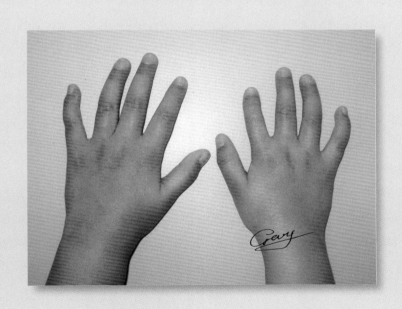

■ 第一节
概述

　　先天性短指（趾）畸形（brachydactyly，BD）是指由指（趾）骨或掌（跖）骨发育不全引起的一系列指（趾）短缩畸形。

　　1903年，William Curtis Farabee（1865—1925）在他的博士毕业论文中分析了一个人类手部畸形的遗传家系，患者表型的主要特征是中间指（趾）节短缩，甚至消失。这个短指畸形家系是人类遗传史上第一个有记录的孟德尔常染色体显性遗传病家系，具有重要意义，许多遗传学教科书都把它作为一个经典例子来引用。一个世纪之后，上海交通大学的贺林团队才弄清 Farabee 型短指畸形的致病基因及发病机制。

　　1951年，Bell 将短指畸形分为 BDA、BDB、BDC、BDD、BDE 五型。随着对短指畸形治疗的探索和研究的逐渐深入，BD 又陆续被分出若干亚型，其中以 BDA3 及 BDD 型最常见（图6-21-1）。Farabee 型短指畸形被 Bell 归类为 BDA1 型短指（趾）畸形。研究发现，BD 存在明显的家族遗传倾向，并与基因突变密切相关（表6-21-1）。

　　在五种短指畸形中，BDA4、BDD 与 BDE 型都可由 *HOXD13* 基因突变引起。*HOXD13* 基因是编码与肢体生长发育密切相关的同源异型结构域转录因子基因。Johnson 等在对 *HOXD13* 基因进行研究时发现，其错义突变与 BDD、BDE 型的发生相关。Kuss 在小鼠模型实验中发现，*HOXD13* 基因突变通过下调视黄酸水平诱导指状组合型软骨形成，与先天性并指（趾）、多指（趾）畸形显著相关。这提示 BD（至少是 BDD、BDE 型）与先天性并指（趾）、多指（趾）畸形在分子水平上可能存在明显关联。

　　BD 仍属于罕见的先天性疾病，其发病率在不同族群间具有很大的差异性。BDA3 型在亚洲人和美洲印第安人中的发生率稍高。BDD型在以色列人、阿拉伯人和日本人中的发生率较高。

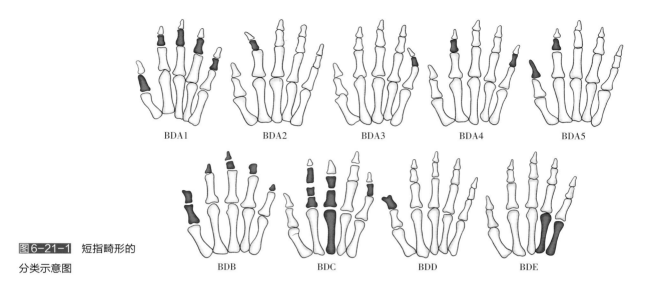

图6-21-1　短指畸形的
分类示意图

表6-21-1　BD分型及其基因单位

BD分型		OMIM疾病代码	基因定位	染色体定位
BDA	BDA1（Farabee型短指畸形）	112500	*IHH*	2q35—q36
			未知基因	5p13.3—p13.2
	BDA2（Mohr-Wriedt型短指畸形）	112600	*BMPRIB*	4q21—q20
			GDF5	20q11
			BMP2	20p12
	BDA3（Bauer斜指型短指畸形）	112700	—	—
	BDA4（Temtamy型短指畸形）	112800	*HOXD13*	2q31
	BDA5（Bass型短指畸形）	112900	—	—
BDB	BDB1	113000	*ROR2*	9q22
	BDB2	611377	*NOG*	17q22
BDC		113100	*CDMP1*（*GDF5*）	20q11.2
BDD（Breitenbecher型短指畸形）		113200	*HOXD13*	2q31
BDE（Bell型短指畸形）		113300	*HOXD13*	2q31

（芮永军）

第二节
分型与临床表现

一、BDA型（brachydactyly type A，BDA）

BDA型以中节指骨短小畸形为基本特征。根据受累指（趾）的不同，BDA型可分为五个亚型。

1. BDA1型（brachydactyly type A1，Farabee型短指畸形，BDA1；OMIM 112500）　Farabee型短指畸形的主要特征包括所有手（脚）的指（趾）骨的中间指（趾）节短缩，大拇指的近端指（趾）节短缩，有时中间指（趾）节会同远端指（趾）节发生融合。某些个体的掌骨也会变短。患者的身高通常会表现得比家系中的正常人要矮。其他一些临床表现还包括身材矮小和智力缺陷等（图6-21-2）。患者常因短小的手指或足趾的功能及外形问题而就诊。

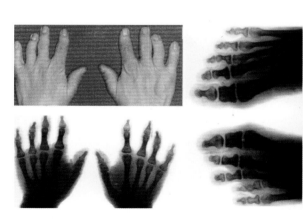
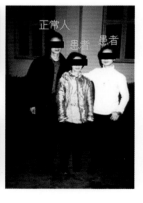

图6-21-2　BDA1型短指畸形中节指（趾）骨短小或完全缺失，另有部分患者伴有身材矮小

（图片来源：上海交通大学贺林实验室）

根据中节指（趾）骨的短缩程度，可将BDA1型分为轻度和重度两种。轻度：中节指（趾）骨发育不全较轻，第2、5指（趾）易受累；远节指骨关节融合，限于第5指（趾）。重度：手指（足趾）的大小只有正常指（趾）的一半，所有指（趾）的中节指（趾）骨缺失或者严重发育不全，也可与远节指（趾）骨融合。

指（趾）骨短小畸形主要由骨骺缺失、骨干短缩以及骨骺发育过早终止所致，患者成年后身材短小。

2. BDA2型（brachydactyly type A2，BDA2；OMIM 112600） BDA2型首次被Mohr和Wriedt报告，常表现为第2指（趾）典型的短小、偏斜。X线检查可见示指（第2足趾）的中节指（趾）骨短小，余指（趾）基本正常，受累中节指（趾）骨通常呈长菱形或三角形且骨骺连续，故第2指的（趾）远节指（趾）骨偏斜（图6-21-3）。该型的特点与Jones所描述的"Delta指骨"一致。

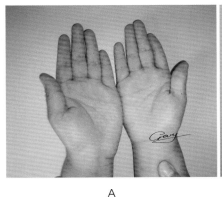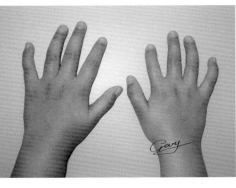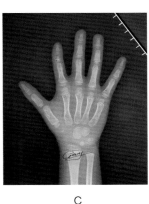

| A | B | C |

图6-21-3 BDA2型短指畸形

A、B. 手部外观显示示指短小、偏斜　C. X线片显示示指中节指骨表现为Delta指骨，其长度不及末节指骨

3. BDA3型（brachydactyly type A3，BDA3；OMIM 112700） BDA3型表现为仅第5指（趾）的中节指（趾）骨短小。第5指（趾）的中节指（趾）骨短于第4指中节指（趾）骨的一半，X线片显示有早期锥形骨骺。退化的中节指（趾）骨呈菱形或三角形，造成第5指（趾）向桡侧偏离（图6-21-4，图6-21-5）。该表型较为常见，也常在其他疾病中出现。Williams在尼泊尔东部所做的关于1357名3~20岁的人的流行病学调查显示，BDA3型在该样本人群中的发生率为10.5%（男性为12.3%，女性为8.9%）。事实上，该类型短指畸形是临床上造成斜指（clinodactyly）畸形的常见原因（参见第十三章第六节）。

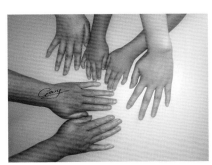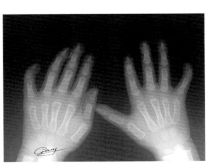

图6-21-4 家族性小指短斜指畸形

A. 同家族三代人的手部表现

B. 先证者的手部X线片

| A | B |

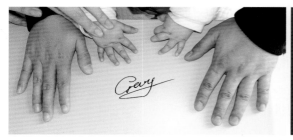
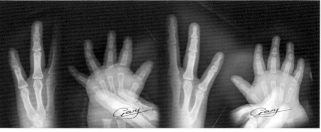

A   B

图6-21-5 小指短指畸形

A. 患者与母亲的手部外观   B. 患者与其母亲的手部X线片

BDA3型表现为外显率不全的常染色体显性遗传病，目前还未发现BDA3型的致病基因或位点，国内外也无关于BDA3型的家系报告。

4. BDA4型（brachydactyly type A4，BDA4；OMIM 112800） BDA4型在临床上罕见，未纳入Bell分型中，首先被Temtamy和McKusick报告，被发现于一个四代家系中，因此又称Temtamy型短指畸形。其临床表现为第2、5指（趾）的中节指（趾）骨短小（图6-21-6，图6-21-7）。有一些患者的第4指（趾）受累，且由于中节指（趾）骨的形状异常，远节指（趾）骨向桡侧偏离。通常下肢受累的患者的第4趾的中节趾骨缺失。有报告称，BDA4型家系患者还伴先天性仰趾外翻足和畸形足。

Reichenbach等认为，BDA4型属于常染色体显性遗传病。

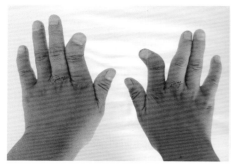
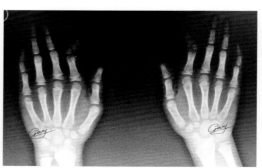

A   B

图6-21-6 BDA4型短指斜指畸形

A. 手部外观显示双手示指明显短缩并向桡侧偏离，小指指骨表现为轻度短缩与向桡侧偏离 B. X线片显示两侧示指的中节指骨为Delta指骨，小指的中节指骨轻度短缩

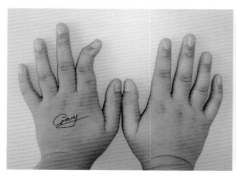
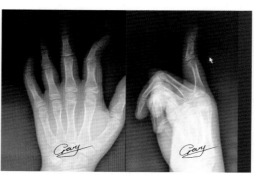

A   B

图6-21-7 BDA4型短指斜指畸形

A. 手部外观显示两侧小指斜指，左手示指斜指 B. X线片显示左手小指的中节指骨重度短缩伴轻度偏斜，中节指骨远端假骨骺，示指轻度短缩伴明显偏斜

5. BDA5 型（brachydactyly type A5，BDA5；OMIM 112900）　BDA5 型属 BDA 型中较严重的一种，其临床表现为指（趾）骨短缩伴指甲发育不全。X 线检查可见中节指（趾）骨缺失，拇指的远节指（趾）骨重复。Temtamy 认为，可将该型归在 BDB 型中。

据 Bass 报告，该型在家系中由男性传递给男性，为常染色体显性遗传病。目前对 BDA5 型尚存争议，也无更多关于 BDA5 型家系及分子遗传学等的报告。

二、BDB 型（brachydactyly type B，BDB）

BDB 型是最严重的一种 BD。研究发现，BDB 型可由两种不同的致病基因突变所致，故 BDB 型又可分为 BDB1 及 BDB2 两个亚型。

1. BDB1 型（brachydactyly type B1，BDB1；OMIM 113000）　BDB1 型在临床上的表现类似截肢。严重者出现扁宽拇指，还可伴远节和（或）中节指（趾）骨末端分叉，或双重远节指（趾）骨和并指（趾）。尺侧指（趾）体受累一般较桡侧严重。X 线片显示远节和（或）中节指骨短缩或发育不全，且常为对称性受累。BDB1 型属于常染色体显性遗传病。

2. BDB2 型（brachydactyly type B2，BDB2；OMIM 611377）　BDB2 型在临床上的表现与 BDB1 型类似，以远节指骨发育不全或缺失为特征，伴指骨关节融合，腕、跗骨融合，局部皮肤性并指，拇指短，拇指指甲发育不全或缺失。足部表现类似，但畸形程度略轻。

三、BDC 型（brachydactyly type C，BDC；OMIM 113100）

BDC 型在临床上常表现为第 4 指相对受累最轻并成为最长的指，余指皆不同程度受累而短缩。足趾可正常或受累。X 线片显示第 2、3、5 指的中节指骨短缩，伴第 2 和（或）第 3 指的指骨多节化，表现为明显的分节过多，第 1 掌骨短小畸形。BDA 型与 BDC 型均以中节指（趾）骨短缩为基本表现，所以在临床上这两类患者可出现相似的表现。两者的差异主要有两点：①BDC 型涉及第 1 掌骨；②BDC 型第 4 指（趾）不受累或短缩的程度很轻。

BDC 型有常染色体显性、隐性遗传等多种遗传方式。此外，也有外显不全病例的报告。

四、BDD 型（brachydactyly type D，BDD；OMIM 113200）

BDD 型又称 Breitenbecher 短指畸形，其临床表现为拇指和第 1 足趾的远节指（趾）骨短而宽，出现宽扁拇指（趾），其余指（趾）体不受累。X 线检查可见拇指（趾）的远节指（趾）骨宽扁，近节指（趾）骨及掌（跖）骨正常（图 6-21-8）。有研究认为，BDD 型仅出现拇指（趾）的远节指（趾）骨宽扁，这可能与骨骺线过早闭合有关。该类型 BD 较为常见，发生率为 0.41%～4.0%。

BDD 型属于常染色体显性遗传病，女性外显完全，而男性外显不全，约 3/4 的患者表现为双侧受累。

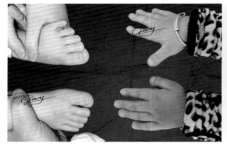
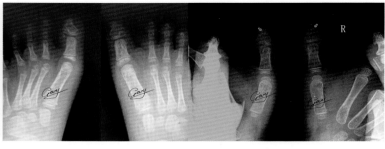

A   B

图6-21-8 拇指（趾）的远节指（趾）骨宽扁

五、BDE型（brachydactyly type E，BDE；OMIM 113300）

BDE型以掌（跖）骨短缩伴身材矮小、关节松弛为主要表现。Hertzogt认为BDE型还可分为三个亚型。

BDE1型：限于第4掌（跖）骨的短小畸形。

BDE2型：多种掌（跖）骨的短小畸形，合并第1、3指（趾）的远端指（趾）骨和第2、5指（趾）的中节指（趾）骨短缩。

BDE3型：该型尚不确定，可能为多种掌骨短小，但无指（趾）骨畸形。

由此可见，BDE型存在明显异质性。小儿患者的X线片中可见骨发育不良及骨骺闭合。在临床上，BDE型是一种罕见的类型，可单发，也可与一些复杂的先天性畸形或综合征并发。因此，临床上常难以判断BDE型为单发性或者为某种综合征的一种表现，易出现漏诊、误诊的情况。Pereda等在对BDE型进行研究时，结合儿科及内分泌科的工作，提出了一套标准诊断程序，用以鉴别单纯性BDE型和伴有掌骨短缩的综合征，如假性甲状旁腺功能减退症、高血压伴短指（趾）畸形等。

BDE型为常染色体显性遗传病，且外显不全。

六、其他类型的BD

在临床上对复杂型BD的描述也不少见，早年有研究报告了一系列以掌（跖）骨短缩症状为主的短指（趾）畸形，如单纯性跖骨短缩。近年来，这类畸形更多地被报告在拇趾内翻、外翻的病例中。

1927年，Kimer首先报告了小指向桡侧倾斜、常双侧受累的先天性畸形，并将这类畸形命名为Kimer畸形。相较于BDA3型，Kimer畸形除了表现为小指的中节指骨短缩外，还伴有远节指骨发育不良和向桡侧弓状倾斜。近年来也有Kimer畸形的报告，Satake等提出将Kimer畸形按照指骨弯曲程度分为骨骺线弯曲、骨干弯曲以及末节指骨弯曲三个亚型。临床上可结合患者的年龄对Kimer畸形进行矫正。

七、部分与BD相关的综合征

1. Robinow综合征（RS，胎儿面综合征）　1969年，Robinow等首先报告了4例有明显畸形的患者，描述了一种罕见的以肢体中部短小、半椎体、特征性的面部畸形和生殖系统发育不足为主要特点的新的矮小综合征。该综合征的发生率非常低，小于1/500000。根据致病基因的不同，可将该综合征分为两类：常染色体显性遗传型RS（autosomal dominant Robinow syndrome，DRS）和常染色体隐性遗传型RS（autosomal recessive Robinow syndrome，RRS）。与RRS相比，DRS有更严重的肋骨和椎骨畸形。目前认为，同BDB1型一样，Robinow综合征可能与*ROR2*基因的删除（缺失）有关。Wang等认为，平面细胞极性信号（PCP signaling）的破坏可能是造成Robinow综合征和BDB1型的基础。

2. du Pan综合征　du Pan综合征又称腓骨发育不良合并复杂性短指（趾）畸形，其特点为腓骨缺如，手（足）严重短指（趾），手指桡偏严重而影响功能。这是一类常染色体隐性遗传病。目前发现du Pan综合征与*CDMP1*基因（即*GDF5*基因）有关。Ahmad等对一巴基斯坦家系进行了研究，发现该家系的du Pan综合征是由*CDMP1*基因leu441pro的替代突变造成的。

3. Temtamy轴前短指（趾）综合征　Temtamy轴前短指（趾）综合征是一类以双侧对称性的轴前短指（趾），多节指合并扁平圆脸为主要特点的先天性综合征，常伴有牙齿发育异常、神经性耳聋、运动能力和智力低下以及生长发育迟缓等。该病属于常染色体隐性遗传病。研究认为，该病可能与*CHSY1*（chondroitin sulfate synthase 1）突变有关。

（芮永军）

治疗

就目前的医疗条件而言，尚无一种专门针对所有类型BD的标准术式。在能改善患者手（足）的功能及外形的情况下可考虑行整形外科手术，但通常情况下该类手术也并非绝对必要。此外，术后的功能训练也是重要的治疗环节，有助于恢复手（足）的功能。

一、手术治疗

1. 分指术（参见第十二章第一节） 部分BD患者可合并并指畸形或手部亚单位结构不清。分指术是这类畸形患者必须最先考虑的手术。对于年幼的患者而言，早期分指对增长指体长度具有意义，可为短缩的指体提供独立发育的基础。但是目前关于分指术的适宜手术年龄尚无定论。

2. 骨延长术（骨牵引术） 矫正短指畸形的主要手术是骨延长术，包括指骨延长术及掌骨延长术。目前该方法可平均延长骨10mm（该数据为包含短指在内的、可行骨延长术的先天性上肢畸形的平均值），平均延长时间为80天，且7岁以下儿童的骨延长术效果较为理想。但对于年纪尚小的幼儿患者，需考虑其依从性。儿童骨延长术并发症较多，在治疗期间可由于意外延长螺丝被拔出，或由于护理不良出现骨折、钉道感染等情况。此外，对于成功延长的指骨，也有出现医源性血管神经损伤、旋转不良、指体僵硬、捏力或握力下降等并发症的相关报告。在指骨尚无足够条件做骨牵引时，也可做局部软组织牵引，使局部形成足够宽的骨间隙或皮肤袋（skin pocket），为接下来的游离植骨提供条件。

3. 植骨术 对于严重的短指畸形、严重的指骨发育不良导致的融合性短指（symbrachydactyly）

患者，或者骨延长术后软组织松弛、有骨移植条件的患者，可行趾骨、部分跖骨或者髂骨游离移植术以补足手指的骨骼缺损，但移植效果取决于患者年龄、术后功能训练及手术水平等。植骨术在任何年龄都可进行，一般认为最适年龄为不晚于2岁，但也有7岁患者手术成功的报告。

此外，对于皮肤组织量不足的短指畸形患者，还可以采用游离趾骨移植术（free phalangeal transfer）+扩大牵引成形术（distraction augmentation manoplasty）的方法，即患者在进行趾骨移植术后进行二期软组织牵引（一般不早于8岁），最后再进行游离骨移植术。该方法的优点在于软组织伸缩性好、牵引时间短，第二期手术可以在较短时间内完成，术后效果较单纯游离骨移植术更好。

4. 足趾移植术　严重的手发育不良、手指缺失，可行1个或2个足趾的带血管蒂游离移植术，进行拇指及中指再造，或拇指、中指及环指的再造，以最大限度地重建对掌功能。目前认为该手术在3岁后进行效果较为理想。一般情况下选择第2足趾的趾骨进行移植（图6-21-9）。术前需仔细设计合适的供区肌腱、神经、血管以及合适的移植长度。

2012年，Jones总结了各类先天性缺指并对其进行分型，从桡侧列、中央列到尺侧列，从末节缺损到腕部横断性缺损，共分为13种类型，根据分型选择修复手术方案。手术适应证：先天性缺指，双足发育正常，患者年龄在5岁以上；无先天性心脏病、肝肾功能障碍等疾病史，无手术禁忌证，家属强烈要求再造手指、重建手的功能。

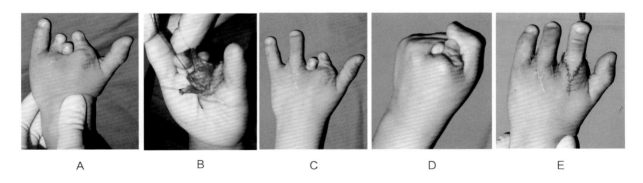

A　　　　　B　　　　　C　　　　　D　　　　　E

图6-21-9　左侧Poland综合征Ⅳ型，左手第2~4指发育不良，掌指关节以远无功能。一期行环中指并指分离术及指蹼成形术，二期手术游离左足第2趾、再造环指，三期手术游离右足第2趾、再造示指，并将中指残留指体切除

A. 左手第2~4指发育不良，一期行环中指并指分离术后　B. 解剖环指深浅屈肌腱　C. 二期环指行足趾移植术后　D. 二期环指再造术后掌指关节屈曲功能正常　E. 三期行游离移植第2足趾再造示指术后

5. 其他手术　针对BDA2、BDA3型患者或其他类型伴有指体偏斜而影响功能及外形的患者，可考虑行矫正术或关节融合术。矫正术后配合功能训练，可以恢复部分关节活动度。但矫正术不利于骨骺的生长，一旦骨骺被破坏，就将人为造成指骨发育停止，因此矫正术多在患者骨骺接近闭合时或成年后进行。

此外，对于分指术、植骨术或足趾移植术后的皮肤缺损，可进行游离全厚皮片移植术。

二、术后功能训练

患者术后的功能训练十分重要。术后第2周患者即可开始局部关节训练；拔出克氏针（第6

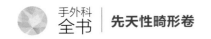

周）后开始进行握力、捏力和对掌功能的训练，以改善手指的灵活性，防止皮肤挛缩。

三、其他治疗

BD患者合并其他先天性畸形或者内分泌、心血管方面的疾病时，应进行相关治疗。

四、BD治疗的其他探索

（一）肢体修复及肢芽生发的研究进展

随着再生技术的发展，近年来研究人员开始开展肢体修复及肢芽生发的研究，但目前的研究尚停留在动物实验及分子遗传学研究阶段。如前所述，BD致病基因编码蛋白通过直接或间接的相互作用，形成了一个以GDF5、BMPRIB、ROR2为主的信号网络。此外，胚胎干细胞（embryonic stem cells，ESCs）通过表达Lin28a，下调let-7水平，以促进指体修复。这些研究展现出指体再生良好的发展前景。

（二）仿生手指、仿生机械手臂以及神经控制义肢的研究

对于个别严重病例，特别是指（趾）骨或掌（跖）骨发育不良甚至缺失，手或者足功能严重丧失，单纯希望恢复外形的患者，可以根据患者手指正常生理长度和外形定制生物仿生手指（丙烯酸材料的假指关节）。另外，仿生机械手臂、神经控制义肢等方面的研究仍在进行中，如以脑电信息作为义肢信息源模式，尝试通过脑机接口（brain-computer interface，BCI）建立人和周围环境间信息交流与控制的新型通道。目前，已经开展了一系列针对机械手臂的研究。更精细的功能重建也有望实现。

五、展望

对于BD的研究已有百余年的历史，关于该病的诊断、治疗以及发病机制的研究体系已基本建立。BD是一类与基因突变密切相关的遗传病。各类BD的致病基因编码蛋白通过直接或间接的相互作用，形成一个以GDF5、BMPRIB、ROR2为主的信号网络。目前的研究也围绕这个信号网络不断深入，同时新的致病基因及发病机制也不断被发现。在治疗方面，除了优化传统的手术方法之外，再生医学为肢体修复和肢芽生发展示出了良好的发展前景。医工结合的相关的仿生手指、仿生机械手臂以及神经控制义肢的研究，为严重短指畸形的治疗提供了不同的解决方案。总之，随着分子水平研究的开展和再生医学的快速发展，关于BD的研究有望在将来为其临床治疗带来突破。

（芮永军）

参考文献

［1］TEMTAMY S A，MCKUSICK V A. The genetics of hand malformations ［J］. Birth Defects Orig Artic Ser，1978，14（3）：1-619.

［2］Al-QATTAN M M. Classification of hand anomalies in Poland's syndrome ［J］. Br J Plast Surg，2001，54（2）：132-136.

［3］JONES N F，KAPLAN J. A new documentation system for congenital absent digits ［J］. Hand（New York，NY），2012，7（4）：391-399.

［4］杨茜，王斌. 先天性短指畸形的发病机制、分类及治疗进展 ［J］. 组织工程与重建外科，2015，11（6）：389-395.

［5］YANG X，SHE C，GUO J，et al. A locus for brachydactyly type A-1 maps to chromosome 2q35-q36 ［J］. Am J Hum Genet，2000，66（3）：892-903.

［6］GAO B，GUO J，SHE C，et al. Mutations in IHH，encoding Indian hedgehog，cause brachydactyly type A-1 ［J］. Nat Genet，2001，28（4）：386-388.

第 二 十 二 章

掌（跖）骨发育不良

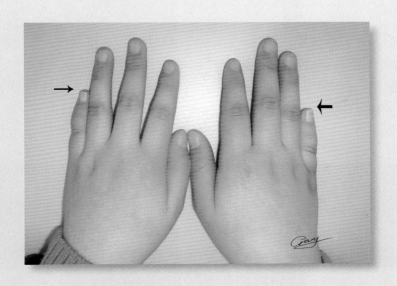

概述

先天性掌（跖）骨发育不良主要表现为手指（足趾）短缩，因而又称之为掌（跖）骨短小症，俗称短指（趾）症。但由于这个俗称，该病容易与真正的指（趾）骨短小相混淆。该病具有明显的遗传倾向。据统计，先天性跖骨短小症（brachymetatarsia）的发病率为0.02%～0.05%，而掌骨短小症（brachymetacarpia）的发病率暂时未知。基于两者具有相似的病理特征且有相当的同患率，推测两者的发病率相似。

临床观察及文献报告均显示，先天性掌骨短小症与跖骨短小症之间具有强烈的相关性，多数跖骨短小症患者同时罹患掌骨短小症（图6-22-1）。此外，相当一部分先天性骨发育不良如软骨发育不全、成骨不全、先天性胫骨假关节等患者同时有跖骨短小症，但这些先天性骨发育不良与掌（跖）骨短小症之间的关系尚不明确。其病因可能是某些特异基因发生突变，导致长骨在发育过程

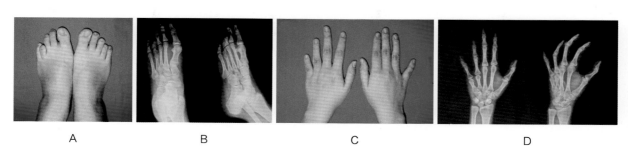

A   B   C   D

图6-22-1 同时患有掌骨短小症与跖骨短小症的患者

A、B. 左足第4跖骨短小症　　C、D. 左手第4、5掌骨短小症

中出现骨骺早闭，当骨骺早闭累及掌骨或跖骨时即表现为掌（跖）骨发育不良。

鉴于先天性跖骨短小症的临床症状和治疗需求，本章以该类畸形为例，介绍此类疾病的病因、病理和治疗方法。

（康庆林）

第二节
病因和临床表现

一、先天性跖骨短小症

先天性跖骨短小症患者出生时症状多不显现，常在其6～8岁以后才出现跖骨生长停滞。随着年龄的增长，患者逐渐出现各种继发性症状，具体表现为外观畸形、行走痛、足底胼胝、前足横弓塌陷、短趾上翘而影响穿鞋等。由于跖骨短小，产生趾蹼空隙，相邻的正常足趾会偏离生长轴线而填补该空隙，继发足趾内翻或外翻。

先天性跖骨短小症可以累及任何一块跖骨，其中最常受累的是第4跖骨，其次是第1跖骨；在多发性跖骨短小症中，第1、4跖骨常同时受累。患者可以单足发病，也可以双足发病，其中双足发病的患者约占72%，且女性有明显的易感性，男、女患者之比为1∶25。跖骨短小症患者可分为先天性、合并症或继发性三类。其中，先天性患者多有家族史，如父母或（外）祖父母的脚趾或手指异常（如短趾、并趾、缺趾、裂手、短指等），没有家族史的原发性患者多由基因突变所致。合并症患者多有先天性骨发育不良，如遗传性多发性骨软骨瘤、Down综合征、Turner综合征、Larsen综合征、Albright综合征、侏儒症及假性甲状腺功能减退症等。继发性患者则有外伤、神经营养性功能紊乱、脊髓灰质炎以及生长发育期内的手术损伤等。

尽管正常足的跖骨长度各异，但其跖骨具有天然的长度匹配性。X线片显示，正常足5块跖骨头的顶点连线应为圆滑的抛物线（图6-22-2）。统计显示，第1跖骨的长度和第2跖骨相等，第3、4、5跖骨的长度依次缩短。也有报告显示，第1跖骨的长度是第2跖骨的86%。但当第1跖骨的长

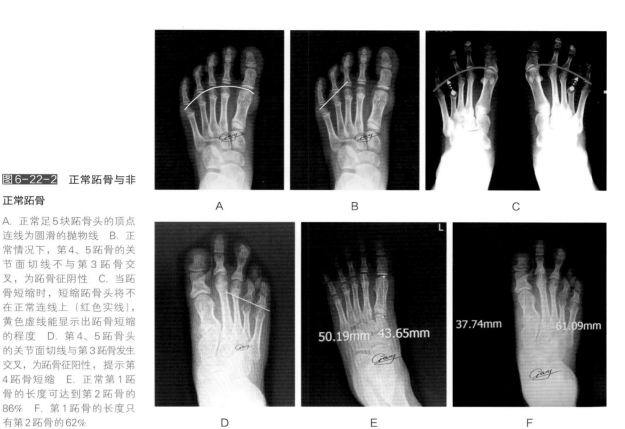

图6-22-2 正常跖骨与非正常跖骨

A. 正常足5块跖骨头的顶点连线为圆滑的抛物线 B. 正常情况下，第4、5跖骨的关节面切线不与第3跖骨交叉，为跖骨征阴性 C. 当跖骨短缩时，短缩跖骨头将不在正常连线上（红色实线），黄色虚线能显示出跖骨短缩的程度 D. 第4、5跖骨头的关节面切线与第3跖骨发生交叉，为跖骨征阳性，提示第4跖骨短缩 E. 正常第1跖骨的长度可达到第2跖骨的86% F. 第1跖骨的长度只有第2跖骨的62%

度不及第2跖骨的75%时，第2、3跖骨头的负重就会增加，长此以往，足底就会形成痛性胼胝，严重者还容易出现足部和小腿的肌肉不适（图6-22-3）。

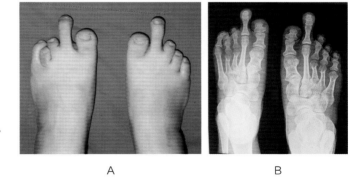

图6-22-3 双足第1、3、4跖骨短小症

A. 外观 B. X线片

二、先天性掌骨短小症

先天性掌骨短小症的男、女发生率之比小于1∶5。与先天性跖骨短小症相似的是第4掌骨常受累。先天性掌骨短小症的致病基因因该病的分类不同而有所差异，如A1型掌骨短小症多由 *IHH* 基因突变引起，B型掌骨短小症由 *ROR2* 基因突变引起，C型掌骨短小症由 *GDF5* 基因突变引起。这些掌骨短小症多表现为指骨短小。关于先天性掌骨短小症的致病基因，还需进一步研究。

先天性掌骨短小症的病因、病理及遗传倾向等均与先天性跖骨短小症相似。手的结构、灵活性及功能远优于足，突出表现在手的掌指关节和指间关节更灵活，活动幅度更大，且手无须穿鞋，故先天性掌骨短小症患者不会形成掌部胼胝，也不会因邻指挤占指蹼空隙而短指上翘。虽然先天性掌骨短小症患者存在手指长度明显短缩的表现，但其手的功能大多不受影响，仅表现为握拳时相应掌骨头处凹陷（图6-22-4～图6-22-6）。因此，大多数先天性掌骨短小症患者因要求改善外观而求治。

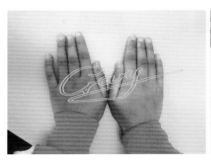 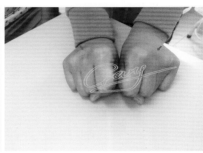 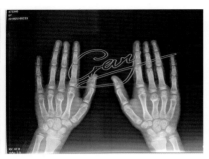

A   B   C

图6-22-4 第3掌骨短小症

A. 患者女，7岁，发现中指短2年，外观显示中指较示指与环指短   B. 握拳时第3掌骨头处凹陷   C. X线片显示第3掌骨短小、骨骺闭合

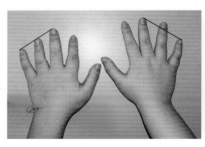 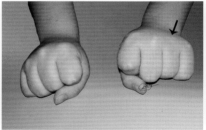 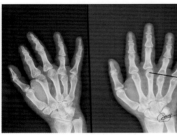

A   B   C

图6-22-5 第4掌骨短小症

A. 患者女，28岁，发现两侧环指不等长16年，外观显示两侧环指不等长   B. 握拳时左侧第4掌骨头处凹陷   C. X线片显示掌骨征阳性

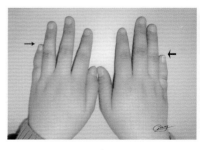 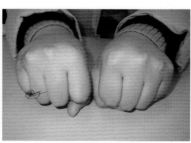 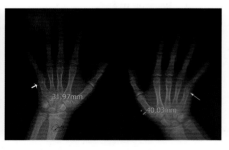

A   B   C

图6-22-6 第5掌骨短小症

A. 患者女，10岁，发现两侧小指不等长3年，且该症状逐年加重，外观显示右侧小指远端与环指近节指背横纹平齐，左侧小指远端达中节中段   B. 握拳时右侧第5掌骨头处明显凹陷   C. X线片显示第5掌骨短缩，骨骺闭合

（康庆林）

■ 第三节
治疗

一、先天性跖骨短小症的治疗

（一）治疗目的

1. 改善外观，增强患者自信。

2. 使足趾复位，便于穿鞋。

3. 恢复跖骨解剖长度。

4. 重建前足横弓。

实践证明，手术才是治疗先天性跖骨短小症的唯一方法，企图在短趾的形成和发育阶段予以按摩和手法牵引等都是无效的。

（二）手术适应证

基于文献报告和作者的经验，先天性跖骨短小症的手术适应证如下：

1. 足部影响美观，患者身体条件好，年龄小于50岁，有强烈矫正愿望。

2. 跖骨疼痛、足底胼胝形成，短趾上翘而影响穿鞋行走等。

3. 同一足多发性跖骨短小，致跖骨头顶点连线不呈抛物线形状，软组织挛缩，足弓塌陷，严重影响足部外观和功能。

4. 跖骨短小症合并蹈外翻、解剖轴偏倚、爪形趾等畸形。

5. 跖骨短小症合并其他足部疾病。

其中第1条为手术治疗的相对适应证，而第2～5条为绝对适应证。

（三）手术方法

文献报告的手术方法有很多，总的来说可分为三类。第一类是即时延长术，即将短缩的跖骨截断后一次性拉长，恢复跖骨的解剖长度，继发的骨断端间缺损用自体骨或异体骨来填充。该方法适用于跖骨短缩程度较轻者。第二类是逐渐延长术，即在短缩的跖骨上安装外固定支架，然后在干骺端截骨，通过缓慢、有节律的牵张来延长跖骨。该方法是目前国内外学者最常用的方法，适应证广泛。第三类是跖骨长度均衡术，即将相对较长的跖骨截除掉一段，使其变短，将截除下来的骨段嵌顿于短缩的跖骨上，如此可重新调整5块跖骨的长度，使5块跖骨头顶点连线的形状接近抛物线。该方法主要适用于同一足多发性跖骨短缩者，且多用于双侧多发性患者，因为单侧患者易出现两足大小不等。

1. **即时延长术（acute lengthening）** 这种手术方法又称一次性延长术（one-stage lengthening）。Baek等对21例患者的41个短趾进行即时延长，继发空隙采用自体髂骨填充（图6-22-7）。仰卧位，在患足背侧切取纵行切口，切口长约3cm，暴露出短小的跖骨，将其于干骺端处横向截断，用克氏针将远侧跖骨段和趾骨贯穿固定，将克氏针穿至其近心端，与远侧骨段的截骨端平齐，将一把薄而窄的撑开器插入截骨处，使截骨处纵向撑开，取移植骨填充于间隙内，然后将克氏针逆行穿过移植骨块，于近侧跖骨段固定。术后8.5周时拆除克氏针，术后12周时进行完全负重训练。相较于术前，术后41个短趾平均延长了13mm，跖骨长度平均增长了35%，其中34块跖骨平均延长了14mm，增长了32%。所有患者对术后外观满意，随访发现患者的日常生活不受任何限制，仅2例患者在慢跑时出现前足轻微疼痛。

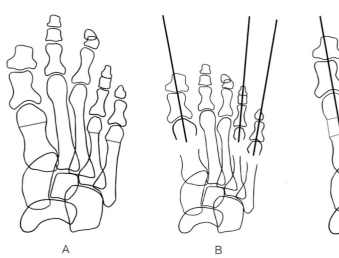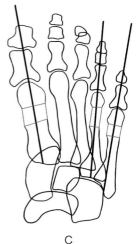

A   B   C

图6-22-7 跖骨即时延长术示意图

A. 显露出跖骨颈部，确认截骨线 B. 截骨，用克氏针逆向固定，撑开截骨端 C. 撑开处植入髂骨，用克氏针穿过植骨块做固定

Giannini等对29例患者（年龄＞12岁，且不包括第1、5跖骨短小症患者）的41块短小跖骨行即时延长术，用异体骨填充继发的骨缺损处。术后第1天患者即可用脚后跟进行负重训练，并使用助行器来维持平衡及避免疲劳；术后5周时拆除克氏针，患者可穿舒适的鞋，并可用全足负重行走；术后4个月时患者可用患足参加轻微体育活动；术后6个月时患者可参加体育竞技活动。相较于术前，术后41块跖骨平均延长了13mm，跖骨长度平均增长了23%。大多数患者5块跖骨头的顶点连线恢复成正常的抛物线形状。对于少数跖骨过短的患者，为了避免一次性延长导致局部软组织

张力过大，很多学者均强调，不需要刻意追求5块跖骨头顶点的连线恢复为抛物线形状。

（1）即时延长术的优点：术后舒适性好，愈合时间短，成功率高，避免了与佩戴支架相关的并发症。

（2）即时延长术的缺点：

1）跖骨延长幅度有限，有时会残留长度恢复不足等问题。

2）一次性牵张可损伤神经、血管，严重者可危及患趾血供。

3）若取自体骨移植，可造成供区不适，而取异体骨移植则有排异和传播疾病的风险，移植物被吸收后还会出现跖骨再次缩短等。

4）行即时延长术时，如果出现局部伸趾肌腱挛缩，则需要行Z字延长术。

5）手术切口大，术后遗留明显的足背瘢痕，影响美观。

即时延长术中的所用移植骨可分为三种，即自体骨、异体骨和人工骨。自体骨是首选，其优点是无免疫排斥反应，供源充足，愈合迅速，缺点是增加新的手术创伤，供区存在相关并发症，如疼痛、感染、局部血肿、神经损伤等。异体骨移植则存在排异和传播疾病的风险。可喜的是，近年来，异体骨消毒、去抗原等技术均已取得了巨大的进步，异体骨移植为更多患者所接受。人工骨多为人工合成的硫酸钙或磷酸三钙，由于其成骨性能不足，仅能提供机械支撑，很少单独用于跖骨延长，如与自体骨或异体骨一起应用，则其并发症与自体骨或异体骨类似。

2. 逐渐延长术（gradual lengthening） 这是目前临床上最常应用的术式。Lee等对16例患者的27块短小的第1跖骨行延长术。术后第2天患者即可用脚后跟进行完全负重训练。术后1周时开始以0.75mm/d的速度，分3次对患者行逐渐延长术，平均108天后拆除外支架，所有患者都达到了骨性愈合。与术前相比，术后27块跖骨平均延长了17mm，跖骨长度平均增长了42%，平均愈合指数〔即每延长1cm直至完全固化需要的时间（天）〕为64d/cm。手术前跖趾关节背屈和跖屈活动的平均角度分别是58°、32°，术后最终分别为45°、26°，这表明有少量的活动度丢失。当第1跖骨过于短缩，外支架无法安装时，Gilbody等先对跗跖关节实施融合，矫正足内侧高弓，然后安装支架再行第1跖骨延长术。术后患者获得了满意的效果，术前患者主诉的转移性跖骨痛、胼胝等症状都得到了有效的缓解。

足部佩戴外固定支架会对患者的生活起居造成诸多不便。鉴于此，Yamada等尝试用特制的体内延长器对1例双侧第4跖骨短小患者行逐渐延长术。术后第7天开始，患者双侧均以0.5mm/d的速度行逐渐延长术，左侧在第30天时停止，跖骨延长了15mm，右侧在第40天时停止，跖骨延长了20mm。2个月后患者开始进行局部负重训练。跖骨延长过程中用克氏针固定双足第4跖趾关节，跖骨达到理想长度后再将克氏针拆除，最终双足取得满意的外观，且没有出现感染和神经血管并发症。右足的愈合指数大约为95d/cm，该指数明显大于常规的骨延长术后的愈合指数（45d/cm）。Yamada认为这是由置入内支架造成广泛的血供损伤所致。而且，这种内置的延长器最终都要通过切开足部才能去除，因此这种方法难以得到普及。

（1）与即时延长术相比，逐渐延长术的优点在于：

1）无须植骨，延长的长度可控。

2）骨与软组织同步延长，神经血管并发症少，手术安全性大大提高。

3）微创，切口小，术后不会形成足背瘢痕，患者满意度高。

4）肌腱无须进行Z字成形术等。

（2）逐渐延长术的缺点：

1）患者的依从性严重制约治疗效果。

2）治疗周期长，长期佩戴支架对患者工作、生活、情绪等均可能产生不利影响。

3）存在外固定并发症，如针孔感染、色素沉着、钉道切割及术后瘢痕等。

4）牵张成骨存在风险，包括延长区新生骨畸形、成骨不良、骨不连等。

5）支架拆除过早可导致再骨折等。

6）容易继发跖趾关节僵硬、半脱位及关节间隙变窄。

7）第1跖骨因解剖位置独特，术后并发症比其他跖骨更高，包括新生骨矿化延迟、继发高弓足、姆外翻等。

从2008年7月至今，笔者对70例患者的132块跖骨实施了截骨延长术，其中女性65例、男性5例，年龄为17～38岁；第4跖骨110块，第1跖骨12块，其他足趾10个。随访6～18个月后发现，有5例患者因第1跖骨新生骨矿化延迟，再次接受了自体骨移植术。所有患者最终均获得满意的治疗效果，这为治疗双足多发性跖骨短小症并同时进行截骨延长术积累了丰富的经验（图6-22-8）。

如前所述，当将短小的跖骨延长至解剖长度后，跖骨头会重新挤占其应得空间，跖骨头横韧带的紧张度也会获得重建，前足横弓恢复，患足胼胝自动消失（图6-22-9）。

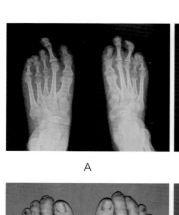
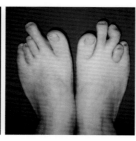
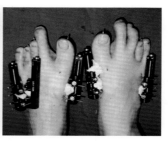

A   B   C

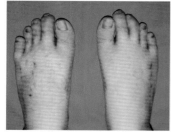
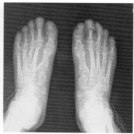

D   E

图6-22-8 双足多发性跖骨短小症（左足第1、3、4跖骨，右足第1、4跖骨），采用支架的同时实施逐渐延长术

A. 术前X线片 B. 术前外观 C. 术后佩戴支架外观 D. 术后拆除支架外观 E. 最终X线片

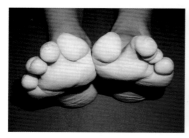
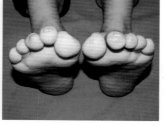

A   B

图6-22-9 多发性跖骨短小症患者行延长术有助于前足横弓重建

A. 术前前足底有胼胝，前足横弓塌陷 B. 术后足底胼胝消失，前足横弓重建

延长跖骨时一般采用足背侧入路跖骨截骨法，术后后足背常残留明显的皮肤瘢痕，影响患者的满意度。笔者近年来尝试采用跖侧入路截骨法来延长跖骨，其优点是仅在足背遗留4个直径约1mm的点状瘢痕，足底切口为线形，长约2cm，足的功能不受任何影响，故这种方法深受女性患者的欢迎（图6-22-10）。相对于逐渐延长术而言，显然这种方法更适用于即时延长术，因为跖侧切口隐蔽，而且可以在延长跖骨时直视血管、神经的紧张程度。

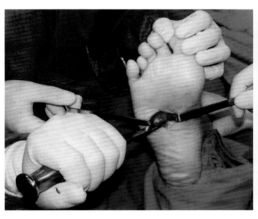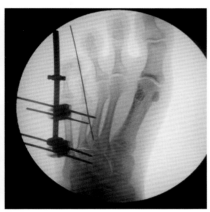

A   B

图6-22-10 跖侧入路截骨

A. 截骨术中 B. 术后X线片

3. 跖骨长度均衡术 Lee等对37例患者的47个短趾实施了跖骨长度均衡术。相较于术前，术后第2、3跖骨的长度分别平均缩短了（8.9±2.8）mm、（7.2±2.6）mm，第4跖骨的长度平均延长了（10.3±4.1）mm，第2、3、4跖骨的长度分别增长了12.3%、12.5%、19.9%，第2、3、4跖趾关节的活动范围分别为55°±11.8°、51.1°±9.6°、40.9°±12.5°。第4跖骨的愈合指数为74d/cm。患足第2、3跖骨头下的圆形胼胝消失，行走痛得到了缓解，但部分患者的第4跖趾关节出现僵硬症状。

Kim等对5例患者的12个短趾实施了跖骨长度均衡术。相较于术前，术后跖骨长度平均增长了28.3%，平均愈合指数为63d/cm。Kim还报告，跖骨长度均衡术因缩短了相邻的较长正常跖骨的长度，使得短小跖骨所需延长的长度短于其他术式中短小跖骨延长的幅度，这样不仅可以恢复跖骨头顶点连线的抛物线形状，而且可以有效降低神经、血管并发症的风险。另外，跖骨长度均衡术后骨愈合时间短，且无须再次手术去除金属置入物等。但该术式因同时对多块跖骨进行缩短和延长，手术创伤波及的范围较大，其最常见的并发症就是跖趾关节僵硬。Lee分析了跖趾关节僵硬的原因，缩短的跖骨对应的跖趾关节僵硬由关节部位松弛的肌腱收缩力度不够所致，而延长的跖骨对应的跖趾关节僵硬则由于延长区域软组织形成了瘢痕，以及在关节部位固定了克氏针所致（图6-22-11）。

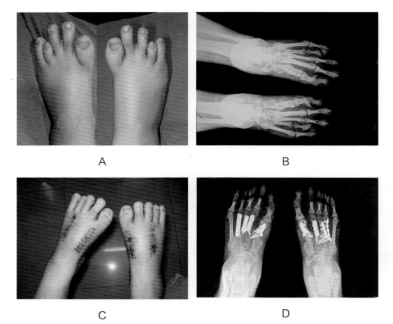

图6-22-11 18岁足趾不等长的女患者行跖骨长度均衡术

A. 术前外观 B. 术前X线片 C. 术后外观
D. 术后X线片

二、先天性掌骨短小症的治疗

先天性掌骨短小症对手功能的影响轻微，这与跖骨短小症显著不同。此类患者的手术需求并不如跖骨短小症患者强烈，除非他们想改善外观。笔者的经验表明，掌骨延长术的并发症主要是术后延长区成骨不良或继发骨不连，这是由于掌骨的远、近端关节活动范围均明显大于跖骨。而延长期间为了保证术后掌指关节的活动范围，通常也不固定掌指关节，这样的力学环境并不利于牵张成骨。

掌骨延长术有两种方式：即时延长术和逐渐延长术。由于手部诸关节的活动范围均大于足部对应关节，局部力学微环境并不稳定，掌骨延长区的成骨速度相对较慢，即其愈合指数更大。笔者近年来共实施掌骨延长术15例（28根掌骨），其中女性14例、男性1例，年龄为18~29岁，13例患者合并有先天性跖骨短缩。所有患者均采用逐渐延长术。随访7~20个月后发现，所有患者均获得满意的治疗效果（图6-22-12，图6-22-13）。

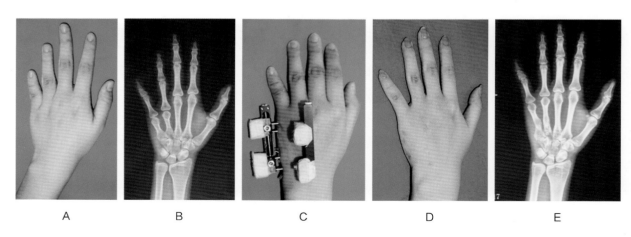

图6-22-12 第4、5掌骨短小症，采用Orthofix迷你支架的同时延长左手第4、5掌骨，患者获得满意的治疗效果

A. 术前外观 B. 术前X线片 C. 采用单边外固定架进行缓慢延长 D. 术后外观 E. 术后X线片

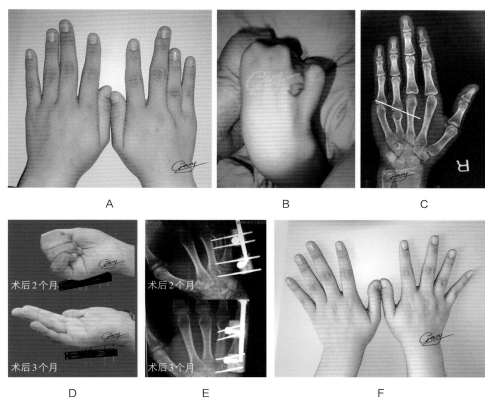

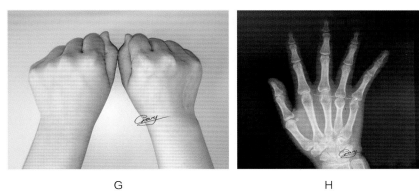

图6-22-13 13岁第4掌骨短小症女患者

A. 外观显示环指短缩　B. 握拳时第4掌骨头处明显凹陷　C. X线片显示第4掌骨明显短缩，掌骨征阳性　D. 掌骨逐渐延长术后2个月和3个月时的手部伸屈功能展示　E. 术后X线片显示，2个月时间隙矿化良好，3个月时愈合　F. 术后3年外观　G. 术后3年时的手部功能展示　H. 术后3年时的X线片显示，第4掌骨塑形良好，其长度接近正常

（康庆林）

第四节
并发症及其处理

一、跖趾关节僵硬或半脱位

无论采用哪一种延长方法，跖趾关节僵硬及半脱位都是最常见的并发症（图6-22-14），这些问题的产生既和跖趾关节的解剖特点相关，也可能与延长过多、操作不当等相关。跖趾关节（背屈和跖屈）的活动度可分为三种情况：正常或轻微受限（≥75°），中等受限（30°～74°），明显受限（<30°）。僵硬是指跖趾关节活动中等或明显受限。有学者报告，当跖骨延长长度＞40%时，相邻关节的活动范围将大幅缩小且可能出现成角移位。Kim等建议当术前估计跖骨延长长度将超过40%时，可实施跖骨长度均衡术。延长速度对跖趾关节活动度有重要影响，前者与患者健康状况、手术技巧、截骨部位等密切相关。Choi等报告以0.5mm/d的速度，分2次进行延长对于软组织的延伸和骨的生成最为理想。另外，年龄的差异也是跖趾关节出现并发症的一个不可忽视的原因。和成年人相比，儿童的延长区软组织较松弛，血供更丰富，并发症的发生率更低，因此跖骨延长术最好在14～30岁时进行。

延长跖骨时，由于跖趾关节受到纵向的顶压，关节间隙狭窄；由于跖趾关节的四周组织发育不平衡，关节半脱位。为了防止此类并发症，Lamm等采取同步延长跖趾关节与跖骨，在外支架延长杆上安装3个钉夹，近端的2个用于跖骨的延长与固定，远端的1个通过2个半钉用于近节趾骨的固定，使跖趾关节随着跖骨的延长而一起向远端移动，跖趾关节间隙始终维持恒定。这种方法有效避免了其他术式中使用克氏针导致的关节僵硬和关节间隙变窄问题。

对于跖骨延长过多导致的半脱位，最有效的补救措施就是缩短受累跖骨。笔者对5例患者的过长跖骨进行缩短（平均缩短8mm），当跖骨缩短后，跖趾关节压力减少，脱位得以自行复位（图6-22-15）。

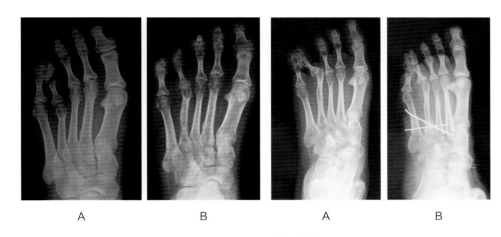

图6-22-14 左足第4跖趾关节延长后间隙狭窄

A. 术前X线片 B. 术后X线片

图6-22-15 左足第4跖趾关节半脱位的治疗

A. 第4跖骨延长过度导致跖趾关节半脱位
B. 缩短第4跖骨后，跖趾关节得以复位

二、神经、血管和肌腱问题

在即时延长术中，由于瞬时快速牵拉，软组织张力会骤然增加。这容易损伤神经和血管，甚至影响末梢血供，因此安全起见，大多数医生在决定延长长度时都比较保守。Lamm认为，当延长长度超过10mm时，患者更容易出现神经、血管的并发症。肌腱、肌肉、关节囊、韧带、皮肤以及筋膜等软组织有一种时间依赖性，表现为蠕变、应力松弛等，这种性质反映了胶原蛋白和细胞基质之间复杂的相互作用。蠕变是指软组织在恒定负重下，随着时间的变化而出现变形。在迅速施加压力的情况下，软组织会变得僵硬，但当以恒定张力缓慢逐渐延伸时，这些软组织将会表现出较好的顺应性和延展性。应力松弛指在持续较长的一段时间内，某固定部位在恒定变形的情况下，其软组织进行重新排列和延长，张力随之减小。从这一点讲，逐渐延长术显然比即时延长术有更多的优势。Baek等对34块短小跖骨实施了即时延长术，术中进行了平均20～30min的蠕变和应力松弛，而没有采用伸肌腱Z字成形术或皮肤V-Y成形术等软组织松解步骤，跖骨长度平均延长了14mm，该长度和采取逐渐延长术能取得的结果相似，且即时延长术后患者没有出现神经、血管的并发症。骨组织的血供对新生骨也非常重要，不管哪一种术式，血供缺乏都会限制延长的长度。Kim等报告，当局部缺血超过15min时，用克氏针将分离的跖骨横向固定于相邻的跖骨，然后将纵向的克氏针拆除，有助于恢复血供。

三、高弓足和踇外翻

高弓足畸形是第1跖骨延长后继发的常见并发症，与跖骨过度延长导致脚底软组织紧绷以及第

1跖骨的解剖方位有关。在矢状平面，第1跖骨通常有将近30°的倾斜度。如果沿着第1跖骨的解剖轴进行延长，在延长完成后，第1跖骨头顶点将位于一个低于足底跖侧面的更低位置，这是足内侧纵弓增高的主要原因。所以，为了防止高弓足形成，在延长过程中，外支架的纵轴应尽可能和足底平行，而不与跖骨的轴线平行，同时应对紧张的足底软组织进行适当松解。

继发踇外翻畸形也多见于第1跖骨延长后，这与其解剖走向有关。当第1跖骨短小时，即使第1跖骨的倾斜度较大，这种病理现象也不显著。而如果沿第1跖骨的解剖轴大幅延长，客观上就会造成第1跖骨的倾斜度显著增大，这正是踇外翻的病理基础。由于拇指外侧缺少限制，当穿鞋行走时，拇指就容易受鞋帮挤压而外翻。预防措施：在安装支架时，支架应在冠状面上并尽可能和第2跖骨的解剖轴平行，即与第1跖骨纵轴成一定角度。

四、延长后跖骨畸形

延长后跖骨成角畸形或延长过度是跖骨延长术的另一组常见并发症，这些问题可继发于延长区成骨不良、支架拆除过早、术后不恰当的康复锻炼、延长时支架轴线不佳等任一环节。为了获得良好的成骨效果，笔者建议，在截骨时应采用预钻孔再截骨的方式，防止对跖骨的血供造成热损伤。第1跖骨粗大，且是构成足底三点负重的重要成分，其成骨速度较其他跖骨更慢，故应适当延长第1跖骨佩戴支架的时间（图6-22-16）。为了避免跖趾关节脱位导致的异常活动对延长区成骨的影响，术中应用克氏针对跖趾关节进行临时固定。

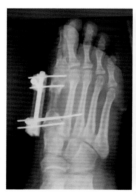 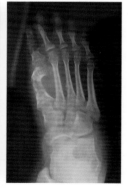

A   B

图6-22-16 右足第1跖骨延长且支架拆除后再骨折
A. 支架拆除前 B. 支架拆除后再骨折

采取逐渐延长术后，加强对患者的随访和术后管理也很重要，应跟患者强调医患配合、遵从医嘱的重要性。在治疗早期，患者应减少负重活动，而在治疗后期应增加活动量，促进骨痂矿化。这些都是预防术后延长区骨不连或避免矿化延迟的重要措施。

（康庆林）

参考文献

［1］SKIRVING A P，NEWMAN J H． Elongation of the first metatarsal［J］． J Pediatr Orthop，1983，3（4）：508-510．

［2］MAGNAN B，BRAGANTINI A，REGIS D，et al． Metatarsal lengthening by callotasis during the growth phase［J］． J Bone Joint Surg Br，1995，77（4）：602-607．

［3］TANAKA Y，TAKAKURA Y，KUMAI T，et al． Radiographic analysis of hallux valgus. A two-dimensional coordinate system［J］． J Bone Joint Surg Am，1995，77（2）：205-213．

［4］LAUF E，WEINRAUB G M． Asymmetric "V" osteotomy: a predictable surgical approach for chronic central metatarsalgia［J］． J Foot Ankle Surg，1996，35（6）：550-559，601．

［5］ROBINSON J F，OUZOUNIAN T J． Brachymetatarsia: congenitally short third and fourth metatarsals treated by distraction lengthening-a case report and literature summary［J］． Foot Ankle Int，1998，19（10）：713-718．

［6］BAEK G H，CHUNG M S． The treatment of congenital brachymetatarsia by one-stage lengthening［J］． J Bone Joint Surg Br，1998，80（6）：1040-1044．

［7］CHOI I H，CHUNG M S，BAEK G H，et al． Metatarsal lengthening in congenital brachymetatarsia: one-stage lengthening versus lengthening by callotasis［J］． J Pediatr Orthop，1999，19（5）：660-664．

［8］KIM H T，LEE S H，YOO C I． et al． The management of brachymetatarsia［J］． J Bone Joint Surg Br，2003，85（5）：683-690．

［9］KIM J S，BAEK G H，CHUNG M S，et al． Multiple congenital brachymetatarsia. A one-stage combined shortening and lengthening procedure without iliac bone graft［J］． J Bone Joint Surg Br，2004，86（7）：1013-1015．

［10］OH C W，SATISH B R，LEE S T，et al． Complications of distraction osteogenesis in short first metatarsals［J］． J Pediatr Orthop，2004，24（6）：711-715．

［11］YAMADA N，YASUDA Y，HASHIMOTO N，et al． Use of internal callus distraction in the treatment of congenital brachymetatarsia［J］． Br J Plast Surg，2005，58（7）：1014-1019．

［12］SHIM J S，PARK S J． Treatment of brachymetatarsia by distraction osteogenesis［J］． J Pediatr Orthop，2006，26（2）：250-254．

［13］GILBODY J，NAYAGAM S． Lengthening of the first metatarsal through an arthrodesis site for treatment of brachymetatarsia: a case report［J］． J Foot Ankle Surg，2008，47（6）：559-564．

［14］LEE W C，SUH J S，MOON J S，et al． Treatment of brachymetatarsia of the first and fourth ray in adults［J］． Foot Ankle Int，2009，30（10）：981-985．

［15］LEE K B，YANG H K，CHUNG J Y，et al． How to avoid complications of distraction osteogenesis for first brachymetatarsia［J］． Acta Orthop，2009，80（2）：220-225．

［16］LEE W C，YOO J H，MOON J S． Lengthening of fourth brachymetatarsia by three different surgical techniques［J］． J Bone Joint Surg Br，2009，91（11）：1472-1477．

［17］SCHER D M，BLYAKHER A，KRANTZOW M． A modified surgical technique for lengthening of a metatarsal using an external fixator［J］． HSS J，2010，6（2）：235-239．

［18］LAMM B M． Percutaneous distraction osteogenesis for treatment of brachymetatarsia［J］． J Foot Ankle Surg，2010，49（2）：197-204．

［19］曾炳芳，康庆林． 四肢骨不连外科学［M］． 北京：人民军医出版社，2010．

［20］GIANNINI S，FALDINI C，PAGKRATI S，et al． One-stage metatarsal lengthening by allograft interposition: a novel approach for congenital brachymetatarsia［J］． Clin Orthop Relat Res，2010，468（7）：1933-1942．

［21］VOLPI A D，FRAGOMEN A T． Percutaneous distraction lengthening in brachymetacarpia［J］． Orthopedics，2011，34（8）：e424-e427．

［22］康庆林，陆联松，喻鑫罡，等． 跖侧入路截骨延长治疗先天性第四跖骨短小症［J］． 中国矫形外科杂志，2012，20（21）：1948-1952．

［23］所罗门． Ilizarov技术基本原理及应用［M］． 康庆林，张长青，柴益民，译． 北京：人民军医出版社，2012．

［24］徐佳，陆联松，康庆林． 先天性跖骨短小症治疗进展［J］． 国际骨科学杂志，2012，33（5）：291-294．

［25］康庆林，柴益民． Taylor空间支架原理与应用［M］． 北京：科学出版社，2016．

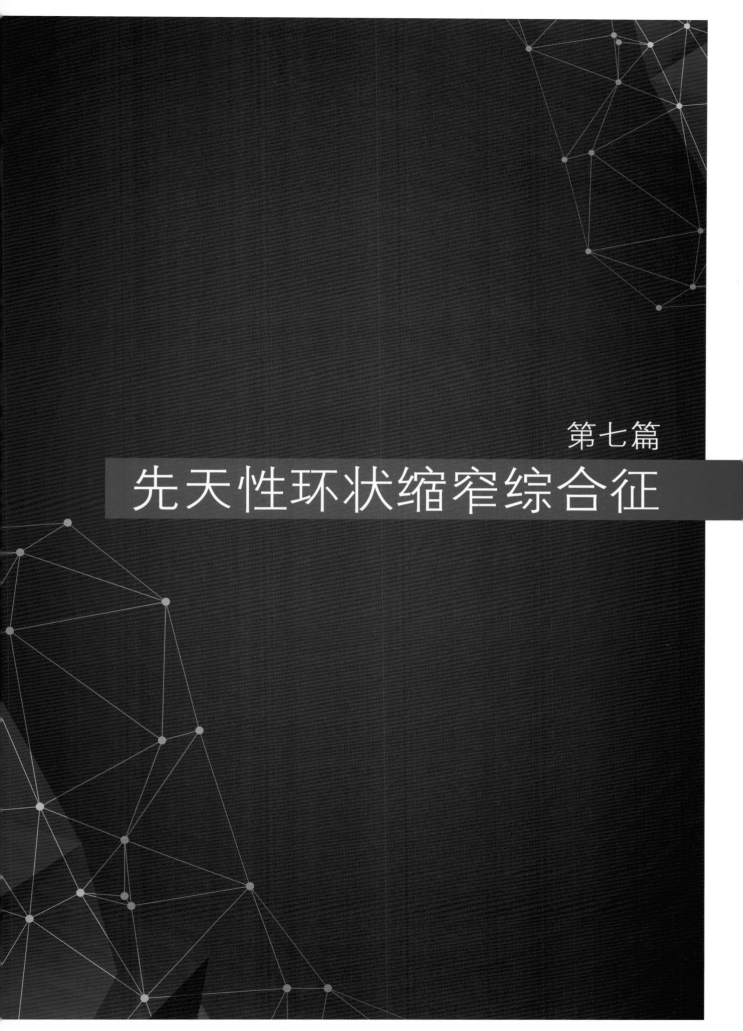

第七篇

先天性环状缩窄综合征

四肢环状缩窄综合征

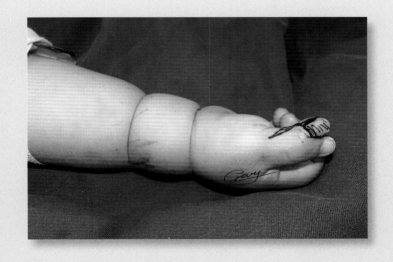

第一节
概述

先天性环状缩窄（congenital ring constriction）又名束带畸形（constriction band deformity），一般指一组出现在人体体表的环形或半环形的异常束带，发生在肢体时，肢体犹如被一根细绳紧紧地缠绕着。该病最常见于肢体，也可见于躯干与颅面，甚至可见于内脏器官。由于常伴有先天性肢体缺如和末端并指，这种畸形又被认为是一种综合征。这种畸形还有其他名称，如羊膜带综合征（amniotic band syndrome）、轮匝综合征、Streeter 发育不良症、环形沟、宫内截肢等。

1832年，Montgomery 详细描述了 1 例自己接生的新生儿。这个新生儿不只患有颅面与颅骨畸形，还有身体其他部位畸形。Montgomery 发现这个新生儿的手部与踝部有明显的缩窄环（又叫束带），并推测这可能是新生儿发生宫内截肢的原因（图7-23-1）。

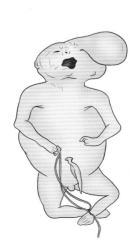

图7-23-1 Montgomery描述的胎儿手部及踝部有明显的缩窄环

　　先天性环状缩窄是各种先天性畸形中较为常见的一种疾病。对于其发病率，不同的研究者报告的数据均不相同。该病会导致自然流产，因此新生儿的发病率非常低。Patterson 报告的 600 例手和前臂畸形患者中，有 30 例是先天性环状缩窄患者，据此他推算出的发病率是 1/15000。早前在中国香港进行的一项调查显示，326 例先天性畸形患者中，先天性环状缩窄患者占 4.5%。据 Flatt 报告，先天性环状缩窄占手部畸形的 2%。据 Pillay 报告，1961—1963 年，新加坡全部人口中活产婴儿的先天性环状缩窄的发病率是 1/15000；马来西亚活产婴儿的先天性环状缩窄的发病率是 1/4000。在性别与种族方面，先天性环状缩窄的发病率没有明显差异。

　　远端环形缩窄更为常见，多累及中指。80% 的病例合并有手部畸形，如多拇指、并指、指发育不良、少指、短指、指关节粘连、蹼状指和屈指畸形，40%～50% 的病例存在身体其他部位的相关畸形（如马蹄内翻足、唇腭裂或颅骨缺陷），常合并血管瘤（图 7-23-2～图 7-23-4）。不太常见的临床表现包括肢体完全缺失、脐带短、颅面破裂、神经管缺损、颅骨缺损、脊柱侧凸和体壁缺损，如腹裂和胸外心脏。患者一般不伴有内脏畸形，但是 Flatt 报告了 1 例伴有动脉导管未闭的患者。有报告称，23% 的患者存在肢体神经系统损伤，16% 的患者由于血管受压而有肢端血供障碍。

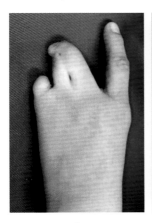
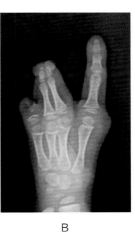
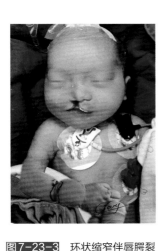

A　　　　　　　　　　B　　　　　　　　　**图 7-23-3**　环状缩窄伴唇腭裂

图 7-23-2　环状缩窄伴 V 型拇指发育不良

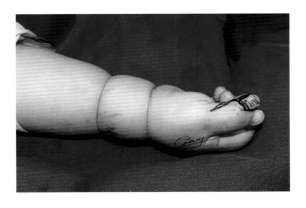

图 7-23-4　环状缩窄伴多拇畸形

（方有生）

第二节
病因与发病机制

目前的临床及实验研究尚未发现先天性环状缩窄有家族遗传现象，也没有发现确切的相关遗传基因。一些病例提示，某些药物可能对该病的发生有影响。有1个病例的母亲在怀孕期间服用了呋喃妥因和止吐剂。Pillay认为，核黄素缺乏以及饮食不足是患者发病的原因。在笔者的病例中，一些患者的母亲在怀孕期间患过流感类疾病。

医学界普遍认为这种束带畸形是由于羊膜带环绕胎儿的四肢而形成的，或指列远端出血后，在子宫内形成羊膜粘连，继而引起该畸形。也有人认为该病的原因是羊膜早破，胎儿肢体从羊膜裂口疝出，进而导致肢体与羊膜粘连。但这一理论还没有得到充分的证实。当缩窄环仅限于手指或其他部分肢体，且同时存在手指缺失和并指时，其发病机制就存在争议。当羊膜带环绕胎儿的四肢时，虽然可能导致远端截肢，但缺失部分的奇异性质并不容易被解释。并指与环状缩窄共存的特征是未分离的手指上有一个近端窦，形成所谓的裂隙并指（图7-23-5）。这种形态的出现很难用羊膜带来解释。此外，先天性环状缩窄也与其他先天性骨骼异常，如马蹄内翻有关。另外，手指发育不全程度、手指缺失节数、缺节部位不一致的，可以被归为短指并指畸形。Torpin通过对环状缩窄病例的检查得出结论：羊膜带的机械性压迫以及肢体伸出羊膜的情况不足以解释全部病例的发病机制。和事实情况最相符的理论是遗传物质和胚盘及羊膜局部缺陷导致的皮下组织发育不良。肢体局部发育不良和与其相关的羊膜带可能可以用来解释这种疾病的发病机制。

一般认为这种畸形发生在妊娠7周以后，大部分手部畸形都在此时出现。据Potter报告，出现这种畸形的最小胎儿为妊娠10周的胎儿。

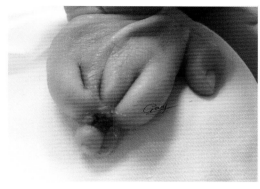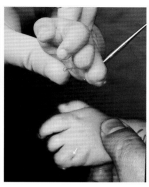

图7-23-5　裂隙并指和孔隙并指

A. 相邻指远端发生粘连，近侧指间结构正常，形成典型的顶端并指，也称之为裂隙并指　B. 相邻指几乎粘连，仅指蹼区残留微小的空隙，称之为孔隙并指

A　　　　　　　　　　　　B

（方有生）

第三节
病理改变与分型

Patterson 将发生在肢体的环状缩窄归纳为 4 种基本表现形式：①单纯环状缩窄（图7-23-6）；②和远端畸形相关的环状缩窄，伴或不伴淋巴水肿或发育停止（发育不全）（图7-23-7，图7-23-8）；③和远端软组织融合相关的环状缩窄（指端并指）（图7-23-9）；④宫内截肢（部分发育停止）（图7-23-10）。这4种类型可以单独出现，也可以几种同时出现。

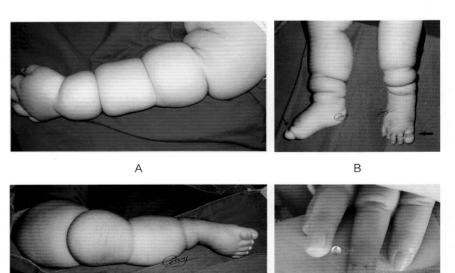

A

B

C

D

图7-23-6 肢体不同部位的单纯环状缩窄

A. 上臂与前臂同时存在环状缩窄，但手的形态正常 B. 小腿与踇趾同时存在明显的环状缩窄 C. 同侧大腿与小腿出现不同程度的单纯环状缩窄，小腿与足部出现水肿，足部结构正常 D. 单一手指指端出现环状缩窄

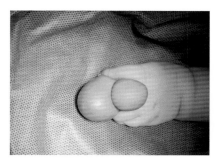

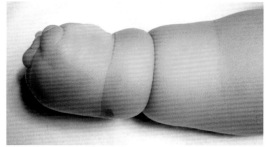

图 7-23-7　环状缩窄伴手指淋巴水肿　　图 7-23-8　环状缩窄伴手部发育不良

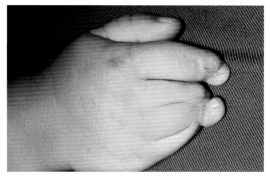

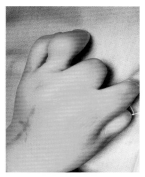

图 7-23-9　指端并指　　　　　　　　图 7-23-10　截指

肢体畸形通常是不对称的。缩窄环的范围和深度各异，有些像是正常但异位的皮肤皱褶，皱褶远端常有淋巴水肿。浅的缩窄环的挛缩皮肤正常，但皮下组织常发育不良。虽然缩窄环的深部血管完整，但是较深的缩窄环的表浅血管缺失。指在缩窄带的远端，可短缩或完全缺如。末端并指在近端指蹼处常有小的裂隙。缩窄环的影响并非固定的，如果缩窄环位于深部且坚韧，随着瘢痕的增加，挛缩和血管损伤程度加重，可导致进行性皮肤坏死。有远端淋巴水肿、发绀的患者，手术前可能会出现缩窄环影响加重的情况。只有很少数的缩窄环会引起远端部分明显坏死。

一、单纯环状缩窄

单纯环状缩窄的位置通常存在皮下组织发育不良和类似于关节屈曲部位皮褶的真皮层变薄的情况，也可能出现深达深筋膜的瘢痕。

有些患者出生时缩窄环的基底就出现了溃疡。尽管很多缩窄环不波及深筋膜，但深达深筋膜时，位于深部的神经和血管组织可能很容易中断。

通常缩窄环近端的肢体是正常的，这一特点可以被用来鉴别先天性环状缩窄和其他临床表现类似的畸形（如在手指和手掌相连处有窄蒂的漂浮拇畸形）。

二、远端影响——淋巴水肿或发育停止

有些患者在缩窄环的位置淋巴回流被阻断了，导致其他手指或远端肢体发生淋巴水肿，肢体体

积增大，组织内含有过多的组织液。

在远端发育不良的病例中，到达肢体远端的神经、血管被阻断了，所以缩窄环远端的肢体不能正常发育，乃至发育停止（图7-23-11）。

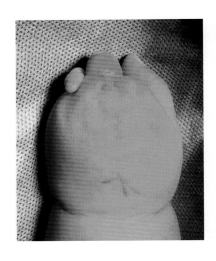

图7-23-11 手指发育不良

Moses等报告的45例病例中，有9例病例的缩窄环以远的肢体存在感觉缺失。这9例病例同样存在远端肢体的血供不足，这一点可以通过远、近端肢体明显的温度差来证明。另外有11例病例没有发生感觉缺失，但同样存在血供不足的情况。在这45例病例中，有16%的病例存在远端肢体水肿和毛细血管再灌注时间延长的情况。

Di Meo、Mercer、Uchida和Sugioka都报告过前臂缩窄环以远正中神经和尺神经发育停止的情况（图7-23-12）。

变短的手指可能存在指甲缺失，也可能存在指甲生长缓慢或者发育不良的情况（图7-23-13）。

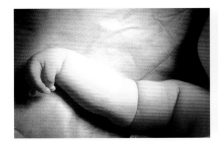 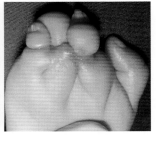

图7-23-12 前臂缩窄环伴有桡神经、正中神经及尺神经损伤　**图7-23-13** 缩窄环远端手指发育不良，指甲发育不良

三、部分融合

瘢痕形成和变形常常发生，尤其是影响手指的时候。并指可能涉及所有手指，但最常见于示指、中指和环指（图7-23-14）。

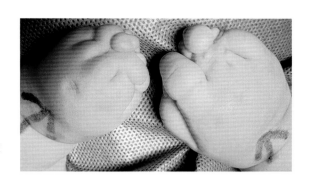

图7-23-14　先天性环状缩窄综合征
常常伴有手指远侧部分并指

对于指端并指，皮下隧道代表手指裂隙的最低部位，但其位置是不正确的，常常比正常指蹼的基底更靠近远端。

指端融合（并指）可以分成3种类型。

一型：指端融合，指蹼完整；

二型：指端融合，指蹼部分存在；

三型：指端融合，指蹼消失，残端形成窦道。

手指的神经血管束有可能包含在瘢痕组织中，在进行分指手术时需要仔细探查。骨融合并不是手指融合的一个特点。

表皮囊肿可能出现在手指融合的部位，是需要切除的。覆盖在囊肿表面的皮肤被扩张了，可以用来修复并指之间缺损的皮肤组织。

2010年，田文等以畸形的临床形态改变特点为依据，提出了先天性环状缩窄并指手指的新的分型方法（图7-23-15）。

1. Ⅰ型　相邻手指以狭窄的皮肤"桥"相连，皮肤"桥"近端为狭窄的间隙，掌背侧相通，指蹼存在。缩窄环位于手指近端，根据缩窄环与皮肤"桥"的相对位置，可进一步将Ⅰ型分为两个亚型：①Ⅰa型，缩窄环与皮肤"桥"位于同一水平；②Ⅰb型，缩窄环与皮肤"桥"不在同一水平。

2. Ⅱ型　2个或2个以上畸形短小的手指或有缺如的手指由皮肤软组织完全并连，远端有时聚拢在一起，外形似三角形或锥形，指蹼消失，缩窄环可与并指手指共存，或存在于同手其他手指上。

3. Ⅲ型　手指或手指残端的远端由皮肤软组织相连。手指并连部分的近端为狭窄的皮肤管道，当皮肤管道接近正常指蹼位置时，指蹼部分存在，远离正常指蹼位置时，指蹼消失；或为宽大的裂隙，这时指蹼完整或基本完整，皮肤管道与裂隙在掌背侧相通。缩窄环可与并指手指共存，或存在于同手其他手指上。①Ⅲa型：手指或手指残端的远端由皮肤软组织相连，近端为狭窄的皮肤管道，指蹼部分存在或不存在；②Ⅲb型：手指或手指残端的远端由皮肤软组织相连，手指并连部分的近端为宽大的裂隙，指蹼完整（PattersonⅠ型）或不完整（PattersonⅡ型）；③Ⅲc型：Ⅰ型与Ⅲb型同时出现在同一侧，并连手指之间有2个裂隙，指蹼完整；④Ⅲd型：Ⅲa与Ⅲb同时出现在同一侧；⑤Ⅲe型：手指或手指残端的远端由皮肤软组织相连，并连手指相互叠加或"骑跨"，近端为裂隙或皮肤管道，指蹼存在或部分存在，缩窄环可与并指手指共存，或存在于同手其他手指上。

4. Ⅳ型　非相邻手指或手指残端的远端由皮肤软组织相连，与其相邻的手指不相连或基本不相连，指蹼存在，缩窄环可与并指手指共存，或存在于同手其他手指上。

5. Ⅴ型　Poland综合征短指并指合并环状缩窄，缩窄环可与并指手指共存，或存在于同手其他手指上。

6. Ⅵ型　为典型的部分皮肤并指，指蹼存在，但深度不够，同时合并环状缩窄。

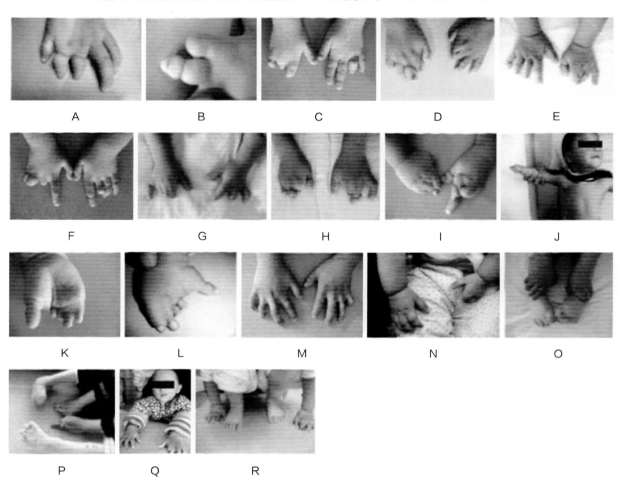

图7-23-15　田文等基于临床形态改变特点的环状缩窄并指畸形分型

A. Ⅰa型：左拇、示、中指短小，示、中指由皮肤"桥"相连于近端，缩窄环与皮肤"桥"位于同一水平　B. Ⅰb型：示指中、远节缺如，中指短小，皮肤"桥"位于中指缩窄环近端　C. Ⅱ型：右小指、左环指发育短小且有缩窄环，右示指远节缺如。右中、环指中、远节缺如，残指并连，指蹼消失　D. Ⅲa型：左拇、示指缺如，示指残端与中指由皮肤软组织相连，狭窄的皮肤管道靠近正常指蹼位置，指蹼部分存在，环指远节上有缩窄环。右手为Ⅲb型　E. Ⅲb型：左拇、示、小指上有缩窄环，示、中、环指远端并连，近端为宽大的裂隙，中、环指指蹼完整，示、中指指蹼不完整　F. Ⅲc型：左中、环指Ⅰ型与Ⅲb型同时存在，示指上有缩窄环。右手为Ⅲb型　G. Ⅲd型：右手示、中、环指并指，示、中指为Ⅲa型，中、环指为Ⅲb型。Ⅲa与Ⅲb型同时存在，小指上有缩窄环。左手为Ⅲa型　H. Ⅲe型：左环指缺如，示、中指并连且相互叠加，同时伴有缩窄环。右手多发缩窄环。手指短小、缺如　I. Ⅳ型：左示、环、小指远端由皮肤软组织相连，相邻的中指独立且不发生并连，拇、示指上有缩窄环，环、小指部分缺如。右手并指情况相似，但中指发育短小　J. Ⅴ型：右侧Poland综合征短指并指　K. Ⅴ型：右示、中、环、小指发育短小、并连，拇指上有缩窄环　L. Ⅴ型：背侧观　M. Ⅵ型：左手环、小指部分并指，右手环、小指部分并指，双手多个手指上有缩窄环。右示、中指指蹼正常　N. 双手腕部有缩窄环，左手Ⅲa型环状缩窄并指畸形　O. 左手Ⅳ型环状缩窄并指畸形，右手手指环状缩窄合并双足缩窄环并趾、足趾缺如等畸形　P. 双手Ⅳ型环状缩窄并指畸形，合并双足马蹄内翻足、足趾缺如　Q. 左手Ⅰb型环状缩窄并指畸形，合并颜面畸形　R. 双手Ⅲb型环状缩窄并指畸形，合并左小腿组织赘生物（赘生小腿）

四、宫内截肢

我们曾经看到过截指新生儿的手指像焦痂一样仍然连在手上，随后发现其残端的地方有皮肤和骨残端粘连，皮肤往往很薄且发育不全（图7-23-16）。

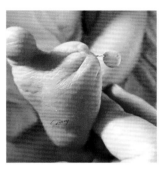 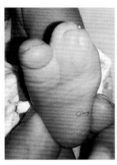 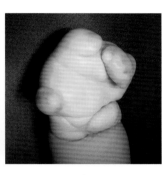

图 7-23-16　环状缩窄伴多个手指不同水平截指

A　　　　　　　　　B　　　　　　　　　C

（方有生）

治疗

一、治疗时间

（一）血供障碍

先天性环状缩窄患者由于缩窄环的压迫出现指（肢）端血供障碍，即为急诊手术的指征。

（二）急性水肿

据文献报告，对于急性水肿最好的手术治疗时间是患者出生后几天内，这样其症状很快就能得到缓解（图7-23-17）。Iwasawa 也报告过同样的治疗经验。组织的弹性有助于肿胀的回缩。如果手术进行得比较晚，皮肤的弹性由于长期慢性的牵拉和纤维变性已经被破坏，后期患者就可能需要再

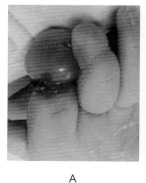
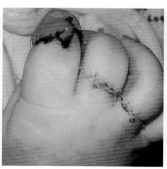
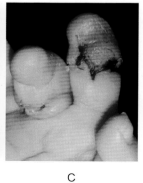

A　　　　　　　B　　　　　　　C

图 7-23-17　患者出生后，示指环状缩窄伴远端严重淋巴水肿

A. 术前　B、C. 术后2天，恢复良好

次手术以切除多余的皮肤组织。另外，如果等到患者3～4个月大的时候才对其水肿的肢体进行治疗，则需要切除纤维化的组织（图7-23-18），对于水肿的治疗效果也不佳。

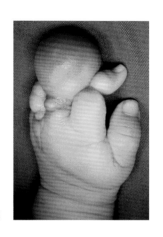

图7-23-18 水肿后期纤维化

（三）分指

分指手术最好在患者出生后1年内完成，最合适的手术时间是出生后4～8个月。当手指位置异常，导致骨质扭曲畸形且随着患者年龄的增长更加明显时，手术更应该在患者出生后1年内完成。

当患者的并指畸形比较杂乱时（图7-23-19），医生更希望将其手指分开，这样在患者1岁的时候其手就会有功能，应用手的思维才有可能在患者大脑里正常形成。

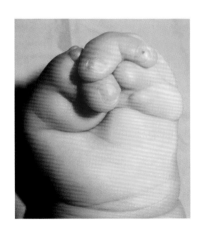

图7-23-19 伴有复合并指的环状缩窄综合征

二、手术方法

（一）缩窄环的松解与修复

缩窄环应彻底切除，较为传统的切口有连续Z形、W形或矩形，近年出现了正弦波形甚至环形线状切口（图7-23-20）。笔者倾向于60°或70°的Z字成形术（图7-23-21）。应用更少、更大的Z形皮瓣转位使皮下组织跨过缩窄部位，有助于修复组织和形成最少的瘢痕。手术时常规应用放大镜。笔者发现一次性完整地切除缩窄环并做Z形切口设计不会出现任何问题，远端的血液循环可以通过深部的动静脉维持。Buck-Gramcko报告了20年内通过一次性手术进行修复的50例病例，DiMeo和

Mercer同样推荐这种治疗方法。近年来，为了减少瘢痕，改善外观，越来越多的医生尝试用环形线状切口，一次性手术松解、修复，效果令人满意（图7-23-22）。缩窄环比较深的时候，一定要将缩窄环基底的皮肤切除，切除的皮肤可以移植到分离的手指或足趾之间。

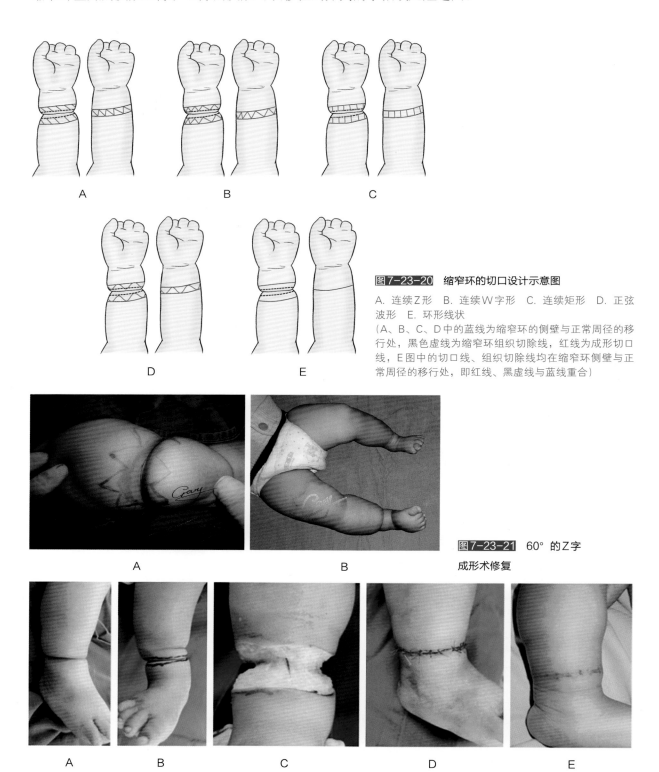

图7-23-20　缩窄环的切口设计示意图

A. 连续Z形　B. 连续W字形　C. 连续矩形　D. 正弦波形　E. 环形线状
（A、B、C、D中的蓝线为缩窄环的侧壁与正常周径的移行处，黑色虚线为缩窄环组织切除线，红线为成形切口线，E图中的切口线、组织切除线均在缩窄环侧壁与正常周径的移行处，即红线、黑虚线与蓝线重合）

图7-23-21　60°的Z字成形术修复

图7-23-22　单纯环状缩窄，环形线状切口，一次性修复

（二）皮下组织的修复与成形

缩窄环的部位通常缺乏皮下组织，所以在修复的时候要同时推进皮肤和皮下组织（图7-23-23～图7-23-25）。据Upton和Tan报告，用这种改良方法治疗凹陷畸形能取得良好的效果。

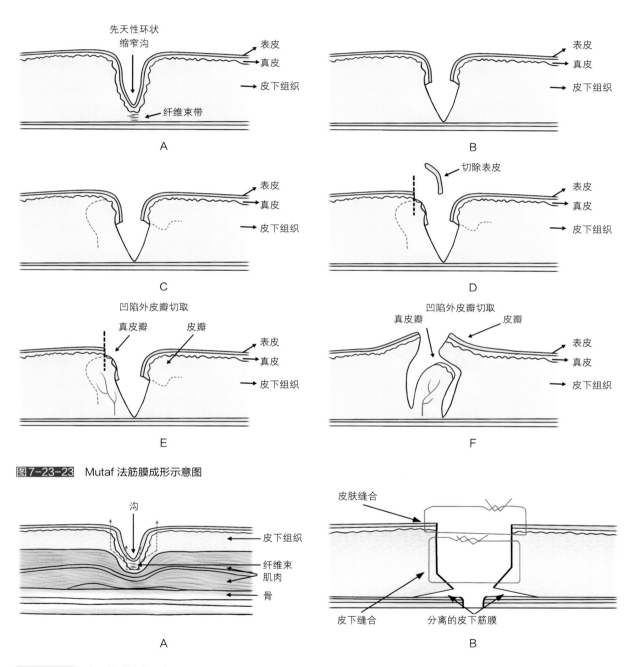

图7-23-23 Mutaf法筋膜成形示意图

图7-23-24 皮下筋膜推进示意图

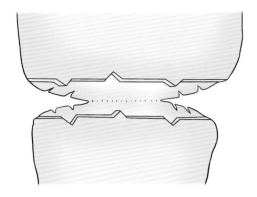

图7-23-25 皮下筋膜成形示意图

（三）深部组织的处理

应该探查缩窄环深部的神经血管组织并给予保护。Z形、W形、矩形等皮肤成形设计有助于对缩窄环近端和远端的深部组织进行探查。有溃疡的深达深筋膜的缩窄环显示出远端肢体对深部血管系统有依赖性。

（四）淋巴水肿的处理

对于缩窄环远端肢体急性水肿的病例，要将其皮瓣掀起并平坦地覆盖在缩窄的部位（图7-23-26）。如果手术在患者出生后一个星期内进行，可以通过切口在患者体内插入一个带吸力的引流装置，以抽吸淋巴水肿的远端肢体中的组织液等，促进肿胀肢体收缩。发生远端急性水肿时，切除缩窄环后Z字成形，要求水肿部分直接变细。当深部的骨质有可能不处于正常位置时，就要格外小心，并且要从近端开始辨别神经血管束。远端肢体较大的V形皮瓣与近端肢体较小的V形皮瓣结合是更有效的缩小指体的方法。用扩张的组织置换并覆盖原来缩窄的部位。笔者发现连续Z形切口可使组织液引流更加有效，但患者往往需要二期减容治疗。

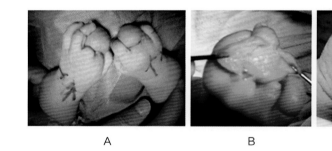
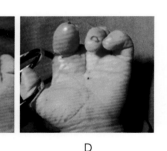

| A | B | C | D |

图7-23-26 淋巴水肿的修复

（五）分指和指蹼重建

对于涉及2~5个手指的杂乱的并指畸形，术前设计好哪些手指首先需要被分开是必须的。根据融合部位的瘢痕情况、交叉并指情况、分指的复杂程度，确定手术是一次性完成还是分两期完成。原则上2个分开手指中间的整个切口应该是锯齿状的。

有时候手指上覆盖的软组织非常少，单纯分指后形成的缺损可以通过全厚皮片游离移植、局部皮瓣转移，或两者结合进行修复。

有时候可以通过背侧的矩形指蹼皮瓣联合掌侧皮瓣来重建指蹼的基底部位。矩形皮瓣的基底部要比远侧宽，所以称之为四边形皮瓣可能更贴切些。全厚皮片游离移植可用来覆盖两指相对面的缺损区。有时候也通过将背侧的三角形皮瓣和掌侧的三角形皮瓣拼接到一起来重建指蹼（图7-23-27）。

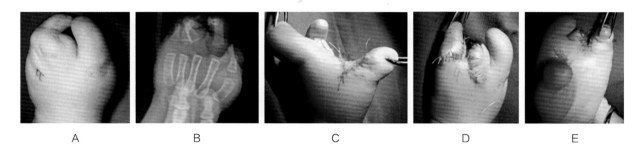

| A | B | C | D | E |

图7-23-27 并指分离，指蹼重建，虎口开大

在瘢痕形成的地方从近端向远端探查神经血管束是必不可少的一步。这一步需要在放大镜下操作，这样能更加清楚地看到细小的神经血管结构。选择性地切除脂肪组织有助于皮瓣的覆盖缝合。

锯齿状切口设计形成的V形皮瓣要在无张力条件下缝合，且指蹼皮瓣应插入基底部位。通过一系列全厚皮片移植可用于覆盖手指相对侧的缺损面。皮片通常取自腹股沟，因为这里比较隐蔽，瘢痕相对不影响美观，而且可取的皮肤体量也比较大。但有一个确实存在的弊端，即植皮后期出现色素沉着。取少量皮肤时，也可以从腕横纹或肘部皮褶的地方切取，这样长期的外观效果会比较好，但是在供皮区形成的瘢痕从美学角度来说很难被接受。

另外一种选择是把从腿上缩窄环处切下来的皮条修成全厚皮片，再用其修复手指的皮肤缺损。这种皮片很薄，很容易移植。对于4个月大的患者，手术时可以分两组同时进行，如一组做上肢，一组做下肢。从腿上缩窄环处切下来的皮肤可以用来修复手部的皮肤缺损。

指蹼一直深达指动脉分叉处。当手指有相对正常的长度时，指蹼的这个深度是足够的。然而，当手指比较短或者仅有近节手指保留时，将指蹼一直延长到掌部会更有优势。在这种情况下，需要在显微镜下将指总神经劈开，使指固有神经变长。一侧指固有动脉需要在分叉处远侧被结扎以加深指蹼。通常功能相对更重要的手指的指固有动脉应予以保留。

一次只在一个手指的一侧做指蹼成形术能够避免手指两侧动脉同时发生痉挛而影响血运。事实上，当在处理神经血管束时应用放大镜并操作轻柔的话，血管痉挛很少发生。如果一个医生能熟练掌握同时在一个手指两侧做指蹼成形术的技术，并应用放大镜、操作格外小心轻柔，则这种修复可以在一次手术中完成。所有修复都不能在有张力的情况下进行，术后要认真包扎切口并给予准确的支具固定。

田文等根据先天性缩窄环综合征并指的不同类型制订了相应的治疗策略。

Ⅰ型的主要特点为连接手指的皮肤"桥"狭窄，分指对手指血液循环的影响小，残留皮肤缺损少，可直接闭合，指蹼不需要重建，缩窄环和皮肤"桥"可同时处理。Ⅰb与Ⅰa型患者除临床表象有所不同外，还有其他差异。如对Ⅰb型患者进行分指和Z形松解缩窄环时，其近端三角形皮瓣的蒂应该位于皮肤"桥"的对侧，以免在切除皮肤"桥"时损伤皮瓣蒂部血运，影响皮瓣存活，而Ⅰa型患者不受此限制。

Ⅱ型属于完全性并指，指蹼需要重建。如果3指或3指以上并连，患者需分期分指，残留皮肤缺损无法直接闭合，需移植皮片以覆盖缺损处。对于部分相互并连的缺如手指残端缩窄环，可不予处理，其原因是：①这类缩窄环狭窄程度较轻；②局部皮肤条件不稳定，若对其进行松解反倒容易造成局部坏死；③分指后缩窄环已被部分切除，可以起到一定的松解作用。

Ⅲ型的基本特点是并连部位位于手指末端或远端，其近端为狭窄管道或裂隙。并连部位位于手指末端时，指蹼需要重建或部分重建；并连部位位于手指远端时，指蹼一般不需要重建；但如果裂隙远离正常指蹼，则指蹼需要重建。分指后如果某一手指双侧出现较严重的皮肤软组织缺损，严重影响手指的血液循环，或出现神经血管束损伤，导致手指坏死的可能性加大，则应分期手术；缩窄环可同期或另行择期松解。

Ⅳ型指蹼较完整，不需要重建，三指相并连时需分期分离手指。

Ⅴ型均为多指并指，可按多指并指分指原则选择手术，松解缩窄环可与其中一期手术同时进行。

Ⅵ型并指相对简单，可选择一期或分期分指以加深指蹼，松解缩窄环可与分指手术同时进行。

（六）复杂缩窄环的修复

多发且影响深部组织如血管、神经的严重的先天性环状缩窄患者需要尽早手术。根据严重程度可以在患者出生数小时、数天后手术（图7-23-28～图7-23-30）。

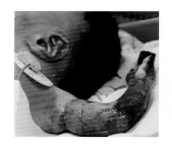
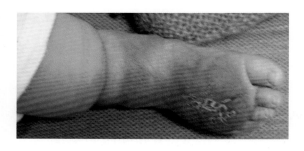

图7-23-28　患者出生后左上肢出现严重血运障碍

图7-23-29　患者出生后右足出现明显血运障碍

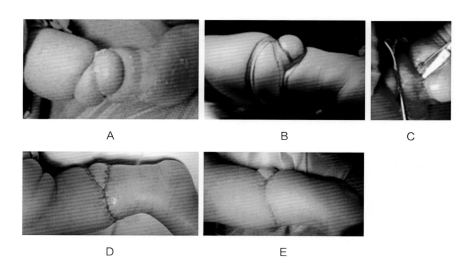

A　　　　　　　　B　　　　　　　　C

D　　　　　　　　E

图7-23-30　右小腿多发环状缩窄伴右足肿胀，供血不足，患者出生3天后手术

（七）短指与缺指的处理

缺指与短指在环状缩窄综合征中比较常见。当手指丧失功能，尤其是在出现多指缺损时，应考虑重建手指，并应首先考虑重建拇指。修复手术最好在患者出生后1年内完成，最佳手术时间是患者出生后4～8个月。这时候可以决定去除哪个手指，尤其是当去除的手指在重建重要手指（例如拇指）中有很大价值时。当无法确定最佳手术方案时，可以将确定方案的时间推迟到患者可以参与决定的时候。

1. 植骨延长

（1）趾骨移植：如果拇指因为缩窄环短缩至掌指关节水平，可以移植一节近节趾骨到拇指远端。这个手术常常需要联合软组织延长术，但也存在软组织足够而不需要做软组织延长术的情况。

（2）肋骨移植：肋骨移植也可以被用来延长手指。然而最好将移植的肋骨放在掌骨中间的位置，若将其放在远端，则肋骨很容易被重新吸收。可以将掌骨分割成两段，中间插入长1.5～2.0cm的肋骨，从而将掌骨延长。

（3）掌骨与指骨移植：有些情况下，一段掌骨可以作为游离骨块用于移植。这一段掌骨来源于为了改善功能和外形而切除的短小的指列。

短小的拇指或示指可以通过移植一节被切除手指的远节指骨来延长。在早期进行这种手术，效果会更好。在患者1岁前，尤其是在患者4～8个月大时进行这种手术，效果最好。

2. 掌骨牵张延长　对于年龄较大的患者，可以应用Matev11的骨骼牵张器来延长掌骨。但是要求骨质足够硬，能够固定骨针。虽然用这种方法获得的延长度比较可观，但这是一种需要多阶段、多次进行的手术。

3. 顶端成形　当拇指、示指或中指有缺陷时，把示指掌骨远端和近节指骨水平的整个手指带神经血管蒂移植到中指以延长中指，可能会得到令人满意的效果。同时示指的掌骨缩短了，虎口也加深了（图7-23-31）。当环指短小、发育不全时，也可以将环指作为移植的供体。

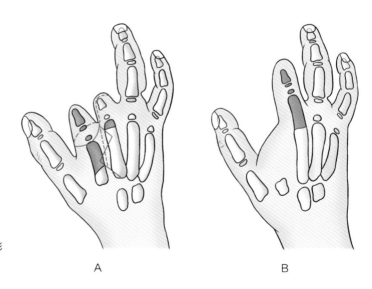

图7-23-31 利用示指残端顶端成形重建部分中指的示意图

A   B

4. 足趾移植　基于显微血管吻合术进行的第2足趾复合组织瓣移植可以用来延长短小的拇指。移植的足趾只有有限的活动范围，指尖只有1cm的活动范围。延长后的拇指的大部分活动范围将取决于拇指的腕掌关节。

移植的第2足趾可以做成一个对掌位的拇指。足趾的大部分活动范围都在跖趾关节，它可以过度背伸90°，但只能屈曲30°，所以通常将跖趾关节固定在过度背伸位。趾间关节可以用钢针固定3个月或做关节融合以获得稳定性。

对于足部供区的修复，可以切除第2跖骨，将第1、3跖骨头的横韧带拉近，使外形平整，以及第1和第3足趾间有正常的间隙。尽量将瘢痕组织（大部分）留在足背侧，不要留在足底。

缩窄环导致的短指畸形中近侧的好的肌腱、神经和血管通常都存在。患者1岁以后的血管足够在移植的时候进行吻合。神经可能会比较细，尤其当其分叉比较远的时候。

5. 指列切除　通过切除手指短小的指列来改善手的功能和外观，同时切除的指列可以作为骨质和复合组织瓣供体来延长其他手指。通常会保留所有的组织，但是根据经验，一些手指只作备用，或者可以直接将它们切除。当一个既没功能又不美观的手指即将被切除时，这个手指的软组织能够作为神经血管岛状皮瓣来延长拇指或加深虎口。当指骨的长度足够时，切除指体的软组织仅作为一个软组织皮瓣。

（八）二期修复

一些不太深的缩窄环在第一次手术中没有被切除，当其他畸形部位都得到修复后，这种缩窄环就会显得特别突出。这就可能需要在后期手术中根据前面描述过的原则进行修复。

后期指蹼深度可能变得不够，可能是随着患者生长，由瘢痕牵拉引起，也可能是切口延迟愈合，由纤维化引起。在这种情况下，进行二期指蹼成形术就不可避免了。手术原则还是做背侧皮瓣及全厚皮片移植，确认神经血管束的分叉部位。

期望二期手术可以延长手指时，可以通过在掌骨中间植骨来延长，也可以用Matev外固定架来延长。如果能获得合适的可供移植的末节指骨，则顶端成形是另一种延长手指的方法。

晚一些时候再做顶端成形能保证移植的骨和关节有更可靠的血运。应用这种延长方法的时候，延长或重建指屈肌腱、指伸肌腱是必须的。

二期修复手术中骨质原始存在的偏斜畸形可以通过楔形截骨实现，其间可以植骨，也可以不植骨。后期如果出现屈曲挛缩，要及时给予纠正。根据畸形涉及的组织结构，可以只做Z字成形术，或者还可以要求做皮瓣转位、全厚皮片移植、截骨等手术。

肿大手指上的皮沟是迫切需要切除的，可以和指蹼加深一起做。可以应用指背侧的转位皮瓣。

如果一个细的手指需要更多的软组织以使其饱满，那么可以在皮瓣下移植一层薄的真皮脂肪组织。通常不选距离手较远部位的皮瓣，因为那里的组织结构较松散、质地不同、感觉较差，且缺乏将皮肤固定在深部组织上的纤维间隔。

（方有生）

■ 第五节
并发症及其处理

一、感染

可以用抗生素溶液来冲洗切口以预防感染。要尽量减少血运差的组织以控制感染。有时候无法避免带瘢痕的皮瓣，但是可以避免缝合过紧。应在无张力的情况下缝合切口。

二、血肿

术中充分止血，术后仔细包扎并用夹板固定，这样可以防止血肿形成。笔者在切取皮瓣，喜欢在缝合和植皮之前松开止血带，在放大镜下用双极电凝器夹起细小的出血点止血，此时患者手臂要保持抬高的姿势。

缝合时张力过大或者患者手臂没有抬高会导致术后肢体水肿。如果要对远端水肿的肢体进行引流，则一定要持续不断地进行有吸力的引流，直到水肿消退。

三、皮瓣坏死

缝合时张力过大或者术前皮瓣设计得不合理，可能会导致术后皮瓣坏死。

四、植皮坏死

植皮坏死常常由于敷料压力不足引起。过度活动也可能导致植皮坏死，夹板的设计和应用能避免这一后果。此外，血肿合并感染也可能导致植皮坏死。

五、远端血运障碍

避免远端血运障碍的关键在于修复时不要有张力，而且操作中要避免血管损伤。如果远端即将出现血运障碍，那么必须打开切口，探查神经血管束，而且要根据神经血管束的情况采取挽救措施。

（方有生）

第六节
展望

先天性环状缩窄综合征特别严重时，往往会造成肢体残疾，影响外观和功能。由于患者出生时已经出现明显的短指并指等畸形，而且出生后的处理往往达不到良好的效果，因此早期诊断、早期治疗就显得特别重要。

通过超声检查，特别是四维影像技术，可以更早地发现环状缩窄，特别是严重的环状缩窄。早期发现为早期治疗提供了可能。随着腹腔镜技术以及胎儿外科学的发展，在宫内早期进行环状缩窄松解手术将成为可能（图7-23-32，图7-23-33）。

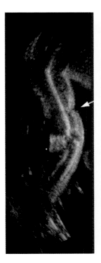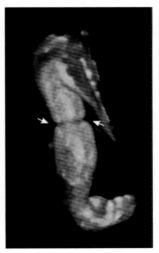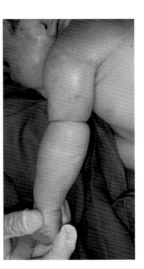

图7-23-32　四维影像检查提示胎儿四肢上有缩窄环

A　　　　　　　　B　　　　　　　　C

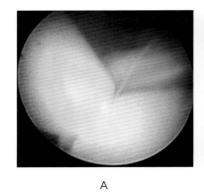

A

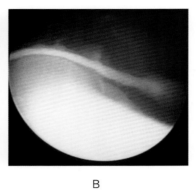

B

图 7-23-33　通过腹腔镜检查发现环状缩窄

（方有生）

参考文献

［1］MUTAF M，SUNAY M．A new technique for correction of congenital constriction rings［J］．Ann Plast Surg，2006，57（6）：646-652．

［2］田文，赵俊会，田光磊，等．先天性缩窄带综合征并指畸形的临床分型及治疗策略［J］．中华手外科杂志，2010，26（2）：85-88．

［3］HUNG N N．Congenital constriction ring in children: sine plasty combined with removal of fibrous groove and fasciotomy［J］．J Child Orthop，2012，6（3）：189-197．

［4］TAN P L，CHIANG Y C．Triangular flaps: a modified technique for the correction of congenital constriction ring syndrome［J］．Hand Surg，2011，16（3）：387-393．

［5］PRASETYONO T O，SITORUS A S．A review on the safety of one-stage circumferential ring constriction release［J］．Int Surg，2015，100（2）：341-349．

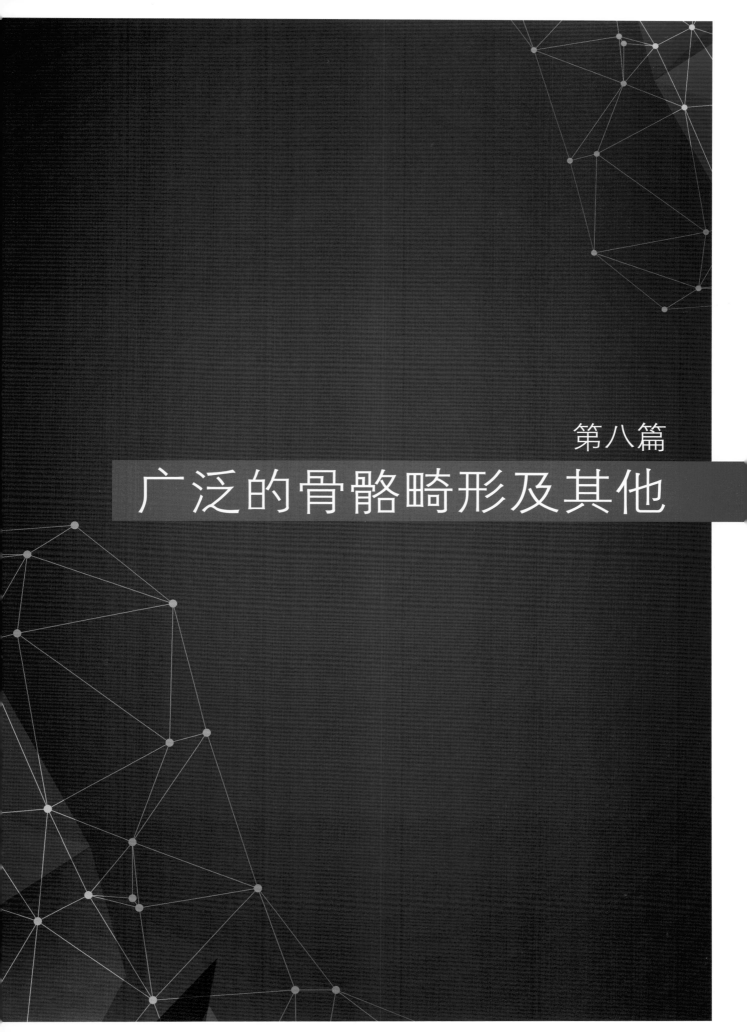

第八篇

广泛的骨骼畸形及其他

第 二 十 四 章

全身性骨骼畸形
和综合征

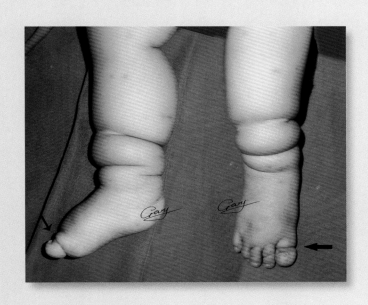

先天性手部畸形常常是某些综合征的表现之一。有手部表现的综合征繁多，难以一一阐述，所以仅列一个简表（表8-24-1），供读者查阅。

表8-24-1 先天性手部畸形相关的综合征

综合征	分型	描述	临床表现
阿斯-史密斯综合征（Aase-Smith syndrome）	1型		Dandy-Walker畸形，脑积水，腭裂，关节挛缩（涉及颞颌关节，导致张嘴受限），耳畸形，双侧上睑下垂，先天性神经母细胞瘤，多发性室间隔缺损，单一的胸骨骨化中心，双侧马蹄内翻足，细指，指节间褶皱减少，皮肤发育不良
	2型		同上，同时伴有贫血和三节拇
软骨发育不全（achondrogenesis）	1型		肢端纤细型体侏儒症，胸部小，腹部凸出，椎体骨化不全，软骨交界处解体
	2型		
肢端-胼胝体综合征（acrocallosal syndrome或joubert syndrome 12）		智力低下综合征与脑异常，如胼胝体发育不全和（或）Dandy-Walker畸形以及面部畸形，轴后型多指畸形	脑部畸形（巨头畸形，胼胝体缺如或发育不良，颅内大囊肿，小脑发育不全，无脑畸形，侧脑室扩张，颞叶发育不全，小脑蚓部发育不全，视觉神经萎缩，感觉神经性耳聋，智力严重低下，运动功能和智力发育迟缓，视神经萎缩，眼距增宽，鼻梁宽，人中短而宽，低位耳，下颌后缩，牙齿异常），轴后型多指畸形，巨大儿，先天性心脏病（室间隔缺损等），尿道下裂，隐睾，腹股沟疝，右侧二等分锁骨，膈膨升
肢端胸综合征（acropectoral syndrome）			并指（所有的手指及脚趾的软组织），轴前型、轴后型多指畸形，上胸骨凸出，胸壁倒U形窦，鸡胸，精神发育迟缓
肢端-肾-下颌综合征（acrorenal-mandibular syndrome）			分裂脚（手），多囊肾，下颌骨发育不全，脑疝，双子宫，肾发育不全，单角子宫，肋骨和椎体异常，纵隔双子宫，右侧双肾集合系统，爪形足（缺趾、并趾、多趾），头颅畸形，睑裂狭窄，低位后旋耳，人中长而平，后鼻孔狭窄，足内翻，肩、肘关节挛缩

续表

综合征	分型	描述	临床表现
面心综合征（faciocardiomelic syndrome）			巨大儿，精神发育迟缓，小头畸形，独特的面部特征，颈部大，肩窄，斜方肌凸出，先天性心脏病（包括单心房）。面部特征包括鼻梁平坦，外斜视，上睑下垂，睫毛短，内眦距过宽，鼻窝宽，人中长，颊裂，上颌骨凸出，牙齿咬合不正，小颌畸形。影像学表现包括椎骨体呈长方体，骨盆发育不良，细长骨的骨皮质薄，掌骨成形障碍，跖骨近端巨型骨骺，第一列骨肥大，骨质减少，骨龄发育迟缓
Fanconi 综合征	FANCA, FANCB, FANCC, FANCD1, FANCD2, FANCE, FANCF, XRCC9, FANCI, FANCJ, PHF9, FANCM, FANCN, FANCO	主要器官，系统发育异常，早发性骨髓衰竭，癌症的高易感性	产前和产后发育迟缓，肾脏、心脏和骨骼畸形（无或有异常的拇指和桡骨），典型的面部表现为头颅小，眼睛和嘴唇小，听力损失，性腺功能减退和生育能力下降。皮肤异常（色素沉着或减退，牛奶咖啡斑），骨髓衰竭，智力迟钝，易患癌症，急性髓细胞性白血病，放射性疾病，高促性腺激素性性腺功能减退征，内分泌疾病
腓骨不发育或发育不全，股骨弯曲和多指，并指，缺指（fibular aplasia or hypoplasia, femoral bowing and poly-, syn-, and oligodactyly）			股骨弯曲，腓骨不发育或发育不全，尺骨不发育或发育不全，股骨不发育或发育不全，桡骨缩短，弯曲，髂骨发育不全，坐骨，髋骨缺失，多指，并指，骨盆发育不全，先天性髋关节脱位，跗骨缺失或愈合，跗骨缺失，手指发育不全，多趾畸形，唇腭裂，关节挛缩

续表

综合征	分型	描述	临床表现
股骨面部综合征（femoral facial syndrome）		双侧股骨发育不全、人中长、上唇薄、小颌畸形（伴或不伴腭裂）、上睑斜裂、鼻短、鼻尖宽、肾脏异常	上眼睑裂、鼻短、鼻尖宽、人中长、上唇薄、小颌、腭裂、鼻翼发育不全、耳缺陷、肋骨、椎体、下肢及泌尿生殖道畸形、巨阴茎、胫骨缺失
浮－哈伯综合征 [Floating-Harbor syndrome（FLHS）]		身材矮小、骨龄、语言发育迟缓、脸三角形、眼深凹、睫毛长、鼻球状、鼻柱宽、人中短、嘴唇薄	身材矮小、骨龄、语言发育迟缓、脸三角形、鼻突、眼深凹、发际线低、鼻尖宽、鼻唇距离长、鼻柱凹陷、嘴唇薄、耳朵窄目向后成角、高音异常、额外的上切牙、精神发育轻度迟滞、结构性失用、理解和表达性语言障碍、鼻翼发育不全、人中短、下巴凸、指短、拇指宽、硬腭高拱、小头畸形
灶性皮肤发育不全（focal dermal hypoplasia）		皮肤萎缩、线性色素沉着、皮肤缺损引起的脂肪疝、皮肤的多发性乳头状瘤、并指、多指畸形、先天性指屈曲、唇甲头状瘤、眼和脉络膜缺损（虹膜和脉络膜缺损、斜视、小眼畸形、智力低下、纹状骨瘤	萎缩性红斑、线状色素沉着、脂肪疝、腭裂、并指畸形、多指畸形、皮肤缺损、皮肤缺损、线状色素沉着、指甲和牙齿畸形、汗腺汗疹、顶泌汗腺异常、头发稀疏、指甲和牙状畸形、眼畸形、喉乳头状瘤、唇乳头状瘤、囊瘤、纤维血管瘤、食管头状瘤、下颌畸形、纹状骨瘤、老虾爪手、虹膜、视网膜、视神经缺损、晶状体半脱位、颈椎隐性脊柱裂、血管化的外周上皮下角膜混浊、耳前窦道、脐膨出、十二指肠闭锁、纵隔移位、动脉导管未闭、食管反流、肾积水、腿部多毛细血管扩张、指甲头状变、红斑病变、脊柱畸形、手和脚缺略、无眼畸形、全肺静脉回流异常、脑疝、心脏室间隔缺损、肺和肺静脉严重发育不良、巨大的脑疝、肾缺失、生长发育迟缓、双侧裂脚（手）畸形、脐腹壁疝、大疱性囊泡
弗里亚斯综合征（frias syndrome）		轻度眼球突出、眼睑下垂、眼距过宽、短方手、第2、3指间有最小的近端并指、大脚趾小而宽、大脚趾小动脉栓塞、矮小。有些患者可能表现为双侧小动脉栓塞	眼睑裂、轻微凸眼、双侧小动脉栓塞、大脚趾小而宽、内眦赘皮褶皱、眼距过宽、上睑下垂、乳头呈杯状、后旋转、双手呈正方形、手指粗短、弯曲的第2、5指尺侧偏斜、脚趾短、中度蹼外翻、影像学显示第2~5指（趾）骨缩短、骨龄发育迟缓

续表

综合征	分型	描述	临床表现
额鼻发育不良（frontonasal dysplasia）	FND1，FND2，FND3	眼距过宽，鼻根宽，影响鼻子，上唇和腭部的面正中裂，单侧或双侧鼻翼裂，隐性前颅裂，额前发际线V形	器官间距过远，鼻梁宽，鼻尖短，鼻尖开裂的八字鼻骨，鼻柱宽，广泛分离的狭缝状鼻孔，两边肿胀凸出的长人中，上唇和齿槽有中线缺口。鼻翼有切口或裂口，蝶筛状脑膨出，胼胝体发育不全（视孔头同向肿胀，视交叉缺失，牵牛花视盘异常），垂体功能障碍（生长激素不足，甲状腺功能减退，尿崩症，肾上腺机能减退），隐性前额裂，膝和胼胝体前部脂肪瘤，鼻血管瘤，听力丧失，上肢和下肢淋巴水肿，神经元迁移错误，轻度精神运动发育迟缓，唇腭裂，智力低下，语言能力缺失，中枢神经系统异常，大脑囊肿，脑回畸形
Greig头多并指综合征（Greig cephalopolysyndactyly syndrome）		额部隆起，舟状头（畸形），眼距过宽，多指，并指，头骨形有裂端指骨，颅缝早闭	并指，多指，头骨形状奇特，拇指有裂端端指，双侧髋关节脱位，精神发育迟滞，胼胝体发育不全，三角头畸形，颅缝早闭
生长和智力发育迟缓，下颌骨额面发育不全，小头畸形，腭裂（growth and mental retardation, mandibulofacial dysostosis, microcephaly, and cleft palate）		渐进性小头畸形，面部颧骨发育不全，耳发育不良，后鼻孔闭锁，传导性听力丧失，腭裂	智力发育迟缓，小头畸形，三角头，耳前皮赘，腭裂，颧弓发育不良，语言发育迟缓，耳郭发育不良，鼻管闭锁，食管闭锁，气管食管瘘，U形腭裂，小耳畸形，舌下垂，先天性桡尺骨融合，先天性心脏缺损，后鼻孔闭锁，听力下降，副耳，耳轮上部发育不全，下斜睑裂，上斜睑裂，肺动脉狭窄，房间隔缺损，腭裂，隐睾
踇内翻和轴前型多指（趾）畸形（hallux varus and preaxial polysyndactyly）			踇内翻，先天性趾侧弯，轴前型多指（趾）畸形，双侧踇指跖骨和趾骨宽，短且畸形
半面短小伴桡骨缺陷（hemifacial macrosomia with radial ray defects）			斜头畸形，面部不对称畸形，唇腭裂，分叉舌，斜颈，半椎体畸形，桡骨发育不全，拇指缺如，动脉导管未闭，胸主动脉狭窄，肺动脉发育不全，眼睑缺损，口裂，传导性耳聋，三节拇畸形，半侧面部波状发育不良，中耳和内耳畸形，脊椎缺损，拇指和桡骨发育不全

续表

综合征	分型	描述	临床表现
前脑无裂畸形（第9型）(holoprosencephaly 9)		中线颅面畸形，垂体发育不全，轴后型多指畸形	垂体前叶形成缺陷，垂体功能减退，面中部发育不良，脑裂畸形，唇腭裂，多指（趾）畸形，小头畸形，单中切牙，无脑植入畸形，鳃弓畸形，中枢神经系统异常（不对称脑室，半脑移植缺陷及小脑叶异常），耳前皮赘，脖子短而大，心脏收缩舒张期杂音，主动脉弓右移位，室间隔畸形，卵圆孔未闭，肺动脉瓣狭窄，小眼畸形，半脑叶型前脑无裂畸形，鼻孔与鼻中隔发育异常，对耳轮凸出，耳屏发育不全，法洛四联症
Holt-Oram综合征		上肢和肩带异常，三节拇畸形，继发孔型房间隔缺损	拇指异常，房间隔缺损，室间隔缺损，二尖瓣脱垂，三节拇指畸形，并指，主动脉缩窄，动脉导管未闭，轴后型，中轴型多指（趾）畸形，心脏传导异常（心动过缓，房室传导阻滞，心房颤动和窦房结功能障碍，双边弗兰克短肢畸形，缺肢畸形，肩胛骨畸形而倾斜
脑水肿综合征1（hydrolethalus syndrome 1)			多指（趾）畸形，中枢神经系统畸形，唇裂腭裂，前脑无裂畸形，脑积水，下肢短，扭曲，脐膨出，巨头畸形，Dandy-Walker畸形（包括小脑蚓部缺失）
水肿性异位钙化 (hydrops-ectopic calcification-moth-eaten skeletal dysplasia)		胎儿水肿，严重的长骨短缩，影像学表现为扁平椎，软骨钙化，骨质破坏，骨化中心异常	水肿，短长骨有虫蛀样表现，骨化中心异位，扁平椎伴异常骨化中心，脐膨出，肠畸形，异常指甲，头小，鼻梁扁平，面中部发育不全，眶拱凸出，胸部小，肝大，四肢严重短缩，轴后型多指（趾）畸形，低位耳，塌鼻梁
约翰逊神经外胚层综合征 (Johnson neuroectodermal syndrome)			嗅觉缺失，性腺功能减退，传导性耳聋，脱发，招风耳，小耳畸形，外耳道闭锁，先天性心脏缺损，腭裂，轻度颜面不对称，智力低下，少汗症，面神经麻痹，咖啡牛奶斑，少毛症，耳聋，耳畸形，发育迟缓，法洛四联症，小头畸形，全秃，小颌畸形，轴前型多指畸形
先天性静脉畸形骨肥大韦伯综合征 (Klippel-Trenaunay-Weber syndrome)			皮肤血管瘤，相关的骨骼和软组织肥厚，静脉曲张，血栓栓塞，血栓性静脉炎，高输出心力衰竭，血尿，直肠或结肠出血，严重的心脏缺陷（动脉导管未闭，房间隔缺损，三尖瓣和肺动脉瓣狭窄），焰色痣，蒙古痣斑，脑积水，小脑扁桃体下疝畸形，多小脑回，智力障碍，癫痫

续表

综合征	分型	描述	临床表现
小头畸形，生长迟缓性特应性皮炎，精神发育迟缓（microcephaly, growth retardation, atopic dermatitis, mental retardation）			精神发育迟缓，小头畸形，身材矮小，眼睛有缺陷，耳朵发育不良，向后旋，低位，双额径窄，面中部发育不良，鼻梁扁平，加厚鼻翼，人中长而扁，先天性白内障，内眦赘皮，先天性上睑下垂，视网膜脱落，孔头内陷，脐疝，输尿管积水，隐睾
泪道弯曲综合征（lacrimo-auriculo-dento-digital syndrome）	FGFR2，FGFR3，FGF10	影响泪腺体和导管，唾液腺体和导管，耳朵，牙齿，远端肢体段	泪小点缺如或发育不全伴鼻泪道阻塞，杯状耳伴混合性听力障碍，小而钉状侧切牙，轻度釉质发育不良，拇指近节指骨重复畸形，三节拇指畸形，并指（趾）畸形，先天性肾脏疾病，额头高，深额裂，耳郭发育不全，小颌畸形，膈肌麻痹，复杂性肺病，肺血管发育不全，慢性结膜炎，无耳垂的小凸耳，鼻中隔凸出，鼻翼发育不良或泪小管发育不良或发育不良，泪腺发育不良，干燥性角结膜炎，角膜溃疡，角膜缘干细胞缺乏，角膜敏感度受损
内源性胆固醇缺乏（lathosterolosis）			智力发育迟滞，肝病，小头畸形，前额后倾，鼻孔前倾，小颌畸形，上唇凸出，腭高拱形，并指（趾）畸形，精神运动发育迟滞，Amold Chiari II型畸形，小头畸形，多指（趾）畸形，畸形足，腰骶脊膜膨出，白内障，门静脉高压症，骨质疏松症
劳林-桑德罗综合征（Laurin-Sandrow syndrome）			并指（趾）畸形，多指（趾）畸形，桡骨和胫骨缺失，鼻翼发育不全，尖锐的鼻柱，鼻背发育不全，鼻下瘢痕样缝，脚趾中节短趾，智力发育迟滞，三节拇畸形，上肢轴后畸形，下肢轴后镜像，前额凸出，鼻子扁而平，嗅觉正常，心室扩张，神经元异位，弥漫性胶质细胞增多症

综合征	分型	描述	临床表现
小眼畸形综合征（Lenz microphthalmia syndrome）		单侧或双侧眼球小或无、指头、牙齿和耳朵异常	膀胱炎管、双拇指、其他骨骼畸形、泌尿生殖系统和心血管畸形、智力障碍、生理和精神发育迟滞、双侧隐睾、肾发育不全、输尿管积水、眼球小、上颌侧切牙和下颌切牙发育不规则、胸部倾斜、长圆柱形、腰椎前凸弓等张、小角膜、视盘缺损严重、睑裂缝隙发育不全、侧脑室扩张、灶性皮肤发育不全、艾卡迪综合征、先天性临床无眼、运动发育迟缓、高腭弓、漏斗胸、并指（趾）畸形、屈指、脊柱侧凸、心脏和肾脏异常、肌肉僵硬、短期记忆丧失、类似自闭症的行为、孔头间觉距、胸宽
巨脑毛细血管畸形多小脑回综合征（macrocephaly-capillary malformation）		原发性巨脑畸形、胎儿过度生长、大脑和身体的不对称、皮肤血管畸形、手指畸形（伴或不伴轴后型多指畸形）、结缔组织增生累及皮肤、皮下组织、关节、脑皮质发育畸形、多小脑回畸形	巨脑畸形、先天性毛细血管扩张性大理石样性皮肤、鲜红斑痣、海绵状血管瘤、生长不对称、中枢神经系统畸形、神经系统异常、巨脑面肌肥大、视神经水管段性增生、巨大儿、皮下海绵状血管瘤、腰椎脊髓空洞症、视神经水肿、先天性心脏缺陷、皮质发育不良、非对称半侧巨脑畸形、Chiari I型畸形、侧脑室扩大、小脑扁桃体下疝、脑室扩张、多小脑回畸形、硬脑膜静脉窦扩张、局灶性皮质发育不良、多小脑回畸形、小脑对称生长、胼胝体增厚、视神经鞘凸出、静脉窦血栓、毛细血管瘤、由右主动脉弓形成血管环、膀胱输尿管反流、轴后型多指畸形
远端无指（趾）、并指（趾）畸形、小头畸形（distal aphalangia, syndactyly, microcephaly）			并指（趾）畸形、小头畸形、智力发育迟缓、身材矮小、远端无指（趾）、脊柱侧后凸畸形、先天性巨输尿管、认知功能受损
麦-考二氏综合征（McKusick-Kaufman syndrome）		泌尿生殖系统畸形、子宫、阴道积液、多指（趾）畸形	子宫、阴道积液、多指（趾）畸形、先天性心脏病、阴茎远端型尿道下裂、阴囊中缝凸出、横向阴道隔膜、后鼻孔闭锁、垂体发育不良、脊椎畸形、非免疫性胎儿水肿、食管闭锁、远端气管食管瘘、阴道发育不全、法洛四联症

续表

综合征	分型	描述	临床表现
梅克尔综合征 (Meckel syndrome)	MKS2~13	囊性肾病, 中枢神经系统畸形, 最常见枕部脑膨出, 多指(趾)畸形, 肝功能异常	前额倾斜, 后壁膨出, 多指(趾)畸形, 多囊肾, 肾囊性发育不良, 中枢神经系统畸形, 枕部脑膨出, 肝损害膨出, 肝脏纤维化, 肾积水, 尿道闭锁, 输尿管积水, 膀胱扩张, Dandy-Walker畸形
多小脑回畸形巨脑积水综合征 (megalencephaly polymicrogyria-polydactyly hydrocephalus syndrome)	MPPH1~3	巨脑畸形, 脑积水, 多小脑回畸形, 多指(趾)畸形	运动和语言发育迟缓, 智力发育迟缓, 多小脑回畸形, 轴后型多指(趾)畸形, 巨头畸形, 前额凸出, 眶距过宽, 内眦距过宽, 鼻梁塌陷, 睑裂宽, 上睑下垂, 精神发育迟缓, 无精神运动发育, 胼胝体肿大
巨脑发育迟缓综合征 (megalocornea-mental retardation syndrome)			角膜球形, 虹膜发育不全, 智力严重低下, 肌张力低下, 癫痫发作, 面部轻微异常, 包括前额凸出, 眼内侧上斜, 内眦赘皮折叠, 宽鼻底
奥多综合征 (Ohdo syndrome)			精神发育迟缓, 先天性心脏病, 小睑裂, 上睑下垂, 牙齿发育不全
莫姆综合征 (Morm syndrome)			智力中度低下, 躯干肥胖症, 先天性非进行性视网膜营养不良, 男性阴茎小
贾瓦德综合征 (Jawad syndrome)			先天性小头畸形, 中度及重度智力低下, 先天性畸形, 存在不同程度的手部畸形, 包括多指(趾)畸形和并指(趾)畸形, 且所有受影响个体的手(脚)
小头畸形, 胼胝体发育不良, 唇裂腭裂 (microcephaly, corpus callosum dysgenesis, and cleft lip/palate)			小头畸形, 胼胝体严重发育不全, 眼凸, 唇腭裂, 癫痫, 精神发育迟缓
瓦登堡眼炎综合征 (眼炎综合征) [waardenburg anophthalmia syndrome (a nophthalmia syndactyly, ophthalmoacromelic syndrome)]			双侧或单侧临床无眼畸形, 位于肢体远端的先天性多发畸形, 包括第4、5指(趾)并指, 第4、5掌骨融合, 第5趾缺失, 胫骨发育不良伴胫骨或股骨短小

续表

综合征	分型	描述	临床表现
微眼症综合征6 (microphthalmia syndromic type 6)			双侧眼球萎缩，下颌后缩，短头畸形，有棱角，耳朵棱胖，双侧第5指弯曲畸形伴中指指骨短小畸形与拇指弯曲畸形、外生殖器与肾发育不良，脑部畸形（包括小脑过小，视神经缺失，膝状体，腺垂体，垂体柄缺失）
莫比乌斯综合征 (Moebius syndrome)		先天性面部麻痹，眼外展受损，面神经（第7对脑神经）和外展神经（第6对脑神经）常受累，但其他脑神经也可能受累。其他可变特征包括口面畸形和肢体畸形。部分患者出现精神发育迟缓。大多数病例是散发的，但也有家族性病例	先天性非进展性面神经和外展神经麻痹，关节挛缩，完整的第6、7对脑神经麻痹，精神发育迟缓，内眦赘皮折叠，鼻梁扁平，小颌畸形，硬腭高拱，牙齿缺损，外耳缺损，关节挛缩，并指畸形，短指畸形，宽，掌骨畸形，扁平足，下肢发育不良，马蹄内翻足，多关节弯曲
莫尔综合征 (Mohr syndrome)			多指畸形，并指畸形，短指畸形，舌乳头状突起，下颌骨有三角形牙槽突，唇腭骨骨缝增多，发作性神经肌肉障碍
髂骨综合征 [持续伴有穆勒氏衍生物的淋巴管扩张和轴后型多指（趾）畸形] [urioste syndrome (persistence of mullerian derivatives, with lymphangiectasia and postaxial polydactyly)]			牙槽嵴肥厚，颈部有多余的皮肤，轴后型多指畸形，隐睾，阴茎小，副中肾管残余，淋巴管扩张，肾功能异常，阴道闭锁
穆勒管发育不全，单侧肾发育不全，颈胸躯体异常 [mullerian duct aplasia, unilateral renal agenesis, and cervicothoracic somite anomalises (MURCS)]			副中肾管发育不全，单侧肾发育不全，颈、胸胸体节发育不良，多拇畸形

续表

综合征	分型	描述	临床表现
纳格综合征/纳格面部发育不良（Nager syndrome/Nager acrofacial dysostosis）		统称为肢端肌萎缩症（AFD），其特征为颅面骨骼和四肢畸形。纳格综合征的主要特征包括下睑脸裂目中间凹陷，小肌肉萎缩（通常需要在儿童早期行气管造口术）。肢体缺陷通常涉及上肢的前部（径向），并且表现为拇指小或无拇指，三节拇畸形，桡骨发育不良，桡骨尺骨上形成骨赘，还可见上肢短指畸形，偶尔还可见下肢缺损	桡骨缺如，桡骨，尺骨上有骨赘，短指畸形和拇指发育不全或无拇指，颌面骨发育不全的主要表现为小颌畸形严重，下睑脸裂目中间凹陷，小颌面部发育不全，小肌肉萎缩，额骨发育不全
神经面部指（趾）肾综合征（neurofaciodigitorenal syndrome）			智力低下，脑电图明显异常但没有癫痫，鼻尖有垂直凹槽（双歧），额头凸出，耳形奇特，身材矮小，三节拇指，单侧肾发育不全
尼梅根断裂综合征 [Nijmegen breakage syndrome（NBS）]		尼梅根断裂综合征和柏林断裂综合征是难以区分的。该综合征是隐性常染色体不稳定综合征，其特征为小头畸形，发育迟缓，有免疫缺陷和出现癌症的倾向	小头畸形，发育迟缓，有免疫缺陷和有出现癌症的倾向
牙指综合征（oculo-dento-digital syndrome）		面部外观有明显特征，牙列和手指的可变畸形组合。面部特征包括鼻子狭窄，鼻翼发育不良，鼻小柱凸出，鼻孔薄，前倾，鼻梁狭窄，内眦赘皮凸出，牙齿通常很小，而且有龋齿，给人眼距过宽的印象。牙齿通常很小，而且有龋齿，给人眼距过宽的印象。典型的眼部特征包括眼球小和小角膜。特征性手部畸形是第4、5指（并指Ⅲ型）完全并指，但是第3指经常合并有关节挛缩	鼻子窄，鼻翼发育不良，鼻小柱凸出，鼻孔薄，前倾，鼻梁狭窄，内眦赘皮凸出，牙齿通常很小，而且有龋齿，第4、5指完全并指，第3指关节挛缩
齿龋综合征（odontotrichomelic syndrome）			所有肢体严重缺如，稀毛症，牙齿异常，乳头和乳晕发育不良，耳郭变形。一致的特征包括指甲发育不全，性腺功能低下，甲状腺肿大，唇裂不完全，智力低下，心电图和脑电图异常
奥伊斯综合征（OEIS complex）			复杂组合的缺陷，包括脐膨出，泄殖腔外翻，肛门闭锁，脊髓缺陷
奥利弗综合征（Oliver syndrome）			轴后型多指畸形，精神发育迟缓

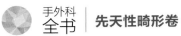

手外科全书 **先天性畸形卷**

续表

综合征	分型	描述	临床表现
口-面-指综合征（oral-facial-digital syndrome）	Gabrielli型		口-面-指综合征与骨骼异常和严重的心理、运动发育迟缓相关。颅骨的CT扫描显示胼胝体重复，腭裂骨筛状、不完整的嵴隆起、小筛板开裂、腭裂、牙状突发育不良与轻度异常，C₂和C₃后弓融合，寰椎和枕骨基部之间局部骨质增生，颈椎和背侧椎体开裂
	Stenram型		
	Ⅰ型	Ⅰ型（OFD1）的特征是面部畸形，口腔畸形和手部畸形，并作为一种X连锁显性遗传病，会导致男性死亡。牙槽嵴加厚，牙列异常，没有侧切牙，是OFD1独有的特征。40%的病例有中枢神经系统异常。尽管OFD1的临床特征与其他类型相重叠，但OFD1很容易通过其X连锁显性遗传模式和多囊肾（这似乎是Ⅰ型特有的）鉴别出来	通常伴随一系列畸形，包括腭裂、鼻翼软骨发育不全，手指畸形如并指畸形或三叉手、家族性震颤，精神发育迟缓，牙列异常，无侧切牙，多囊肾
	Ⅲ型	舌结节，多发系带，宽扁鼻，宽眼距，短肋多指并胫骨发育不全（Majewski综合征）。存在严重的胫骨再生障碍发育不全，以此与OFD1相鉴别。肾囊性发育不良，包括枕骨脑膨出（可见于重症患者）	同Ⅰ型，特征是智力低下，眼睛异常，舌头分叶状错开，牙齿异常，双侧悬雍垂裂，轴后型多指（趾）畸形，漏斗胸、胸骨短和驼背畸形
	Ⅳ型		同Ⅰ型，特征为常染色体隐性遗传方式，严重胫骨发育不良（以此与OFD1相鉴别）
	Ⅴ型		上唇裂，包括双侧与单侧上唇裂，多指畸形，腭裂，分叉的舌头，前额隆起，智力障碍
	Ⅵ型	Ⅵ型（OFD6）是一种罕见的常染色体隐性遗传病，其与其他类型的区别在于其合并中轴型多指畸形，小脑畸形，包括白齿征	同Ⅰ型，特征为中轴型多指畸形，小脑畸形，前额隆起，腭裂，分叉的舌头，包括白齿征

494

续表

综合征	分型	描述	临床表现
口-面-指综合征（oral-facial-digital Syndrome）	VIII型		内眦距过宽，鼻宽，正中的唇裂，舌分叶或舌部错构瘤，舌系带过多，高腭弓或腭裂，双侧多指或多拇，胫骨畸形，身材矮小，反复吸入性肺炎，会厌与杓状软骨发育不良
	IX型		智力轻度低下，上唇有一个小缺口，双颚高度拱形，下颌有额外的犬齿，呈分叶状，错构瘤性舌，多个舌系带，特殊的视网膜异常
	X型		同 I 型，特征为桡骨显著缩短，胖胫骨发育不全，跗骨融合
耳-腭-指综合征 [otopalatodigital syndrome(OPD)]	II型	II型（OPD2）是由 FLNA 基因突变引起的四种耳-腭-指综合征构成了一种表型谱中的一种。这种疾病包括前后间隔发育不良，OPD1 和 Melnick-Needles 综合征构成了一种表型谱。谱系中程度比较轻的OPD1的男性患者有腭裂和轻度骨骼异常，伴有听小骨异常导致的传导性耳聋。OPD2的男性除了患有后脑、心脏、肠道和肾脏的可变畸形之外，还伴有骨骼异常。最严重的表型MNS的特征在于杂合子中的骨骼发育不良	小头畸形，嘴小，唇畸形，高腭弓，悬雍垂裂，全身骨骼发育不良，后脑，心脏，肠，肾畸形，常导致围生期死亡
下丘脑错构胚细胞瘤综合征 [Pallister-Hall syndrome (PHS)]		一种多向性常染色体显性遗传病，特征包括下丘脑错构瘤，垂体功能障碍，多中心性多发性内脏畸形	下丘脑错构瘤，多指畸形，肛门闭锁，异常肺裂，喉裂，肾缺如或发育不良，第4掌骨短，指甲发育不良，颊系带多，肾上腺功能减退，阴茎小，先天性心脏病，胎儿宫内生长迟缓
法得克复杂屈曲多指畸形 (Phadke complex camptopolydactyly)			一些手指长在手部，多指畸形，并指畸形，关节挛缩，指甲发育不良
轴后型多指伴齿-椎畸形综合征 (postaxial polydactyly with dental and vertebral anomalies)		轴后型多指畸形伴牙齿畸形和椎体融合，还可伴有其他手（足）畸形	轴后型多指畸形，其他手（足）畸形，包括拇指偏大，第2、3趾并趾畸形，椎体融合和发育不全，牙齿畸形（融合牙，巨牙，短根牙等），先天性心脏病

综合征	分型	描述	临床表现
轴后型多指伴进行性近视（postaxial polydactyly with progressive myopia）			多指，先天性双侧腹股沟疝气，隐睾，进展性近视
轴前型多指畸形（preaxial polydactyly）	I型	也可称为多拇指畸形，拇指的骨性结构数量异常，轻者仅拇指偏大，影像学表现为拇指近节指骨轻微分叉，严重的甚至有完整的重复的第1掌骨，由染色体片段12q13上的GLI1基因突变所致	轴前型多指（趾）畸形，即多指在桡侧，属于异质性范畴。有4种类型：①拇指多指畸形；②三节指畸形；③食指多指畸形；④并指多指畸形
	II型	由染色体片段7q36上的LMBR1基因突变所致	同I型，这种类型的拇指畸形通常是相对的，拥有一只正常的手掌，这种形式的多指（趾）远节指骨的重复（可能只能通过X线检查发现远节指骨异常）会给人一种鹦嘴状外观
	III型	可能由PPD3基因突变所致	同I型，拇指被1个或2个没有屈曲功能的手指取代，某些病例的轴前型拇指多指或2指
	IV型	由染色体片段上的GLI3基因突变所致	同I型，以轴前型多指，并指畸形为基本特征，但在无多指畸形的情况下不会发生并指畸形
多并指伴心血管畸形（polysyndactyly with cardiac malformation）			多指畸形，并指畸形，复杂的心脏畸形
交叉型多并指（crossed polysyndactyly）			交叉型多指畸形，轴后型多指畸形伴有皮肤性并指畸形，如第3、4指并指
米勒综合征（Miller syndrome, postaxial acrofacial dysostosis）		一种罕见的常染色体隐性遗传病，其临床特征为严重的小颌畸形，唇腭裂，四肢的轴后部分发育不良或发育不全，眼睑缺损，多乳头	严重的小颌畸形，唇腭裂，四肢的轴后部分发育不良或发育不全，眼睑缺损，多乳头
轴后缺指，四指畸形（postaxial oligodactyly, tetramelic）			四肢的轴后部分缺失，具体包括第5掌（跖）骨和指（趾）骨完全缺失，第5指（趾）骨远端残留

续表

综合征	分型	描述	临床表现
古特马赫综合征 (Guttmacher syndrome)			手与足的轴前部分缺失、轴后型多指（趾）畸形、尿道下裂
13假三体综合征 (pseudotrisomy 13 syndrome)			前脑无裂畸形、多指畸形、严重的面部畸形，但染色体正常
IVIC综合征 (IVIC syndrome)			一种放射线缺损的广泛变异表达。某些病例有一个几乎正常的拇指，而其他病例的上肢却严重畸形。当存在畸形时，拇指有细长的掌骨和较短的远端指骨。桡骨、腕骨总是受到影响。在大多数情况下，眼外肌也会受到影响，导致斜视。混合性听力损失，轻度血小板减少和细胞旋转异常多。一些患者出现无近端旋转异常和肾脏旋转异常
桡尺关节融合伴桡侧列发育异常 (radioulnar synostosis-radial ray anomalies)			畸形、男性较严重，女性较轻。无脑畸形，肾缺如，尺骨骨质增生，三节拇畸形
视网膜色素变性 (retinitis pigmentosa)			夜盲症，视力损失一直在不断发展，视网膜动脉明显衰减，黄斑变性，多指畸形
肾发育不良伴肢体畸形综合征 (renal dysplasia-limb defects syndrome)			生长发育迟缓，上肢完整的短肢畸形，第6根肋骨以上严重发育不全，肾发育不良，外生殖器异常
罗宾诺综合征 (Robinow syndrome)（胎儿面容综合征）		一种罕见的骨骼发育不良综合征，其特征类似于胎儿面部畸形，中膜短缩，男性外生殖器发育不良以及肾和椎体异常	类似于胎儿面部畸形，中膜短缩，男性外生殖器发育不全异常，前额凸起，鼻梁凹陷，四肢短，软骨发育不全
罗宾诺-索劳夫综合征 (Robinow-Sorauf syndrome)			面部表现与Saethre-Chotzen综合征相似，同时拇指因远节肥厚重复而显得特别宽大
鲁宾斯坦-泰比综合征 (Rubinstein-Taybi syndrome)			精神发育迟缓，患者出生后有生长缺陷，小头畸形，拇指过宽，以面部畸形为特征的多发性先天性异常综合征。面部外观非常醒目，眉毛高、睫毛长、睑裂、鼻梁宽阔，鼻中隔有喙，高腭弓，轻度小颌畸形，以及特征性的皱眉或异常的微笑

综合征	分型	描述	临床表现
尖颅多并指畸形（Sakati-Nyhan-acrocephalopoly-syndactyly）	Ⅲ型		颅骨大，脸与颅骨不成比例，显得脸过小，所有颅缝融合，耳未发育不良位置较低，上颌发育不全，牙列拥挤，颌凸，颈短，发际低，多指畸形
头皮缺陷伴轴后型多指畸形（scalp defects and postaxial polydactyly）			头皮缺损，轴后型多指畸形
辛策尔-吉迪恩中面综合征（Schinzel-Giedion midface-retraction syndrome）		一种可高度识别的综合征，其特征为智力严重低下，有独特的面部特征和多种先天性畸形	重度精神发育迟滞，独特的面部特征和多发性先天性异常，包括骨骼异常，泌尿生殖系统及肾畸形，心脏缺陷，肿瘤（尤其是神经上皮瘤）的发生率高于正常人，多发颅畸形，足部畸形，多毛症
施密特桡骨发育不良，尿道下裂，上颌扩张（Schmitt hypoplastic radius, hypospadias, maxillary diastema）			双侧对称的，不可修复的三节拇畸形与桡骨发育不良，轻度尿道下裂，上颌同隙狭窄
短肋（骨）-多指（趾）综合征（short rib-polydactyly syndrome）	Ⅰ型	短肋，胸廓发育不良（SRTD）伴或不伴多指畸形，是一种常染色体隐性遗传的骨骼疾病，其特征为胸廓过小，肋骨短，管状骨短、管状骨短缩、髋臼顶和呈三叉戟样外观。SRTD包括Ellis-van Creveld综合征（EVC），以前被称为窒息性胸廓发育不良（ATD），短肋多指综合征（SRP）和Mainzer-Saldino综合征（MZSDS）。多指畸形是可变的，有各种各样的SRTD表型重叠。出现不同的内脏畸形及干骺端，非骨骼受累包括唇腭裂以及主要器官如脑、眼、心、肾、肝、胰腺、肠道、生殖器异常。某些形式的SRTD患者由于胸廓活动受限而呼吸衰竭，这在新生儿期是致命的，有些患者可带病生存	胸廓过小，肋骨短，管状骨短缩，髋臼顶和呈三叉戟样外观。多指畸形是可变的。非骨骼畸形包括唇腭裂以及主要器官如脑、眼、心、肾、肝、胰腺、肠道、生殖器异常

续表

综合征	分型	描述	临床表现
短肋（骨）-多指（趾）综合征（short rib-polydactyly syndrome）	Ⅱ型	同Ⅰ型	同Ⅰ型，唇正中裂，轴前型与轴后型多指畸形，生殖器、会厌、内脏异常
三节拇伴髌骨脱位（triphalangeal thumbs and dislocation of patella）			家族性复发性髌骨脱位，三节拇畸形，身材矮小
三节拇指短指缺指畸形（triphalangeal thumbs with brachyectrodactyly）			三节拇畸形，手部有短指畸形，脚有缺趾畸形
尺骨腓骨缺如-重度四肢缺陷综合征（ulna and fibula, absence of, with severe limb deficiency）		一种罕见的常染色体隐性遗传病，其特征在于上肢和下肢严重畸形，骨盆严重畸形。该疾病被认为是由背腹性生长缺陷导致的四肢畸形	四肢严重缺陷，股骨发育不全，尺骨、腓骨缺失，面容特殊，骨盆严重发育不良，生殖器异常
尺侧发育不全伴智力低下（ulnar hypoplasia with mental retardation）			严重智力障碍，下肢膝部运动受限，严重内翻畸形，足部趾甲缺失，部运动受限和手部指甲缺失，肘
尺侧列发育不良伴轴后型多指和肾囊肿发育不良（ulnar ray dysgenesis with postaxial polydactyly and renal cystic dysplasia）			尺骨发育不全，缺指畸形，多指畸形，肾发育不良
尺骨-乳腺综合征（ulnar-mammary syndrome）			侧列缺陷，阴茎短小，发育迟缓，肥胖，肛门闭锁，幽门狭窄，喉狭窄，乳房，牙齿，上颚，脊柱，泌尿生殖系统发育不良，手部畸形可表现为第5指远节指骨发育不良，严重者第4、5指缺如，甚至第4、5掌骨也缺如

续表

综合征	分型	描述	临床表现
乌尔巴赫骨发育不良 [rhizomelic skeletal dysplasia (Urbach skeletal dysplasia)]			身材矮小，髋关节脱位，拇指末节多指畸形，小头畸形，前囟过大，小颌畸形，肺动脉瓣狭窄
VATER联合征 (VATER association)		VATER是非随机性椎间盘缺损 (V)，肛门闭锁 (A)，气管食管瘘与食管闭锁 (TE) 和桡骨或肾发育不良的英文首字母缩写词。Quan 和 Smith (1972) 指出了这种相关缺陷的组合，几乎所有病例都是散发的	多种心脏畸形，肛门闭锁，髋关节脱位，畸形，骶骨，腰椎，桡骨发育不全，或肾发育不良
VATER样缺陷：肺动脉高压，喉网缺陷，生长缺陷 (VATER-like defects with pulmonary hypertension, laryngeal webs, and growth deficiency)			椎体缺损，心脏畸形，肺动脉高压，喉蹼，蓝巩膜，持续性生长不良
韦弗综合征 (Weaver syndrome)		包括产前和产后过度生长，骨骼成熟过快，特征性颅面外观和发育迟缓。属于常染色体显性遗传病，但大多数病例是散发的。虽然 Weaver 综合征与 Sotos 综合征之间存在表型重叠，但 Weaver 综合征的特征包括额头和面部宽阔，眼球隆起，小颌畸形，额槽较深和指甲深陷。此外，Weaver 综合征患者腕骨发育优先于手的其余部位，而 Sotos 综合征患者腕骨发育落后于手的其余部位	产前和产后过度生长，骨骼成熟过快，特征性颅面外观，发育迟缓，畸形的面部特征包括前额骨直径大，平枕，耳大，眼距过宽，人中长，小颌畸形，皮肤过于松弛，其他异常包括精神运动发育迟缓，疝气
韦尔斯口腔颌面部发育不良 (Weyers acrofacial dysostosis)		一种常染色体显性遗传病，伴有牙齿异常，指甲营养不良，轴后型多指畸形和轻度身材矮小症	牙齿异常，指甲营养不良，轴后型多指畸形，身材矮小症
WT氏肢体-血液综合征 (WT limb-blood syndrome)			重型再生障碍性贫血，白血病，肘部和手的先天性畸形

（高伟阳）

第 二 十 五 章

思考与展望

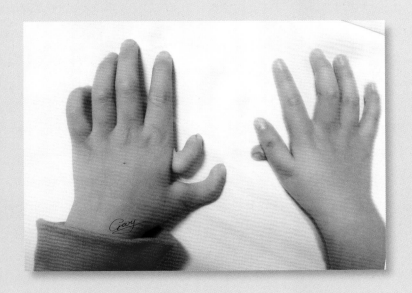

　　四肢先天性畸形的诊断一直以来都是一种表型诊断。四肢先天性畸形的分类在很大程度上依赖于表型，很多临床上使用的分型体系均是在20世纪六七十年代提出的，依赖于那个年代的知识与辅助检查的技术水平。国际手外科联合会推荐的Swanson分型体系源于对正常胚胎发育的理解，并基于表型与放射学描述某些解剖结构的异常。这在20世纪六七十年代是可用的，时至今日也仍然是临床上最常采用的分类体系。但一个基于外观的体系显然不能包含我们在分子水平上对病因和因果关系日益加深的理解，更悲催的是，这种基于表型的诊断与分类体系常常会导致一些难以理解的矛盾，让临床医生无所适从。在Swanson分型体系中，形成障碍与分化障碍是两组不同的畸形，但我们知道，在胚胎发育过程中，形成与分化是同时进行的，究竟是分化问题还是形成问题，单凭一个临床表型进行判断显然并不可靠，只有应用分子生物学技术才可能做出准确的判断。重复畸形、过度生长与低度发育，显然可以被理解为分化和形成障碍，但在Swanson分型体系中，这些都被单列出来，让人觉得这些疾病一定不存在分化与形成问题。如图8-25-1所示的病例，从表型来看，只有一个诊断（即多指畸形）是不会有异议的，但这种畸形属于中轴型多指畸形还是轴前型多指畸形，该将其归类到多指伴发育不良还是发育不良伴多指，不同研究者可能会有不同的理解。在理想情况下，先天性手部畸形的整体分类方法应基于病因学，这样的分类方法可以表明畸形在分子通路的位置和（或）在肢体芽的解剖位置及发生异常的时间。

　　由于技术的发展和革新，将近一半的新生儿出生缺陷的致病原因可以被发现（表8-25-1），而在已确定病因的患者中，约一半可归结于基因变异。基因缺陷可引起编码功能异常，从而导致疾病。基因治疗试图通过各种手段修复缺陷基因，以实现缓解或者治愈疾病的目的。目前，医学界已获得了一些基因治疗的临床成果（表8-25-2），这无疑令人振奋。但到目前为止，这些基因药物只针对基因缺陷性疾病，针对结构异常的基因治疗则相对较落后。畸形是器官与组织结构的异常。当器官或组织在形态结构上发生改变后，即便我们知道病变基因，试图用各种手段修复缺陷基因来逆转这个形态结构的难度也比单纯逆转功能大得多。对于那些有家族史的患者，基因学的研究目的应

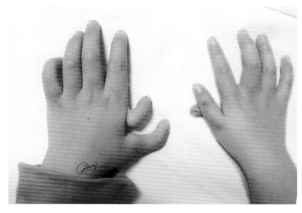 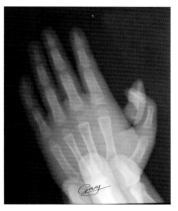

A   B

图 8-25-1 多指畸形病例

A. 外观　B. X 线片

该是对发病家族的致病基因进行修复，以避免子代发病。对于那些由所谓"基因突变"导致的散发型先天性四肢畸形患者，胚胎发育早期或许是可以进行基因治疗干预的唯一阶段。绝大多数散发型四肢先天性畸形仍然缺乏明确的病因，所以病因学研究仍然是未来的重大任务。

环境因素一直以来被认为会导致先天性缺陷，它们的这种关联并没有被广泛揭示。信息化时代大数据的分析可能是值得期待的，但这又要求建立相应的数据库。我国的人口基数决定了我国先天性缺陷病例样本数庞大，所以由中国人来完成这方面的工作，并在散发病例的病因学研究上取得突破是现实的和值得被期待的。

表 8-25-1　新生儿出现异常的原因

原因	百分比
遗传因素	15%～25%
染色体异常	10%～15%
单个基因的问题	2%～10%
多因素	20%～25%
环境因素	8%～12%
母体疾病	6%～8%
子宫、胎盘问题	2%～3%
药物及其他化学物	0.5%～1%
孪生儿	0.5%～1%
未知因素	40%～60%

表8-25-2 部分基因治疗进展

疾病名称	治疗进展	年份
血友病B	利用腺相关病毒（AAV）介导肝脏细胞表达人Fix成功治愈6名重型患者	2011
	用于治疗血友病B的基因治疗药物来自Spark公司的SPK-9001和uniQure的AMT-060。在WFH2016年世界大会上公布了其Ⅰ～Ⅱ期临床试验的数据，确认了它们的有效性和安全性。它们还获得了美国食品药品管理局（FDA）"突破性疗法"认证	2016
血友病A	BioMarin公司的编号为BMN270的血友病A基因治疗项目正在进行中，相关数据待进一步公布	2015
地中海贫血	Bluebird公司研制的基因治疗药物LentiGlobin BB305获得FDA"突破性疗法"认证，用于治疗β-地中海贫血	2015
镰状细胞贫血	应用Bluebird公司研制的基因治疗药物LentiGlobin BB305的临床试验已成功治愈1名法国镰状细胞贫血患者	2017
脂蛋白脂肪酶缺乏症	Glybera被欧洲药品管理局（EMA）批准用于治疗该病	2012
儿童腺苷脱氨酶缺乏性重度联合免疫缺陷症	Strimvelis被欧洲药品管理局（EMA）批准用于治疗该病	2016
黑色素瘤	溶瘤病毒类药物被美国食品药品管理局（FDA）批准用于治疗该病	2015

（高伟阳）